河南省中药材标准

（2023 年版）

河南省药品监督管理局 编

河南科学技术出版社
· 郑州 ·

图书在版编目（CIP）数据

河南省中药材标准：2023年版 / 河南省药品监督管理局编 . —郑州：河南
科学技术出版社，2023.12
ISBN 978-7-5725-1359-6

Ⅰ . ①河… Ⅱ . ①河… Ⅲ . ①中药材 – 标准 – 汇编 – 河南 Ⅳ . ① R282–65

中国国家版本馆 CIP 数据核字（2023）第 219958 号

出版发行：河南科学技术出版社
地址：郑州市郑东新区祥盛街27号 邮编：450016
电话：（0371）65788613 65788629
网址：www.hnstp.cn
责任编辑：邓 为 任燕利
责任校对：龚利霞
封面设计：张 伟
版式设计：中文天地
责任印制：朱 飞
印 刷：河南瑞之光印刷股份有限公司
经 销：全国新华书店
开 本：889 mm×1 194 mm 1/16 印张：36 字数：700 千字
版 次：2023年12月第1版 2023年12月第1次印刷
定 价：398.00元

《河南省中药材标准》
编审委员会

前　言

　　河南地处中原，是中医药的重要发祥地，也是医圣张仲景的故乡。河南是中药材资源大省，中药材品种数量、种植面积位居全国前列。河南省委、省政府高度重视中药材产业发展，2020年4月9日中共河南省委、河南省人民政府发布了《关于促进中医药传承创新发展的实施意见》，提出加快建设中医药强省，提升中药质量，推动产业发展，促进中药饮片和中成药质量提升。2021年12月28日河南省人民政府印发《关于印发河南省全面加强药品监管能力建设若干措施的通知》，要求"制修订河南省中药材标准、中药饮片炮制规范、中药配方颗粒标准，构建豫产中药材质量标准体系"。2022年1月19日印发的《河南省"十四五"药品安全规划》提出的"道地中药材、中药传承创新发展工程"也包含"制修订河南省中药材标准"。以上政策为我省中医药产业发展规划了方向和目标，也为本次省中药材标准的制修订提供了政策依据。

　　为加强对地区性习用中药材的管理，保障人民群众用药安全有效，促进我省中医药事业高质量发展，我局组织全省药品监督、检验、科研、教学、临床、生产、经营单位的专家和技术人员，依据《中华人民共和国药品管理法》等相关法律法规，在《河南省中药材标准》（1991年版、1993年版）的基础上，结合我省实际情况，编制了《河南省中药材标准》（2023年版），为我省中药材及其饮片生产、流通、使用、检验和监督管理提供依据和法定标准。

　　我省于20世纪90年代初分别颁布了《河南省中药材标准》（1991年版）和《河南省中药材标准》（1993年版），共收载中药材品种114个，作为本省中药材生产、收购、经营、使用、检验和管理部门检查监督的依据。目前，上述标准已经使用了30余年，随着我省中医药事业的发展，已经不能适应中医药发展需要。为此，我局全面启动了新版中药材标准的制修订工作，历经前期筹备、品种遴选与征集、任务分配、研究起草、实验复核、资料汇总、技术审核、征求意见等步骤，于2023年8月完成本版标准的编制。经编审委员会全体审议通过，由我局批准颁布实施。

　　《河南省中药材标准》（2023年版）共收载河南省地区习用中药材品种138个。其中，保留《河南省中药材标准》（1991年版、1993年版）品种38个；新增地区习用药材品种100个〔含《河南省中药饮片炮制规范》（2022年版）收载饮片对应的药材品种62个〕。本标准参照《国家药品标准技术规范》和《中国药典》的有关技术要求，对收载的品种进行了制修订研究，主要的制修订工作有：一是根据标准内容补充了药材原植（动）物图片、药材实物图、显微特征图、薄层色谱图、液相色谱图；二是注重检测方法的专属性、项目设置及控制指标的合理性，对部分品种增加了安全性检查，大大提升了药材的真伪鉴别和质量控制水平；三是规范收载品种，本版标准不再收载与国家标准重复的品种，对与国家标准"同名异物"的品种进行更名；四是本标准所用术语、符号、计量单位、检验方法及相关要求等，均参照现行版《中国药典》和《国家药品标准技术规范》的规定执行。

在本版标准编制过程中，得到了省内相关部门和单位的大力支持。河南省药品医疗器械检验院（原河南省食品药品检验所）负责标准制定的具体组织、协调、管理工作，并完成了全部制修订品种的标准复核以及部分品种的起草工作；河南中医药大学、郑州大学、河南大学等高等院校、各地市药检机构以及部分生产企业分别承担了部分品种的起草工作，在此一并表示衷心感谢。

本版标准的水平虽然较《河南省中药材标准》（1991年版、1993年版）有大幅度提高，但是由于时间、水平和经验所限，难免存在不足之处，希望各有关单位和广大医药工作者提出宝贵意见，以便今后进一步修订完善，不断提高河南省地方药材标准水平。

本版标准自2024年3月8日起实施。

河南省药品监督管理局

2023年10月

CONTENTS 目 录

凡　例

总　则

一、《河南省中药材标准》（2023 年版）（以下简称《标准》）是河南省中药材生产、经营、使用、检验和监督管理的法定技术标准。由河南省药品监督管理局颁布实施，自正式执行之日起，《河南省中药材标准》（1991 年版和 1993 年版）同时停止使用。

二、《标准》内容包括前言、目录、凡例、品名目次、标准正文及起草说明、附录、汉语拼音索引、拉丁学名索引等部分。

三、凡例是为正确使用《标准》，对品种正文、通用技术要求以及质量检验和检定中有关共性问题的统一规定和基本要求。凡例中的有关规定具有法定约束力。凡例中采用"除另有规定外"，表示存在与凡例有关规定不一致的情况时，则在正文中另作规定，并按此规定执行。

四、除《标准》规定外，其他有关凡例和通用技术要求等均按现行版《中国药典》执行，未能概括时，在正文各论中另作规定。

五、每个品种分为标准正文和起草说明两部分。标准正文为质量标准的各项规定，是中药材标准的法定依据；起草说明是对正文收载项目的说明，仅供使用时参考。

六、《标准》收载品种编排顺序按药材的中文名称字首笔画顺序排列。各品种标准正文按顺序主要收载名称、来源、性状、鉴别、检查、浸出物、含量测定、炮制、性味与归经、功能与主治、用法与用量、注意、贮藏等内容项目。

项目与要求

七、《标准》每个品种标准正文收载的项目含义如下：

名称是指药材正名、汉语拼音及药材拉丁名。正名一般采用本省习用名称，尽量保持本省的特色用名。

来源是指药材原植（动）物的科名、植（动）物中文名、拉丁学名、药用部位（矿物药注明类、族、矿石名或岩石名、主要成分）以及采收季节、产地加工等。

【性状】 是指药材的形状、大小、色泽、表面特征、质地、断面特征及气味等。多基原的药材，其性状有明显区别的分别描述，先重点描述一种，其他仅分述其区别点。

【鉴别】 是指检定药材真实性的方法。包括经验鉴别、显微鉴别及理化鉴别。显微鉴别中的横切面、表面观及粉末鉴别，均指按《中国药典》显微鉴别法规定的方法制备后在显微镜下观察的特征。理化鉴别包括物理、化学、光谱、色谱等鉴别方法。

【检查】 是指药材在生产、采收、加工和贮藏过程中可能含有并需要控制的物质或其限度指标，主要包括杂质、水分、灰分、毒性成分、农药残留量、重金属及有害元素、真菌毒素、二氧化硫残留量等。

【浸出物】 是指用水或其他适宜的溶剂，采取冷浸、热浸的方法测定药材中可溶性物质的量。

【含量测定】 是指用化学或物理的方法对药材中含有的有效成分、指标成分、类别成分或有毒成分进行的测定。

【炮制】 是指药材通过净制、切制或炮炙等操作，制成一定规格饮片的具体方法。

【性味与归经】【功能与主治】 主要依据中医药文献，结合中医药学理论和复方配伍用药的经验所做的概括描述。同时，有些药材是根据中医药专家的意见拟定或修订的。个别品种因缺少文献资料依据，没有规定归经。

【用法与用量】 除另有规定外，用法均指水煎内服；用量通常指成人一日常用剂量，必要时应根据医嘱酌情增减。

【注意】 是指主要的禁忌和不良反应。属于中医一般常规禁忌者从略。

【贮藏】 是指药材在贮藏与保管期间，为防止变质而必须具备的保管条件和要求，有关术语表述同《中国药典》2020年版凡例。剧毒药材按照有关管理规定应该专库（柜）存放。

八、起草说明是药材标准起草过程中，制订修订各个项目的理由及规定各项指标的依据。该药材从别名、名称、来源、原植物、产地、采收加工、化学成分、性状、鉴别、检查、浸出物、含量测定、炮制、性味与归经、功能与主治、用法与用量、注意、贮藏等需要说明的资料附在该药材标准正文后。

检验方法和限度

九、《标准》收载的所有品种，均应按规定的方法进行检验。采用《标准》规定的方法进行检验时，应对方法的适用性进行确认。如采用其他方法，应进行方法学验证，并与规定的方法比对，根据试验结果选择使用，但应以《标准》规定的方法为准。

十、《标准》中规定的限度数值，系包括上限和下限两个数值本身及中间数值。规定的这些数值不论是百分数还是绝对数字，其最后一位数字都是有效位。

十一、检验项目的限度及含量（％），除另有注明者外，均按重量计。

对照品和对照药材

十二、《标准》中涉及的除国家药品标准物质以外的标准物质，由河南省药品监督管理局指定的单位制备、标定和供应。使用国家药品标准物质以外的标准物质时，应遵循其使用说明书规定。其他要求同《中国药典》凡例。

计量、精确度、试药、试液、指示剂

十三、计量、精确度、试药、试液、指示剂的规定，同现行版《中国药典》凡例。

十四、《标准》的实施、修订及解释权归河南省药品监督管理局。

品名目次

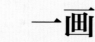

一口钟 Yikouzhong
EUCALYPTI GLOBULI FRUCTUS

本品为桃金娘科植物蓝桉 *Eucalyptus globulus* Labill. 的干燥成熟果实。秋季采收，晒干。

【性状】 本品多呈钟状或杯状，直径 1.5～2.5cm。表面棕褐色至灰褐色，具明显的四棱，可见细小的瘤状突起及纵线纹。顶部平截或稍凸起，偶见未开裂的帽状果盖，边缘下有一环状沟纹。外果皮薄，质较脆，划之略显油性。中果皮厚，可见强烈木化的维管束及纤维交织成丝瓜络样。果实中央具子座，4室，偶见3或5室。质坚韧，不易折断。种子棕色，细小，多脱落。香气特异，味苦、涩，有辛凉感。

【鉴别】 （1）本品粉末黄棕色至红棕色。表皮细胞类多角形，直径 12～35μm，壁厚。纤维较多，成束或散在，直径 16～28μm，壁厚。石细胞类圆形、类方形或不规则形，少数呈分枝状，直径 20～100μm，壁厚，孔沟及层纹明显。

（2）取本品粉末 1g，加石油醚（60～90℃）20ml，超声处理 20 分钟，滤过，弃去石油醚液，药渣挥干，加乙酸乙酯 20ml，超声处理 20 分钟，滤过，滤液蒸干，残渣加甲醇 1ml 使溶解，作为供试品溶液。另取熊果酸对照品、白桦脂酸对照品和路路通酸对照品，加甲醇制成每 1ml 各含 1mg 的混合溶液，作为对照品溶液。照薄层色谱法（《中国药典》2020 年版四部通则 0502）试验，吸取上述两种溶液各 5μl，分别点于同一硅胶 G 薄层板上，以甲苯－乙酸乙酯－甲酸（20∶4∶0.5）为展开剂，展开，取出，晾干，喷以 10% 硫酸乙醇溶液，在 105℃加热至斑点显色清晰。供试品色谱中，在与对照品色谱相应的位置上，显相同颜色的斑点。

【检查】 水分 不得过 14.0%（《中国药典》2020 年版四部通则 0832 第二法）。

总灰分 不得过 4.0%（《中国药典》2020 年版四部通则 2302）。

【浸出物】 照醇溶性浸出物测定法（《中国药典》2020 年版四部通则 2201）项下的热浸法测定，用乙醇作溶剂，不得少于 15.0%。

【炮制】 除去杂质。用时捣碎。

【性味】 辛、苦，微温；有小毒。

【功能与主治】 通络，止痛，消肿。用于类风湿关节炎等症。

【用法与用量】 6～9g。外用适量，用酒浸泡，涂抹患处。

【注意】 内服不宜过量。

【贮藏】 置干燥处。

· 起草说明 ·

【别名】 桉树果、洋草果、楠桉果、桉果[1, 2]。

【名称】 沿用我省习用名称，因其形状酷似倒挂的小钟，故称一口钟。

【来源】 为桃金娘科植物蓝桉 *Eucalyptus globulus* Labill. 的干燥成熟果实。为我国民间中药，多用来治疗感冒、痢疾、肠炎、关节痛、膀胱炎、疥癣、丹毒、湿疹及痈疫肿毒等疾病[3]。一口钟饮片在《河南省中药饮片炮制规范》（2022 年版）中有收载，故收载其药材标准。

【原植物】 常绿大乔木。树皮灰蓝色，片状剥落；嫩枝略有棱。幼态叶对生；叶片卵形，基部心形，无柄，有白粉；成长叶片革质，披针形，镰状，长 15～30cm，宽 1～2cm，两面有腺点，叶柄长 1.5～3cm，稍扁平。花大，白色，径约 4cm，单生或 2～3 朵聚生于叶腋内；无花梗或极短；萼管倒圆锥形，长 1cm，宽 1.3cm，表面有 4 条突起棱角和小瘤状突起，被白粉；帽状体稍扁平，中部为圆锥状突起，比萼管短，2 层，外层平滑，早落；雄蕊多数，长 8～13mm，多列，花丝纤细，着生于花药中部，花药椭圆形，阔耳状纵裂；子房与萼管合生，花柱长 7～8mm，粗大。蒴果半球形，有 4 棱，宽 2～2.5cm，果缘平而宽，果瓣不突出。果期夏季至冬季[1]。见图 1。

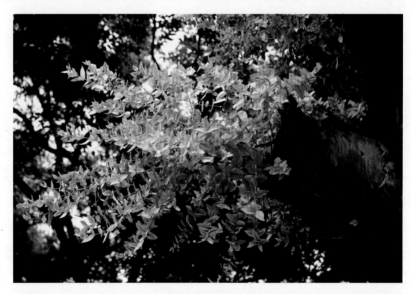

图 1　蓝桉植物图

【产地】 原产于澳大利亚，我国福建、广东、广西、四川、贵州、云南等地均有栽培[2]。

【采收加工】 秋季采收，晒干。

【化学成分】 含多种挥发油、倍半萜、三萜、间苯三酚衍生物、黄酮和鞣质等化学成分[3]。

【性状】 依据收集样品的性状而描述。见图 2。

【鉴别】（1）**显微鉴别**　根据实验样品观察拟定粉末显微特征。见图 3。

（2）**薄层色谱鉴别**　以熊果酸、白桦脂酸和路路通酸为对照品，制定薄层色谱鉴别方法。考察了不同展开剂类型、比例和不同显色条件，并进行了耐用性试验考察，最终确定展开剂为甲苯－乙酸乙酯－甲酸（20：4：0.5），检视方法为喷以 10% 硫酸乙醇溶液，在 105℃加热至斑点显色清晰，建立了一口钟的薄层色谱鉴别方法。该色谱条件斑点分离较好，方法可行。结果见图 4。

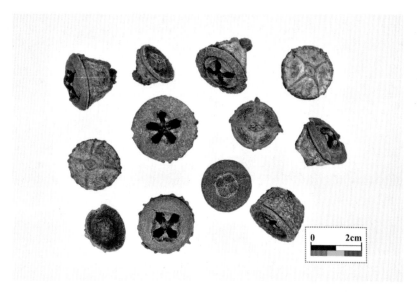

图 2　一口钟药材图

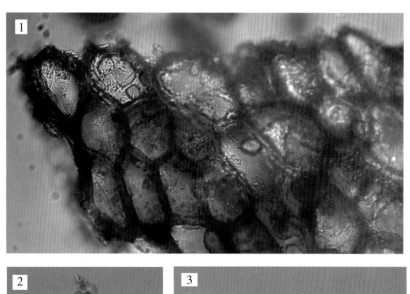
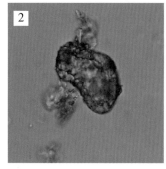
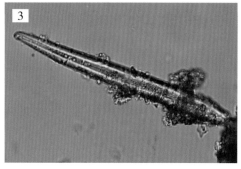

50μm

图 3　一口钟粉末显微特征图

1. 表皮细胞；2. 石细胞；3. 纤维

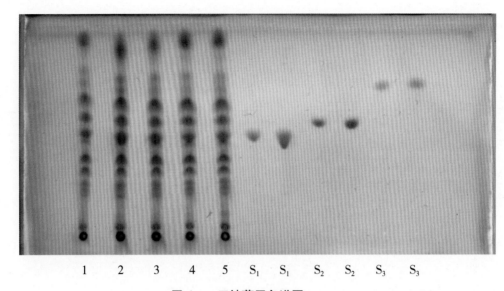

图 4　一口钟薄层色谱图

1–5. 一口钟样品；S₁. 熊果酸对照品；S₂. 白桦脂酸对照品；S₃. 路路通酸对照品

【检查】　**水分**　按照《中国药典》2020 年版四部通则 0832 第二法烘干法测定，结果在 8.9%～12.8% 之间，拟定限度为不得过 14.0%。

总灰分　按照《中国药典》2020 年版四部通则 2302 总灰分测定法测定，结果在 1.7%～3.0% 之间，拟定限度为不得过 4.0%。

【浸出物】　按照《中国药典》2020 年版四部通则 2201 浸出物测定法项下的热浸法，以乙醇作为溶剂，测定结果在 18.5%～22.3% 之间，拟定限度为不得少于 15.0%。

【炮制】【性味】【功能与主治】【用法与用量】【注意】【贮藏】均参考《河南省中药饮片炮制规范》（2022 年版）拟定。

参考文献

[1] 国家中医药管理局《中华本草》编委会. 中华本草（第 4 册）[M]. 上海：上海科学技术出版社，1999：632-635.

[2]《全国中草药汇编》编写组. 全国中草药汇编（上册）[M].2 版. 北京：人民卫生出版社，1996：897-898.

[3] 王佳，许娇娇，乔卫，等. 蓝桉果实一口钟化学成分研究 [J]. 中草药，2016，47（24）：4336-4339.

三画

三叶青 Sanyeqing
TETRASTIGMATIS HEMSLEYANI HERBA

本品为葡萄科植物三叶崖爬藤 *Tetrastigma hemsleyanum* Diels et Gilg 的干燥全株。全年采收，洗净泥沙，晒干。

【性状】 本品块根纺锤形、卵圆形、椭圆形或亚腰葫芦形，直径 0.5～3cm；表面棕褐色，较光滑或有皱纹；质坚，断面平坦，粉性，浅棕红色或类白色。茎纤细，具纵棱，卷须与叶对生，不分枝。叶多破碎，完整者为三出复叶，互生，无毛，叶缘具刺状疏齿。偶见聚伞花序腋生。浆果球形。气微，味微甘。

【鉴别】 本品根部粉末：淡红色或类白色。淀粉粒众多，卵圆形、三角圆形或不定形，直径 10～65μm，脐点裂缝状或点状；偶见复粒。导管为网纹或具缘纹孔，直径 20～60μm。草酸钙针晶成束或散在，长 50～110μm。草酸钙簇晶直径 20～50μm。

叶表面观：上下表面均可见草酸钙簇晶，直径 20～50μm，多沿叶脉成行排列；草酸钙针晶束存在于黏液细胞内，长 50～110μm；有的可见草酸钙砂晶。上表面细胞类圆形或多角形，直径 20～40μm。下表面气孔密布，为不定式。

【检查】 **水分** 不得过 14.0%（《中国药典》2020 年版四部通则 0832 第二法）。

总灰分 不得过 12.0%（《中国药典》2020 年版四部通则 2302）。

酸不溶性灰分 不得过 3.0%（《中国药典》2020 年版四部通则 2302）。

【浸出物】 照水溶性浸出物测定法（《中国药典》2020 年版四部通则 2201）项下的热浸法测定，不得少于 16.0%。

【炮制】 洗净，略润，块根切片，茎叶切段，干燥。

【性味与归经】 微苦、辛，凉。归心、肝、肺、肾经。

【功能与主治】 清热解毒，活血祛风，消肿止痛，软坚散结，化石通淋。用于高热惊厥，流行性感冒，肝炎，泌尿系统结石，跌打损伤等。

【用法与用量】 9～15g。外用，捣敷或研末敷患处。

【贮藏】 置干燥处。

· 起草说明 ·

【别名】 蛇附子、石猴子、石抱子、土经丸、金线吊葫芦等[1]。

【名称】 沿用我省习用名称。

【来源】 始载《植物名实图考》。蛇附子（三叶青）是一味在中国南方省区应用颇为广泛的民间草药。1959 年出版的《中药志》第 2 册，指出其原植物为三叶崖爬藤，属于葡萄科植物，但未明确其植物属。直至 1975 年，人民卫生出版社出版的《全国中草药汇编》首次指出，三叶青植物基原为葡萄科崖爬藤属植物三叶崖爬藤 *Tetrastigma hemsleyanum* Diels et Gilg，以块根或全草入药[2]。本品是中药制剂"结石康胶囊"[3]的处方药材之一，其原创研发时依当地[4]习惯用全草。

【原植物】 草质藤本。小枝纤细，有纵棱纹，无毛或被疏柔毛。卷须不分枝，相隔 2 节间断与叶对生。叶为 3 小叶，小叶披针形、长椭圆披针形或卵披针形，长 3～10cm，宽 1.5～3cm，顶端渐尖，稀急尖，基部楔形或圆形，侧生小叶基部不对称，近圆形，边缘每侧有 4～6 个锯齿，锯齿细或有时较粗，上面绿色，下面浅绿色，两面均无毛；侧脉 5～6 对，网脉两面不明显，无毛；叶柄长 2～7.5cm，中央小叶柄长 0.5～1.8cm，侧生小叶柄较短，长 0.3～0.5cm，无毛或被疏柔毛。花序腋生，长 1～5cm，比叶柄短、近等长或较叶柄长，下部有节，节上有苞片，或假顶生而基部无节和苞片，二级分枝通常 4，集生成伞形，花二歧状着生在分枝末端；花序梗长 1.2～2.5cm，被短柔毛；花梗长 1～2.5cm，通常被灰色短柔毛；花蕾卵圆形，高 1.5～2mm，顶端圆形；萼碟形，萼齿细小，卵状三角形；花瓣 4，卵圆形，高 1.3～1.8mm，顶端有小角，外展，无毛；雄蕊 4，花药黄色；花盘明显，4 浅裂；子房陷在花盘中呈短圆锥状，花柱短，柱头 4 裂。果实近球形或倒卵球形，直径约 0.6cm，有种子 1 颗；种子倒卵椭圆形，顶端微凹，基部圆钝，表面光滑，种脐在种子背面中部向上呈椭圆形，腹面两侧洼穴呈沟状，从下部近 1/4 处向上斜展直达种子顶端。花期 4～6 月，果期 8～11 月[5]。见图 1。

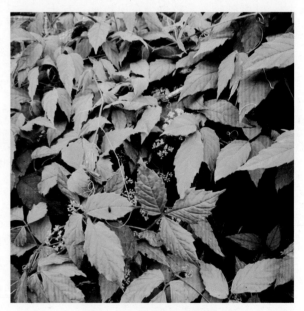

图 1　三叶崖爬藤植物图

【产地】 主产于江苏、浙江、江西、福建、台湾、广东、广西、湖北、湖南、四川、贵州、云南等地[2]。

【采收加工】 全年采收全株，晒干[2]。

【化学成分】 三叶青块根化学成分主要包括黄酮类[6]、酚酸类[7]、三萜及甾体类和挥发油、脂肪酸类化合物等，目前认为黄酮类化合物是三叶青抗肿瘤、抗炎等的主要有效活性成分。本品地上部分所含化学成分的类别与根部类似，而成分物质有差别[8]。

【性状】 依据收集样品的性状描述。见图 2。

【鉴别】 本品为全草入药，根、茎、叶、花、果因采收季节不同而有差异，全粉末显微复杂，因此选取根部粉末和叶表面组织细胞特征作为显微鉴别依据。根据实验样品观察根部粉末显微特征见图 3，叶表面组织细胞特征见图 4。

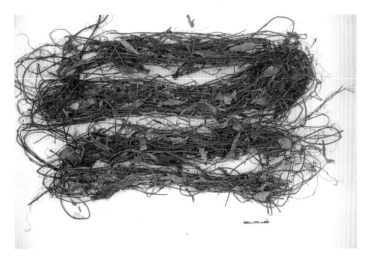

图 2　三叶青药材图

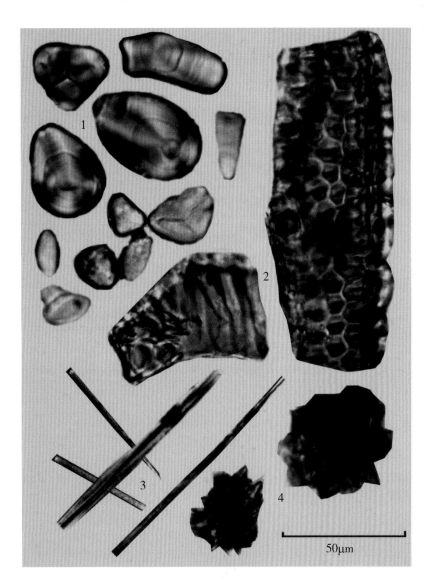

图 3　三叶青根部粉末显微特征图

1.淀粉粒；2.导管；3.草酸钙针晶；4.草酸钙簇晶

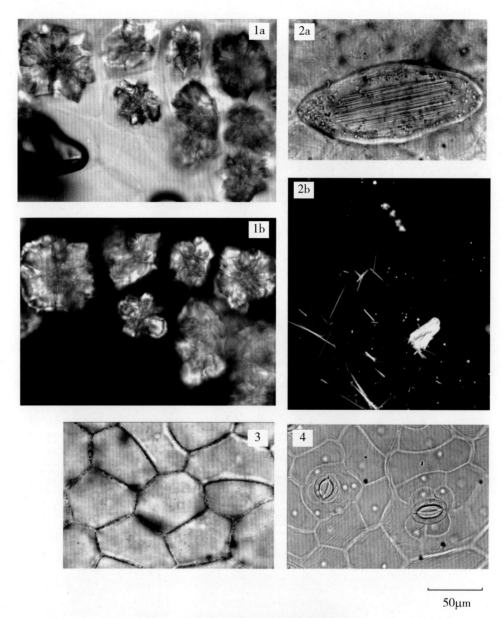

图 4   三叶青叶表面组织细胞显微特征图

1a. 草酸钙簇晶；1b. 草酸钙簇晶（偏光）；2a. 黏液细胞；2b. 草酸钙针晶及簇晶（偏光）；3. 上表面细胞；4. 气孔

【检查】   **水分**   按照《中国药典》2020 年版四部通则 0832 第二法烘干法测定，结果在 8.3%～13.8% 之间，拟定限度为不得过 14.0%。

总灰分   按照《中国药典》2020 年版四部通则 2302 总灰分测定法测定，结果在 7.1%～9.6% 之间，拟定限度为不得过 12.0%。

酸不溶性灰分   按照《中国药典》2020 年版四部通则 2302 酸不溶性灰分测定法测定，结果在 0.5%～1.2% 之间，拟定限度为不得过 3.0%。

【浸出物】   按照《中国药典》2020 年版四部通则 2201 水溶性浸出物测定法项下的热浸法，测定结果在 16.3%～22.8% 之间，拟定限度为不得少于 16.0%。

【炮制】【性味与归经】【功能与主治】【用法与用量】【贮藏】 均参考《湖南省中药材标准》2009 年版拟定。

参考文献

[1] 南京中医药大学 . 中药大辞典（上册）[M].2 版 . 上海：上海科学技术出版社，2006：3007.

[2]《全国中草药汇编》编写组 . 全国中草药汇编（上册）[M].2 版 . 北京：人民卫生出版社，1996：32.

[3] 陈立峰 . 结石康胶囊抗尿路结石的作用 [J]. 中国药理与临床，2004，20（1）：40-41.

[4] 中国科学院中国植物志编辑委员会 . 中国植物志（第四十八卷第二分册）[M]. 北京：科学出版社，1998：122.

[5] 湖南省食品药品监督管理局 . 湖南省中药材标准 [S]. 长沙：湖南科学技术出版社，2009：240.

[6] 刘俊秋，高语枫，郑佳怡，等 . 三叶青化学成分及其抗肿瘤作用研究进展 [J]. 中国实验方剂学杂志，2022，28（9）：233-241.

[7] 许文，傅志勤，林婧，等 .HPLC-Q-TOF-MS 和 UPLC-QqQ-MS 的三叶青主要成分定性与定量研究 [J]. 中国中药杂志，2014，39（22）：4365-4372.

[8] 孙崇鲁，吴浩，楼天灵，等 .UPLC-Q-TOF-MS 法分析三叶青地上部分化学成分 [J]. 中成药，2018，40（6）：1424-1429.

土大黄 Tudahuang
RUMICIS RADIX

本品为蓼科植物巴天酸模 *Rumex patientia* L. 或皱叶酸模 *Rumex crispus* L. 的干燥根。秋季采挖，除去茎叶及须根，洗净，干燥，或趁鲜切厚片，晒干。

【性状】 本品呈类圆锥形，长 15～30cm，直径 2～5cm，表面棕灰色，具有纵皱纹、点状凸起、须根痕及横向延长的皮孔样疤痕。质坚韧，难折断。断面黄灰色，纤维性强。气微，味苦，微涩。

【鉴别】（1）本品粉末黄棕色。淀粉粒甚多，单粒类圆形、卵圆形或半圆形，脐点点状、星状或裂缝状。可见草酸钙簇晶。导管多为网纹导管。纤维成束散在，近无色。木栓细胞红棕色或黄色，表面观多角形或近长方形，壁稍厚。

（2）取本品粉末 0.5g，加甲醇 10ml，超声 30 分钟，滤过，取滤液 5ml 蒸干，残渣加甲醇 1ml 溶解，作为供试品溶液。另取土大黄对照药材 0.5g，同法制成对照药材溶液。照薄层色谱法（《中国药典》2020 年版四部通则 0502）试验，吸取上述两种溶液各 5μl，分别点于同一硅胶 G 薄层板上，以三氯甲烷 - 乙酸乙酯 - 甲醇 - 甲酸（40：5：10：0.5）为展开剂，展开，取出，晾干，置紫外光灯（365nm）及日光下检视。供试品色谱中，在与对照药材色谱相应的位置上，显相同颜色的荧光斑点及相同颜色的斑点。

【检查】 水分 不得过 11.0%（《中国药典》2020 年版四部通则 0832 第二法）。

总灰分 不得过 10.0%（《中国药典》2020 年版四部通则 2302）。

【浸出物】 照醇溶性浸出物测定法（《中国药典》2020 年版四部通则 2201）项下的热浸法测定，以 50% 乙醇作溶剂，不得少于 25.0%。

【炮制】 除去杂质，洗净，润透，切厚片，干燥。

【性味与归经】 苦、辛，凉。归心、肺经。

【功能与主治】 凉血止血，杀虫治癣。用于衄血，咯血，便血，子宫出血，疥癣。

【用法与用量】 9～15g。

【贮藏】 置通风干燥处，防蛀。

· 起草说明 ·

【别名】 金不换、救命王、羊蹄。

【名称】 沿用我省习用名称。

【来源】 土大黄之名始见于《图经本草》，据载："鼎州出一种羊蹄大黄，治疗瘑甚效，初生苗叶如羊蹄，……亦呼为土大黄。"李时珍曰："苏说即老羊蹄根也，因其似大黄，故谓之羊蹄大黄，实非一类，又一种酸模，乃山大黄也。状似羊蹄而生山上，所谓土大黄或指此，非羊蹄也。"由上所述可有二解，一为李时珍所称羊蹄："叶长尺余，似牛舌之形，不似波棱……根长近尺，赤黄色如大黄胡萝卜形。"参阅《本草纲目》与《植物名实图考》中的羊蹄图与今之巴天酸模及皱叶酸模极相似，亦即酸模属的土大黄。

【原植物】 **巴天酸模** 多年生草本，高1～1.5m。茎直立，粗壮，不分枝或分枝，有沟槽。基生叶有长柄；叶片矩圆状披针形，长15～30cm，宽4～8cm，顶端急尖或圆钝，基部圆形或近心形，全缘或边缘波状；上部叶小而狭，近无柄；托叶鞘筒状，膜质，大型圆锥花序，顶生或腋生；花两性；花被片6，成2轮，在果时内轮花被片增大，宽心形，有网纹，全缘，一部或全部有瘤状突起；雄蕊6；柱头3，画笔状。瘦果卵形，有3锐棱，褐色，光亮（图1）。

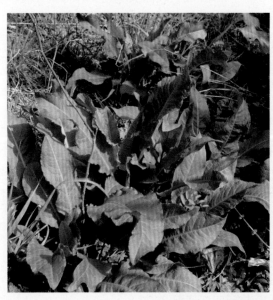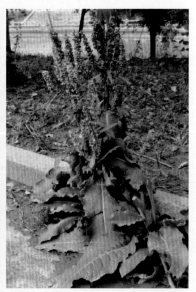

图 1 巴天酸模植物图

皱叶酸模 叶基部楔形，叶柄较前种瘦小，具短柄。6～8月开花，多数花轮生，花梗细长，中部以下具关节，外花被片椭圆形，内花被片卵圆形，基部心脏形，有网纹，均具小瘤。瘦果三棱形（图2）[1]。

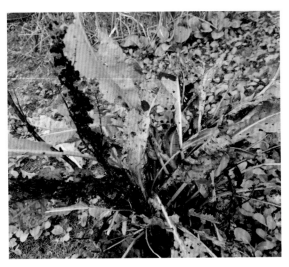

图2　皱叶酸模植物图

【产地】　全国大部分地区均产。多分布于长江以南地区。

【采收加工】　秋季采挖，除去茎叶及须根，洗净，或趁鲜切厚片，晒干。

【化学成分】　土大黄根及根茎含结合及游离蒽醌：大黄素、大黄素甲醚、大黄酚衍生物；还含酸模素、鞣质、阿斯考巴拉酸、6-O-丙二酰基-β-甲基-D-吡喃葡萄糖苷，槲皮素[2, 3]。

【性状】　根据收集药材的性状而描述，见图3。

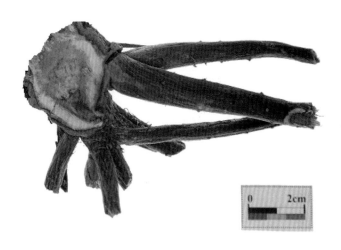

图3　土大黄药材图

【鉴别】（1）显微鉴别　根据实验样品观察拟定粉末显微特征。见图4。

（2）薄层色谱鉴别　以土大黄对照药材为对照，制定薄层色谱鉴别方法。考察了不同展开剂类型、比例和不同显色条件，并进行了耐用性试验考察，最终确定展开剂为三氯甲烷-乙酸乙酯-甲醇-甲酸（40∶5∶10∶0.5），置紫外光灯（365nm）及日光下检视，建立了土大黄的薄层色谱鉴别方法。该色谱条件斑点分离较好，方法可行，结果见图5和图6。

【检查】　水分　按照《中国药典》2020年版四部通则0832第二法水分测定法测定，结果在7.0%～9.5%之间，拟定限度为不得过11.0%。

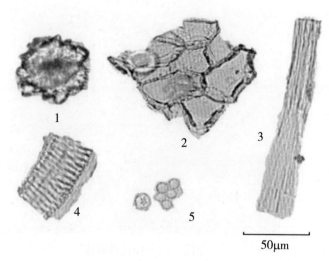

图 4 土大黄粉末显微特征图

1. 草酸钙簇晶；2. 木栓细胞；3. 纤维；4. 导管；5. 淀粉粒

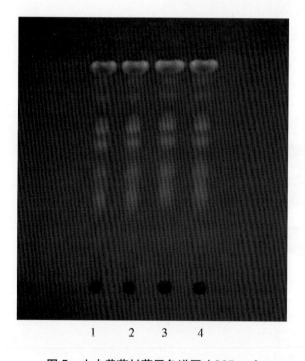

图 5 土大黄药材薄层色谱图（365nm）

1. 土大黄对照药材；2-4. 土大黄样品

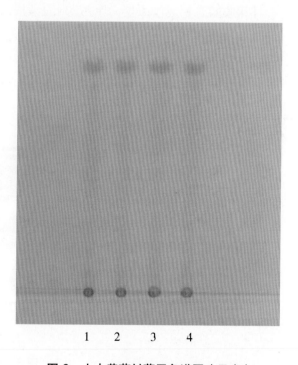

图 6 土大黄药材薄层色谱图（日光）

1. 土大黄对照药材；2-4. 土大黄样品

总灰分 按照《中国药典》2020 年版四部通则 2302 总灰分测定法测定，结果在 5.3%～8.0% 之间，平均值为 6.9%，拟定限度为不得过 10.0%。

【浸出物】 按照《中国药典》2020 年版四部通则 2201 浸出物测定法项下的热浸法，以 50% 乙醇作为溶剂，测定结果在 35.0%～37.8% 之间，平均值为 36.8%，拟定限度为不得少于 25.0%。

【炮制】【性味与归经】【功能与主治】【用法与用量】【贮藏】 均参考《河南省中药饮片炮制规范》（2022 年版）拟定[4]。

参考文献

［1］北京市卫生局.北京市中药材标准（1998年版）［S］.北京：首都师范大学出版社，1998.

［2］南京中医药大学.中药大辞典［M］.2版.上海：上海科学技术出版社，2006：110-111.

［3］国家中医药管理局《中华本草》编委会.中华本草（第2册）［M］.上海：上海科学技术出版社，1999：733-734.

［4］河南省药品监督管理局.河南省中药饮片炮制规范（2022版）［S］.郑州：河南科学技术出版社，2022：11-12.

小麦 Xiaomai
TRITICI AESTIVI FRUCTUS

本品为禾本科植物小麦 *Triticum aestivum* L. 的干燥成熟果实。夏季果实成熟时采收，除去杂质，干燥。

【性状】 呈长椭圆形，长5～7mm，直径3～5mm。表面淡黄色至淡棕黄色，饱满。背面近基部有椭圆形略下陷的胚，腹面具一纵深沟，顶端有黄白色柔毛。断面白色，粉性。气微，味淡。

【鉴别】 本品粉末类白色。淀粉粒单粒为扁圆形、椭圆形或圆三角状，脐点呈十字状、缝状，偶见由多分粒组成的复粒；非腺毛单细胞，壁厚。果皮表皮细胞类方形或长多角形，垂周壁念珠状增厚。横细胞成片，细长条形，垂周壁念珠状增厚。糊粉层细胞呈类圆形或圆多角形，有细胞间隙，壁稍厚，内含糊粉粒。

【检查】 杂质 不得过1%（《中国药典》2020版四部通则2301）。

水分 不得过13.0%（《中国药典》2020版四部通则0832第二法）。

总灰分 不得过3.0%（《中国药典》2020版四部通则2302）。

【浸出物】 照醇溶性浸出物测定法（《中国药典》2020版四部通则2201）项下的热浸法测定，用75%乙醇作溶剂，不得少于4.0%。

【炮制】 小麦 除去杂质，洗净，干燥。

炒小麦 取净小麦，置炒制容器内，用文火加热至表面深棕黄色，取出，放凉。

小麦炭 取净小麦，置炒制容器内，用武火炒至表面焦黑色，内部焦黄色，取出，晾干。

【性味与归经】 甘，平。归心、脾、肾经。

【功能与主治】 养心安神，止汗。用于神志不宁，失眠，心悸，自汗，盗汗。

【用法与用量】 9～15g。

【贮藏】 置阴凉干燥处，防蛀。

· 起草说明 ·

【别名】 南麦、北麦、新小麦、陈小麦、淮小麦。

【名称】 沿用本省习用名称。

【来源】 小麦入药始见于东汉张仲景《金匮要略》所载"甘草小麦大枣汤"[1]。梁代陶弘景《名医别录》将其列为中品，云："味甘，微寒，无毒。面温。"[2] 北宋陈承《本草别说》云："小麦，即今人所磨为面，日常食者。八九月种，至夏前熟。一种春种，作面不及经年者良。"[3] 明代李时珍《本草纲目》指出："北人种麦漫撒，南人种麦撮撒。北麦皮薄面多，南麦反此。"[4]《广东省中药材标准》（第二册）[5]和《湖南省中药材标准》（2009 年版）[6]所收录的小麦均为禾本科植物小麦 *Triticum aestivum* L. 的干燥成熟果实。

【原植物】 一年生或两年生草本。高 60～100cm，秆直立，通常具 6～9 节。叶鞘光滑，常较节间为短，叶舌膜质，短小；叶片扁平，长披针形，长 15～40cm，宽 8～14mm，顶端渐尖，基部方圆形，穗状花序直立，长 3～10cm；小穗两侧扁平，长约 12mm，在穗轴上平行排列或近于平行，每小穗具 3～9 朵花，仅下部的花结实；小穗节间 1mm；颖短，革质，第 1 颖较第 2 颖宽，两者背面均具有锐利的脊，有时延伸成芒，具 5～9 纵脉，外稃膜质，微裂成 3 齿状，中央的齿常延伸成芒，背面 5～9 脉，内稃与外稃等长或略短，脊上具鳞毛状的窄翼，翼缘被细柔毛；雄蕊 3 枚，花药 1.5～2mm，丁字着生，花丝细长；子房卵形，颖果长圆形或近卵形，长约 6mm，浅褐色[7]，见图 1。

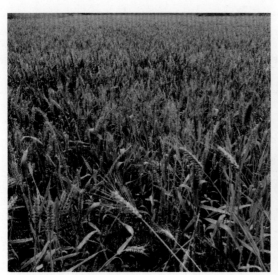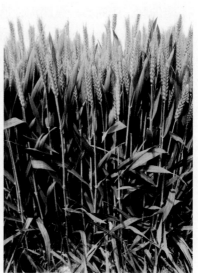

图 1 小麦植物图

【产地】 全国各地均产。

【采收加工】 夏季果实成熟时采收，除去杂质，干燥。

【化学成分】 本品含淀粉 53%～70%，蛋白质约 11%，糖类 2%~7%，糊精 2%～10%，脂肪约 1.6%，粗纤维约 2%。脂肪油主要为油酸、亚油酸、棕榈酸、硬脂酸的甘油酯。尚含少量谷甾醇、卵磷脂、尿囊酶、精氨酸、淀粉酶、麦芽糖酶、蛋白酶及微量 B 族维生素等；麦胚含植物凝集素[8]。

【性状】 依据收集样品的性状而描述。见图 2。

【鉴别】 **显微鉴别** 根据实验样品观察拟定粉末显微特征。见图 3。

【检查】 **杂质** 按照《中国药典》2020 版四部通则 2301 测定样品 15 批，结果在 0.1%～0.8% 之间，拟定限度为不得过 1%，具体数据见表 1。

水分 按照《中国药典》2020 版四部通则 0832 第二法烘干法测定样品 15 批，结果在 8.9%～10.8% 之间，拟定限度为不得过 13.0%，具体数据见表 1。

总灰分 按照《中国药典》2020 版四部通则 2302 总灰分测定法测定样品 15 批，结果在

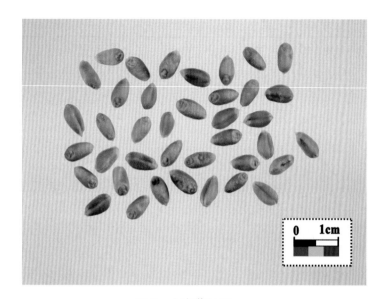

图2　小麦药材图

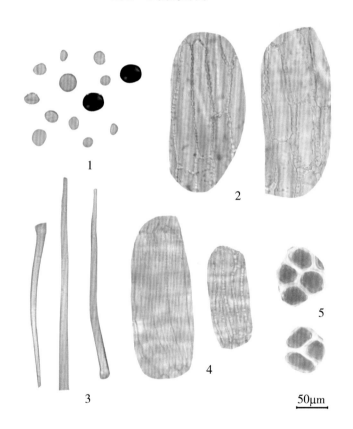

图3　小麦粉末显微特征图

1.淀粉粒（黑色为偏光显微镜拍摄）；2.果皮表皮细胞；3.非腺毛；4.横细胞；5.糊粉层细胞

1.4%～1.8%之间，拟定限度为不得过3.0%，具体数据见表1。

　　【浸出物】　按照《中国药典》2020年版四部通则2201浸出物测定法项下的热浸法，以75%乙醇作溶剂，测定结果在6.0%～9.8%之间，拟定限度为不得少于4.0%。具体数据见表1。

表 1　样品检测数据结果

编号	杂质（%）	水分（%）	总灰分（%）	浸出物
1	0.6	10.5	1.6	9.1
2	0.5	10.8	1.6	9.8
3	0.7	10.4	1.5	7.0
4	0.2	9.6	1.7	7.6
5	0.5	10.4	1.8	7.6
6	0.3	10.5	1.7	6.0
7	0.5	10.3	1.6	7.5
8	0.6	10.0	1.6	7.6
9	0.7	10.6	1.5	8.7
10	0.4	9.8	1.5	7.7
11	0.4	10.8	1.4	7.7
12	0.8	8.9	1.7	7.3
13	0.1	10.8	1.8	7.4
14	0.7	9.5	1.5	7.4
15	0.8	10.4	1.8	8.6

　　【炮制】【性味与归经】【功能与主治】【用法与用量】【贮藏】 均参考《河南省中药饮片炮制规范》（2022 年版）拟定。

参考文献

[1]张仲景.金匮要略［M］.北京：人民卫生出版社，2005：88.

[2]陶弘景.名医别录［M］.尚志钧，辑校.北京：中国中医药出版社，2013：168.

[3]唐慎微.证类本草［M］.北京：中国医药科技出版社，2011：682.

[4]中华中医药学会.本草纲目（新校注本）［M］.3 版.北京：华夏出版社，2008：979.

[5]广东省食品药品监督管理局.广东省中药材标准（第二册）［S］.广州：广东科技出版社，2011：46-48.

[6]湖南省食品药品监督管理局.湖南省中药材标准（2009 年版）［S］.长沙：湖南科学技术出版社，2010：327.

[7]南京中医药大学.中药大辞典［M］.2 版.上海：上海科学技术出版社，2006：328.

[8]国家药典委员会.中华人民共和国药典（2020 年四部）［S］.北京：中国医药科技出版社，2020：31-234.

山合欢皮 Shanhehuanpi
ALBIZIAE KALKORAE CORTEX

　　本品为豆科植物山合欢 Albizia kalkora（Roxb.）Prain. 的干燥树皮。夏、秋二季剥取树皮，晒干。

　　【性状】 本品呈卷曲筒状或半筒状，长短不等，厚 0.1～0.7cm。外表面淡灰褐色、棕褐色或灰黑色相间。较薄的树皮上可见棕色或棕黑色纵棱线，密生棕色或棕红色横向皮孔。老树皮粗糙，栓皮厚，常呈纵向开裂；内表面黄白色，具细纵纹。质硬而脆，易折断，断面呈纤维性片状。气微，味淡。

【鉴别】 本品粉末灰黄色。石细胞类圆形、类方形、长圆形、类三角形，直径 12～40μm，壁较厚，孔沟明显。纤维成束，周围细胞含草酸钙方晶，形成晶纤维。草酸钙方晶呈多面体形或扁方体形，直径 6～15μm。木栓细胞淡黄色，表面观呈类三角形，微木化。

【检查】 **水分** 不得过 12.0%（《中国药典》2020 年版四部通则 0832 第二法）。

总灰分 不得过 8.0%（《中国药典》2020 年版四部通则 2302）。

【浸出物】 照醇溶性浸出物测定法（《中国药典》2020 年版四部通则 2201）项下的热浸法测定，用稀乙醇作溶剂，不得少于 8.0%。

【炮制】 除去杂质，洗净，润透，切丝或块，干燥。

【性味与归经】 甘，平。归心、肝、肺经。

【功能与主治】 安神，活血，消肿。用于失眠，肺脓疡，痈肿，扭伤疼痛。

【用法与用量】 6～12g。外用适量，研末调敷。

【贮藏】 置通风干燥处。

· 起草说明 ·

【别名】 合欢皮、山槐、黑心树。

【名称】 本品在《河南省中药材标准》（1991 年版）收载，名称为"合欢皮（山合欢皮）"，但是本品基原与《中国药典》2020 年版一部收载的"合欢皮"基原不同，因此，本次修订将本品更名为"山合欢皮"。

【来源】 合欢皮始载于《神农本草经》，《本草纲目》将其列入乔木类。据本草记载："合欢生豫州山谷，树为枸骨树。"陈藏器曰："其叶至暮即合，故云合昏。"苏恭曰："此树叶似皂荚及槐，极细，五月花发红白色，上有丝茸，秋实作荚子，极薄细，所在山谷有之。"我省除合欢外，还有一种与合欢皮同属的山合欢 *Albizia kalkora* (Roxb.) Prain.[1]。花淡红色者是合欢，白色者是山合欢，历代本草均未区别使用，二者干燥树皮皆作合欢皮入药，而且应用已久，故收入本标准。

【原植物】 落叶小乔木或灌木，通常高 3～8m；枝条暗褐色，被短柔毛，有显著皮孔；二回羽状复叶；羽片 2～4 对；小叶 5～14 对，长圆形或长圆状卵形，长 1.8～4.5cm，宽 7～20mm，先端圆钝，有细尖头，基部不对称，两面均被短柔毛，中脉稍偏于上缘；头状花序 2～7 枚生于叶腋或于枝顶排成圆锥花序；花初时白色，后变黄色，花梗明显；花萼管状，长 2～3mm，5 齿裂；花冠长 6～8mm，中下部连合呈管状，裂片披针形，花萼、花冠均密被长柔毛；雄蕊长 2.5～3.5cm，基部连合成管状；荚果带状，长 7～17cm，宽 1.5～3cm，深棕色，嫩荚密被短柔毛，老时无毛；种子 4～12 颗，倒卵圆形；花期 5～6 月；果期 8～10 月[2]。见图 1。

【产地】 本省山区各县均产。

【采收加工】 夏、秋二季剥取树皮，晒干。

【化学成分】 含皂苷、鞣质等[3]。

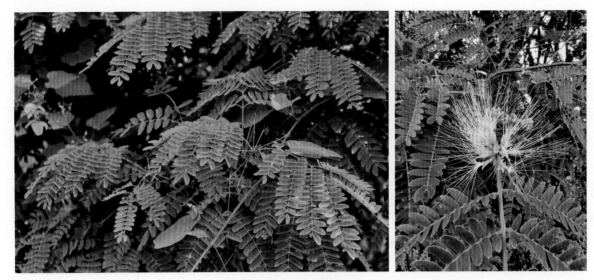

图 1　山合欢植物图

【性状】　依据收集样品的性状而描述。见图 2。

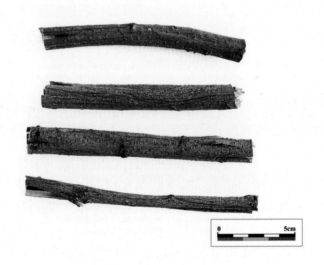

图 2　山合欢皮药材图

【鉴别】　**显微鉴别**　根据头验样品观察拟定粉末显微特征。见图 3。

【检查】　**水分**　按照《中国药典》2020 年版四部通则 0832 第二法烘干法进行测定，结果在7.9%～9.5% 之间，拟定限度为不得过 12.0%。

总灰分　按照《中国药典》2020 年版四部通则 2302 总灰分测定法，结果在 5.5%～5.9% 之间，拟定限度为不得过 8.0%。

【浸出物】　按照《中国药典》2020 年版四部通则 2201 浸出物测定法项下的热浸法，以稀乙醇作溶剂，测定结果在 11.0%～15.2% 之间，拟定限度为不得少于 8.0%。

【炮制】【性味与归经】【功能与主治】【用法与用量】【贮藏】　均参照《河南省中药材标准》（1991 年版）拟定。

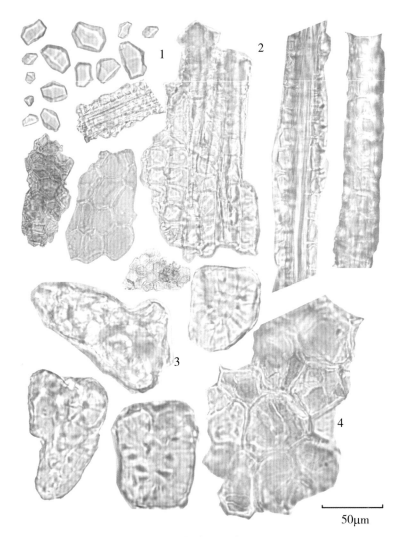

图 3　山合欢皮粉末显微特征图

1. 草酸钙方晶；2. 晶纤维；3. 石细胞；4. 木栓细胞

参考文献

[1] 河南省卫生厅. 河南省中药材标准（1991 年版）[S]. 郑州：中原农民出版社，1991：37-39.

[2] 中国科学院中国植物志编辑委员会. 中国植物志（第三十九卷）[M]. 北京：科学出版社，1988：62.

[3] 四川省食品药品监督管理局. 四川省中药材标准（2010 年版）[S]. 成都：四川科学技术出版社，2011：42-44.

山羊血　Shanyangxue
CAPRAE SANGUIS

　　本品为牛科动物山羊 *Capra hircus* Linnaeus 的干燥血块。宰杀羊时，收集羊血，晒至半干，切成小块，干燥。或取鲜血，灌于刮净油脂的羊肠内，扎成 3～4cm 长的小节，干燥后取出。

　　【性状】　本品呈不规则的片块状或约 3cm 长圆柱块。表面黑褐色或深紫色，稍有光泽。体轻，质坚脆。气腥，味微咸。

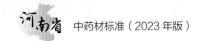

【鉴别】 取本品粉末 0.5g，加稀乙醇 10ml，水浴回流提取 1 小时，滤过，取滤液 2ml，趁热加入数滴茚三酮试液，置水浴上加热数分钟，溶液显紫色。

【检查】 杂质 不得过 1%（《中国药典》2020 年版四部通则 2301）。

水分 不得过 11.0%（《中国药典》2020 年版四部通则 0832 第二法）。

总灰分 不得过 11.0%（《中国药典》2020 年版四部通则 2302）。

【炮制】 除去杂质。用时捣碎或研成粉。

【性味与归经】 咸，热。归心、肝经。

【功能与主治】 活血散瘀，通络，解毒。用于跌打损伤，筋骨疼痛，吐血，衄血，便血，尿血，痈肿。

【用法与用量】 1～3g。加酒研匀内服或入丸剂用。

【注意】 阴虚血热者慎服。

【贮藏】 置干燥处，防蛀。

· 起草说明 ·

【别名】 羊血。

【名称】 沿用我省习用名称。

【来源】 《本草纲目》在羊的项下记载："血，白羊者良。"[1] 山羊血之名始见《本草汇言》[2]。据考证，古代羊血来源于绵羊 *Ovis aries* Linnaeus 和山羊 *Capra hircus* Linnaeus，而山羊血来源于牛科山羚属动物青羊 *Naemorhedus goral* Hardwicke、牛科盘羊属动物盘羊 *Oris ammon* Linnaeus 或牛科山羊属动物北山羊 *Capra iber* Linnaeus 的血[3]。《中药大辞典》《中华本草》收载的"山羊血"来源为青羊 *Naemorhedus goral* Hardwicke、盘羊 *Oris ammon* Linnaeus 或北山羊 *Capra iber* Linnaeus 的血[4, 5]。《中华本草》蒙药卷收载的"山羊血"来源为牛科动物山羊 *Capra hircus* Linnaeus 的干燥血块[6]。根据收集的样品和我省习用情况，本标准规定山羊血来源为牛科动物山羊 *Capra hircus* Linnaeus 的干燥血块。本品为我省企业生产的中成药"山海丹胶囊"的原料之一，为了更好地控制山羊血的质量，故收入本标准。

【原动物】 体长 1～1.2m。头长，颈短，耳大，吻狭长。雌雄额部皆有 1 对角，雄性的角特长；角基部略呈三角形，尖端略向后弯，角质中空，表面有环纹或前面呈瘤状。雄者颚下有总状长须。四肢细。尾短，不甚下垂。全体被粗直短毛，毛色有白、黑、灰或黑白相杂等多种[6]。见图 1。

【产地】 主要为家养，分布于全国各地。

【采收加工】 全年均可采收，宰杀羊时，收集羊血，晒至半干，切成小块，干燥。或取鲜血，灌于刮净油脂的羊肠内，扎成 3～4cm 长的小节，干燥后取出。

【化学成分】 主要成分为多种蛋白质，此外尚含少量脂类（包括磷脂和胆固醇）、葡萄糖及无机盐等。蛋白质主要是血红蛋白，其次是血清蛋白、血清球蛋白和少量纤维蛋白[6]。

【性状】 依据收集样品的性状而描述。见图 2。

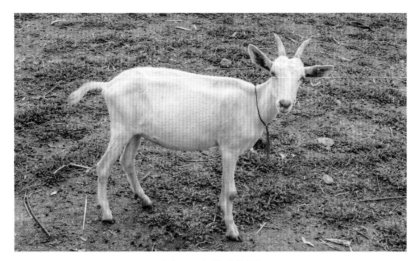

图 1　山羊动物图

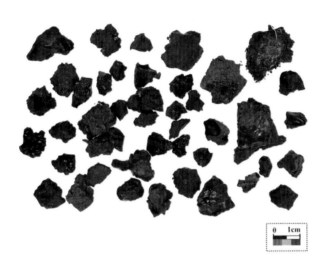

图 2　山羊血药材图

【鉴别】　理化鉴别　为山羊血中氨基酸的理化反应。

【检查】　杂质　按照《中国药典》2020 年版四部通则 2301 杂质检查法测定，结果在 0.3%～0.5% 之间，拟定限度为不得过 1%。

水分　按照《中国药典》2020 年版四部通则 0832 第二法烘干法测定，结果在 7.6%～9.0% 之间，拟定限度为不得过 11.0%。

总灰分　按照《中国药典》2020 年版四部通则 2302 总灰分测定法测定，结果在 3.3%～9.6% 之间，拟定限度为不得过 11.0%。

【炮制】【性味与归经】【功能与主治】【用法与用量】【注意】【贮藏】　均参考《河南省中药饮片炮制规范》（2022 年版）拟定。

参考文献

[1]李时珍.本草纲目（校点本）[M].2 版.北京：人民卫生出版社，1982：2729.

[2]倪朱谟.本草汇言[M].郑金生，甄雪燕，杨梅香，校点.北京：中医古籍出版社，2005：668.

[3]郭颖.山羊血质量标准研究报告[D].延吉：延边大学，2019.

[4]南京中医药大学.中药大辞典（上册）[M].2 版.上海：上海科学技术出版社，2006：235.

[5]国家中医药管理局《中华本草》编委会.中华本草（第 9 册）[M].上海：上海科学技术出版社，1999：728.

[6]国家中医药管理局《中华本草》编委会.中华本草（蒙药卷）[M].上海：上海科学技术出版社，2004：423.

山银柴胡 Shanyinchaihu
GYPSOPHILAE RADIX

本品为石竹科植物长蕊石头花 *Gypsophila oldhamiana* Miq. 或细叶石头花 *Gypsophila licentiana* Hand.-Mazz. 的干燥根。春、秋二季采挖，除去残茎、须根及泥沙，晒干。

【性状】 **长蕊石头花** 呈圆柱形或圆锥形，长 6～20cm，直径 1～5cm，偶有分支。表面黄棕色或棕褐色，偶见栓皮脱落，脱落部分呈黄白色，并有支根痕及横向斑痕，全体有扭曲的纵向沟纹，偶呈螺旋状。根头部常见地上部分残基，中部以上有不规则疣状突起及支根痕。体轻，质坚实，断面凹凸不平，中央木质部呈黄色，皮部黄白色，可见 1～3 轮黄白相间断续排列的异型维管束，气微，味苦而涩。

细叶石头花 呈圆柱形或圆锥形，长 4～15cm，直径 1～3cm，偶有分支。表面黄褐色或棕褐色，栓皮较厚易脱落，脱落部分呈黄白色，并有支根痕及横向斑痕。根头部有地上茎残基，偶见断续横向环纹。中部以上常见不规则疣状突起及支根痕。体轻，质脆，断面凹凸不平，中央木质部呈黄色，皮部黄白色，可见 1～3 轮黄白相间断续排列的异型维管束，气微，味微苦。

【鉴别】（1）**长蕊石头花** 本品横切面：木栓层为数列至十数列黄棕色细胞，栓内层较窄；韧皮薄壁细胞中可见大量草酸钙簇晶，有十数个异型维管束断续排列成 1～3 轮，大小不等，外韧型，整体呈轮伞状；中央维管束为外韧型，形成层较窄呈一轮，木质部宽广，导管大小悬殊，呈轮伞状排列。

粉末黄棕色。薄壁细胞黄棕色，长 50～200μm；偶见长条状弯曲纤维，末端渐尖，直径 5～15μm；导管主要为网纹导管，偶见螺纹导管，长 50～200μm，直径 10～80μm；草酸钙簇晶多见，直径 10～75μm；木栓细胞类长方形，黄棕色；木纤维有细线状纹理，类长方形，长 50～200μm。

细叶石头花 本品横切面：木栓层较厚，由十数列深棕色木栓细胞组成；韧皮薄壁细胞可见大量草酸钙簇晶，有数个异型维管束断续排列成 1～3 轮，其韧皮部与木质部呈类三角形，外韧型，整体呈纺锤状；中央维管束外韧型，形成层不明显，木质部宽广，导管呈放射状排列。

粉末棕褐色。薄壁细胞棕褐色，长 50～200μm；偶见长条状弯曲纤维，末端渐尖，直径 5～15μm；导管主要为网纹导管，长 50～200μm，直径 10～80μm；草酸钙簇晶多见，直径 10～50μm；木栓细胞类长方形，棕褐色；木纤维有细长纹理，类长方形，长 50～200μm。

（2）取本品粉末 1g，置具塞锥形瓶中，加 60% 甲醇 100ml，加热回流 4 小时，放冷，滤过，滤液蒸干。残渣加水 10ml 使溶解并转移至具塞试管中，加硫酸 0.6ml，摇匀，密塞。置沸水浴中加热 2 小时，取出，放冷，滤过，弃去滤液，残渣加甲醇 8ml 使溶解，转移至 10ml 量瓶中，加硫酸调节溶液 pH 值至 2，摇匀，50℃水浴中放置 4 小时，取出，放冷，加甲醇补至刻度，摇匀，滤过，取续滤液，作为供试品溶液。另取丝石竹皂苷元 3-O-β-D 葡萄糖醛酸甲酯对照品适量，加甲醇制成每 1ml 含 0.5mg 的溶液，作为对照品溶液。照薄层色谱法（《中国药典》2020 版四部通则 0502）试验，吸取上述两种溶液各 5μl，分别点于同一硅胶 G 薄层板上，以三氯甲烷 - 甲醇 - 水（8：2：1）的下层溶液为展开剂，展开，取出，晾干，喷以 10% 硫酸乙醇溶液，在 105℃加热至斑点显色清晰。供试品色谱中，在与对照品色谱相应的位置上，显相同颜色的斑点。

【检查】 **水分** 不得过 14.0%（《中国药典》2020 年版四部通则 0832 第二法）。

总灰分 不得过 19.0%（《中国药典》2020 年版四部通则 2302）。

酸不溶性灰分 不得过 2.0%（《中国药典》2020 年版四部通则 2302）。

【浸出物】 照醇溶性浸出物测定法（《中国药典》2020 年版四部通则 2201）项下的热浸法测定，用稀乙醇作溶剂，不得少于 28.0%。

【炮制】 除去杂质，洗净，切片，干燥。

【性味与归经】 苦、微甘、微寒。归肺、胃经。

【功能与主治】 清虚热，除疳热，凉血。用于阴虚发热，骨蒸潮热，小儿疳热。

【用法与用量】 3～9g。

【贮藏】 置通风干燥处。

· 起草说明 ·

【别名】 银胡。

【名称】 本省习惯以山银柴胡为名称收购，此外各省级标准中也以山银柴胡为其正名。

【来源】 山银柴胡在长期的药用过程中，大多是作为银柴胡的混伪品而出现，在个别地区也作为单味药入方剂。由于各省份植物分布不同、药用习惯不同，石竹科许多植物的根都被冠以山银柴胡之名使用。如北京[1]、河北[2]等地将石竹科石头花属植物长蕊石头花 *Gypsophila oldhamiana* Miq. 的根称为山银柴胡；《内蒙古中草药》[3]将石竹科无心菜属植物灯心蚤缀 *Arenaria juncea* Bieb. 的根称为山银柴胡；而《黑龙江省中药材标准》[4]将石竹科石头花属长蕊石头花 *Gypsophila oldhamiana* Miq.、无心菜属灯心蚤缀 *Arenaria juncea* Bieb、蝇子草属旱麦瓶草 *Silene jenisseensis* Willd. 的根作山银柴胡入药。文献中对于山银柴胡的记载也不尽相同，仅谢万宗先生编著的《中药材品种论述》[5]中所记载的山银柴胡来源就涉及石竹科植物十数种之多。长蕊石头花在我省分布广泛，植物资源丰富，长期以来多以其为山银柴胡的药用植物来源。实际生产中，我省也有部分药企以购于宁夏等地的细叶石头花作为山银柴胡的药用植物来源，现综合各省级中药材标准，并结合我省药用情况，拟定山银柴胡的来源为石竹科植物石头花属长蕊石头花 *Gypsophila oldhamiana* Miq. 或细叶石头花 *Gypsophila licentiana* Hand.-Mazz. 的干燥根。

【原植物】 **长蕊石头花** 多年生草本，高 60～100cm。根粗壮，木质化，淡褐色至灰褐色。

茎数个由根颈处生出，二歧或三歧分枝，开展，老茎常红紫色。叶片近革质，稍厚，长圆形，长4～8cm，宽5～15mm，顶端短凸尖，基部稍狭，两叶基相连成短鞘状，微抱茎，脉3～5条，中脉明显，上部叶较狭，近线形。伞房状聚伞花序较密集，顶生或腋生，无毛；花梗长2～5mm，直伸，无毛或疏生短柔毛；苞片卵状披针形，长渐尖尾状，膜质，大多具缘毛；花萼钟形或漏斗状，长2～3mm，萼齿卵状三角形，略急尖，脉绿色，伸达齿端，边缘白色，膜质，具缘毛；花瓣粉红色，倒卵状长圆形，顶端截形或微凹，长于花萼1倍；雄蕊长于花瓣；子房倒卵球形，花柱长线形，伸出。蒴果卵球形，稍长于宿存萼，顶端4裂；种子近肾形，长1.2～1.5mm，灰褐色，两侧压扁，具条状凸起，脊部具短尖的小疣状凸起。花期6～9月，果期8～10月[6]。见图1。

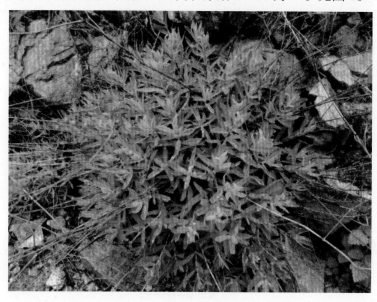

图1　长蕊石头花植物图

细叶石头花　多年生草本，高30～50cm。茎细，无毛，上部分枝。叶片线形，长1～3cm，宽约1mm，顶端具骨质尖，边缘粗糙，基部连合成短鞘。聚伞花序顶生，花较密集；花梗长2～10毫米，带紫色；苞片三角形，长1.5mm，渐尖，边缘白色，膜质，具短缘毛；花萼狭钟形，长2～3mm，具5条绿色或带深紫色脉，脉间白色，膜质，齿裂达1/3，卵形，渐尖；花瓣白色，三角状楔形，为萼长1.5～2倍，宽约1mm，顶端微凹；雄蕊比花瓣短，花丝线形，不等长，花药小，球形；子房卵球形，花柱与花瓣等长。蒴果略长于宿存萼；种子圆肾形，直径约1mm，具疣状凸起。花期7～8月，果期8～9月[7]。见图2。

【产地】　主产于河南栾川、嵩县、新乡、卢氏、西峡、信阳等地。宁夏、甘肃、山西、内蒙等地亦有。

【采收加工】　春、秋二季，花期前采挖，除去残茎、须根及泥沙，晒干。

【化学成分】　三萜及其皂苷类化合物为山银柴胡的主要化学成分，其皂苷元多为丝石竹皂苷元。此外还含有β-谷甾醇、α-菠菜甾醇、胡萝卜苷、阿魏酸、大豆脑苷Ⅰ、大豆脑苷Ⅱ等[8]。

【性状】　依据收集样品的性状而描述。见图3、图4。

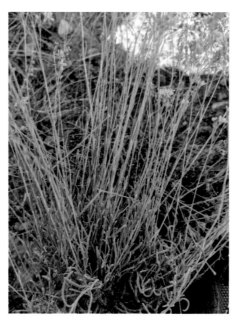

图 2　细叶石头花植物图

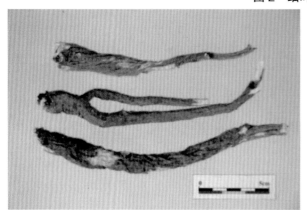
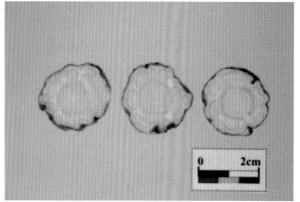

图 3　山银柴胡（长蕊石头花）药材图

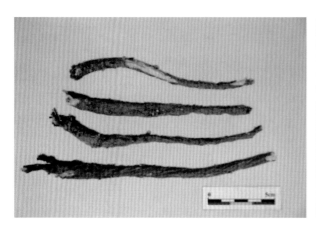
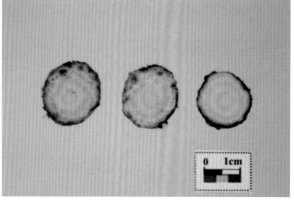

图 4　山银柴胡（细叶石头花）药材图

【鉴别】（1）长蕊石头花显微鉴别　根据实验样品观察拟定横切面及粉末显微特征。见图 5、图 6。

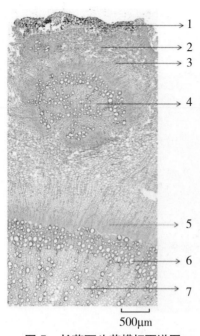

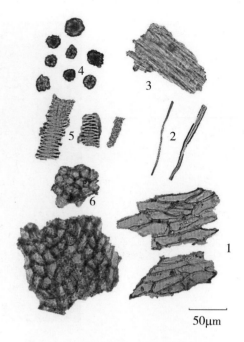

图 5　长蕊石头花横切面详图

图 6　长蕊石头花粉末显微特征图

1. 木栓层；2. 皮层；3. 草酸钙簇晶；4. 异型维管束；5. 形成层；6. 导管；7. 木质部

1. 薄壁细胞；2. 纤维；3. 木纤维；4. 草酸钙簇晶；5. 导管；6. 木栓细胞

细叶石头花显微鉴别　根据实验样品观察拟定横切面及粉末显微特征。见图7、图8。

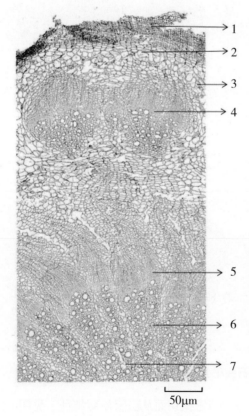

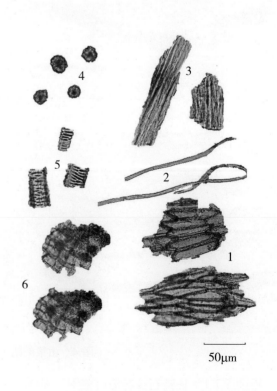

图 7　细叶石头花横切面详图

图 8　细叶石头花粉末显微特征图

1. 木栓层，2. 皮层；3. 草酸钙簇晶；4. 异型维管束；5. 形成层；6. 导管；7. 木质部

1. 薄壁细胞；2. 纤维；3. 木纤维；4. 草酸钙簇晶；5. 导管；6. 木栓细胞

（2）**薄层色谱鉴别** 以丝石竹皂苷元 3-O-β-D- 葡萄糖醛酸甲酯为对照品，制定山银柴胡薄层色谱鉴别方法。考察了不同展开剂类型、比例和不同显色条件，并进行了耐用性试验考察，最终确定以三氯甲烷 - 甲醇 - 水（8：2：1）的下层溶液为展开剂，以 10% 硫酸乙醇溶液为显色剂，在 105℃下加热至斑点显色清晰，于日光下检视。该方法色谱条带斑点清晰，分离度较好，结果见图 9、图 10。

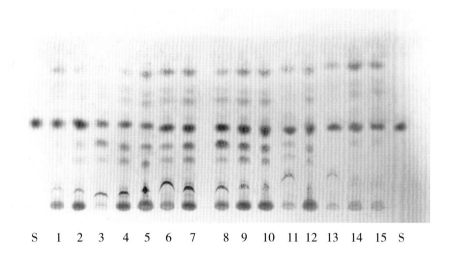

图 9　山银柴胡（长蕊石头花）薄层色谱图

S. 丝石竹皂苷元 3-O-β-D- 葡萄糖醛酸甲酯；1-15. 长蕊石头花样品

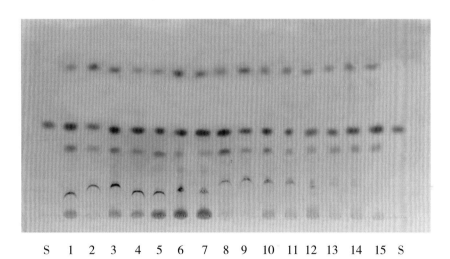

图 10　山银柴胡（细叶石头花）薄层色谱图

S. 丝石竹皂苷元 3-O-β-D- 葡萄糖醛酸甲酯；1-15. 细叶石头花样品

【**检查**】 **水分、总灰分、酸不溶性灰分** 分别按《中国药典》2020 年版四部通则 0832 第二法、2302，对 15 批长蕊石头花样品和 15 批细叶石头花样品进行测定，结果见表 1。

表 1 检查项测定结果

批次	水分（%）		总灰分（%）		酸不溶性灰分（%）	
	长蕊石头花	细叶石头花	长蕊石头花	细叶石头花	长蕊石头花	细叶石头花
1	6.2	10.3	16.4	9.0	0.7	0.5
2	6.6	10.6	13.6	8.2	0.4	0.4
3	6.1	9.5	17.5	12.0	0.7	0.5
4	8.0	9.0	12.8	12.0	0.4	0.8
5	7.0	10.2	15.5	6.7	0.8	0.5
6	6.4	10.0	15.9	11.6	1.1	0.5
7	7.7	11.2	11.2	8.7	0.7	0.4
8	7.5	11.1	12.9	8.5	1.6	0.9
9	6.9	10.0	16.9	10.6	1.5	0.5
10	7.5	11.8	13.1	7.1	1.5	0.6
11	7.2	11.7	16.3	7.1	0.8	0.7
12	8.2	9.8	12.2	6.9	0.6	0.7
13	7.9	9.3	14.0	11.9	0.9	0.9
14	9.5	9.3	11.4	10.4	0.5	0.6
15	7.6	12.1	10.0	7.6	0.5	0.7
均值	7.4	10.4	14.0	9.2	0.8	0.6

根据检验结果，水分测定值范围在 6.1%～12.1% 之间，拟定水分限度不得过 14.0%。长蕊石头花总灰分测定值范围为 10.0%～17.5%，细叶石头花总灰分测定值范围为 6.7%～12.0%，综合总灰分测定值范围为 6.7%～17.5%，拟定总灰分限度不得过 19.0%。酸不溶性灰分测定值范围为 0.4%～1.6%，拟定酸不溶性灰分限度不得过 2.0%。

【浸出物】 山银柴胡主要含三萜及其皂苷类活性成分，该类成分在含水乙醇中的溶解度较高，因此选用稀乙醇作溶剂，按照热浸法（《中国药典》2020 版四部通则 2201》）试验，长蕊石头花、细叶石头花共计 30 批样品，结果在 29.2%～40.8% 之间，拟定浸出物限度为不得少于 28.0%。见表 2。

表 2 浸出物测定结果

批次	长蕊石头花（%）	细叶石头花（%）
1	35.3	35.9
2	40.8	38.3
3	30.8	32.3
4	36.9	29.2
5	32.5	37.8

续表

批次	长蕊石头花（%）	细叶石头花（%）
6	29.5	33.7
7	39.5	32.9
8	33.4	29.9
9	34.6	38.7
10	35.3	40.8
11	31.5	39.3
12	35.1	38.1
13	29.4	31.8
14	30.8	33.5
15	35.0	37.9
均值	34.0	35.4

【炮制】【性味与归经】【功能与主治】【用法与用量】【贮藏】 均参考省级中药材标准及《中华本草》综合拟定[4, 9]。

参考文献

[1]贺士元，邢其华，尹祖棠，等.北京植物志[M].北京：北京出版社，1984：211-212.

[2]河北省革命委员会卫生局，河北省革命委员会商业局.河北中草药[M].石家庄：河北人民出版社，1977：442-446.

[3]内蒙古自治区革命委员会卫生局.内蒙古中草药[M].内蒙古：内蒙古自治区人民出版社，1972：246.

[4]黑龙江省药品监督管理局.黑龙江省中药材标准[S].哈尔滨：黑龙江人民出版社，2001：13-20.

[5]谢万宗.中药材品种论述（中册）[M].上海：上海科学技术出版社，1984：84-92.

[6]中国科学院中国植物志编辑委员会.中国植物志（第二十六卷）[M].北京：科学出版社，1988：434.

[7]中国科学院中国植物志编辑委员会.中国植物志（第二十六卷）[M].北京：科学出版社，1988：440.

[8]武海艳，安琨，李海波，等.霞草化学成分及药理活性研究进展[J].食品与药品，2011，13（5）：213-216.

[9]国家中医药管理局《中华本草》编委会.中华本草[M].上海：上海科学技术出版社，1999：2776-2778.

山楂核 Shanzhahe
CRATAEGI SEMEN

本品为蔷薇科植物山里红 *Crataegus pinnatifida* Bge. var. *major* N.E.Br. 或山楂 *Crataegus pinnatifida* Bge. 的干燥成熟小果核。秋季收集成熟小果核，洗净，晒干。

【性状】 本品呈橘瓣状椭圆形或卵形。表面浅黄色或黄棕色，背面稍隆起，左右两面平坦或有凹痕。质坚硬，不易破碎。气微。

【鉴别】 取本品粉末2g，加乙酸乙酯10ml，超声处理15分钟，滤过，滤液蒸干，残渣加甲醇

1ml 使溶解，作为供试品溶液。另取熊果酸对照品，加甲醇制成每 1ml 含 1mg 的溶液，作为对照品溶液。照薄层色谱法（《中国药典》2020 年版四部通则 0502）试验，吸取上述两种溶液各 5μl，分别点于同一硅胶 G 薄层板上，以甲苯 - 乙酸乙酯 - 甲酸（20：4：0.5）为展开剂，展开，取出，晾干，喷以硫酸乙醇溶液（3→10），在 80℃加热至斑点显色清晰，分别置日光及紫外光灯（365nm）下检视。供试品色谱中，在与对照品色谱相应的位置上，显相同的紫红色斑点及橙黄色荧光斑点。

【检查】 **水分** 不得过 12.0%（《中国药典》2020 年版四部通则 0832 第二法）。

【炮制】 除去杂质，干燥。

【性味与归经】 苦，平。归胃、肝经。

【功能与主治】 消食，散结，催生，杀虫，止痒。用于食积不化，疝气，睾丸偏坠，难产，湿热下注。

【用法与用量】 3～10g，内服，入丸、散。

【贮藏】 置干燥处。

· 起草说明 ·

【别名】 山楂子。

【名称】 沿用我省习用名称。

【来源】 山楂核始载于《滇南本草》[1]，为山楂的小果核。《本草纲目》曰："山楂有两种，一种小者，山人呼为棠杭子、茅楂、猴楂，可入药用，树高数尺，叶有五尖，桠间有刺，三月开五出小白花，实有赤、黄二色，肥者如小林檎，小者如指头，九月九乃熟；一种大者，山人呼之羊杭子，树高丈余，花叶皆同，但实稍大而色黄绿，皮涩肉虚为异尔。"[2] 上述形态特征与今作山楂用之多种山楂属植物一致[3]。《中国药典》2020 年版规定山里红、山楂为药用山楂之正品，故标准规定山楂核为蔷薇科植物山里红 *Crataegus pinnatifida* Bge. var. *major* N.E.Br. 或山楂 *Crataegus pinnatifida* Bge. 的干燥成熟种小果核。

【原植物】 **山里红** 为落叶乔木，高达 6m，枝刺长 1～2cm，或无刺。单叶互生；叶柄长 2～6cm；叶片宽卵形或三角形卵状，稀菱状卵形，长 6～12cm，宽 5～8cm，有 2～4 对羽状裂片，先端渐尖，基部宽楔形，上面有光泽，下面沿叶脉被短柔毛，边缘有不规则重锯齿。伞房花序，直径 4～6cm；萼筒钟状，5 齿裂；花冠白色，直径约 1.5cm，花瓣 5，倒卵形或近圆形；雄蕊约 20，花药粉红色；雌蕊 1，子房下位，5 室，花柱 5。梨果近球形直径可达 2.5cm，深红色，有黄白色小斑点，萼片脱落很迟，先端留下一圆形深凹；小核 3～5，向外的一面稍具棱，向内两侧面平滑。花期 5～6 月，果期 8～10 月[4]。见图 1。

山楂 与山里红极为相似，仅果形较小，直径 1～1.5cm；叶片亦较小，且分裂较深[4]。见图 2。

【产地】 华北及江苏、安徽、山东、河南等地均有栽培[4]。

【采收加工】 9～10 月果实成熟后采收。收集小果核，晒干。

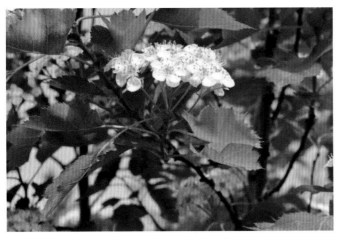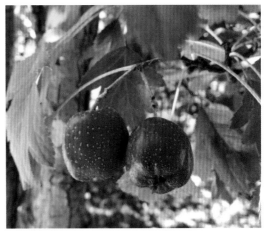

图 1　山里红植物图

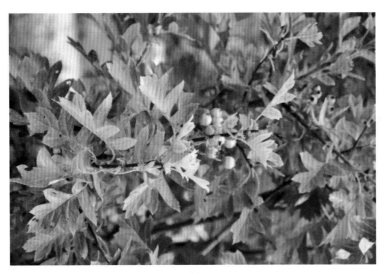

图 2　山楂植物图

【化学成分】　本品含木脂素类、简单苯丙素类、黄酮类、挥发性成分和芳香酸及其酯类等成分[5]。

【性状】　依据收集样品的性状而描述。见图 3。

【鉴别】　以熊果酸对照品为对照，制定薄层色谱鉴别方法。考察了不同展开剂类型、比例和不同显色条件，并进行了耐用性试验考察，最终确定展开剂为甲苯 - 乙酸乙酯 - 甲酸（20∶4∶0.5），检视方法为喷以硫酸乙醇溶液（3→10），在 80℃ 加热至斑点显色清晰，分别置日光及紫外光

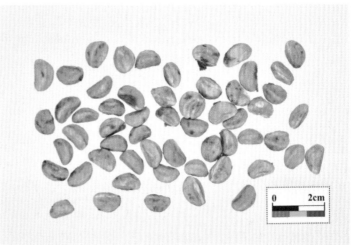

图 3　山楂核药材图

灯（365nm）下检视。该色谱条件斑点分离较好，方法可行。结果见图4。

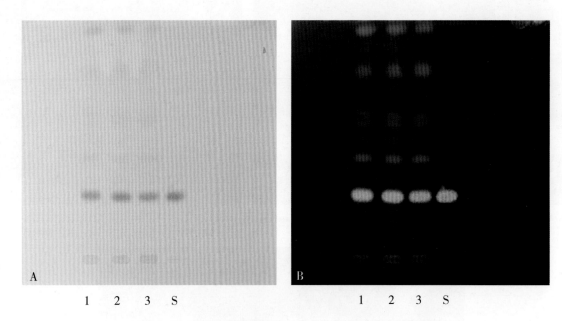

图4 山楂核薄层色谱图（A. 日光下；B.365nm下检视）

S. 熊果酸；1-3. 山楂核样品

【检查】 **水分** 按照《中国药典》2020年版四部通则0832第二法烘干法测定，结果在9.6%～10.1%之间。规定限度为不得过12.0%。

【炮制】【性味与归经】【功能与主治】【用法与用量】【贮藏】 均参考《河南省中药饮片炮制规范》2022年版拟定。

参考文献

[1] 徐洪波，唐志书，刘澳昕，等.山楂核化学成分与药理活性研究进展［J］.中成药，2018，40（3）：674-681.

[2] 李时珍.本草纲目（校点本）［M］.2版.北京：北京人民卫生出版社，1982：1773.

[3] 国家中医药管理局《中华本草》编委会.中华本草（精选本）［M］.上海：上海科学技术出版社，1998：2615-2616.

[4] 南京中医药大学.中药大辞典［M］.2版.上海：上海科学技术出版社，2006：224-226.

[5] 吕立铭，彭崇胜，李晓波.山楂核化学成分、药理作用及应用研究进展［J］.沈阳药科大学学报，2022，39（12）：1522-1533.

山橿 Shanjiang
LINDERA REFLEXA RADIX ET RAMULUS

本品为樟科植物山橿 *Lindera reflexa* Hemsl. 的干燥根及茎枝。全年采收，除去泥土，劈成块，晒干。

【性状】 本品根为不规则的块状，大小、厚薄不等。表面残存栓皮红棕色。除去栓皮为黄色，具少量支根及支根痕，劈开面呈淡黄色。质地坚硬，不易折断。纵剖面呈黄色，具纵向撕裂状纹理，不平整，具有纤维性。茎枝圆柱形，外皮黄绿色、灰绿黑色或棕黄色。劈开呈淡黄色或黄白色，有的可见髓。气香，味辛。

【鉴别】（1）本品粉末淡黄色或黄褐色。纤维大多成束，长梭形，长200～700μm，壁稍厚，木化。油细胞呈圆形或长圆形，直径20～55μm，多破碎，内含橙棕色油状物。石细胞呈类方形或不规则形，壁较厚。木栓细胞多角形，棕黄色。导管以具缘纹孔导管为主，亦有网纹导管，直径25～100μm。薄壁细胞长方形、类方形、长多角形，壁稍弯曲，微木化，呈连珠状增厚。淀粉粒为单粒和复粒，单粒淀粉粒呈类球形或圆形，脐点呈点状或人字形，层纹不明显，直径3～11μm，复粒由2～4分粒组成。

（2）取本品粉末0.5g，加甲醇25ml，超声处理30分钟，滤过，滤液作为供试品溶液。另取山檀根对照药材0.5g，同法制成对照药材溶液。照薄层色谱法（《中国药典》2020年版四部通则0502）试验，吸取上述两种溶液各10μl，分别点于同一硅胶G薄层板上，以石油醚（60～90℃）-丙酮（3：1）为展开剂，展开，取出，晾干，喷以1%三氯化铝乙醇溶液，挥干，置紫外光灯（365nm）下检视。供试品色谱中，在与对照药材色谱相应的位置上，显相同颜色的荧光斑点。

【检查】 水分 不得过13.0%（《中国药典》2020年版四部通则0832第二法）。

总灰分 不得过6.0%（《中国药典》2020年版四部通则2302）。

酸不溶性灰分 不得过4.0%（《中国药典》2020年版四部通则2302）。

【浸出物】 照醇溶性浸出物测定法（《中国药典》2020年版四部通则2201）项下的热浸法测定，用70%乙醇作溶剂，不得少于8.0%。

【炮制】 除去杂质，劈成碎块，晒干。

【性味与归经】 辛，温。归胃、肝、肺经。

【功能与主治】 行气止痛，止血，消肿。用于胃痛，刀伤出血，疥癣，风疹。

【用法与用量】 3～7g。外用适量。

【贮藏】 置阴凉干燥处。

· 起草说明 ·

【别名】 大叶山檀、土沉香、香棍。

【名称】 山檀在《河南省中药材标准》（1993年版）有收载，本次标准修订沿用此名称。

【来源】 本品为近代发现的民间草药，无历代本草记载，始载于《河南省中药材标准》（二）（1992年版）[1]、《江西省中药材标准》（1997年版）[2]。近代《中国植物志》（1982年版）[3]、《浙江药用植物志》（1980年版）[4]、《中药大辞典》（1977年版）[5]、《全国中草药汇编》（2014年版）[6]等均有对山檀的记载。本标准规定山檀为樟科植物山檀 *Lindera reflexa* Hemsl. 的干燥根及茎枝。全年采收，除去泥土，劈成块，晒干。我省大别山地区分布较广，民间作药用已有很长的历史。本品是中药制剂"胃疼宁片"的主要原料之一，且本品饮片在《河南省中药饮片炮制规范》（2022年版）[7]中已有收载，为了更好地控制山檀的质量，故收入本标准。

【原植物】 落叶灌木或小乔木，高1～6m，幼时有绢状短柔毛。叶互生，纸质，倒卵状椭圆形或卵圆形。长 4～12cm，宽 2～5cm，先端渐尖，基部阔楔形或圆形，全缘，下面披柔毛，老时脱落，侧脉 5～8 条，叶柄长 5～12mm。花单性，雌雄异株，伞形花序腋生，花梗被黄褐色柔毛，花被片 6，椭圆形，黄色。雄花有雄蕊 9，花药内向瓣裂。果实球形，直径约 7mm，熟时红色，果柄长 1.5～2cm。花期 3～4 月，果期 9～10 月[6]。见图 1。

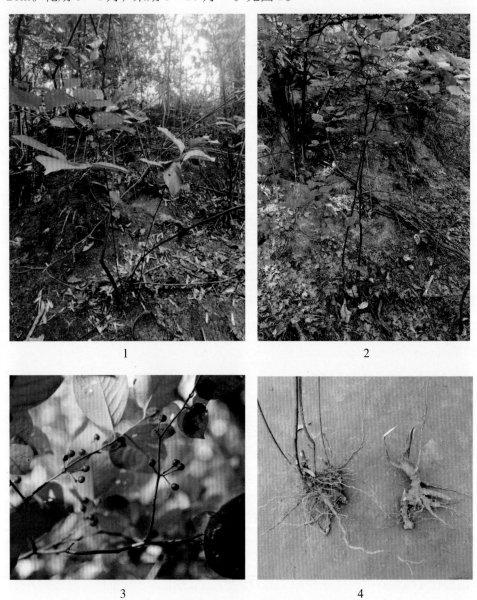

1　　　　　　　　　　　　2

3　　　　　　　　　　　　4

图 1　山橿植物图

1. 生境；2. 全株；3. 果实；4. 根及茎枝

【产地】 河南、浙江、江西、安徽、湖南、广东、广西等地。

【采收加工】 全年采收，除去泥土，劈成块，晒干。

【化学成分】 本品主要含有挥发油、黄酮、生物碱以及二苯乙烯类成分。挥发油类成分以桉油精、樟脑、胡椒酮、3- 蒈烯、乙酸异龙脑酯为主[8，9]；黄酮类成分主要有球松素、乔松素等；生物碱类成分主要有新木姜子碱、月桂碱、钓樟卡品等；二苯乙烯类主要有银松素、银松素甲基醚等[10, 11]。

【性状】 依据收集样品的性状而描述。见图2。

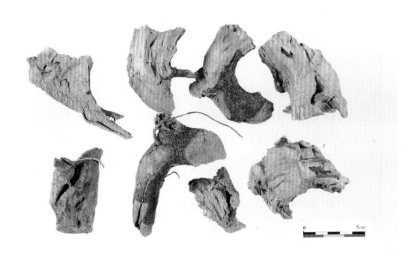

图2 山橿药材图

【鉴别】（1）**显微鉴别** 根据实验样品观察拟定粉末显微特征。见图3。

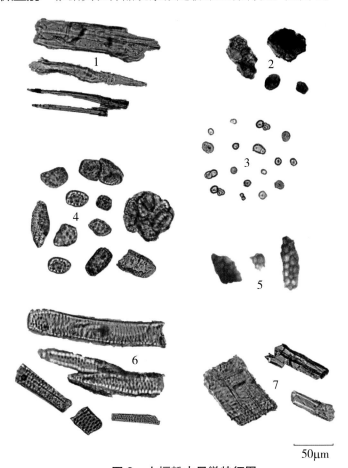

图3 山橿粉末显微特征图

1.纤维；2.油细胞；3.淀粉粒；4.石细胞；5.木栓细胞；6.导管；7.薄壁细胞

（2）**薄层色谱鉴别** 以山橿根为对照药材，制定薄层色谱鉴别方法。考察了不同展开剂类型、比例和不同显色条件，并进行了耐用性试验考察，最终确定展开剂为石油醚（60～90℃）-丙酮（3∶1），检视方法为喷以1%三氯化铝乙醇溶液，置紫外光灯（365nm）下，建立了山橿的薄层色谱鉴别方法。该色谱条件斑点分离较好，方法可行。结果见图4。

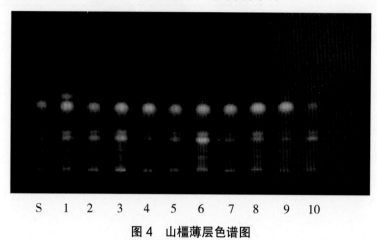

图4 山橿薄层色谱图

S.山橿根对照药材；1-10.样品

【检查】 **水分** 按照《中国药典》2020年版四部通则0832第二法烘干法测定，结果在3.9%～5.8%之间，结合《中国药典》2020年版四部通则0212药材和饮片检定通则，拟定限度为不得过13.0%。

总灰分 按照《中国药典》2020年版四部通则2302总灰分测定法测定，结果在1.5%～4.5%之间，拟定限度为不得过6.0%。

酸不溶性灰分 按照《中国药典》2020年版四部通则2302酸不溶性灰分测定法测定，结果在0.5%～3.1%之间，拟定限度为不得过4.0%。

【浸出物】 照醇溶性浸出物测定法（《中国药典》2020年版四部通则2201）项下的热浸法测定，用70%乙醇作溶剂，测定结果在10.0%～19.2%之间，拟定限度为不得少于8.0%。

【炮制】【性味与归经】【功能与主治】【用法与用量】【贮藏】 均参考《河南省中药饮片炮制规范》（2022年版）拟定。

参考文献

[1]河南省卫生厅.河南省中药材标准［S］.郑州：中原农民出版社，1992：10.

[2]江西省卫生厅.江西省中药材标准［S］.南昌：江西科学技术出版社，1997：17-18.

[3]中国科学院中国植物志编辑委员会.中国植物志［M］.北京：科学出版社，1982：390.

[4]《浙江药用植物志》编写组.浙江药用植物志（上册）［M］.杭州：浙江科学技术出版社，1980：395.

[5]江苏新医学院.中药大辞典（上册）［M］.上海：上海人民出版社，1977：204.

[6]《全国中草药汇编》编写组.全国中草药汇编（下册）［M］.北京：人民卫生出版社，1978：72.

[7]河南省卫生厅.河南省中药饮片炮制规范（2022年版）［S］.郑州：河南科学技术出版社，2022：16-17.

[8]蔡进章，林崇良，周子晔，等.山橿根、茎、叶挥发油化学成分的研究［J］.中华中医药学刊，2011，29（8）：

1893-1895.

[9] 罗永明，黄璐琦，汪平，等. 山橿地上、地下部分挥发油成分的研究 [J]. 中国药学杂志，2004（4）：71.

[10] Chen S Q, Wang L L, Zhang W Q, et al. Secondary metabolites from the root of Lindera reflexa Hemsl. Fitoterapia, 2015, 105（9）：222-227.

[11] Wang L L, Zhang Y B, Sun X Y, et al. Simultaneous quantitative analysis of main components in linderae reflexae radix with one single marker [J]. J. Liq. Chromatogr Relat Technol, 2016, 39：422-427.

马蔺子 Malinzi
IRIDIS CHINENSIS SEMEN

本品为鸢尾科植物马蔺 *Iris lactea* Pall. var. *chinensis*（Fisch.）Koidz. 的干燥成熟种子。秋季果实成熟后采收，晒干，搓出种子，簸去果壳及杂质，晒干。

【性状】 本品呈不规则多面体或扁卵形，长 4～5mm，宽 3～4mm。表面红棕色至棕褐色，边缘隆起，基部有浅色种脐。质坚硬，不易破碎。切断面胚乳肥厚，灰白色，略呈角质样，胚位于种脐的一端，淡黄白色，细小弯曲。气微，味淡。

【鉴别】（1）本品横切面：外种皮三层。外层为 1 列径向延长的栅状细胞，壁厚，棕色，胞腔较大，外被角质层；中层为颓废组织，5～7 列；内层为 3～4 列黄棕色排列整齐的扁平细胞。内种皮细胞 1～2 层。胚乳宽广，内含油滴和糊粉粒，胚乳细胞长圆形、圆形。

粉末棕褐色。种皮表皮细胞表面观呈多角形，侧面观呈长方形，壁厚，排列紧密，内含棕红色块状物。外种皮内层细胞多边形，黄色至棕黄色。外胚乳细胞类圆形或呈长圆形，壁厚，胞腔明显；内胚乳细胞多破碎，不规则。胚乳细胞内含糊粉粒及脂肪油。

（2）取本品粉末 0.5g，加乙醚 10ml，浸泡过夜，滤过，滤液作为供试品溶液。另取马蔺子对照药材 0.5g，同法制成对照药材溶液。照薄层色谱法（《中国药典》2020 年版四部通则 0502）试验，吸取上述两种溶液各 4μl，分别点于同一硅胶 GF$_{254}$ 薄层板上，以石油醚（60～90℃）－乙醚－冰乙酸（11：9：0.5）为展开剂，展开，取出，晾干，置紫外光灯（254nm）下检视。供试品色谱中，在与对照药材色谱相应的位置上，显相同颜色的斑点。

【检查】 **水分** 不得过 13.0%（《中国药典》2020 年版四部通则 0832 第二法）。

总灰分 不得过 3.0%（《中国药典》2020 年版四部通则 2302）。

【浸出物】 照醇溶性浸出物测定法（《中国药典》2020 年版四部通则 2201）项下的热浸法测定，用乙醇作溶剂，不得少于 11.0%。

【炮制】 除去杂质，用时捣碎。

【性味与归经】 甘，平。归脾、胃、大肠经。

【功能与主治】 清热利湿，消肿解毒，止血。用于湿热黄疸，痢疾，咽炎，痈肿，吐血，衄血。

【用法与用量】 5～10g。

【贮藏】 置通风干燥处，防蛀。

· 起草说明 ·

【别名】 蠡实、马楝子、马莲子、马薤、马帚、铁扫帚[1]。

【名称】 本标准沿用马蔺子为正名。

【来源】 马蔺子始载于《神农本草经》，原名蠡实，列为中品[2]。唐·《新修本草》曰："此即马蔺子也。"[3]《图经本草》对其形态描述："蠡实，马蔺子也。……叶似韭而长厚，三月开紫碧花，五月结实做角子，如麻大而赤色有棱，根细长，通黄色。人取以为刷。三月采花，五月采实，并阴干用。"[4]李时珍云："蠡草生荒野中，就地丛生，一本二三十茎，苗高三四尺，叶中抽茎，开花结实。"根据以上描述，其与植物志所载鸢尾科植物马蔺 *Iris lactea* Pall. var. *chinensis*（Fisch.）Koidz.基本相符。《河南省中药材标准》1993年版收载该品种。《河南省中药饮片炮制规范》2005年版亦收载该品种，但拉丁名 *Iris ensata* Thunb. 实为鸢尾科植物玉蝉花拉丁名，今已修订。《卫生部药品标准》藏药分册收载该品种，全国多省地方中药材标准亦有收载。

【原植物】 本品为鸢尾科植物马蔺的变种。多年生密丛草本。根状茎粗壮，木质，斜伸，外包有大量致密的红紫色折断的老叶残留叶鞘及毛发状的纤维；须根粗而长，黄白色，少分枝。叶基生，坚韧，灰绿色，条形或狭剑形，长约50cm，宽4～6mm，顶端渐尖，基部鞘状，带红紫色，无明显的中脉。花茎光滑，高3～10cm；苞片3～5枚，草质，绿色，边缘白色，披针形，长4.5～10cm，宽0.8～1.6cm，顶端渐尖或长渐尖，内包含有2～4朵花；花为浅蓝色、蓝色或蓝紫色，花被上有较深色的条纹，直径5～6cm；花梗长4～7cm；花被管甚短，长约3mm，外花被裂片倒披针形，长4.5～6.5cm，宽0.8～1.2cm，顶端钝或急尖，爪部楔形，内花被裂片狭倒披针形，长4.2～4.5cm，宽5～7mm，爪部狭楔形；雄蕊长2.5～3.2cm，花药黄色，花丝白色；子房纺锤形，长3～4.5cm。蒴果长椭圆状柱形，长4～6cm，直径1～1.4cm，有6条明显的肋，顶端有短喙；种子为不规则的多面体，棕褐色，略有光泽。花期5～6月，果期6～9月[5]。见图1。

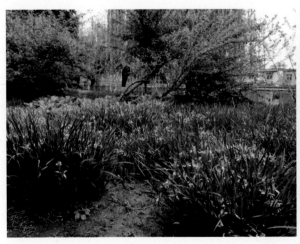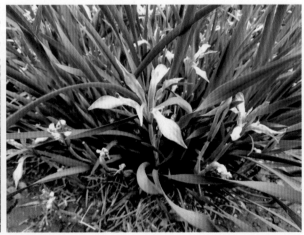

图1 马蔺植物图

【**产地**】《河南植物志》第四卷记载，马蔺子产于山区，生于海拔 1000m 以下的荒地路旁、山坡草地。主产于江苏、辽宁、河北等地[6]。经调查，现马蔺作为绿化观赏植物，在全省各公园、道路旁多有栽种。

【**采收加工**】 秋季果实成熟后采收，晒干，搓出种子，簸去果壳及杂质，晒干。用时捣碎。

【**化学成分**】 马蔺子中含淀粉、脂肪油、马蔺子素等化合物。种仁油中含亚油酸（酯）、硬脂酸（酯）、油酸（酯）、豆蔻酸、软脂酸（酯）、癸酸和月桂酸等 7 种脂肪酸[7]。马蔺子种皮主要含马蔺子甲素、马蔺子乙素、马蔺子丙素、白桦脂醇、羽扇豆烯 - 3 - 酮[6]、β - 谷甾醇[8]等多种化合物。

【**性状**】 根据采集到的样本描述。见图 2。

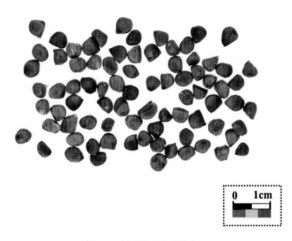

图 2　马蔺子药材图

【**鉴别**】（1）**显微鉴别** 横切面显微鉴别，根据实验样品观察拟定横切面显微特征。见图 3。

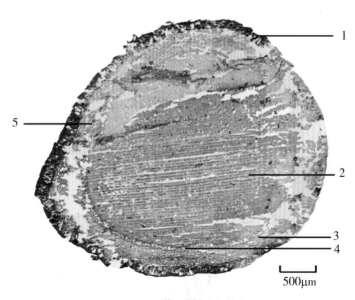

图 3　马蔺子横切面详图

1.外种皮外层；2.胚乳；3.外种皮内层；4.内种皮；5.颓废细胞

粉末显微特征鉴别，根据实验样品观察拟定粉末显微特征。见图4。

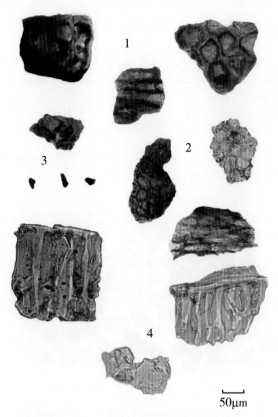

50μm

图4 马蔺子粉末显微特征图

1.种皮表皮细胞；2.外种皮内层细胞；3.棕色块状物；4.胚乳细胞

（2）**薄层色谱鉴别** 以马蔺子为对照药材，制定薄层色谱鉴别方法。考察了不同展开剂类型、比例和不同显色条件，并进行了耐用性试验考察，最终确定展开剂为石油醚（60～90℃）－乙醚－冰乙酸（11∶9∶0.5）在GF$_{254}$板上展开，于紫外光灯（254nm）下检视，建立了马蔺子的薄层色谱鉴别方法。该色谱条件斑点分离较好，方法可行。结果见图5。

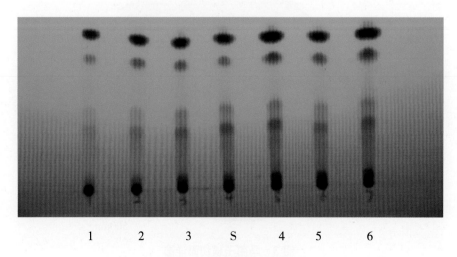

1　2　3　S　4　5　6

图5 马蔺子薄层色谱图

1-6.样品；S.马蔺子对照药材

【检查】 **水分** 按照《中国药典》2020 年版四部通则 0832 第二法烘干法进行测定，结果在 9.7%～11.1% 之间。结合《中国药典》2020 年版四部通则 0212 药材和饮片检定通则，拟定限度为不得过 13.0%。见表 1。

表 1　马蔺子水分测定结果

编号	1	2	3	4	5	6	7	平均值
水分（%）	10.8	10.0	11.1	9.8	10.3	10.8	9.7	10.4

总灰分 按照《中国药典》2020 年版四部通则 2302 总灰分测定法，结果在 1.6%～1.9% 之间，拟定限度为不得过 3.0%。见表 2。

表 2　马蔺子总灰分测定结果

编号	1	2	3	4	5	6	7	平均值
总灰分（%）	1.9	1.6	1.7	1.7	1.6	1.7	1.6	1.7

【浸出物】 按照《中国药典》2020 年版四部通则 2201 浸出物测定法项下的热浸法，以乙醇作溶剂，测定结果在 13.0%～14.9% 之间，拟定限度为不得少于 11.0%。见表 3。

表 3　马蔺子浸出物测定结果（%）

编号	1	2	3	4	5	6	7	平均值
浸出物	14.9	13.5	13.0	13.6	14.5	13.4	13.9	13.8

【炮制】 沿用《河南省中药饮片炮制规范》2005 版之炮制方法：除去杂质，用时捣碎。

【性味与归经】 参考《河南省中药饮片炮制规范》（2005 年版）拟定。

【功能与主治】 参考《新编中药志》及《河南省中药饮片炮制规范》（2005 年版），仍沿用清热利湿，消肿解毒，止血。用于湿热黄疸，痢疾，咽炎，痈肿，吐血，衄血。

【用法与用量】 参考《河南省中药饮片炮制规范》（2005 年版）拟定。

【贮藏】 参考《河南省中药饮片炮制规范》（2005 年版）拟定。因种子类药材富含营养成分，易遭虫蛀，所以贮藏增加防蛀事项。

参考文献

[1] 李时珍. 本草纲目（校点本第十五卷）[M]. 北京：人民卫生出版社，1975：983-985.

[2] 栾英杰，侯万升. 神农本草经合注 [M]. 北京：人民军医出版社，2010：177.

[3] 尚志钧. 唐·新修本草（辑复本）[M]. 合肥：安徽科学技术出版社，1981：226.

[4] 苏颂. 图经本草 [M]. 胡乃长，王致谱，辑注. 福州：福建科学技术出版社，1988：178.

[5] 中国科学院中国植物志编辑委员会. 中国植物志（第十六卷第一分册卷）[M]. 北京：科学出版社，1985：156-157.

[6] 肖培根. 新编中药志（第二卷）[M]. 北京：化学工业出版社，2002：95-97.

[7] 侯微. 马蔺子中天然化合物的分离鉴定及其活性研究 [D]. 沈阳：辽宁师范大学，2012.

[8] 李明，魏宁漪，牛剑钊. 马蔺子种皮乙醚提取物化学成分分析 [J]. 中国实验方剂学杂志，2011，17（8）：108-110.

四画

天竺子 Tianzhuzi
NANDINAE FRUCTUS

本品为小檗科植物南天竹 *Nandina domestica* Thunb. 的干燥成熟果实。秋季果实成熟时采收，晒干。

【性状】 本品呈类球形，直径 7~9mm。表面黄红色或红紫色，光滑，略有光泽，有时稍凹陷。顶端宿存微突起的花柱基，基部具果梗或果梗痕。果皮质脆易碎。种子 2 粒，略呈半球形，内面凹陷，黄棕色。气微，味酸、涩。

【鉴别】 本品粉末黄棕色。石细胞众多，单个散在或数个成群，无色、淡黄色、棕黄色，呈卵圆形、类方形、多角形或不规则形，纹孔、孔沟及层纹明显，胞腔有时含棕黄色物质。果皮表皮细胞多角形，垂周壁平直，内含红棕色色素块及草酸钙方晶。种皮表皮细胞多角形。偶见螺纹导管，直径 8~12μm。胚乳细胞类方形。

【检查】 **水分** 不得过 13.0%（《中国药典》2020 年版四部通则 0832 第二法）。

总灰分 不得过 5.0%（《中国药典》2020 年版四部通则 2302）。

【浸出物】 照水溶性浸出物测定法（《中国药典》2020 年版四部通则 2201）项下的热浸法测定，不得少于 21.0%。

【炮制】 除去杂质及果梗，筛去灰屑。

【性味与归经】 甘、酸，平。归肺经。

【功能与主治】 止咳化痰。用于咳嗽痰多，气喘，百日咳。

【用法与用量】 3~9g。

【贮藏】 置通风干燥处，防霉，防蛀。

· 起草说明 ·

【别名】 南天竹子、钻石黄、天烛子、红枸子、南竹子。

【名称】 天竺子在《河南省中药饮片炮制规范》（2022 年版）有收载，故本标准沿用此名称。

【来源】 最早出现于公元六世纪的《天竹赋序》；本草以苏颂的《本草图经》始载，曰："株高三五尺，叶类苦楝而小，凌冬不凋，冬生红子作穗，人家多植庭除间，俗谓之南天烛。"[1]《本草纲目拾遗》对南天竹的描述与现在小檗科植物南天竹 *Nandina domestica* Thunb. 相符[2]。

【原植物】 常绿小灌木。茎常丛生而少分枝，高 1~3m，光滑无毛，幼枝常为红色，老后呈灰色。叶互生，集生于茎的上部，三回羽状复叶，长30～50cm；二至三回羽片对生；小叶薄革质，椭圆形或椭圆状披针形，长2～10cm，宽0.5～2cm，顶端渐尖，基部楔形，全缘，上面深绿色，冬季变红色，背面叶脉隆起，两面无毛；近无柄。圆锥花序直立，长20～35cm；花小，白色，具芳香，直径6～7mm；萼片多轮，外轮萼片卵状三角形，长1～2mm，向内各轮渐大，最内轮萼片卵状长圆形，长2～4mm；花瓣长圆形，长约4.2mm，宽约2.5mm，先端圆钝；雄蕊6，长约3.5mm，花丝短，花药纵裂，药隔延伸；子房1室，具1～3枚胚珠。果柄长4～8mm；浆果球形，直径5～8mm，熟时鲜红色，稀橙红色。种子扁圆形。花期3～6月，果期5～11月[3]。见图1。

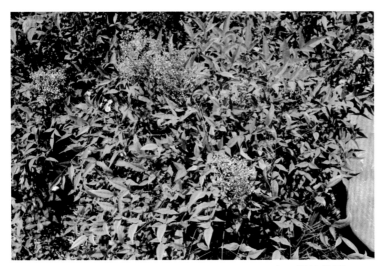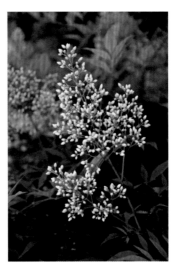

图1　南天竹植物图

【产地】　产于福建、浙江、山东、江苏、江西、安徽、湖南、湖北、广西、广东、四川、云南、贵州、陕西、河南等地。

【采收加工】　秋季果实成熟时或至次年早春采收，晒干，置干燥处，防蛀。

【化学成分】　含南天宁碱、N-去甲南天宁碱、南天竹碱、异紫堇定碱、原阿片碱、南天青碱、药根碱等生物碱[4]。

【性状】　依据收集样品的性状而描述。见图2。

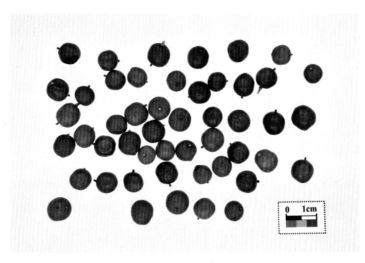

图2　天竺子药材图

【鉴别】 **显微鉴别** 根据实验样品观察拟定粉末显微特征。见图 3。

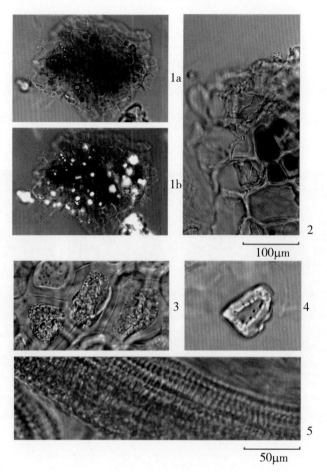

图 3 天竺子粉末显微特征图

1a. 果皮表皮细胞草酸钙方晶；1b. 果皮表皮细胞草酸钙方晶（偏光）；2. 种皮表皮细胞；

3. 胚乳细胞；4. 石细胞；5. 导管

【检查】 **水分** 按照《中国药典》2020 年版四部通则 0832 第二法烘干法进行测定，结果在 6.8%～9.5% 之间，结合《中国药典》2020 年版四部通则 0212 药材和饮片检定通则，拟定限度为不得过 13.0%。

总灰分 按照《中国药典》2020 年版四部通则 2302 总灰分测定法，结果在 2.4%～4.0% 之间，拟定限度为不得过 5.0%。

【浸出物】 按照《中国药典》2020 年版四部通则 2201 浸出物测定法项下的热浸法，以水作溶剂，测定结果在 24.9%～27.6% 之间，拟定限度为不得少于 21.0%。

【炮制】【性味与归经】【功能与主治】【用法与用量】【贮藏】 均参考《河南省中药饮片炮制规范》（2022 年版）拟定。

参考文献

[1] 苏颂. 本草图经 [M]. 尚志钧, 辑校. 合肥: 安徽科学技术出版社, 1994: 426.

[2] 赵学敏. 本草纲目拾遗 [M]. 北京: 中国中医药出版社, 1998: 179.

[3] 中国科学院植物研究所. 中国高等植物图鉴 (第一册) [M]. 北京: 科学出版社, 1994: 762.

[4] 舒积成, 彭财英, 刘建群, 等. 南天竹化学成分及药理研究进展 [J]. 中成药, 2013, 35 (2): 372-375.

木蓝豆根 Mulandougen
INDIGOFERAE RADIX ET RHIZOMA

本品为豆科木蓝属植物苏木蓝 *Indigofera carlesii* Craib 的干燥根及根茎。春、秋二季采挖,除去杂质,干燥。

【性状】 本品根茎呈不规则结节状或圆柱状,具残留茎基;根呈长圆柱形或略呈长圆锥形,长30～50cm,直径 0.5～1.5cm,顺直或稍弯曲,有的 3～5 条根簇生或呈分歧状。表面灰黄色或灰棕色,较粗糙,有时栓皮呈鳞片状脱落,具纵皱纹及横长皮孔样疤痕,皮孔多呈红棕色至棕色点状,稍突起,须根纤细。质坚实,易折断,折断时有粉尘飞扬,断面皮部呈黄棕色至棕色,木部黄白色至黄色,偶见棕色,具放射状纹理,略显纤维性。根茎断面中央有髓。气微,味苦或微苦。

【鉴别】 (1) 本品根横切面:木栓层为数列至 10 余列细胞,细胞长方形,呈切向延长,排列整齐,细胞中含黄色或红棕色物;皮层较狭窄,薄壁细胞中含有草酸钙方晶,尤以近木栓层处较多,有时可见 2～3 个方晶存于同一胞腔中,断续排列成含晶细胞环带;韧皮纤维多个成束,与韧皮薄壁组织相间排列,纤维壁较薄;韧皮薄壁细胞中亦有草酸钙方晶散在;形成层环明显。木质部较宽广,木射线由 1～5 列细胞组成,细胞壁较厚且木化,纹孔明显;导管 2～3 个相连与木纤维束和木薄壁组织相间排列,略呈环状。木薄壁细胞中可见少数草酸钙方晶散在。

根茎中皮部与木质部特征与根相同;髓部约占横断面的 1/3,髓部细胞多角形,细胞壁稍增厚,细胞中亦含有草酸钙方晶。

(2) 取本品粗粉 0.5g,加三氯甲烷 10ml,氨水 0.2ml,超声处理 30 分钟,滤过,滤液蒸干,残渣加三氯甲烷 0.5ml 使溶解,作为供试品溶液。另取木蓝豆根对照药材 0.5g,同法制成对照药材溶液。照薄层色谱法 (《中国药典》2020 年版四部通则 0502) 试验,吸取上述两种溶液各 10μl,分别点于同一硅胶 G 薄层板上,以石油醚 (60～90℃) - 乙酸乙酯 (3:1) 为展开剂,展开,取出,晾干,喷以 10% 硫酸乙醇溶液,105℃加热至斑点显色清晰,置紫外光灯 (365nm) 下检视。供试品色谱中,与对照药材色谱相应的位置上,显相同颜色的荧光斑点。

【检查】 水分 不得过 10.0%(《中国药典》2020 年版四部通则 0832 第二法)。

总灰分 不得过 10.0%(《中国药典》2020 年版四部通则 2302)。

酸不溶性灰分 不得过 4.0%(《中国药典》2020 年版四部通则 2302)。

【浸出物】 照水溶性浸出物测定法 (《中国药典》2020 年版四部通则 2201) 项下的热浸法测定,不得少于 13.0%。

【炮制】 除去杂质,洗净,润透,切厚片,干燥。

【性味与归经】 苦，寒。归肺、胃经。

【功能与主治】 清热解毒，消肿止痛。用于咽喉肿痛，肺热咳嗽，齿龈肿痛，痈疮。

【用法与用量】 6～9g。外用适量。

【贮藏】 置干燥处，防蛀。

· 起草说明 ·

【别名】 山豆根、豆根。

【名称】 本品长期以来在我省作山豆根药用，《河南省中药材标准》1991 年版收载名称为"山豆根（木蓝豆根）"，为与《中国药典》2020 年版一部[1]所收载的山豆根区别，故采用"木蓝豆根"为正名。

【来源】 山豆根之名始载于宋代《开宝本草》[2]，《本草纲目》谓"其蔓如大豆，因而为名"，"广南者如小槐"[3]。《图经本草》曰："山豆根生剑南山谷，今广西亦有，以忠、万州者佳，苗蔓如豆根以此为名，叶青经冬不凋，八月采根用，今人截含以解咽喉肿痛极妙，广南者如小槐，高尺余。"[4]《植物名实图考》曰："山豆根……今以喉痛要药……，江西、湖南别有山豆根，皆以治喉之功得名，非一种。"[5]历代本草所收载的山豆根是指现今所使用的北豆根和广豆根。经调查了解，我省使用的山豆根，除防己科植物蝙蝠葛 *Menispermum dauricum* DC. 的干燥根茎外，主要为豆科木蓝属几种植物的根及根茎，前者称北豆根，后者称山豆根（木蓝豆根），而《中国药典》2020 年版一部所收载的山豆根（广豆根）在我省很少使用。经先后到南阳、平顶山、信阳等地调查，采集到的原植物及药材经有关部门专家鉴定为豆科木蓝属植物苏木蓝，我省《河南省中药材标准》（1991 年版）所收载的宜昌木蓝 *Indigofera ichangensis* Craib 的干燥根及根茎，近年来在我省已很少使用，故本标准规定木蓝豆根来源为豆科木蓝属植物苏木蓝 *Indigofera carlesii* Craib 的干燥根及根茎。

【原植物】 为矮小灌木，高 30～50cm，长 2～40cm，茎直立，灰绿色，幼时具丁字毛。羽状复叶，小叶通常 7 片，小叶椭圆形或卵状椭圆形，宽 1～2.5cm，先端钝，有针状短尖，基部圆钝或阔楔形，两面有较密的白色丁字毛。总状花序腋生，通常较叶为长，长 10～20cm，花多数，花长 1.0～1.5cm，萼杯状，花冠蝶形，花瓣粉红色或淡紫红色。荚果圆柱形，棕褐色；种子多数，棕红色，卵圆形。花期 4～6 月，果期 6～8 月[6]。原植物生境、全株、叶、花、果实见图 1。

【产地】 主产河南信阳、南阳和洛阳等地山区。

【采收加工】 春、秋采挖地下根及根茎，晒干。

【化学成分】 本品主要含有 3-硝基丙酸和 3-硝基丙酰基吡喃葡萄糖的一、二、三、四取代物等。其中包括 α-吡喃葡萄糖的取代物和 β-吡喃葡萄糖的取代物两大类型[7]。还含有萜类及甾醇类化合物，如木栓酮[7]、熊果酸[8]、羽扇豆醇、白桦脂酸、β-谷甾醇和胡萝卜苷[9]等；其他化合物，如三十烷醇[10]等。

【性状】 依据收集样品的性状而描述。见图 2。

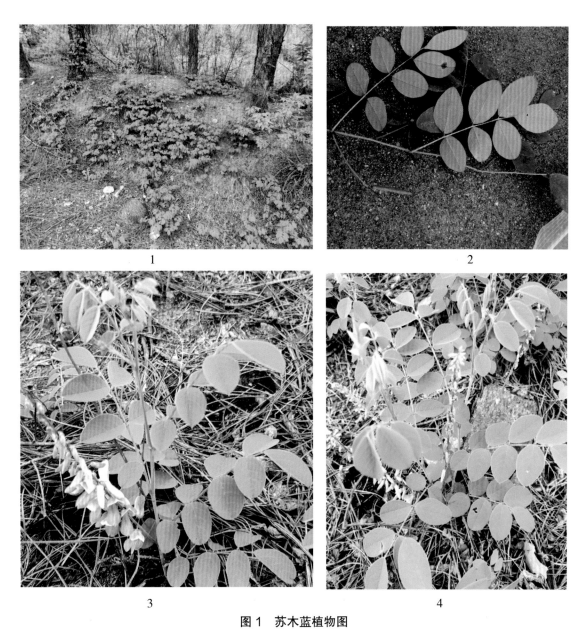

图 1　苏木蓝植物图

1. 生境；2. 果实；3. 花；4. 全株

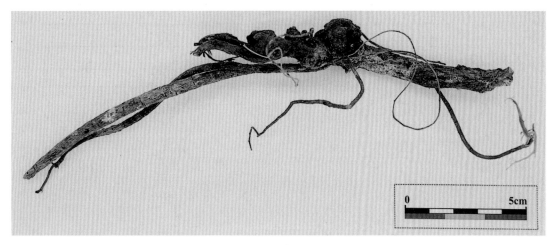

1

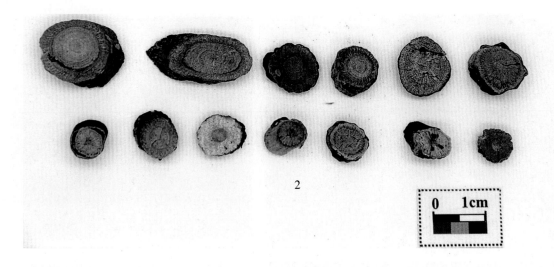

图2 木蓝豆根药材图

1. 药材整体图；2. 药材断面图

【鉴别】（1）**显微鉴别** 根据实验样品观察拟定横切面显微特征。见图3、图4。

（2）**薄层色谱鉴别** 以木蓝豆根为对照药材，制定薄层色谱鉴别方法。考察了不同提取溶剂、提取时间、展开系统、点样量、检视方法和温湿度，并进行了耐用性试验考察，最终确定提取溶剂

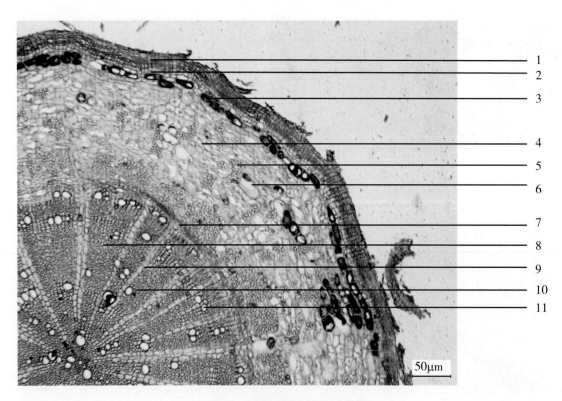

图3 木蓝豆根根横切面详图

1. 木栓层；2. 皮层；3. 含晶细胞；4. 韧皮部；5. 韧皮纤维；6. 韧皮薄壁细胞；7. 形成层；8. 木质部；9. 木射线；
10. 木纤维；11. 导管

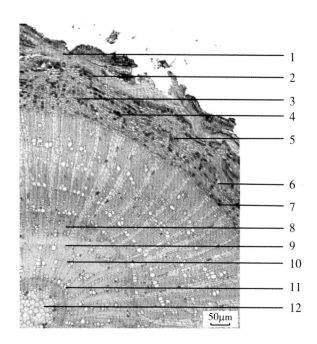

图4 木蓝豆根茎横切面详图

1. 木栓层；2. 皮层；3. 韧皮部；4. 草酸钙方晶；5. 韧皮纤维；6. 韧皮薄壁细胞；7. 形成层；8. 木质部；9. 木射线；

10. 木纤维；11. 导管；12. 髓

为三氯甲烷 10ml，氨水 0.2ml，提取时间为 30 分钟（超声处理），展开剂为石油醚（60～90℃）-乙酸乙酯（3：1），点样量 10μl，检视方法为喷以 10% 硫酸乙醇溶液，105℃加热至斑点显色清晰，置紫外光灯（365nm）下检视，建立了木蓝豆根的薄层色谱鉴别方法。该色谱条件斑点分离较好，方法可行。结果见图5。

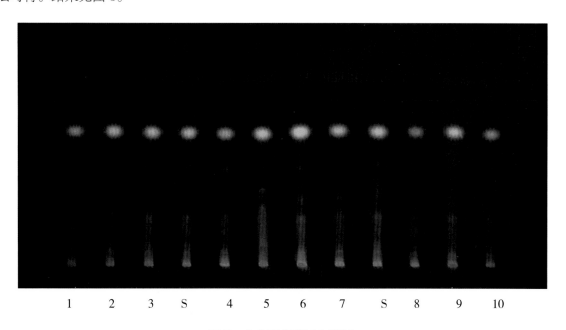

图5 木蓝豆根薄层色谱图

S. 木蓝豆根对照药材；1-10. 木蓝豆根样品

【检查】 **水分** 按照《中国药典》2020 年版四部通则 0832 第二法烘干法测定 10 批样品，结果在 5.1%～8.1% 之间，平均值为 7.3%，拟定限度为不得过 10.0%。具体数据见表 1。

总灰分 按照《中国药典》2020 年版四部通则 2302 总灰分测定法测定 10 批样品，结果在 4.7%～8.4% 之间，平均值为 6.6%，拟定限度为不得过 10.0%。具体数据见表 1。

酸不溶性灰分 按照《中国药典》2020 年版四部通则 2302 总灰分测定法测定 10 批样品，结果在 1.1%～3.4% 之间，平均值为 2.4%，拟定限度为不得过 4.0%。具体数据见表 1。

表 1 检查项测定结果表（%）

样品	1	2	3	4	5	6	7	8	9	10	平均值
水分	7.8	6.9	7.5	5.1	7.1	8.1	7.7	7.1	8.1	7.6	7.3
总灰分	4.7	8.4	6.8	6.5	6.4	7.1	4.8	6.2	8.2	6.9	6.6
酸不溶性灰分	1.1	3.4	2.8	2.5	2.8	2.1	1.6	2.3	2.4	2.6	2.4

【浸出物】 按照《中国药典》2020 年版四部通则 2201 水溶性浸出物测定法项下的热浸法，测定 10 批样品，测定结果在 14.2%～28.0% 之间，平均值为 22.2%，拟定限度为不得少于 13.0%。具体数据见表 2。

表 2 浸出物测定结果表（%）

样品	1	2	3	4	5	6	7	8	9	10	平均值
浸出物	20.7	25.8	23.4	28.0	22.4	14.2	21.7	27.0	14.5	24.3	22.2

【炮制】【性味与归经】【功能与主治】【用法与用量】【贮藏】 参照《河南省中药材标准》（一）1991 年版[6]。

参考文献

[1] 国家药典委员会. 中华人民共和国药典（2020 年版一部）[S]. 北京：中国医药科技出版社，2020：58，59.

[2] 卢多逊，李昉，等. 开宝本草（辑复本）[M]. 尚志钧，辑校. 合肥：安徽科学技术出版社，1998.

[3] 李时珍. 本草纲目（第二册）[M]. 北京：人民卫生出版社，1977：1185.

[4] 苏颂. 本草图经 [M]. 尚志钧，辑校. 合肥：皖南医学院科研科印，1983：309.

[5] 吴其濬. 植物名实图考 [M]. 北京：中华书局，2018.

[6] 河南省卫生厅. 河南省中药材标准（1991 年版）[S]. 郑州：中原农民出版社，1991：12.

[7] 高媛. 豆科植物苏木蓝根化学成分研究 [D]. 天津：天津大学，2006.

[8] Hasan A, Ahmad I, Khan MA. Constituents of Indigofera hetrantha leaves [J]. Fitoterapica, 1988, 64（5）：479-481.

[9] 苏艳芳，张新鑫，杨静，等. 苏木蓝化学成分的研究 [J]. 中草药，2004, 35（6）：608-611.

[10] Lodha V, Khan H A, Ghanim A. An acylated glucopyranoside from Indigofera oblongifolia [J]. Indian Chem. Soc, 1998, 75（8）：405-406.

水防风 Shuifangfeng
LIBANOTIDIS RADIX

本品为伞形科植物宽萼岩风 *Libanotis laticalycina* Shan et Sheh. 的干燥根。夏、秋采挖，除去须根及泥沙，晒干。

【性状】 本品呈长圆柱形。多弯曲，少有分枝，长 7～30cm，直径 0.3～1cm。表面土黄色、灰黄色或浅棕色，具纵皱纹，可见横向皮孔及点状根痕突起；顶端具棕黄色或棕褐色纤维状叶基或残留叶柄，有的根头部具稀疏环纹。体轻，质较坚而脆，易折断，断面稍平坦，皮部黄棕色或棕红色，具放射状纹理及裂隙；木部黄色。具特异香气，味微辛、稍甜。

【鉴别】（1）本品横切面：木栓层为 10～20 列细胞，栓内层狭窄，由 4～8 列切向延长的薄壁细胞组成，并有椭圆形油管散在，直径 50～80μm；韧皮部较宽，有多数类圆形油管散列，油管周围分泌细胞 5～8 个，近形成层处油管小，直径 15～40μm，油管中含棕红色或橙黄色分泌物。韧皮部射线由 1～5 列细胞组成，外侧呈波状弯曲，多形成裂隙。形成层成环。木质部导管呈放射状排列，有时可见木纤维束呈环状排列。有的可见中央具髓，髓部薄壁细胞微木化。

（2）取本品粉末 1g，加甲醇 20ml，超声提取 20 分钟，滤过，滤液浓缩至 5ml，作为供试品溶液。另取水防风对照药材 1g，同法制成对照药材溶液。照薄层色谱法（《中国药典》2020 年版四部通则 0502）试验，吸取上述两种溶液各 5μl，分别点于同一硅胶 G 薄层板上，以三氯甲烷 - 甲醇（8：1）为展开剂，展开，取出，晾干，置紫外光灯（254nm）下检视。供试品色谱中，在与对照药材色谱相应的位置上，显相同颜色的斑点。

【检查】 水分　不得过 13.0%（《中国药典》2020 年版四部通则 0832 第二法）。

总灰分　不得过 9.0%（《中国药典》2020 年版四部通则 2302）。

【炮制】 水防风　除去杂质，洗净，润透，切厚片，干燥。

水防风炭　取水防风片，置炒制容器内，用中火炒至表面黑褐色或黑色，内部焦黄褐色。

【性味与归经】 辛、甘，温。归膀胱、肝、脾经。

【功能与主治】 解表，散风胜湿。用于风寒感冒，头痛，关节痛，皮肤瘙痒，荨麻疹。水防风炭止血，用于肠风下血。

【用法与用量】 4.5～9g。

【贮藏】 置阴凉干燥处，防蛀。

· 起草说明 ·

【别名】 防风、泗水防风、黑防风。

【名称】 沿用我省习用名称，本品因主产于河南汜水，故称为水防风。

【来源】 防风始载于《神农本草经》，列为上品。李时珍谓："防者，御也。其疗效风最要，故名。"防风为伞形科多年生植物防风的干燥根。药材习称"关防风"，主产于东北和内蒙古东北部。地方习用防风品种较多，都为伞形科植物，主要有：①水防风，主产于河南荥阳等地，原植物为宽萼岩风；②云防风，云南地区使用，原植物为松叶西风芹、竹叶西风芹和杏叶防风；③川防风，四川和重庆等地使用，原植物为竹节前胡和华中前胡；④西北防风，甘肃、宁夏地区使用，原植物为葛缕子和田葛缕子[1]。从本草书籍记载中看，防风自古就为多来源的品种。据近年来专家、学者对水防风的考察研究，确定水防风植物来源为宽萼岩风 *Libanotis laticalycina* Shan et Sheh. 的干燥根[2]。本品在我省已有很久的药用历史，有良好的解表、散风胜湿疗效。本品药材标准在《河南省中药材标准》（一）（1991 年版）曾收载，其饮片在《河南省中药饮片炮制规范》（2022 年版）收载，并且为中药制剂"体虚感冒合剂"的原料。为了更好地控制水防风及其制剂的质量，故收入本标准。

【原植物】 多年生草本，高 40~80cm，根圆柱形或长圆锥形，有的具分枝。茎粉绿色或淡紫色，疏被短毛，具纵纹；基生叶具柄，长 3~8cm，基部鞘状，边缘膜质，叶片卵形，2~3 浅裂，长 1~1.5cm，宽 0.5~1.0cm；茎上部叶小、简化。复伞形花序多数，顶生或侧生，直径 0.5~2cm，总花梗长 1~3cm，伞幅 2~5，不等长。总苞片 2~4 片，披针形，小总苞片 3~5 片，披针形，小花序有 3~8 朵小花，两性，萼齿 5，三角形，花瓣白色，近圆形，先端内卷；雄蕊 5，花药内向，花柱 2，子房下位，2 室。双悬果椭圆形，具密短毛，棱槽内油管 1，合生面油管 2。花期 7~11 月，果期 8~12 月[2]。见图 1。

【产地】 主产河南荥阳、新密、登封、巩义等地。

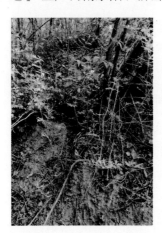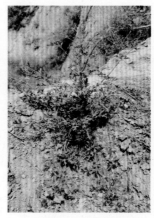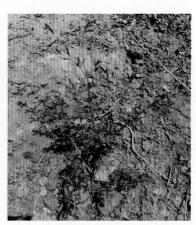

图 1　宽萼岩风植物图

【采收加工】 夏秋采挖，除去须根及泥沙，晒干。

【化学成分】 本品含有挥发油、甘露醇、酚类、有机酸及多糖类等成分[2]。

【性状】 依据收集样品的性状而描述，并参考《河南省中药材标准》（一）（1991 年版）拟定。见图 2。

【鉴别】（1）**显微鉴别**　根据实验样品观察拟定横切面显微特征。参考《河南省中药材标准》（一）（1991 年版）拟定。见图 3。

（2）**薄层色谱鉴别**　以水防风为对照药材，参考体虚感冒合剂质量标准中水防风的鉴别方法制定了薄层色谱鉴别方法。经试验改进了提取方法，薄层板改为标准的硅胶 G 板，考察了不同展开剂类型、比例和不同显色条件，并进行了耐用性试验考察，最终确定展开剂为三氯甲烷－甲醇（8：

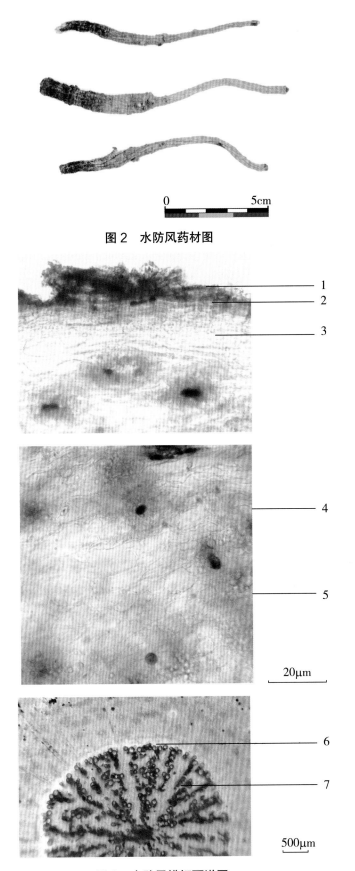

图2 水防风药材图

图3 水防风横切面详图

1.木栓层；2.栓内层；3.皮层；4.油管及橙黄色分泌物；5.韧皮部；6.形成层；7.木质部

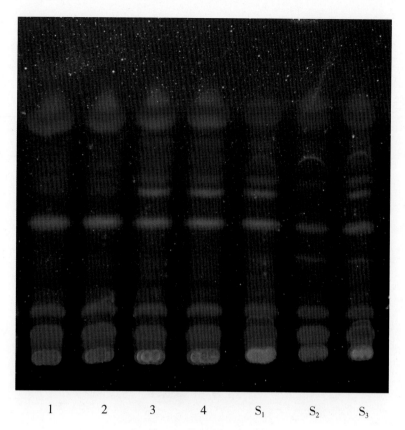

图 4　水防风薄层色谱图

1-4.水防风样品；S_1.水防风对照药材；S_2.防风对照药材；S_3.S_1、S_2混合

1），检视方法为置紫外光灯（254nm）下观察。该色谱条件斑点分离较好，方法可行。结果见图4。

【**检查**】　**水分**　按照《中国药典》2020年版四部通则0832第二法烘干法测定，结果在7.4%～11.6%之间，结合《中国药典》2020年版四部通则0212药材和饮片检定通则，拟定限度为不得过13.0%。

总灰分　由于水防风为植物根茎采挖时带有泥土，除杂后常有泥沙混入，故增加灰分检查。按照《中国药典》2020年版四部通则2302总灰分测定法测定，结果在灰分测定值在3.0%～8.5%之间，拟定限度不得过9.0%。

【**炮制**】【**性味与归经**】【**功能与主治**】【**用法与用量**】【**贮藏**】　均参考《河南省中药饮片炮制规范》（2022年版）拟定。

参考文献

[1]郑颖霞，陈莉艳，杨莹莉.中药防风与水防风的鉴别研究［J］.海峡医药，2004，16（1）：65-66.

［2］河南省卫生厅.河南省中药材标准（一）（1991年版）［S］.郑州：中原农民出版社，1991：20-23.

贝母
Beimu
FRITILLARIAE WUYANGENSIS BULBUS

本品为百合科植物舞阳贝母 *Fritillaria wuyangensis* Z.Y.Gao 的干燥鳞茎或鳞叶。夏初时采挖，除去须根和泥沙，干燥。

【性状】 本品多为卵圆形或卵圆锥形的单瓣鳞叶，高 0.5~1.5cm，直径 0.2~0.6cm，一端钝圆，一端略呈锐尖，背面略呈弓形，腹面较平或微凹，表面类白色、黄白色或淡棕黄色；有的略呈肾形、不规则的倒锥状，高 0.5~1cm，直径 0.5~1.6cm，上端稍宽略平截，下端稍窄微凹，有残留的须根痕；偶有 2 片大小不等的鳞叶合抱，呈宽卵圆形。质硬而脆，断面类白色，富粉性。气微，味苦。

【鉴别】 （1）本品粉末类白色或淡棕黄色。淀粉粒甚多，单粒卵圆形、广卵圆形、椭圆形或类圆形，直径 6~58μm，脐点点状、裂缝状、人字形或飞鸟状，层纹隐约可见；偶见复粒，由 2~3 粒组成。表皮细胞方形或类多角形，垂周壁略呈不规则连珠状增厚；气孔少见，扁圆形，副卫细胞 4~5 个。草酸钙结晶细小，棱形、方形或颗粒状。导管多为螺纹，直径 6~42μm。

（2）取本品粉末 5g，加浓氨试液 2ml 与三氯甲烷 20ml，振摇，放置过夜，滤过，滤液蒸干，残渣加三氯甲烷 1ml 使溶解，作为供试品溶液。另取贝母素甲对照品、贝母素乙对照品，加三氯甲烷制成每 1ml 各含 1mg 的混合溶液，作为对照品溶液。照薄层色谱法（《中国药典》2020 年版四部通则 0502）试验，吸取供试品溶液 10μl，对照品溶液 5μl，分别点于同一硅胶 G 薄层板上，以乙酸乙酯 – 甲醇 – 浓氨试液（17：2：1）为展开剂，展开，取出，晾干，喷以稀碘化铋钾试液。供试品色谱中，在与对照品色谱相应的位置上，显相同颜色的斑点。

【检查】 **水分** 不得过 13.0%（《中国药典》2020 年版四部通则 0832 第二法）。

总灰分 不得过 5.0%（《中国药典》2020 年版四部通则 2302）。

【浸出物】 照醇溶性浸出物测定法（《中国药典》2020 年版四部通则 2201）项下的热浸法测定，用稀乙醇作溶剂，不得少于 10.0%。

【炮制】 除去杂质，用时捣碎。

【性味与归经】 苦，寒。归肺、心经。

【功能与主治】 清热润肺，化痰止咳，开郁散结。用于风热、燥热所致痰火咳嗽，肺痈，乳痈，疮毒，心胸郁闷。

【用法与用量】 3~9g，研粉冲服或煎服。

【注意】 不宜与川乌、制川乌、草乌、制草乌、附子同用。

【贮藏】 置干燥处，防蛀。

· 起草说明 ·

【别名】 舞阳贝母。

【名称】 贝母为历代本草资料记述的名称，同时也能够区别《中国药典》收载的其他贝母类品种名称，故名"贝母"。

【来源】 本品为百合科植物舞阳贝母 *Fritillaria wuyangensis* Z.Y.Gao 的干燥鳞茎或鳞叶。舞阳贝母是1983年在我省野生经济植物资源考察中发现的百合科贝母属植物，有关单位于1984年组织协作组，经多次考察采集和植物分类学鉴定，确定为贝母属植物一个新种，定名为"舞阳贝母"[1]，拉丁名为 *Fritillaria wuyangensis* Z.Y.Gao。根据产地调查和本草考证，证明舞阳贝母古代即广泛应用于临床，至今民间仍将舞阳贝母用于治疗呼吸道疾病。舞阳贝母是河南省习用药材，在分布地区的乡村一直存在着自采自用的传统，作为贝母使用，20世纪60年代，药材公司有收购，并销往禹县（今禹州）集散，不仅应用历史悠久，而且疗效肯定。舞阳贝母也是河南省特有的药材资源，现已人工栽培[2]。

【原植物】 为百合科植物舞阳贝母 *Fritillaria wuyangensis* Z.Y.Gao。植株高20～50cm，鳞茎莲座状，多由2～3个肾形鳞片包着多数外弓内平或微凹的小鳞片，小鳞片数个至15～30个，有的多达45个，甚至更多。茎直立，下部叶互生或对生，上部叶多互生，中部叶多轮生，轮生叶3～9片。叶条形、披针形或宽披针形，长8～20cm，宽0.6～3cm，先端不卷曲，花1～3朵，顶生叶状苞片内，淡黄绿色，并具紫色方格形斑纹；叶状苞片1～3枚，条形，先端不卷曲，花梗长1～3cm；花被片6，长3～4.5cm，宽1～1.2cm，外侧三片较宽；雄蕊长约为花被片的一半；花药近基着生，花丝无小乳突；柱头裂片长4～6mm。蒴果长2.5～3cm，宽1.8～2cm，具6棱翅，翅宽5～7mm。花期3～4月，果期4～5月[1]。原植物、鳞茎、花、果实及种植情况见图1。

【产地】 主要分布于河南省内伏牛山的余脉、桐柏山以及大别山的东部浅山区域，主要生长于海拔230～700m的山坡草丛或疏林草地。现主产于河南省舞钢、桐柏、西平、遂平、泌阳、方城、罗山等地。

【采收加工】 夏初时采挖，除去须根和泥沙，干燥。

【化学成分】 本品主要含有生物碱、生物碱苷、多肽、氨基酸、挥发油、蛋白质、香豆素、甾醇、蒽醌、多糖、儿茶酚类、有机酸等多种化学成分[3]。

【性状】 依据收集样品的性状而描述。由于本品为多鳞茎贝母类，除多使用大的鳞叶中包裹的小鳞叶外，有的外层大鳞叶也使用。见图2。

【鉴别】（1）**显微鉴别** 根据实验样品观察拟定粉末显微特征。见图3。

（2）**薄层色谱鉴别** 本品含有贝母素甲、贝母素乙，按照《中国药典》2020年版四部通则0502薄层色谱法试验，参考《中国药典》2020年版一部浙贝母薄层鉴别色谱条件并进行优化，建立贝母的薄层色谱鉴别方法。该色谱条件斑点分离较好，方法可行。结果见图4。

【检查】 **水分** 按照《中国药典》2020年版四部通则0832第二法烘干法进行测定，结果在6.9%～12.7%之间。结合《中国药典》2020年版四部通则0212药材和饮片检定通则，拟定限度为不得过13.0%。

总灰分 按照《中国药典》2020年版四部通则2302总灰分测定法，结果在2.4%～3.8%之间，拟定限度为不得过5.0%。

【浸出物】 参考《中国药典》2020年版收载的川贝母、浙贝母、湖北贝母浸出物的测定方法，以稀乙醇作溶剂，按照醇溶性浸出物测定法（《中国药典》2020年版四部通则2201）项下的热浸法测定，结果在12.1%～14.9%之间，拟定限度为不得少于10.0%。

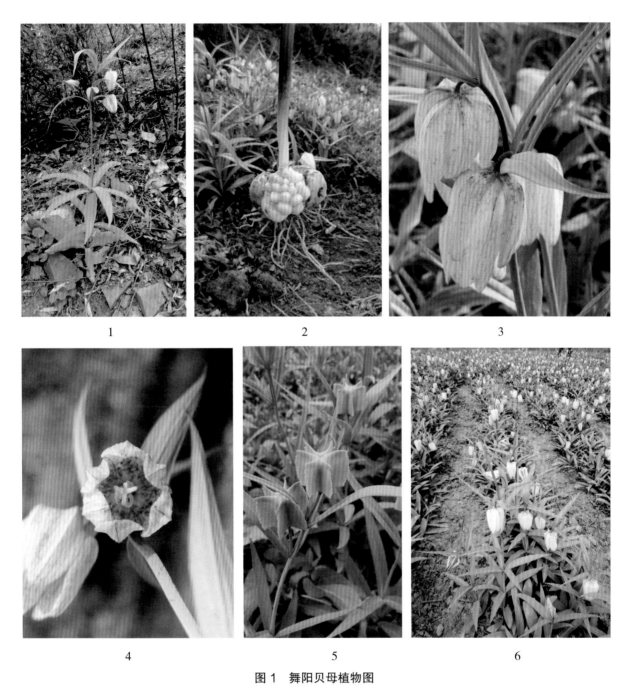

图 1　舞阳贝母植物图

1.原植物；2.鳞茎；3、4.花；5.果实；6.种植情况

【炮制】　参考《河南省中药饮片炮制规范》（2022 年版）贝母的炮制方法，并依据在使用地区调查情况暂定为：除去杂质，用时捣碎。

【性味与归经】　参考本草资料记述，如《名医别录》曰“苦，微寒，无毒”，《雷公炮制药性解》曰“入心、肺二经”，并依据当地临床使用实际，暂定为“苦、寒。归肺、心经。”

【功能与主治】【用法与用量】【注意】【贮藏】　均参考《河南省中药饮片炮制规范》（2022 年版）拟定。

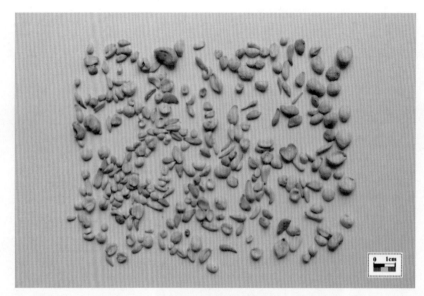

图 2　贝母药材图

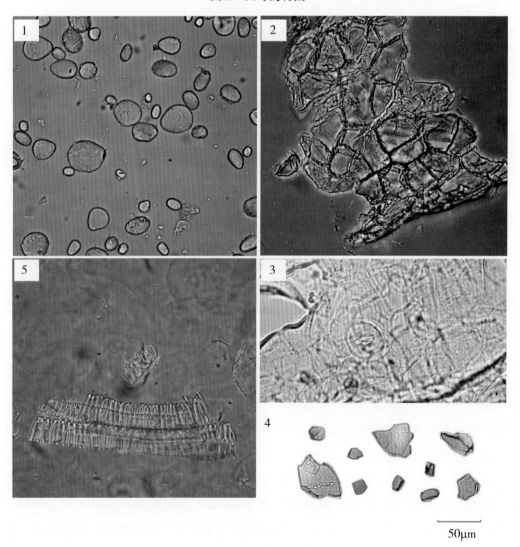

图 3　贝母粉末显微特征图

1.淀粉粒；2.表皮细胞；3.气孔；4.草酸钙结晶；5.导管

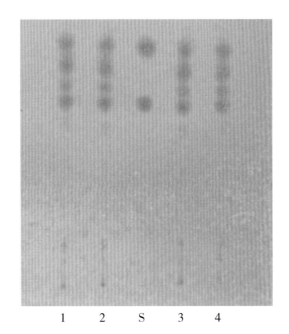

图4 贝母薄层色谱图

S.贝母素甲、贝母素乙混合对照品；1-4.贝母样品

参考文献

［1］高增义.河南贝母属一新种［J］.植物分类学报，1985，23（1）：69-70.

［2］黄海欣，张玉洁，邹俊，等.河南省贝母属药用植物［J］.中药材，2002，25（8）：544-545.

［3］高增义，周长山，胡宜亮，等.河南贝母属植物一新种——舞阳贝母的资源研究［J］.河南科学，1987（1）：62-68.

牛蒡根 Niubanggen
ARCYII LAPPAE RADIX

本品为菊科植物牛蒡 *Arctium lappa* L.的干燥根。秋季采挖的根，洗净，晒干，或趁鲜加工成厚片。

【性状】 本品呈圆锥形、圆柱形，长5～12cm，直径1～3.5cm；或呈类圆形或椭圆形的厚片，表面黄褐色或黑褐色。质硬而脆，断面疏松有裂隙或略平整而致密，皮部黑褐色，木部黄白色或黄褐色，形成层明显。气微，味淡。

【鉴别】 （1）本品粉末灰棕色。菊糖多见，多存在于薄壁细胞中，表面具有放射状纹理。网纹导管众多，直径21～113μm。薄壁细胞类方形或类圆形。射线薄壁细胞表面观呈长六边形或类长方形，长为71～109μm，宽7～28μm。木栓细胞表面观类方形或多角形，壁稍厚。木纤维少见，细长。

（2）取本品粉末1g，加乙酸乙酯5ml，超声处理20分钟，滤过，滤液浓缩至干，残渣加甲醇0.5ml使溶解，作为供试品溶液。另取牛蒡根对照药材1g，同法制成对照药材溶液。照薄层色谱法（《中国药典》2020年版四部通则0502）试验，吸取上述两种溶液各15μl，分别点于同一硅胶G薄层板上，以甲苯－乙酸乙酯－甲酸（20∶4∶0.5）为展开剂，展开，取出，晾干，喷以10％硫酸乙醇溶液，置紫外光灯（365nm）下检视。供试品色谱中，在与对照药材色谱相应的位置上，显相同颜色的荧光斑点。

【检查】 **水分** 不得过13.0%（《中国药典》2020年版四部通则0832第二法）。

总灰分 不得过8.0%（《中国药典》2020年版四部通则2302）。

酸不溶性灰分 不得过4.0%（《中国药典》2020年版四部通则2302）。

【浸出物】 照水溶性浸出物测定法（《中国药典》2020年版四部通则2201）项下的热浸法测定，不得少于50.0%。

【炮制】 除去杂质，洗净润透，切厚片，干燥，筛去灰屑，除去杂质即可。

【性味与归经】 苦、微甘，凉。归肺、心经。

【功能与主治】 散风热，消肿毒。用于风热感冒，头痛，咳嗽，热毒面肿，咽喉肿痛，齿龈痹痛，风湿痹痛，癥瘕积块，痈疖恶疮，痔疮脱肛。

【用法与用量】 6～15g，内服，煎汤或研末酒浸。外用适量，熬膏外敷或煎水洗。

【贮藏】 置阴凉通风干燥处。

· 起草说明 ·

【别名】 恶实根、鼠粘、蝙蝠刺、蒡翁菜、便牵牛。

【名称】 本品以牛蒡根为名收载于《甘肃省中药材质量标准》2009年版[1]与《山东省中药材质量标准》2012年版[2]，本次沿用牛蒡根之名。

【来源】 本品为菊科植物牛蒡 *Arctium lappa* L. 的干燥根。本品始载于《名医别录》[3]，列为中品，称恶实。《本草图经》[4]记载："恶实即牛蒡子也，生鲁山平泽，今处处有之。叶如芋而长。实似葡萄核而褐色，外壳如栗球，小而多刺"。《本草纲目》[5]与《本草品汇精要》亦有本品记录，其记载多转引前代本草，并附有牛蒡原植物图，从图形来看与其他本草记载一致。现今牛蒡子主要有四大源产地：产于东北的牛蒡子称为"关大力"或"北大力"，产量最高；浙江桐乡的牛蒡子质量最好，称为"杜大力"；以及产于四川及湖北地区的"川大力"和"汉大力"[6]。

【原植物】 二年生草本，具粗大的肉质直根，有分枝支根。茎直立，高达2m，粗壮，基部直径达2cm，通常带紫红或淡紫红色，有多数高起的条棱，分枝斜升，多数，全部茎枝被稀疏的乳突状短毛及长蛛丝毛并混杂以棕黄色的小腺点。基生叶宽卵形，长达30cm，宽达21cm，边缘稀疏的浅波状凹齿或齿尖，基部心形，有长达32cm的叶柄，两面异色，上面绿色，有稀疏的短糙毛及黄色小腺点，下面灰白色或淡绿色，被薄绒毛或绒毛稀疏，有黄色小腺点，叶柄灰白色，被稠密的蛛丝状绒毛及黄色小腺点，但中下部常脱毛。茎生叶与基生叶同形或近同形，具等样的及等量的毛被，接花序下部的叶小，基部平截或浅心形。头状花序多数或少数在茎枝顶端排成疏松的伞房花序或圆锥状伞房花序，花序梗粗壮。总苞卵形或卵球形，直径1.5～2cm。总苞片多层，多数，外层三角状或披针状钻形，宽约1mm，中内层披针状或线状钻形，宽1.5～3mm；全部苞近等长，长约1.5cm，顶端有软骨质钩刺。小花紫红色，花冠长1.4cm，细管部长8mm，檐部长6mm，外面无腺点，花冠裂片长约 2mm。瘦果倒长卵形或偏斜倒长卵形，长 5~7mm，宽 2~3mm，两侧压扁，浅褐色，有多数细脉纹，有深褐色的色斑或无色斑。冠毛多层，浅褐色；冠毛刚毛糙毛状，不等长，长达 3.8mm，基部不连合成环，分散脱落。花果期 6~9 月。野生与栽培[7]。见图 1。

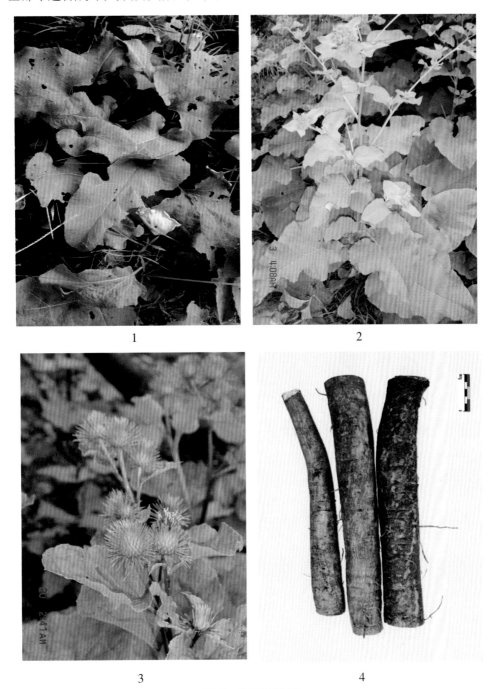

1   2

3   4

图 1　牛蒡植物图

1. 生境；2. 全株；3. 花序；4. 根（药用部位）

【产地】　分布于全国各地，以山东、江苏、河南、陕西、安徽、浙江为主要产地。

【采收加工】　秋季采挖 2 年以上的根，洗净，晒干。

【化学成分】　牛蒡苷、绿原酸[8]、菊糖[9]、柚皮素 -7- 芸香糖苷[10]、淫羊藿苷、芒柄花苷、异芒柄花苷[11]、新甘草苷、新异甘草苷、橙皮苷[12]、甘草苷、山奈酚、腺苷。

【性状】 依据收集样品的性状而描述。见图 2。

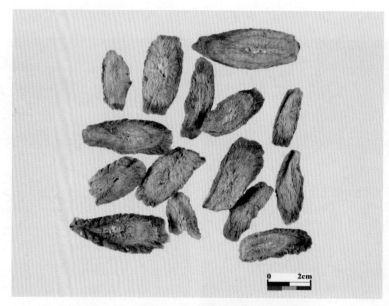

图 2　牛蒡根药材图

【鉴别】（1）显微鉴别　根据实验样品观察拟定粉末显微特征。见图 3。

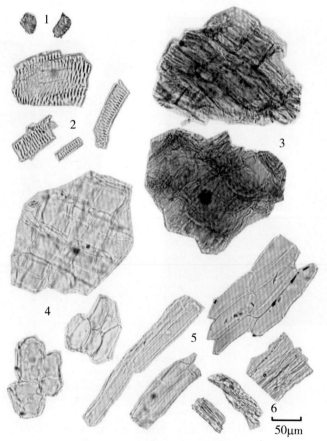

图 3　牛蒡根粉末显微特征图

1. 菊糖；2. 导管；3. 木栓细胞；4. 薄壁细胞；5. 射线薄壁细胞；6. 木纤维

（2）**薄层色谱法鉴别**　以牛蒡根为对照药材，制定薄层色谱鉴别方法。考察了不同展开剂类型、比例和不同显色条件，并进行了耐用性试验考察，最终确定展开剂为甲苯－乙酸乙酯－甲酸（20∶4∶0.5），检视方法为喷以10%硫酸乙醇溶液，置紫外光灯（365nm）下，建立了牛蒡根的薄层色谱鉴别方法。该色谱条件斑点分离较好，方法可行。结果见图4。

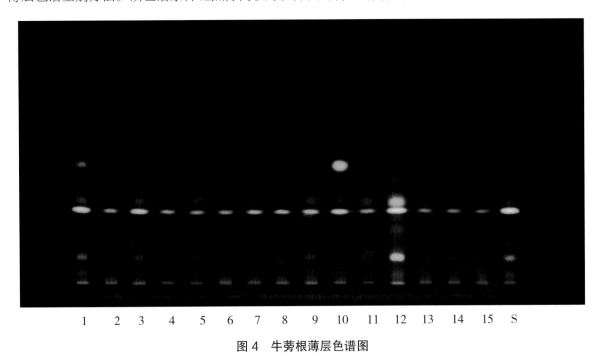

图4　牛蒡根薄层色谱图

S.牛蒡根对照药材；1–15.牛蒡根样品

【**检查**】　**水分**　按照《中国药典》2020年版四部通则0832第二法烘干法测定，结果在6.0%～12.0%之间，结合《中国药典》2020年版四部通则0212药材和饮片检定通则，见表1。拟定限度为不得过13.0%。

总灰分　按照《中国药典》2020年版四部通则2302总灰分测定法测定，结果在4.0%～7.1%之间，见表1。拟定限度为不得过8.0%。

酸不溶性灰分　按照《中国药典》2020年版四部通则2302酸不溶性灰分测定法测定，结果在1.2%～3.6%之间，见表1。拟定限度为不得过4.0%。

表1　15批样品测定结果（%）

样品	1	2	3	4	5	6	7	8	9	10	11	12	13	14	15
水分	8.3	9.3	8.4	11.4	7.6	12.0	11.2	6.0	11.3	8.9	8.2	6.5	8.2	8.4	8.5
灰分	7.1	6.2	5.7	4.0	4.7	4.7	4.5	4.3	4.9	5.9	5.2	4.8	4.4	4.4	4.3
酸不溶性灰分	3.6	3.2	2.6	1.2	1.8	1.9	2.0	1.8	2.0	2.9	2.5	1.6	2.5	1.9	1.9

【**浸出物**】　按照《中国药典》2020版四部通则2201水溶性浸出物测定法项下的热浸法测定15批样品，结果在55.2%～76.1%之间，见表2。拟定限度为不得少于50.0%。

表 2　牛蒡根浸出物测定结果（%）

样品	1	2	3	4	5	6	7	8	9	10	11	12	13	14	15
浸出物	61.7	55.2	59.1	69.8	65.6	61.9	72.9	75.7	57.1	58.1	69.6	71.5	76.1	70.9	70.1

【炮制】【性味与归经】【功能与主治】【用法与用量】【贮藏】 均参考《河南省中药饮片炮制规范》（2022 年版）拟定。

参考文献

[1] 甘肃省食品药品监督管理局.甘肃省中药材标准（2009 年版）[S].兰州：甘肃文化出版社，2009：34.

[2] 山东省食品药品监督管理局.山东省中药材标准（2012 年版）[S].济南：山东科学技术出版社，2012：25.

[3] 陶弘景.名医别录[M].尚志钧，辑校.北京：人民卫生出版社，1986：154.

[4] 苏颂.图经本草[M].胡乃长，王致谱，辑注.福州：福建科学技术出版社，1988：192.

[5] 李时珍.本草纲目（校点本第二册）[M].北京：人民卫生出版社，1977：985-986.

[6] 肖培根.新编中药志（第二卷）[M].北京：化学工业出版社，2002：144-151.

[7] 中国科学院中国植物志编辑委员会.中国植物志（第七十八卷第一分册）[M].北京：科学出版社，1987：57-58.

[8] 高欢，刘文武，蒋晓文，等.牛蒡根化学成分研究[J].中草药，2020，51（4）：912-917.

[9] 李卷梅.牛蒡根多糖提取和结构特征[D].南昌：南昌大学，2019.

[10] 孙小玲，何凡.牛蒡根乙酸乙酯部位的化学成分研究[J].中国药师，2016，19（11）：2017-2019.

[11] 白俊鹏，胡晓龙，蒋晓文，等.牛蒡根中咖啡酸类化学成分及其神经保护活性研究[J].中草药，2015，46(2)：163-168.

[12] 卢肖英，刘晓东，叶颖霞，等.UPLC 法同时测定不同产地牛蒡根中橙皮苷和牛蒡苷的含量[J].中国药师，2017，20（17）：1311-1313.

毛柱铁线莲 Maozhutiexianlian
CLEMATIDIS MEYENIANAE HERBA

本品为毛茛科植物毛柱铁线莲 *Clematis meyeniana* Walp.的干燥地上部分。秋季采割，除去杂质，干燥。

【性状】 本品茎呈圆柱形，长短不一，直径 0.3～1cm。表面灰褐色或棕褐色，有纵棱，皮部易脱落，木部黄色或灰黄色。体轻，质坚韧，不易折断。切面外围呈齿轮状，皮部窄，中心有髓。叶对生，为三出复叶，薄革质，灰绿色或灰褐色；小叶片卵形或狭卵形，无毛，主、侧脉两面隆起；叶柄长 4～8cm。花、果偶见，花序圆锥状，具多数小花；雄蕊多数，无毛；瘦果有毛，羽状花柱长达 2.5cm。气微，味淡。

【鉴别】 本品茎的横切面：木栓层多脱落，皮层由 2 至数列类圆形薄壁细胞组成。中柱鞘纤维 1～3 列，呈深波状排列，纤维壁较厚，呈黄色。韧皮部不发达，被中柱鞘纤维分割成束。木质部导管径向排列整齐，单个或成群，木纤维众多，呈黄绿色，壁稍厚。髓发达，薄壁细胞类圆形，壁较厚。

叶表面观：上表皮细胞垂周壁波状弯曲，下表皮气孔为不定式。

【检查】 **水分** 照水分测定法（《中国药典》2020 年版四部通则 0832 第二法）测定，不得过 14.0%。

总灰分 不得过 6.0%（《中国药典》2020 年版四部通则 2302）。

【浸出物】 照水溶性浸出物测定法（《中国药典》2020 年版四部通则 2201）项下的热浸法测定，不得少于 6.0%。

【炮制】 除去杂质，洗净，稍润，切段，干燥。

【性味与归经】 辛、咸，温。有毒。归肝、膀胱经。

【功能与主治】 祛风除湿，活血通络。用于风寒感冒，胃痛，风湿麻木，闭经，跌打瘀肿。

【用法与用量】 3～5g。

【贮藏】 置通风干燥处。

· 起草说明 ·

【别名】 风吹藤、老虎须藤[1]。

【名称】 沿用我省习用名称。

【来源】 本品为毛茛科铁线莲属植物毛柱铁线莲 *Clematis meyeniana* Walp. 的干燥地上部分[1, 2]。本品在《中药大辞典》[2]和《新编中药志》[3]中均作"威灵仙"药材的地方习惯用药收载。《中国植物志》记载"全株能破血通经、活络止痛，治风寒感冒、胃痛、闭经、跌打瘀肿、风湿麻木、腰痛（云南药用植物名录）"[1]。本品为中药制剂"结石康胶囊"[4]的处方药材之一，其原创研发时依当地[5]习惯用地上部分。

【原植物】 木质藤本。老枝圆柱形，有纵条纹，小枝有棱。三出复叶；小叶片近革质，卵形或卵状长圆形，有时为宽卵形，长 3~9（12）cm，宽 2~5（7.5）cm，顶端锐尖、渐尖或钝急尖，基部圆形、浅心形或宽楔形，全缘，两面无毛。圆锥状聚伞花序多花，腋生或顶生，常比叶长或近等长；通常无宿存芽鳞，偶尔有；苞片小，钻形；萼片 4，开展，白色，长椭圆形或披针形，顶端钝、凸尖有时微凹，长 0.7～1.2cm，外面边缘有绒毛，内面无毛；雄蕊无毛。瘦果镰刀状狭卵形或狭倒卵形，长约 4.5mm，有柔毛，宿存花柱长达 2.5cm。花期 6～8 月，果期 8～10 月[1]（图 1）。

【产地】《中国植物志》记载分布于云南、四川、贵州南部、广东、广西、湖南南部、福建、台湾、江西、浙江龙泉[1]。本省桐柏县有分布。

【采收加工】 秋季采割，除去杂质，干燥[5]。

【化学成分】 目前未见有毛柱铁线莲化学成分的研究报道。

【性状】 依据收集样品的性状而描述（图 2）。

【鉴别】 根据实验样品分别观察毛柱铁线莲茎的横切面（图 3）和叶表面显微特征（图 4）。

【检查】 **水分** 按照《中国药典》2020 年版四部通则 0832 第二法烘干法测定，结果在 7.6%～12.5% 之间，见表 1。拟定限度为不得过 14.0%。

总灰分 按照《中国药典》2020 年版四部通则 2302 总灰分测定法测定，结果在 2.4%～5.4% 之间，见表 1。拟定限度为不得过 6.0%。

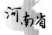

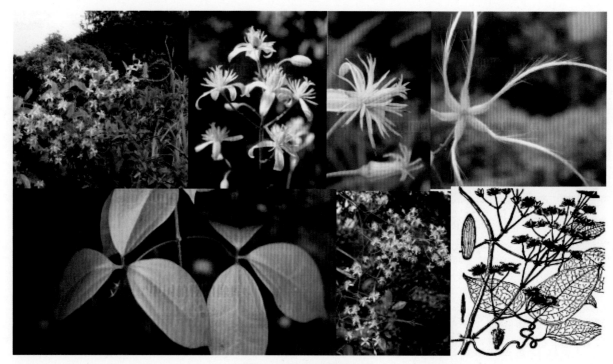

图 1 毛柱铁线莲植物图

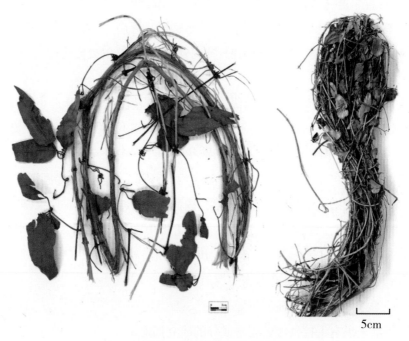

图 2 毛柱铁线莲药材图

【浸出物】 按照《中国药典》2020 年版四部通则 2201 水溶性浸出物测定法项下的热浸法测定，结果在 7.9%～22.7% 之间，见表 1。本品采收植物地上部分，存在产地、植物年限、茎、叶、花、果及干燥差异，拟定限度为不得少于 6.0%。

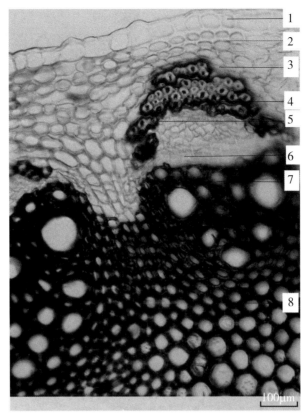

图3　毛柱铁线莲嫩茎横切面

1.表皮；2.皮层；3.中柱鞘纤维；4.韧皮部；5.韧皮纤维；6.形成层；7.木质部；8.髓

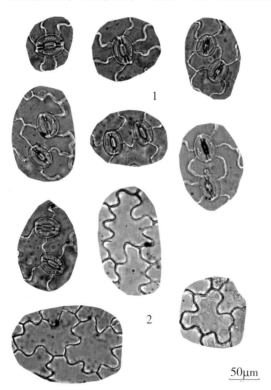

图4　叶表面显微特征图

1.气孔；2.上表皮细胞

表 1 样品测定结果

序号	水分（%）	总灰分（%）	浸出物（%）
1	9.0	2.4	8.5
2	9.3	3.2	8.9
3	8.8	2.6	8.2
4	12.5	3.1	9.1
5	11.9	4.2	7.9
6	12.1	4.6	8.6
7	8.0	4.0	21.4
8	7.9	3.8	22.7
9	9.1	5.4	20.1
10	7.6	3.9	19.6

【炮制】【性味与归经】【功能与主治】【用法与用量】【贮藏】 均参考《湖南省中药材标准》（2009 年版）拟定。

参考文献

［1］中国科学院中国植物志编辑委员会．中国植物志［M］．北京：科学出版社，1980：171．

［2］江苏新医学院．中药大辞典（下册）［M］．上海：上海科学技术出版社，1986：1633．

［3］肖培根．新编中药志［M］．北京：化学工业出版社，2002：688．

［4］陈立峰，陈莉萍，徐琳本，等．结石康胶囊抗尿路结石的作用［J］．中国药理与临床，2004，20（1）：40-41．

［5］湖南省食品药品监督管理局．湖南省中药材标准［S］．长少：湖南科学技术出版社，2009：198．

丹参茎叶 Danshenjingye
SALVIAE MILTIORRHIZAE CAULIS ET FOLIUM

本品为唇形科植物丹参 *Salvia miltiorrhiza* Bge. 的干燥茎叶。夏季茎叶茂盛时采收，除去杂质，阴干或低温烘干。

【性状】 本品茎方形，有对生分枝，直径 0.2～0.8cm；表面灰绿色至棕褐色，密被长柔毛；质脆，断面类白色。叶常卷曲破碎，完整叶展平后为奇数羽状复叶，小叶通常 3～7，顶端小叶最大，侧生小叶较小。小叶片卵圆形、圆状卵圆形或宽披针形，长 1～6cm，宽 0.5～4cm，先端急尖或渐尖，基部斜圆形或宽楔形，边缘具圆锯齿；上表面绿色、黄绿色或绿褐色，下表面灰绿色，密被类白色柔毛。小叶柄长约 0.8cm；叶柄长 1～6cm，密被倒向长柔毛；质脆，易碎。气微，味微苦。

【鉴别】（1）本品粉末呈灰绿色。表皮细胞不规则，波状弯曲。气孔多见直轴式或不定式，薄壁细胞类方形。非腺毛较多，通常 1～4 细胞，稍弯曲，顶端细胞较长，壁厚。腺鳞扁球形。纤维束较多。石细胞类三角形、类圆形。导管以螺纹导管为主，少见网纹及具缘纹孔导管。

（2）取本品粉末 0.2g，加 80% 甲醇 25ml，加热回流 1 小时，滤过，滤液浓缩至 1ml 作为供试品溶液。另取丹酚酸 B 对照品、迷迭香酸对照品，加 80% 甲醇制成每 1ml 分别含 2mg 和 1mg 的混合溶液，作为对照品溶液。照薄层色谱法（《中国药典》2020 年版四部通则 0502）试验，吸取上述两种溶液各 5μl，分别点于同一硅胶 G 薄层板上，以乙酸丁酯 - 甲酸 - 水（10∶2∶1）为展开剂，展开，取出，晾干，置紫外光灯（365nm）下检视。供试品色谱中，在与对照品色谱相应的位置上，显相同颜色的荧光斑点。

【检查】　**水分**　不得过 12.0%（《中国药典》2020 年版四部通则 0832 第二法）。

总灰分　不得过 10.0%（《中国药典》2020 年版四部通则 2302）。

酸不溶性灰分　不得过 1.5%（《中国药典》2020 年版四部通则 2302）。

【浸出物】　照水溶性浸出物测定法（《中国药典》2020 年版四部通则 2201）项下的热浸法测定，不得少于 15.0%。

【含量测定】　照高效液相色谱法（《中国药典》2020 年版四部通则 0512）测定。

色谱条件与系统适用性试验　以十八烷基硅烷键合硅胶为填充剂；以乙腈 -0.1% 甲酸溶液（28∶72）为流动相；检测波长为 328nm。

对照品溶液的制备　取迷迭香酸、丹酚酸 B 对照各适量，精密称定，加 80% 甲醇分别制成每 1ml 含迷迭香酸 0.15mg、丹酚酸 B 0.19mg 的溶液，即得。

供试品溶液的制备　取本品粉末（过三号筛）0.5g，精密称定，置具塞锥形瓶中，精密加入 80% 甲醇 25ml，称定重量，超声处理（功率 500W，频率 40kHz）30 分钟，取出，放至室温，再称定重量，用 80% 甲醇补足减失的重量，摇匀，滤过，取续滤液，即得。

测定法　分别精密吸取对照品溶液与供试品溶液各 10μl，注入液相色谱仪，测定，即得。

本品按干燥品计算，含迷迭香酸（$C_{18}H_{16}O_8$）不得少于 1.0%，含丹酚酸 B（$C_{36}H_{30}O_{16}$）不得少于 2.0%。

【炮制】　除去杂质，切段。

【性味与归经】　苦，微寒。归心、肝经。

【功能与主治】　活血祛瘀，清心除烦；外用解毒活血，去瘀生新，消炎退肿，排脓生肌。用于胸痹心痛，脘腹胁痛，癥瘕积聚，热痹疼痛，心烦不眠；外用治疗扁平疣。

【用法与用量】　9～30g。外用适量。

【贮藏】　置干燥处。

· 起草说明 ·

【别名】　丹参草。

【名称】　按照植物名和药用部位确定正名为"丹参茎叶"。

【来源】　本品为唇形科植物丹参 *Salvia miltiorrhiza* Bge. 的干燥茎叶。《本草图经》记载丹参的形态："二月生苗，高一尺许，茎秆方棱，青色。叶生相对，如薄荷而有毛。"[1] 明代李时珍《本草纲目》曰："处处山中有之。一枝五叶，叶如野苏而尖，青色皱毛。"[2] 明清时民间流传"丹参王，裕州长，品质好，疗效良"[3]。河南方城县（古称裕州）为丹参道地产区，盛产丹参，而丹参地上部分约占全草的 67%，资源丰富。清代《医方守约》记载："丹参叶捣烂，合酒糟敷乳，肿初起立消。"[4,5]《山东药用植物志》将丹参茎叶列为药用部位，并记载有："夏季茎叶茂盛时采叶。其性微苦、甘，微寒。具有活血化瘀，清心除烦之功效。用于胸痹心痛，心烦不眠；制茶饮用于胸闷心痛，肝阳上亢，头晕目眩。"[6]民间常采用丹参茎叶洗净后压成糊状外敷可用于治疗蚊虫咬伤[7]，用力外擦皮损处也可治疗扁平疣[8]。

【原植物】 多年生草本植物，高 40～80cm，茎直立，方形，多分枝，有长柔毛。根肥厚，外皮红色，内面白色，长 5～15cm，直径 4～14mm，疏生支根。叶常为单数羽状复叶，叶柄长 1～7cm，小叶 3～7 片，顶端小叶较大，侧生小叶较小，小叶卵形或椭圆状卵形，长 1.5～8cm，宽 0.8～5cm，先端急尖、或渐尖，边缘具圆锯齿，两面被柔毛。轮伞花序顶生或腋生总状花序，每轮有花 3～10朵；小苞片披针形，无毛；花萼钟状，花冠蓝紫色，二唇形，长 2～2.7cm。小坚果椭圆形。花期 5～9 月，果期 8～10 月[9]。见图 1。

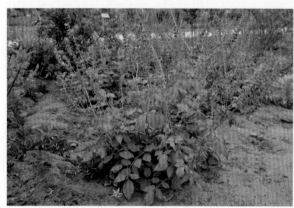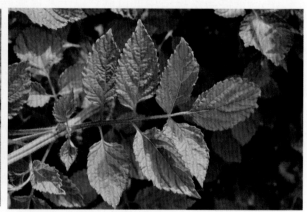

图 1　丹参植物图

【产地】 河南、四川、山东、河北、陕西、安徽、湖北等地。

【采收加工】 夏季 6～8 月茎叶茂盛时采收，除去杂质，阴干或低温烘干[10-12]。

【化学成分】 本品含丹酚酸 B、迷迭香酸、丹参素、咖啡酸、紫草酸、丹酚酸 A、芦丁、异槲皮苷、熊果酸、齐墩果酸等[13-16]。

【性状】 依据收集样品的性状而描述。见图 2。

【鉴别】（1）显微鉴别 根据实验样品观察拟定粉末显微特征。见图 3。

（2）薄层色谱鉴别 以丹酚酸 B、迷迭香酸为对照品，制定薄层色谱鉴别方法。考察了不同展开剂类型、比例和不同显色条件，并进行了耐用性试验考察，最终确定以乙酸丁酯－甲酸－水（10：2：1）为展开剂展开，置紫外光灯（365nm）下检视。该色谱条件斑点分离较好，方法可行。结果见图 4。

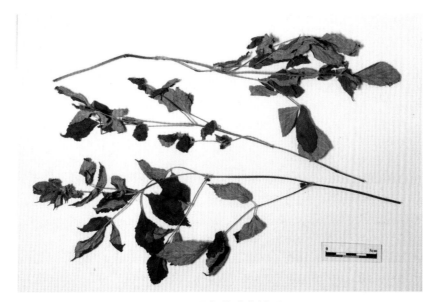

图2　丹参茎叶药材图

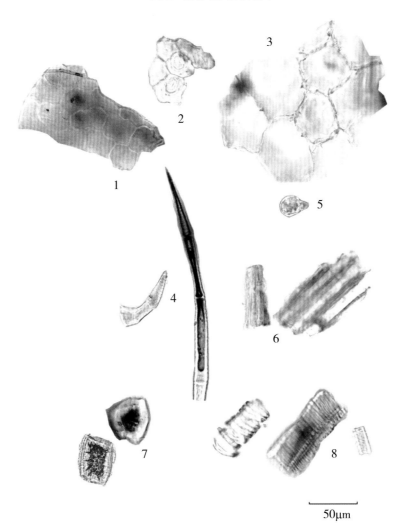

50μm

图3　丹参茎叶粉末显微特征图

1.表皮细胞；2.气孔；3.薄壁细胞；4.非腺毛；5.腺鳞；6.纤维束；7.石细胞；8.导管

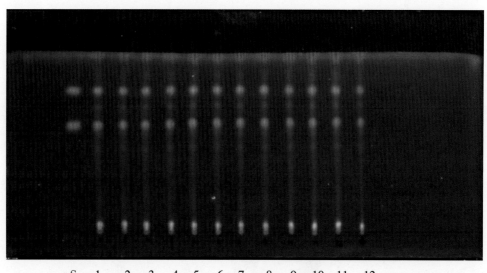

图 4　丹参茎叶薄层色谱图

S. 丹酚酸 B、迷迭香酸混合对照品；1–12. 丹参茎叶样品

【检查】　**水分**　按照《中国药典》2020 年版四部通则 0832 第二法烘干法测定，结果在 7.6%～10.1% 之间，见表 1。拟定限度为不得过 12.0%。

总灰分　按照《中国药典》2020 年版四部通则 2302 总灰分测定法测定，结果在 8.2%～8.5% 之间，见表 1。拟定限度为不得过 10.0%。

酸不溶性灰分　按照《中国药典》2020 年版四部通则 2302 酸不溶性灰分测定法测定，结果在 0.6%～0.9% 之间，见表 1。拟定限度为不得过 1.5%。

表 1　检查项测定结果（%）

样品	1	2	3	4	5	6	7	8	9	10	11	12
水分	7.6	8.9	9.3	9.2	8.9	10.1	7.9	8.0	7.9	7.9	7.9	7.6
灰分	8.3	8.5	8.5	8.2	8.2	8.2	8.4	8.4	8.5	8.5	8.5	8.5
酸不溶性灰分	0.7	0.9	0.9	0.8	0.7	0.6	0.8	0.9	0.8	0.8	0.8	0.7

【浸出物】　按照《中国药典》2020 版四部通则 2201 水溶性浸出物测定法项下的热浸法，测定结果在 20.5%～26.0% 之间，见表 2。拟定限度为不得少于 15.0%。

表 2　浸出物测定结果（%）

样品	1	2	3	4	5	6	7	8	9	10	11	12
结果	22.5	20.5	23.6	23.9	22.4	26.0	22.0	22.0	21.9	24.3	25.4	22.5

【含量测定】　丹参茎叶中含有丹酚酸类成分，其中以丹酚酸 B、迷迭香酸含量较高，也是发挥药效作用的物质基础，所以建立测定迷迭香酸、丹酚酸 B 含量的方法。

经方法学验证，迷迭香酸进样量在 0.5～7.0μg 范围内，与峰面积呈良好的线性关系

（R^2=0.9996），精密度 RSD 为 0.48%（n=6）；重复性 RSD 为 0.35%（n=6）；平均加样回收率为 99.32%（RSD 为 0.83%；n=6）；经考察，供试品溶液在 12 小时内稳定性良好。丹酚酸 B 进样量在 0.3～8.0μg 范围内，与峰面积呈良好的线性关系（R^2=1.0000）；精密度 RSD 为 0.25%（n=6）；重复性 RSD 为 0.43%（n=6）；平均加样回收率为 98.51%（RSD 为 0.82%；n=6）；经考察，供试品溶液在 12 小时内稳定性良好。

依法测定，结果样品中迷迭香酸含量在 1.27%～1.45% 之间、丹酚酸 B 含量在 2.75%～3.29% 之间。规定本品按干燥品计算，含迷迭香酸（$C_{18}H_{16}O_8$）不得少于 1.0%，含丹酚酸 B（$C_{36}H_{30}O_{16}$）不得少于 2.0%，结果见表 3、图 5 至图 7。

表 3　丹参茎叶样品含量测定（%）

样品	1	2	3	4	5	6	7	8	9	10	11	12
迷迭香酸	1.27	1.27	1.28	1.34	1.27	1.34	1.35	1.35	1.44	1.43	1.45	1.43
丹酚酸 B	2.75	2.77	2.76	3.20	2.78	3.24	3.26	3.29	2.85	2.86	2.89	2.85

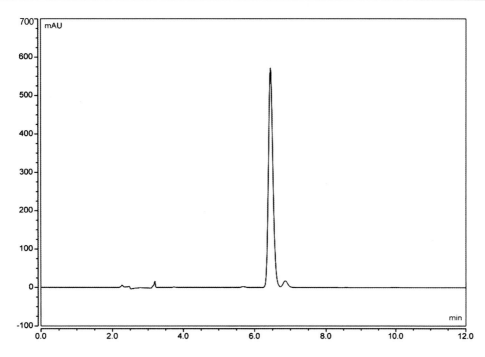

图 5　迷迭香酸对照品液相色谱图

【炮制】　参考相关文献[12]，除去杂质，切段。

【性味与归经】《山东药用植物志》记载"其性微苦、甘，微寒"[6]。《图解本草纲目》中写到"性微寒，无毒，治心腹疼痛，肠鸣"[17]。本标准结合临床应用情况，拟定性味与归经为"苦，微寒。归心、肝经。"

【功能与主治】　参考有关文献[4, 6, 18]拟定。

【用法与用量】　9～30g[19]。外用治疗扁平疣适量[20]。

【贮藏】　在干燥处保存。

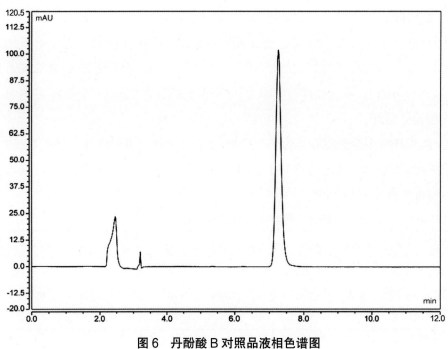

图 6　丹酚酸 B 对照品液相色谱图

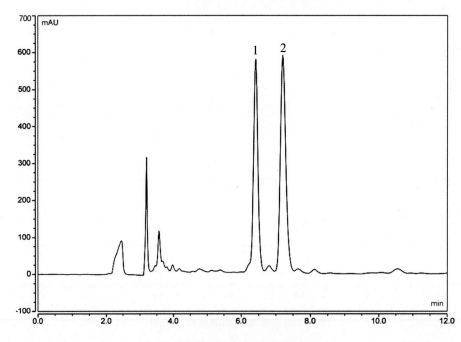

图 7　丹参茎叶样品液相色谱图

1. 迷迭香酸；2. 丹酚酸 B

参考文献

［1］唐慎微.重修政和经史证类备用本草［M］.陆拯，等校注.北京：中国中医药出版社，2013：469.

［2］李时珍.本草纲目［M］.刘衡如，刘永山，校注.北京：华夏出版社，2013：529.

［3］张朝民，查道成.中药材裕丹参道地性探讨［J］.光明中医，2015，30（8）：1798-1799.

［4］胡先容.医方守约［M］.侯启年，侯启柱，张元忠，等校注.北京：中医古籍出版社，2012：254.

［5］敖青霞，姜媛媛，许轲，等.干燥方式对丹参茎叶中酚酸类成分及其抗氧化活性的影响［J］.中成药，2020，42（11）：2959-2964.

［6］李建秀，周凤琴，张照荣.山东药用植物志［M］.西安：西安交通大学出版社，2013：583.

［7］念初.天然草药神奇妙方［M］.成都：成都出版社，1996：153.

［8］苏维霞.皮肤病外治验案［M］.北京：人民军医出版社，2008：229.

［9］国家中医药管理局《中华本草》编委会.中华本草［M］.上海：上海科学技术出版社，1998：6193.

［10］刘文婷.丹参的生物学特性研究［D］.咸阳：西北农林科技大学，2004.

［11］沙秀秀，宿树兰，沈飞，等.不同生长期丹参茎叶及花序中丹酚酸类化学成分的分布与积累动态分析评价［J］.中草药，2015，46（22）：3414-3419.

［12］钟林江，张佳，刘晓凤，等.丹参茎叶原药材产地加工及质量标准建立［J］.生物加工过程，2022，20（6）：629-636.

［13］李欣，薛治浦，朱文学.丹参不同部位总酚酸和总黄酮含量分析及其抗氧化活性研究［J］.食品科学，2011，32（3）：108-111.

［14］周凤琴，黄尚荣，王婷，等.丹参叶化学成分的初步研究［J］.山东中医药大学学报，2007（06）：504-506.

［15］周涛，罗春梅，张松林，等.丹参叶干燥过程中化学成分的动态变化［J］.中成药，2019，41（12）：2946-2952.

［16］项想，孙成静，宿树兰，等.丹参茎叶酚酮有效部位的提取纯化工艺研究［J］.中草药，2018，49（1）：120-127.

［17］宋敬东.图解本草纲目［M］.天津：天津科学技术出版社，2015：157.

［18］马继榕，岳玲，公海玲.浅谈丹参叶治疗扁平疣26例疗效观察［J］.中国社区医师，2002（13）：39.

［19］沙秀秀.丹参茎叶资源化学研究与药材质量标准的建立［D］.南京：南京中医药大学，2016.

［20］金远林.中医特色疗法活用全典［M］.北京：人民军医出版社，2012：418.

乌金石 Wujinshi

　　本品由在地表或离地表很近的煤受风化作用（如空气中氧的氧化作用等）而发生化学变化和物理变化所形成的混合物。

　　【性状】 本品为灰黑色或黑色的颗粒或颗粒的集合体。有的呈不规则团块，无棱角。质松，易碎。无光泽。无臭，味淡。嚼之有沙粒感。

　　【含量测定】 取本品适量，研细，取 2.0g，精密称定（重量为 W_1），在 800℃照炽灼残渣检查法（《中国药典》2020 年版四部通则 0841）检查，求得炽灼残渣重量 W_3。另取本品 2.0g，精密称定（重量为 W_2），置于 50ml 离心管中，加入 0.05mol/L 硫酸溶液 40ml，充分搅拌使溶解，离心沉淀后，用纯化水冲洗沉淀（黑棕色不溶物），至淋洗液不显硫酸根离子反应为止。将不溶物倾出，置于已恒重的蒸发皿中，在 100～105℃干燥至恒重，求得不溶物重量 W_4；再将烘干后的不溶物在 800℃照炽灼残渣检查法（《中国药典》2020 年版四部通则 0841）检查，求得炽灼残渣重量 W_5。本品中酸溶有机物的含量按下式计算：

$$\left[\frac{W_1-W_3}{W_1} - \frac{W_4-W_5}{W_2}\right]\times 100\%$$

本品含酸溶有机物不得少于 5.0%。

【炮制】 将乌金石平铺，拣去植物残体及粘土块，晒干，压碎，筛选。

【性味与归经】 甘、辛，温。归肺、脾、胃经。

【功能与主治】 温阳散寒，健脾益胃，活血化瘀。主要用于胃寒疼痛，脾虚泻泄及脾不统血所致的出血，血瘀气滞。

【用法与用量】 5～20g。

【贮藏】 置干燥处。

· 起草说明 ·

【别名】 风化煤、露头煤、煤线。

【名称】 乌金石之名源自《本草纲目》，其色呈乌黑，似有金属结晶之闪耀，故名乌金石。

【来源】 本品由在地表或离地表很近的煤受风化作用（如空气中氧的氧化作用等）而发生化学变化和物理变化所形成的混合物。乌金石具有疗效确切的止血作用、活血化瘀作用和细胞保护作用。对胃及十二指肠溃疡疗效显著，止血有效率 95.9%，对高血压患者降压疗效 81.6%，同时证实不仅能改善胃微循环，还有胃黏膜细胞保护作用[1]。

【产地】 主产于河南巩义。

【采收加工】 除去表面泥土进行采挖，晒干。

【化学成分】 经河南理工大学研究证实，本品主要由石英、高岭石、蒙脱石等组成，主要含有二氧化硅、硅酸盐、硅铝酸盐等。

【性状】 依据收集样品的性状而描述。见图 1。

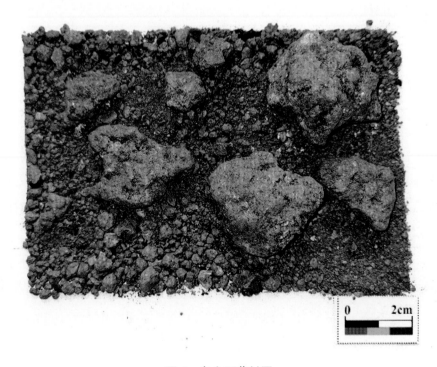

图 1 乌金石药材图

【含量测定】 乌金石是一种含有多种成分的混合物，无法进行单一成分测定，故建立了测定酸溶有机物含量的方法。依法测定，结果样品中酸溶有机物含量在5.6%～9.0%之间，根据测定结果，规定本品含酸溶有机物不得少于5.0%。

【炮制】 将乌金石平铺，拣去植物残体及粘土块，晒干，压碎，筛选。

【性味与归经】【功能与主治】【用法与用量】【贮藏】 参考《本草纲目》和中华人民共和国卫生部药品标准（中药成方制剂第十八册）乌金口服液（标准号：WS3-B-3367-98）拟定。

参考文献

[1]袁申元.乌金口服液的活血化瘀及细胞作用研究[J].北京中医，1995（6）：1.

乌骨鸡 Wuguji
GALLI DOMESTICI MUSCULUS ET OS

【来源】 本品为雉科动物乌骨鸡 *Gallus gallus domesticus* Brisson 的整体。宰杀后，除去毛及内脏等，洗净。

【性状】 本品形似家鸡，体躯短矮而小。遍体外皮黑色，有众多毛孔窝。头小，颈短，具肉冠，下颌肉髯有二，眼一对，耳叶绿色，略呈紫蓝色。嘴短而小，黑色，略呈圆锥形，上嘴稍弯。翼短，先端尖。腿两只。爪分五趾。气微腥，味甘、微咸。

【鉴别】 本品粉末深棕色至棕黑色。长条形肌纤维成束，直径20～60μm，表面有细密的微波状弯曲纹理。骨碎片呈不规则碎片，骨陷窝类圆形或椭圆形。细小皮棕黑色。

【炮制】 除去杂质，洗净，切块。

【性味与归经】 甘，平。归肝、肾经。

【功能与主治】 养阴退热。用于虚劳骨蒸羸瘦，消渴，脾虚，滑泻，下痢口噤，崩中，带下。

【用法与用量】 内服：煮食。研末或入丸、散。

【贮藏】 冷冻或冷藏。

· 起草说明 ·

【别名】 乌鸡、药鸡、武山鸡、羊毛鸡、绒毛鸡、松毛鸡、黑脚鸡、从冠鸡、穿裤鸡、竹丝鸡[1]。

【名称】 沿用我省习用名称。

【来源】 始载于《本草纲目》。时珍曰："乌骨鸡，有白毛乌骨者、黑毛乌骨者、斑毛乌骨者，有骨肉俱乌者、肉白骨乌者，但观鸡舌黑者，则肉骨俱乌，入药更良。"[2]《中药大辞典》和《中华本草》中亦有记载，为雉科动物乌骨鸡去羽毛及内脏的全体[1, 3]。

【原动物】 体躯短矮而小。头小，颈短，具肉冠，耳叶绿色，略呈紫蓝。遍体羽毛白色，除两翅羽毛外，全呈绒丝状；头上有一撮细毛突起，下颌上连两颊面生有较多的细短毛。翅较短，而主翼羽的羽毛呈分裂状，致飞翔力特别强。毛脚，5爪。跖毛多而密，也有无毛者。皮、肉、骨均黑色。也有黑毛乌骨、肉白乌骨、斑毛乌骨等变异种，各地均有人工饲养。乌骨鸡属于肉用型品种，主要有三个类型：白丝羽型乌骨鸡、白扁羽型乌骨鸡、黑扁羽型乌骨鸡[3,4]。见图 1。

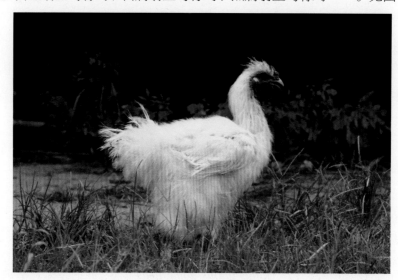

图 1　乌骨鸡动物图

【产地】　全国各地均产。

【采收加工】　宰杀后，除去毛及内脏，鲜用或速冻，冷藏。

【化学成分】　主要含蛋白质及脂肪[4]。另含铜、锌、锰等元素，还含胡萝卜素、乌鸡黑素等[1]。

【性状】　依据收集样品的性状而描述。见图 2。

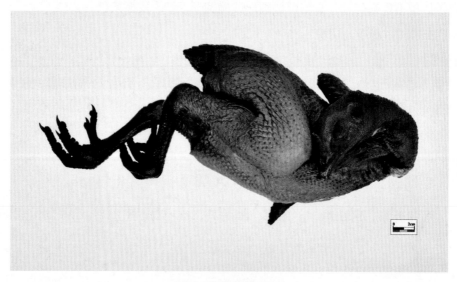

图 2　乌骨鸡药材图

【鉴别】　显微鉴别　根据实验样品观察拟定粉末显微特征。见图 3。

【炮制】【性味与归经】【功能与主治】【用法与用量】【贮藏】　均参考《河南省中药饮片炮制规范》（2022 年版）拟定。

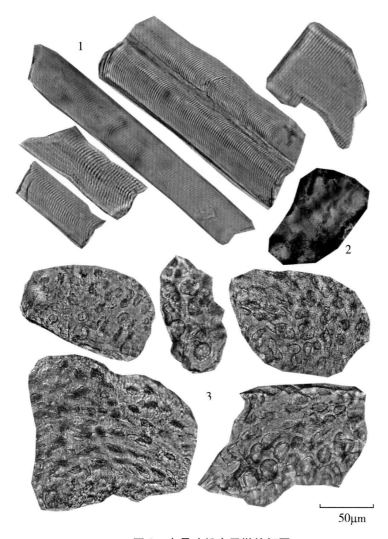

图3 乌骨鸡粉末显微特征图

1. 肌纤维；2. 细小皮；3. 骨碎片

参考文献

［1］国家中医药管理局《中华本草》编委会.中华本草（第9册）［M］.上海：上海科学技术出版社，1999：481-
　　483.

［2］李时珍. 本草纲目（校点本）.［M］.2版.北京：人民卫生出版社，1982：2590.

［3］南京中医药大学.中药大辞典（上册）［M］.2版.上海：上海科学技术出版社，2006：663-664.

［4］《全国中草药汇编》编写组.全国中草药汇编（下册）［M］.2版.北京：人民卫生出版社，1996：157.

凤仙花 Fengxianhua
IMPATIENTIS FLOS

　　本品为凤仙花科植物凤仙花 *Impatiens balsamina* L. 的干燥花。夏、秋季花开时，采收已开放的
花，阴干或低温干燥。

【性状】 本品常皱缩成不规则的团块状，呈粉红色、棕黄色至深棕色。单瓣或重瓣，重瓣者较大，多破碎或散落。萼片3枚，侧生2枚较小，下面的1枚较大，舟形，呈花瓣状，基部延长成长而弯的距。气似烟草，味微苦。

【鉴别】 本品粉末红棕色。花粉粒呈长椭圆形、矩圆形或近圆形，直径21～44μm，具4个萌发孔，分列于两端，对称排列，外壁具网状沟纹。非腺毛由2～20个细胞组成，少数有分枝，表面可见角质细纹。草酸钙针晶束多见，长45～170μm。

【检查】 **水分** 不得过14.0%。（《中国药典》2020年版四部通则0832第二法）。

总灰分 不得过12.0%。（《中国药典》2020年版四部通则2302）。

【浸出物】 照醇溶性浸出物测定法（《中国药典》2020年版四部通则2201）项下的冷浸法测定，用稀乙醇作溶剂，不得少于30.0%。

【炮制】 除去杂质，去掉花梗。

【性味与归经】 甘、微苦，温。归肝、胆、脾经。

【功能与主治】 祛风活血，消肿止痛。用于风湿痹痛，腰胁疼痛，妇女经闭腹痛，产后瘀血未尽，跌打损伤，痈疽，疔疮，鹅掌风，灰指甲。

【用法与用量】 1.5～3g，煎汤或浸酒。外用捣敷或煎水熏洗。

【贮藏】 置阴凉干燥处。

· 起草说明 ·

【别名】 金凤花、小桃红、指甲花。

【名称】 《救荒本草》名小桃红、凤仙花[1]，《本草纲目》名金凤花、指甲花[2]，《河南省中药饮片炮制规范》2022年版名为凤仙花[3]，沿用我省习用名称。

【来源】 本品为凤仙花科植物凤仙花 *Impatiens balsamina* L. 的干燥花。始载于《救荒本草》："叶似桃叶而窄，边有细锯齿。开红花，结实形类桃样，极小。"[1]《本草纲目》曰："其花头翘尾足，俱翘翘然如凤状，故以名之。女人采其花及叶包染指甲，其实状如小桃。""桠间开花，或黄或白，或红或紫，或碧或杂色，亦自变易，状如飞禽。"[2]

【原植物】 一年生直立草本，高40～100cm。茎肉质，直立，粗壮。叶互生；叶柄长约1～3cm，两侧有数个腺体；叶片披针形，长4～12cm，宽1～3cm，先端长渐尖，基部渐狭，边缘有锐锯齿，侧脉5～9对。花梗短，单生或数枚簇生于叶腋，密生短柔毛；花大，通常粉红色或杂色，单瓣或重瓣；萼片2，宽卵形，有疏短毛；旗瓣圆，先端凹，有小尖头，背面中肋有龙骨突；翼瓣宽大，有短柄，2裂，基部裂片近圆形，上部裂片宽斧形，先端2浅裂；唇瓣舟形，被疏短柔毛，基部突然延长成细而内弯的距；花药钝。蒴果纺锤形，密生茸毛，熟时一触即裂。种子多数，球形，黑色[4]。见图1。

【产地】 全国大部分地区均产。

【采收加工】 夏、秋季花开时，采收已开放的花，阴干或低温干燥。

【化学成分】 凤仙花中含有黄酮类、萘醌类、香豆素类、甾醇类等多种化学成分[5，6]。

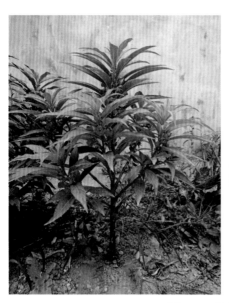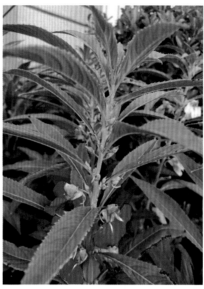

图 1　凤仙花植物图

【性状】　根据收集样品的性状进行描述。见图 2。

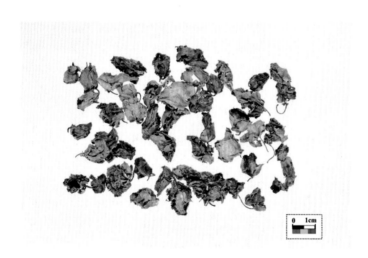

图 2　凤仙花药材图

【鉴别】　**显微鉴别**　根据实验样品观察拟定粉末显微特征。见图 3。

【检查】　**水分**　照水分测定法（《中国药典》2020 年版四部通则 0832 第二法）测定 10 批样品，结果在 9.4%～12.9% 之间，平均值为 11.4%。根据测定结果，将其限度拟定为不得过 14.0%。

总灰分　照灰分测定法（《中国药典》2020 年版四部通则 2302）测定 10 批样品，结果在 7.8%～11.4% 之间，平均值为 9.3%。根据测定结果，将其限度拟定为不得过 12.0%。

【浸出物】　照醇溶性浸出物测定法（《中国药典 2020 年版四部通则 2201）项下的冷浸法，以稀乙醇为溶剂，测定 10 批样品，结果在 31.1%～55.7% 之间，平均值为 41.4%。根据测定结果，将其限度定为不得少于 30.0%。

【炮制】【性味与归经】【功能与主治】【用法与用量】【贮藏】　均参考《河南省中药饮片炮制规

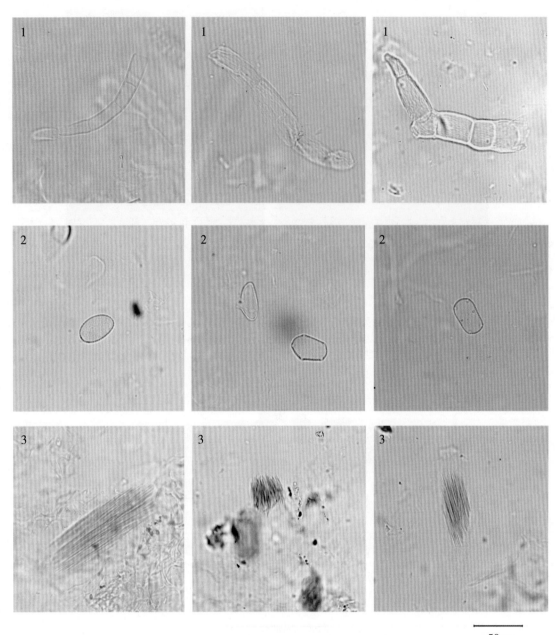

50μm

图3 凤仙花粉末显微特征图

1.非腺毛；2.花粉粒；3.草酸钙针晶

范》（2022年版）[3]拟定。

参考文献

[1]王锦秀，汤彦承．救荒本草译注[M]．上海：上海古籍出版社，2015：99-100.

[2]李时珍．本草纲目（校点本上册）[M]．2版．北京：人民卫生出版社，2004：1209.

[3]河南省药品监督管理局．河南省中药饮片炮制规范[S]．郑州：河南科学技术出版社，2022：288-289.

[4]国家中医药管理局《中华本草》编委会．中华本草（第5册）[M]．上海：上海科学技术出版社，1999：135.

[5]万琪．凤仙花属植物化学成分及药理活性研究进展[J]．佛山科学技术学院学报（自然科学版），2014，32（6）：

76-77.

[6]苏秀芳，蓝金.凤仙花的化学成分及药理活性研究进展［J］.广西民族师范学院学报，2010，27（3）：13-15.

凤眼草 Fengyancao
AILANTHI ALTISSIMAE FRUCTUS

本品为苦木科植物臭椿*Ailanthus altissima*（Mill.）Swingle 的干燥成熟果实。秋季果实成熟时采摘，除去果柄，干燥。

【性状】 本品呈长椭圆形，薄片状，两端稍尖，长 3～5cm，宽 0.8～1.5cm。表面黄褐色，具细密的纵脉纹，间有网纹，中央呈扁球形凸起，内含种子 1 枚。种子扁圆形，种皮黄褐色，子叶 2，黄绿色，富油性。气微，味苦。

【鉴别】（1）本品粉末黄棕色。外果皮细胞多角形，壁大多不均匀增厚，有时呈念珠状。中果皮形状不规则，星状分枝，彼此连接成网络状。内果皮石细胞小，壁厚，胞腔小。种皮碎片黄棕色，细胞较小，多角形，壁厚。子叶组织碎片淡黄色，由多角形、类方形薄壁细胞组成，内含糊粉粒及脂肪油滴。草酸钙簇晶与方晶多见。

（2）取本品粉末 2g，加乙醚 30ml，浸泡过夜，滤过，滤液挥尽乙醚，残渣加乙醇 1ml 使溶解，静置，取上清液作为供试品溶液。另取凤眼草对照药材 2g，同法制成对照药材溶液。照薄层色谱法（《中国药典》2020 年版四部通则 0502）试验，吸取上述两种溶液各 10μl，分别点于同一硅胶 G 薄层板上，以石油醚（60～90℃）-乙酸乙酯（4∶1）为展开剂，展开，取出，晾干，置紫外光灯（365nm）下检视。供试品色谱中，在与对照药材色谱相应的位置上，显相同颜色的荧光斑点。

【检查】 **水分** 不得过 10.0%（《中国药典》2020 年版四部通则 0832 第二法）。

【炮制】 除去杂质。

【性味与归经】 苦、涩，寒。归大肠经。

【功能与主治】 清热燥湿，止痢，止血。用于痢疾，白浊，带下，便血，尿血，崩漏。

【用法与用量】 3～9g。

【贮藏】 置通风干燥处。

·起草说明·

【别名】 椿荚、樗荚、糯树子、凤眼子、樗树子、臭椿子、春铃子。

【名称】 凤眼草在《河南省中药饮片炮制规范》（2022 年版）中有收载，本标准沿用此名称。

【来源】 为苦木科植物臭椿的果实，始载于《新修本草》："香者名椿，臭者名樗。"[1]《本草纲目》将樗的荚列入椿樗项下，释名为凤眼草[2]。古籍记载的樗与苦木科植物臭椿 *Ailanthus altissima*（Mill.）Swingle 相符。本标准规定凤眼草来源为苦木科植物臭椿 *Ailanthus altissima*（Mill.）Swingle 的干燥成熟果实。

【原植物】 为苦木科臭椿属植物臭椿。落叶乔木，高可达 20m。树皮平滑有直的浅裂纹，嫩枝赤褐色，被疏柔毛。奇数羽状复叶互生，长 45～90cm；小叶 13～25，揉搓后有臭味，卵状披针形，长 7～12cm，宽 2～4.5cm，先端渐尖，基部斜截形，全缘，仅在基部通常有 1～2 对粗锯齿，齿顶端背面有 1 腺体。圆锥花序顶生；花杂性，白色带绿；雄花有雄蕊 10；子房为 5 心皮，柱头 5 裂。翅果长圆状椭圆形，长 3～5cm。花期 4～5 月，果熟期 8～9 月[3]。见图 1。

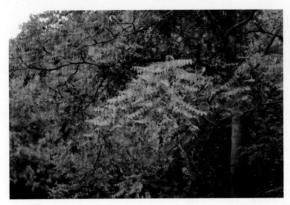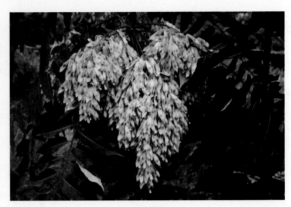

图 1 臭椿植物图

【产地】 全国大部分地区有产。

【采收加工】 8～9 月果熟时采收，除去果柄，晒干[4]。

【化学成分】 本品含臭椿内酯、查杷任酮、臭椿酮。另含鞣质、脂肪油（约 37%）成分[4]。

【性状】 依据收集样品的性状而描述。见图 2。

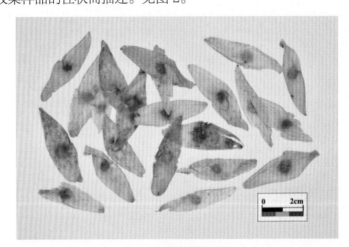

图 2 凤眼草药材图

【鉴别】（1）**显微鉴别** 根据实验样品观察拟定粉末显微特征。见图 3。

（2）**薄层色谱鉴别** 以凤眼草为对照药材，制定薄层色谱鉴别方法。考察了不同展开剂类型、比例和不同显色条件，并进行了耐用性试验考察，最终确定展开剂为石油醚（60～90℃）- 乙酸乙酯（4：1），检视方法为置紫外光灯（365nm）下观察，建立了凤眼草的薄层色谱鉴别方法。该色谱条件斑点分离较好，方法可行。结果见图 4。

【检查】 **水分** 按照《中国药典》2020 年版四部通则 0832 第二法烘干法测定，结果在 6.4%～7.9% 之间，拟定限度为不得过 10.0%。

【炮制】【性味与归经】【功能与主治】【用法与用量】【贮藏】 均参考《河南省中药饮片炮制规

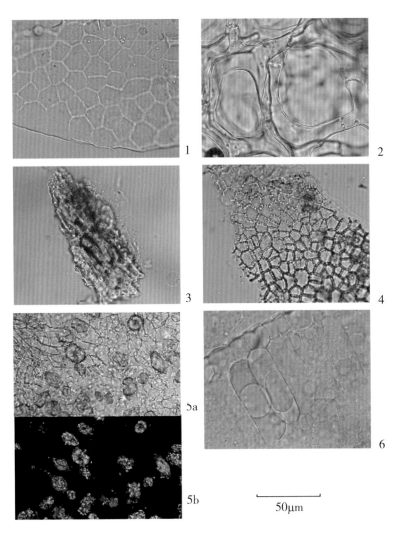

图 3　凤眼草粉末显微特征图

1.外果皮；2.中果皮；3.内果皮；4.种皮；5a.草酸钙簇晶及方晶；5b.草酸钙簇晶及方晶（偏光）；6.子叶组织

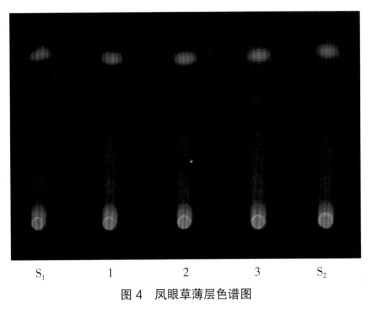

图 4　凤眼草薄层色谱图

S_1、S_2.凤眼草对照药材；1-3.凤眼草样品

范》（2022 年版）拟定。

参考文献

[1]佚名.神农本草经［M］.顾观光，辑.杨鹏举，校注.北京：学苑出版社，2007：96-97.
[2]李时珍.本草纲目（校点本）.［M］.2 版.北京：人民卫生出版社，1982：1987-1988.
[3]南京中医药大学.中药大辞典［M］.2 版.上海：上海科学技术出版社，2006：3650-3652.
[4]张贵君.现代中药材商品通鉴［M］.北京：中国中医药出版社，2001：1584-1585.

文冠果仁 Wenguanguoren
XANTHOCERAIS SEMEN

本品为无患子科植物文冠果 *Xanthoceras sorbifolia* Bunge. 的干燥成熟种仁。秋季果实成熟刚开裂时采摘，除去果皮、核壳及种皮，取出种仁，晾干。

【性状】 本品呈扁圆形，高 0.4～0.8cm，直径 1～1.5cm。表面乳白色或黄白色，光滑；双子叶异形，其中一子叶较肥大，一子叶较瘦小，均向一面卷曲，前者包着后者；两子叶间为胚，不甚明显，胚根明显，扁圆锥形；富油性。气微，味香、微甘、涩而苦。

【鉴别】 （1）本品粉末淡黄色。内胚乳细胞多边形或类圆形，内含脂肪油滴，直径 15～40μm。外胚乳细胞多边形，成片，颜色较深，内含深色物质，直径 15～35μm。子叶细胞方形或多边形，壁薄，内含脂肪油滴，多含有小颗粒物，直径 10～20μm。油细胞透明色，类圆形，小油细胞多成群，直径 5～100μm。油室多破碎。

（2）取本品粉末 0.5g，加 80% 乙醇 10ml，超声处理 10 分钟，滤过，滤液置水浴上蒸干，加入 2～3 滴三氯化锑三氯甲烷饱和溶液，再蒸干，呈紫色。

【检查】 **水分** 不得过 5.0%（《中国药典》2020 年版通则 0832 第四法）。

总灰分 不得过 4.0%（《中国药典》2020 年版通则 2302）。

黄曲霉毒素 照真菌毒素测定法（《中国药典》2020 年版四部通则 2351）测定。

本品每 1000g 含黄曲霉毒素 G_2 不得超过 5μg，黄曲霉毒素 G_1、黄曲霉毒素 G_2、黄曲霉毒素 B_1 和黄曲霉毒素 B_2 总量不得超过 10μg。

【正丁醇浸出物】 取本品粉末约 4g，精密称定，置索氏提取器中，加石油醚（60～90℃）100ml 回流提取 8 小时后，弃去石油醚液，药渣挥干，置于 150ml 锥形瓶中，加正丁醇 50ml，静置 1 小时后，加热回流提取，并保持微沸 1 小时，冷却后，用干燥滤器过滤于已干燥至恒重的蒸发皿中，在水浴上蒸干后于 105℃干燥 3 小时，移至干燥器中冷却 30 分钟，迅速精密称定重量，计算，即得。

本品正丁醇浸出物不得低于 1.4%。

【炮制】 除去杂质，临用捣碎；或去油制霜。

【性味与归经】 微甘、涩、苦，微寒。归脾、肾经。

【功能与主治】 固肾缩尿，健脾益气。用于遗尿，神疲乏力等。

【用法与用量】 3～6g。

【贮藏】 置阴凉干燥处，防蛀。

· 起草说明 ·

【别名】 崖木瓜、文光果、文官果。

【名称】 因药用文冠果的种仁，故名。

【来源】 文冠果是生长于我国北方的一种珍稀木本油料作物，《中华本草》[1]记载文冠果始载于《救荒本草》[2]，以文冠花命名。《救荒本草》[2]记载："文冠花，生郑州南荒野间，陕西人呼为崖木瓜树，高丈许，叶似榆树叶而狭小，又似山茱萸叶亦细短，开花仿佛似藤花而色白，穗长 4～5 寸，结实状似枳壳而三瓣，种有子 20 余颗，如肥皂角子，中瓤如栗子，味微淡又似米面，味甘可食。"《广群芳谱》[3]记载："味甘香如嫩莲药"。《本草纲目》[4]记载："长寿果称文冠树，又谓文光果、天倦果；性甘、平、无毒，涸黄水兴血栓，肉（种仁）味如栗，益气润五脏，安神养血生肌，久服保健，百年不老，树枝煎熬膏药，祛风湿，强筋骨。"《植物名实图考》[5]对文冠果亦有记载。《中国植物志》[6]称其为木瓜。《中华本草》[1]《中药大辞典》[7]和《全国中草药汇编》[8]中记载文冠果的用药部位都为文冠果的茎或枝叶。《中国药典》1977 年版[9]将文冠木药材标准收录其中，文冠果仁药材收载于《辽宁省中药材标准（第一册）》（2009 年版）[10]，文冠果仁和文冠木的原植物一致，属于文冠果的不同药用部位。目前我省种植有 2 万亩以上的文冠果树，其种仁提取物文冠果油已在市场上进行销售，并且其种仁是中药制剂"遗尿停胶囊"的原料药材。

【原植物】 落叶灌木或小乔木，高达 8m，树皮灰褐色，枝褐紫色，光滑，小枝有短柔毛[8]。奇数羽状复叶，互生，叶柄基部扩展，长 15～30cm；小叶 9～19 片，无柄，膜质，窄椭圆形至披针形，长 2～6cm，宽 1～2cm，边缘具尖锐锯齿，下面疏生星状柔毛或无毛[1]。花先叶或与叶同时开放，圆锥花序长 12～30cm，有花 15～60 朵；花杂性，花梗纤细，长 12～20mm；萼片 5，长椭圆形；花瓣 5，长约为萼的 3 倍，白色，基部红色或黄色，腹面有紫红色斑点，长约 1.7cm；花盘 5 裂，裂片背面有一角状橙色的附属体；雄蕊 8，花丝长而分离；子房 3 室，具短肥花柱，每室有胚珠 7～8 枚。蒴果似锦桃而大，具硬壳，绿色，直径 3.5～6cm，胞背开裂为 3 果瓣，果皮厚木栓质[10]。种子球形，暗褐色，直径约 1cm；种皮坚硬，暗褐色，表面光滑；种脐浅黄白色。花期 4～5 月，果期 7～8 月[11]。见图 1。

【产地】 产于内蒙古、辽宁、吉林、黑龙江、河北、河南、山西、陕西、甘肃、青海、宁夏、新疆、山东等地[8]。

【采收加工】 秋季果实成熟刚开裂时采摘，除去果皮、核壳及种皮，取出种仁，晾干。

【化学成分】 文冠果种仁中含有脂肪酸、三萜皂苷类、黄酮类、甾醇类和氨基酸类[12-16]。文冠果的三萜皂苷类成分母核多以齐墩果烷型五环三萜为主；脂肪酸包含棕榈酸、棕榈烯酸、硬脂酸、油酸、亚油酸等成分；黄酮类包含芦丁、表没食子儿茶素、没食子儿茶素等；氨基酸类包含 17 种氨基酸。

【性状】 依据收集样品的性状而描述。见图 2。

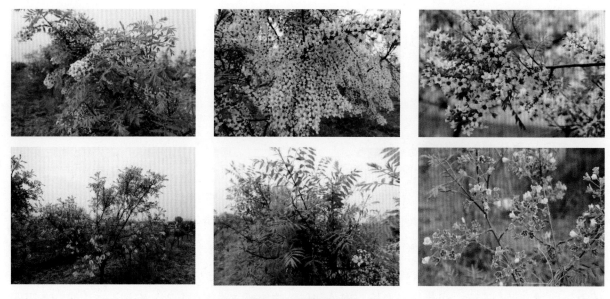

图 1　文冠果植物图

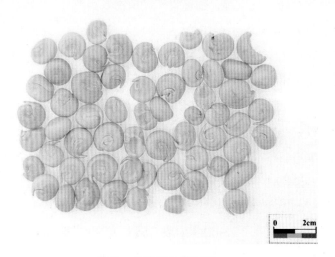

图 2　文冠果仁药材图

【鉴别】（1）**显微鉴别**　根据对收集的样品观察描述，观察了样品的粉末特征。见图 3。

（2）**理化鉴别**　对文冠果仁所含三萜类成分进行理化鉴别。

【检查】**水分**　按照《中国药典》2020 年版四部通则 0832 第四法甲苯法测定[17]，结果在 0.9%～4.1% 之间，拟定限度为不得过 5.0%。见表 1。

总灰分　按照《中国药典》2020 年版四部通则 2302 总灰分测定法测定[17]，结果在 2.4%～2.6% 之间，拟定限度为不得过 4.0%。见表 1。

表 1　文冠果仁样品测定结果

样品	1	2	3	4	5	6	7	8	9	10	平均值
水分（%）	3.0	4.1	2.3	2.3	0.9	1.1	3.2	2.6	2.6	2.1	2.4
总灰分（%）	2.6	2.6	2.4	2.4	2.4	2.4	2.5	2.4	2.5	2.4	2.5

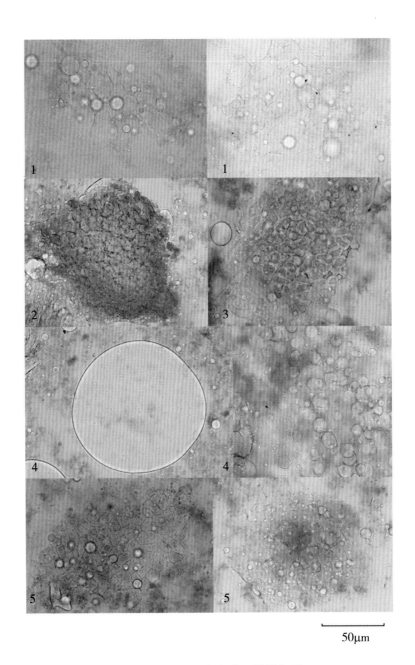

50μm

图 3　文冠果仁粉末显微特征图

1.内胚乳细胞；2.外胚乳细胞；3.油室碎片；4.油细胞；5.子叶细胞

黄曲霉毒素　按照《中国药典》2020 年版四部通则 2351 真菌毒素测定法第一法测定[17]，10 批样品检测结果见表 2。根据测定结果，并参考《中国药典》2020 年版种子类药材的黄曲霉毒素的限度，拟定本品每 1000g 含黄曲霉毒素 G_2 不得超过 5μg，黄曲霉毒素 G_1、黄曲霉毒素 G_2、黄曲霉毒素 B_1 和黄曲霉毒素 B_2 总量不得超过 10μg。

表 2　文冠果仁样品黄曲霉毒素测定结果

样品编号	AFG$_2$（μg/1000g）	AFG$_1$（μg/1000g）	AFB$_2$（μg/1000g）	AFB$_1$（μg/1000g）	总量（μg/1000g）
1	–	–	–	–	–
2	0.56	–	–	–	0.56
3	–	–	–	–	–
4	0.64	–	–	–	0.64
5	–	–	–	–	–
6	–	–	–	–	–
7	–	–	–	–	–
8	0.84	–	–	–	0.84
9	–	–	–	–	–
10	0.78	–	–	–	0.78

【浸出物】 文冠果仁中含有皂苷类成分，该类成分在正丁醇中有较高的溶解度，因此用正丁醇作为溶剂，测定结果在1.8%~5.7%之间，拟定限度为不得少于1.4%。结果见表3。

表 3　文冠果仁样品浸出物测定结果

样品	1	2	3	4	5	6	7	8	9	10	平均值
测定结果(%)	2.4	2.2	3.4	5.7	2.8	5.0	4.6	1.8	2.7	2.3	3.3

【炮制】【性味与归经】【功能与主治】【用法与用量】【贮藏】 均参考《辽宁省中药材标准（第一册）》（2009年版）及《国家药品标准新药转正标准》（第70册）遗尿停胶囊项下相关内容拟定[10]。

参考文献

[1]国家中医药管理局《中华本草》编委会.中华本草［M］.上海：上海科学技术出版社，1999：132.

[2]朱橚.救荒本草［M］.北京：中医古籍出版社，1996：179.

[3]汪灏.广群芳谱［M］.上海：上海书店出版社，1985：88.

[4]李时珍.本草纲目［M］.呼和浩特：内蒙古人民出版社，2008：154.

[5]吴其濬.植物名实图考［M］.北京：商务印书馆，1957：536.

[6]中国科学院中国植物志编辑委员会.中国植物志［M］.北京：科学出版社，1985：72.

[7]南京中医药大学.中药大辞典［M］.2版.上海：上海科学技术出版社，2006：688-689.

[8]《全国中草药汇编》编写组.全国中草药汇编［M］.北京：人民卫生出版社，1976：159.

[9]中华人民共和国卫生部药典委员会.中华人民共和国药典（1977年版一部）［S］.北京：人民卫生出版社，1978：121-122.

[10]辽宁省食品药品监督管理局.辽宁省中药材标准（第一册）［S］.沈阳：辽宁科学技术出版社，2009：34-35.

[11]徐国钧，王强.中草药彩色图谱［M］.福州：福建科学技术出版社，1989：600.

［12］赵芳，李桂华 . 文冠果油理化特性及组成分析研究 ［J］. 河南工业大学学报（自然科学版），2011，32（6）：45-49.

［13］Yu L L，Wang X B，Wei X C，et al. Triterpenoid saponins from Xanthoceras sorbifolia Bunge and their inhibitory activity on human cancer cell lines［J］. Bioorganic & Medicinal Chemistry Letters，2012，22(16)：5232-5238.

［14］吕鑫宇 . 文冠果子仁的化学成分研究 ［D］. 哈尔滨：哈尔滨商业大学，2020.

［15］姜鑫，房安石，杜维，等 . 不同产地文冠果种仁黄酮类成分的 LC-MS/MS 检测 ［J］. 中国油脂，2023，48（5）：133-140.

［16］邓红 . 文冠果种仁品质及其油脂和蛋白质资源利用研究 ［D］. 西安：陕西师范大学，2011.

［17］国家药典委员会 . 中华人民共和国药典（2020 年版四部）［S］. 北京：中国医药科技出版社，2020：114.

五画

石刁柏
Shidiaobai
ASPARAGI OFFICINALIS HERBA

本品为百合科植物石刁柏 *Asparagus officinalis* L. 的干燥嫩茎。春季采割、采挖，洗净，低温干燥。

【性状】 本品略呈长条形，不分枝，多弯曲或扭曲，长 20～250mm，直径 2～15mm，顶芽有或无。表面黄白色或黄绿色，常有不规则纵沟纹，干瘪。节明显，节处有三角形的膜质鳞片。质脆，易折断，断面黄白色，可见维管束散在。气清香，味微甘。

【鉴别】 （1）本品粉末呈棕黄色或棕绿色。导管多为梯纹导管。纤维成束或散在。薄壁细胞类方形、类多角形或不规则形。茎表皮细胞类方形，多紧密排列。草酸钙针晶成束或散在。

（2）取本品粉末 1g，加甲醇 10ml，超声处理 30 分钟，滤过，蒸干，加甲醇 2ml 使溶解，作为供试品溶液。另取石刁柏对照药材 1g，同法制成对照药材溶液。照薄层色谱法（《中国药典》2020 年版四部通则 0502）试验，吸取上述溶液各 4μl，分别点于同一硅胶 G 薄层板上，以甲苯 – 乙酸乙酯 – 甲醇（5：2：1）为展开剂，展开，取出，晾干，喷以 10% 硫酸乙醇溶液，在 105℃加热至斑点显色清晰，置紫外光灯（365nm）下检视。供试品色谱中，在与对照药材色谱相应的位置上，显相同颜色的荧光斑点。

【检查】 水分　不得过 13.0%（《中国药典》2020 年版四部通则 0832 第二法）。

总灰分　不得过 13.0%（《中国药典》2020 年版四部通则 2302）。

酸不溶性灰分　不得过 5.0%（《中国药典》2020 年版四部通则 2302）。

【浸出物】 照水溶性浸出物测定法（《中国药典》2020 年版四部通则 2201）项下的冷浸法测定，不得少于 30.0%。

【炮制】 洗净，切段，晒干。

【性味与归经】 微甘，平。归肺、肝经。

【功能与主治】 清热利湿，温肺祛痰，活血散结。用于黄疸，无名肿毒，乳癖，银屑病等。

【用法与用量】 15～30g，或供制剂用。

【贮藏】 置通风干燥处。

· 起草说明 ·

【别名】 芦笋、龙须菜、露笋、猪尾巴、蚂蚁杆、狼尾巴根、假天门冬、假天麻、药鸡豆子。

【名称】 本品作为蔬菜的记载多称之为"芦笋"，作为药用的记载多以"石刁柏"为名。本品以石刁柏为名曾收载于《山西省中药材中药饮片标准》2014年版第一册和《浙江省中药材标准》2017年版第一册。本标准沿用石刁柏之名为正名。

【来源】 本品为百合科天门冬属草本植物石刁柏 *Asparagus officinalis* L. 的嫩茎。《本草纲目》记载："石刁柏，又称小百部，能瘿结热气，利小便。"[1]。在《中华本草》和《中药大辞典》中亦有本品记录，其记载多引自前代的本草著作，并详细描述了其植物形态，从描述来看与本药材性状描述一致。本品为我省生产中药制剂的原料，故收入本标准，以控制药材质量。

【原植物】 多年生草本。茎平滑无毛，长而软，叶状枝呈丝状，纤细，每3~6枚成簇，长5~30mm；鳞片叶淡黄色。雌雄异株。花单性，1~4朵腋生，绿黄色；花梗长8~14mm，关节位于上部或近中部；雄花花被片6，雄蕊6，生于花被基部，花丝中部以下贴生于花被片上；雌花花被片6，长约3mm；子房有3棱。浆果球形，直径7~8mm，成熟时红色，有2~3颗种子[2]。花期7~8月，果期8~10月。见图1。

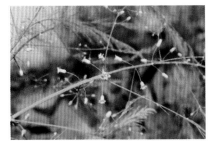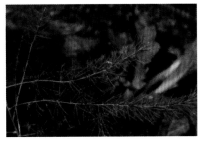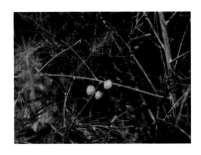

图1 石刁柏原植物图

【产地】 产于山东、河南、山西、新疆、浙江、甘肃等地。

【采收加工】 春季采割、采挖、洗净。鲜用采取冷藏、保湿、避光措施。干用采取切段、晒干或低温干燥措施。

【化学成分】 本品含有芦笋皂苷C、D等皂苷类成分，槲皮素、山柰酚、异鼠李素等黄酮类成分，芦笋多糖等多糖类成分；此外，还含咖啡酸和多种维生素等成分[3-5]。

【性状】 根据收集的药材描述。见图2。

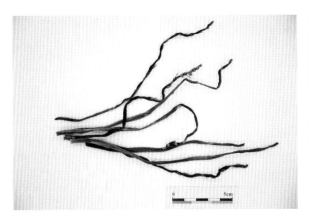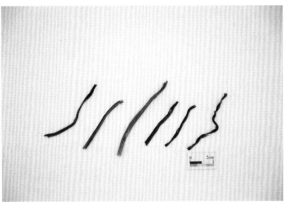

图2 石刁柏药材图

【鉴别】（1）**显微鉴别**　根据实验样品观察拟定粉末显微特征。见图 3。

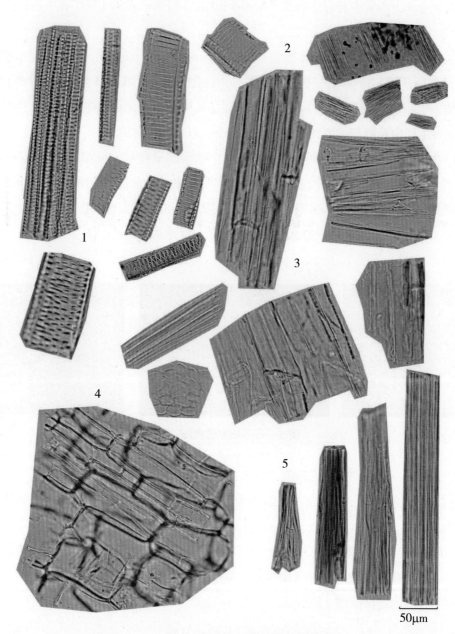

图 3　石刁柏粉末显微特征图

1.导管；2.草酸钙针晶；3.表皮细胞；4.薄壁细胞；5.纤维束

（2）**薄层色谱鉴别**　以石刁柏为对照药材，制定薄层色谱鉴别方法。考察了不同展开剂类型、比例和不同显色条件，并进行了耐用性试验考察，最终确定展开剂为甲苯－乙酸乙酯－甲醇（5：2：1），检视方法为喷以 10% 硫酸乙醇溶液，105℃加热至斑点显色清晰，置紫外光灯（365nm）下，建立了石刁柏的薄层色谱鉴别方法。该色谱条件斑点分离较好，方法可行。结果见图 4。

【检查】　**水分**　按照《中国药典》2020 年版四部通则 0832 第二法烘干法测定，结果在

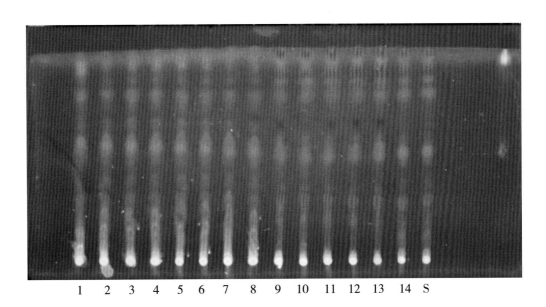

图4 石刁柏薄层色谱图

1-14. 石刁柏样品；S. 石刁柏对照药材

6.1%～11.3%之间（表1），拟定限度为不得过13.0%。

总灰分 按照《中国药典》2020年版四部通则2302总灰分测定法测定，结果在8.3%～12.2%之间（表1），拟定限度为不得过13.0%。

酸不溶性灰分 按照《中国药典》2020年版四部通则2302酸不溶性灰分测定法测定，结果在0.3%～4.5%之间（表1），拟定限度为不得过5.0%。

表1 石刁柏样品检测结果（%）

样品	1	2	3	4	5	6	7	8	9	10	11	12	13	14
水分	8.1	9.7	8.7	9.1	9.0	9.8	11.3	9.6	10.0	9.9	8.1	9.1	6.8	6.1
总灰分	12.2	11.0	12.2	11.3	11.2	11.0	9.0	10.5	8.3	8.4	7.9	8.8	9.6	9.5
酸不溶性灰分	4.5	2.7	4.2	3.4	3.1	3.2	2.0	1.7	0.3	0.4	0.5	0.5	0.4	0.4

【浸出物】 按照《中国药典》2020年版四部通则2201水溶性浸出物测定法项下的冷浸法，测定结果在30.2%～48.3%之间（表2），拟定限度为不得少于30.0%。

表2 石刁柏浸出物测定结果（%）

样品	1	2	3	4	5	6	7	8	9	10	11	12	13	14
浸出物	33.6	33.1	35.2	30.2	35.3	30.9	38.2	33.3	45.4	45.6	40.9	43.2	48.3	43.2

【炮制】【性味与归经】【功能与主治】【用法与用量】【贮藏】 参照《中药大辞典》[2]《中华本草》[6]石刁柏项下的内容拟定。

参考文献

[1]李时珍.本草纲目（第二册）[M].北京：人民卫生出版社，1997：404.

［2］南京中医药大学．中药大辞典［M］．上海：上海科学技术出版社，1999：830-831．

［3］吴燕红，肖兵，付辉政，等．石刁柏化学成分研究［J］．中国现代中药，2016，18（12）：1571-1573．

［4］黄雪峰，罗俊，张勇，等．石刁柏的化学成分［J］．中国天然药物，2006（3）：181-184．

［5］顾关云，蒋昱．芦笋的化学成分和生物活性［J］．国外医药（植物药分册），2007（2）：47-50．

［6］国家中医药管理局《中华本草》编委会．中华本草（第8册）［M］．上海：上海科学技术出版社，1999：71-73．

石上柏 Shishangbai
SELAGINELLAE DOEDERLEINI HERBA

本品为卷柏科植物深绿卷柏 *Selaginella doederleinii* Hieron 的干燥全草。全年可采，除去杂质，洗净，晒干。

【性状】 本品根极少，纤细，黄褐色。茎扁柱形，表面黄绿色至黄褐色，具棱，质脆，具稀疏而整齐排列的叶或叶痕，多分枝，分枝处偶见黄色细长不定根。叶交互排列，上表面深绿色，下表面浅绿色，多向内卷曲；背叶2列，卵状矩圆形，顶端钝，上缘微齿，下缘全缘；腹叶2列，矩圆形，呈交互覆瓦状排列，顶端具短刺头，边缘有锯齿。孢子囊穗顶生，四棱形。孢子叶卵状三角形，急尖。体轻，质稍韧。气微，味甘、淡。

【鉴别】 本品粉末黄绿色。叶表皮细胞类长方形或不规则形，壁波状弯曲，叶缘部分细胞壁向外突出形成粗短刺。气孔不定式，圆形或椭圆形，副卫细胞4～8个。管胞多破碎，多梯纹或网纹，直径9～63μm。孢子类白色或黄色，类圆形或卵状三角形，可见点状纹理，直径19～38μm。薄壁细胞浅黄色，椭圆形或多角形。

【检查】 **水分** 不得过10.0%（《中国药典》2020年版四部通则0832第二法）。

总灰分 不得过12.0%（《中国药典》2020年版四部通则2302）。

【浸出物】 照水溶性浸出物测定法（《中国药典》2020年版四部通则2201）项下的热浸法测定，不得少于10.0%。

【炮制】 除去杂质，洗净，切段，干燥。

【性味与归经】 微苦、涩，凉。归肺、肝、胆经。

【功能与主治】 清热解毒，祛风除湿，止血，用于癥瘕积聚，咽喉肿痛，目赤肿痛，肺热咳嗽，乳痈，湿热黄疸，风湿痹痛，外伤出血。

【用法与用量】 10～30g。外用适量，鲜品捣烂敷患处或干品研粉调香油涂患处。

【贮藏】 置通风干燥处。

· 起草说明 ·

【别名】 大叶菜、梭罗草、地梭罗、金龙草、龙鳞草、地侧柏、虾麻叶、锅巴草、岩青、岩扁柏、过路蜈蚣、大凤尾草、地柏草。

【名称】 石上柏在《河南省中药饮片炮制规范》2022年版有收载，故本标准沿用此名称。

【来源】 石上柏为我国常用的民族民间草药，始载于《本草图经》："地柏……根黄，状如丝，茎细，上有黄色点子，无花，叶三月生，长四、五寸许，四月采，暴干用。"[1]《全国中草药汇编》[2]中记载其来源为卷柏科植物深绿卷柏 *Selaginella doederleinii* Hieron 的干燥全草。本草记载与现今所用石上柏基本一致。目前石上柏已被广西、上海、江西、广东、河北、湖南、天津、浙江等多地的地方标准收载。

【原植物】 多年生草本，高 15~35cm。主茎直立或倾斜，具棱，禾秆色，常在分枝处生出支撑根（根托），多回叉状分枝。叶二型，侧叶和中叶各 2 行；侧叶在小枝上呈覆瓦状排列，向枝的两侧紧靠斜展，卵状长圆形，长 3~5mm，宽 1.5~2mm，钝头，基部心形，叶缘内侧下方有微锯齿，外侧的中部以下几全缘，两侧上方均有疏锯齿；中叶 2 行，彼此以覆瓦状交互排列直向枝端，卵状长圆形，长 2.2~2.5mm，宽 1~1.2mm，先端渐尖具短刺头，基部心形，边缘有锯齿，中脉龙骨状向上隆起，前后中叶的中脉相接成狭脊状。孢子囊穗常为 2 个并生于小枝顶端，长 3~8mm，四棱形；孢子叶 4 列，交互覆瓦状排列，卵状三角形，长约 1.5mm，宽约 1mm，先端长渐尖，边缘有锯齿，龙骨状。孢子囊近球形，大孢子囊生于囊穗下部，小孢子囊生于中部以上，或有的囊穗全为小孢子囊[3]。见图 1。

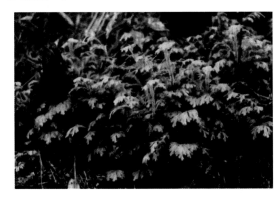 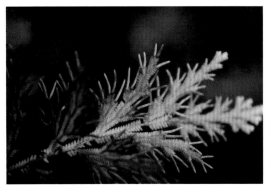

图 1 深绿卷柏植物图

【产地】 产于河南省西南及安徽、浙江、江西、福建、台湾、湖南、广东、广西等地。

【采收加工】 全年可采，除去杂质，洗净，晒干。

【化学成分】 本品含穗花杉双黄酮、银杏双黄酮、异银杏双黄酮、大麦芽碱 -O- α -L- 吡喃鼠李糖苷、粗贝壳杉黄酮 4′- 甲醚、5，5″，7，7″，4′，4‴ - 六羟基 -2′，8″ - 双黄酮、7，4′，7″，4‴ - 四甲氧基穗花杉双黄酮、5，5″，7，7″，4′，4‴ - 六羟基 -2′，6″ - 双黄酮、槲皮素 -3-O- α -D- 阿拉伯糖苷、川陈皮素、没食子酸、莽草酸、小檗碱和巴马汀[4, 5]等化学成分。

【性状】 依据收集样品的性状而描述。见图 2。

【鉴别】 **显微鉴别** 根据实验样品观察拟定粉末显微特征。见图 3。

【检查】 **水分** 按照《中国药典》2020 年版四部通则 0832 第二法烘干法测定，结果在 7.9%~9.3% 之间（表 1），拟定限度为不得过 10.0%。

总灰分 按照《中国药典》2020 年版四部通则 2302 总灰分测定法测定，结果在 9.4%~11.5% 之间（表 1），拟定限度为不得过 12.0%。

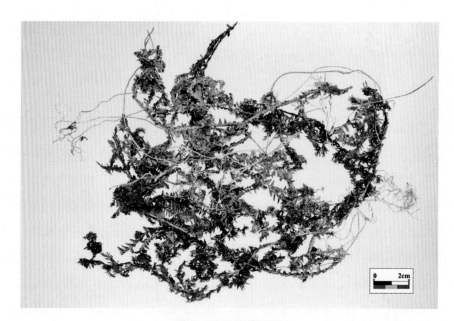

图 2　石上柏药材图

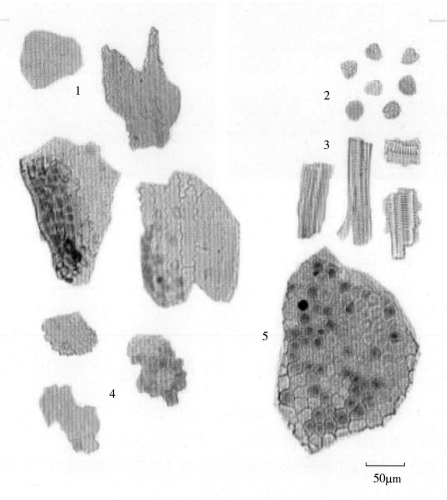

图 3　石上柏粉末特征图

1. 叶表皮细胞；2. 孢子；3. 管胞；4. 气孔；5. 薄壁细胞

表1 水分、总灰分测定结果（%）

样品	1	2	3	4	5	6
水分	8.2	7.9	8.3	9.3	7.9	9.2
总灰分	10.2	10.4	9.4	11.4	11.5	10.4

【浸出物】 石上柏主要成分为水溶性化合物。按《中国药典》2020 年版四部通则 2201 水溶性浸出物测定法项下热浸法分别对 6 批药材进行测定，结果在 10.4%～16.1% 之间（表2），拟定限度为不得少于 10.0%。

表2 浸出物测定结果（%）

样品	1	2	3	4	5	6
浸出物	15.7	15.4	13.7	11.1	16.1	10.4

【炮制】【性味与归经】【功能与主治】【用法与用量】【贮藏】 均参考《河南省中药饮片炮制规范》（2022 年版）拟定。

参考文献

[1] 陈京，徐攀，姚振生.《本草图经》中蕨类植物的考证［J］.中药材，2012，35（7）：1167-1170.

[2] 王国强.全国中草药汇编（卷二）［M］.3 版.北京：人民卫生出版社，2016：415.

[3] 国家中医药管理局《中华本草》编委会.中华本草（精选本）［M］.上海：上海科学技术出版社，1998.

[4] 赵倩，王彩霞，李艳玲，等.石上柏化学成分及生物活性的研究［J］.中草药，2013，44（23）：3270-3275.

[5] 王刚，张茂生，黎丹，等.石上柏的化学成分研究［J］.辽宁中医杂志，2019，46（1）：124-126.

石楠藤 Shinanteng
PHOTINIAE RAMULUS

本品为蔷薇科植物石楠 *Photinia serrulata* Lindl. 的干燥茎枝。夏、秋季采收，干燥。

【性状】 本品呈长圆柱形，顶端多分枝，长 10～65cm，直径 4～10mm。表面灰棕色至棕褐色，稍粗糙，嫩枝有光泽，上有许多斑点状皮孔及皱纹。可见半月形的叶柄痕，外皮脱落后呈红棕色。质硬而脆，易折断，断面粉白色，木心淡棕色。气微，味淡、微涩。

【鉴别】 本品横切面：木栓层由数列切向延长的木栓细胞组成，内含棕红色物质。皮层薄壁细胞类圆形，壁较厚，含草酸钙簇晶与方晶。韧皮部纤维束断续排列成 2～6 个环层，壁厚，木化，胞腔呈点状；纤维上可见方晶散在。形成层不明显。木质部宽广，导管单个径向排列；木射线宽 1～2 列细胞。髓部薄壁细胞类圆形，壁厚，壁孔多而明显，细胞内含少量棕色物质，并有少量方晶。

【检查】 水分 不得过 12.0%（《中国药典》2020 年版四部通则 0832 第二法）。

总灰分 不得过 7.0%（《中国药典》2020 年版四部通则 2302）。

【浸出物】 照醇溶性浸出物测定法（《中国药典》2020 年版四部通则 2201）项下的热浸法测定，用乙醇作溶剂，不得少于 10.0%。

【炮制】 除去杂质，洗净，润透，切段，干燥。

【性味与归经】 辛、甘，温。归肝经。

【功能与主治】 祛风止痛，壮筋骨。用于风痹疼痛，腰膝酸软无力。

【用法与用量】 9～15g。

【贮藏】 置通风干燥处。

· 起草说明 ·

【别名】 石岩树。

【名称】 沿用本省习用名称。

【来源】 始载于《本草纲目》木部石南项下，本经列为下品。全国来源较复杂，《江西省中药材标准》（1996 年版）收载胡椒科植物山蒟的干燥带叶茎枝作为石楠藤，《贵州省中药材质量标准》（1988 年版）收载胡椒科植物石楠藤及其变种干燥带叶茎枝作为石楠藤，《湖北省中药材标准》（2009 年版）收载胡椒科植物石楠藤干燥带叶藤茎作为石楠藤，《山东省中药材标准》（2012 年版）、《北京市中药材标准》（1998 年版）、《上海市中药材标准》（1994 年版）收载蔷薇科植物石楠 *Photinia serrulata* Lindl. 的干燥藤茎或带叶茎枝作为石楠藤，我省即习用此种。

【原植物】 常绿灌木或小乔木，高可达 10m，枝光滑。叶片革质，长椭圆形、长倒卵形、倒卵状椭圆形，长 8～22cm，宽 2.5～6.5cm，基部宽楔形或圆形，边缘疏生有腺细锯齿，近基部全缘，幼时自中脉至叶柄有绒毛，后脱落，两面无毛；叶柄长 2～4cm。复伞房花序多而密；花序梗和花柄无毛；花白色，直径 6～8 mm；花瓣近圆形，内面近基部无毛；子房顶端有毛，花柱 2～3 裂。梨果近球形，直径约 5mm，红色，后变紫褐色。花期 4～5 月，果期 10 月[1-3]。见图 1。

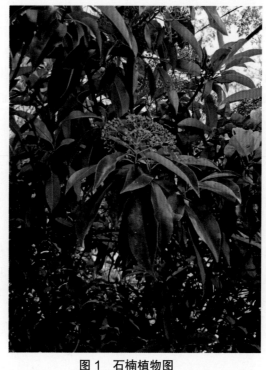

图 1　石楠植物图

【产地】 安徽、江苏、浙江、广东、广西等地[1]。

【采收加工】 夏、秋季采收，干燥。以身干、枝条均匀者为佳。

【化学成分】 含氢氰酸、野樱皮苷、熊果酸、皂苷、挥发油等[1-3]。

【性状】 依据收集样品的性状而描述。见图2。

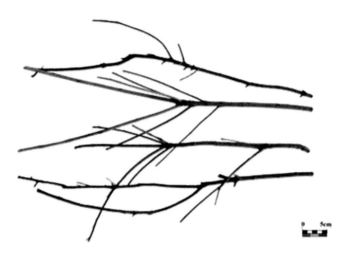

图2 石楠藤药材图

【鉴别】 **横切面显微鉴别** 根据实验样品观察拟定横切面显微特征。见图3。

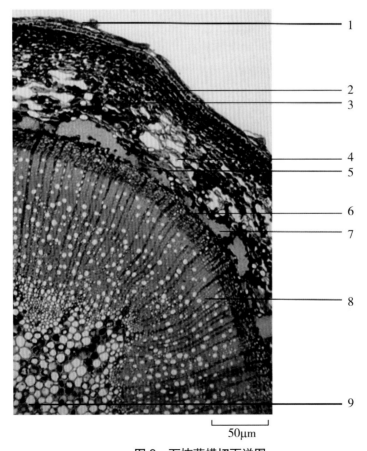

图3 石楠藤横切面详图

1. 木栓层；2. 纤维；3. 皮层；4. 簇晶；5. 方晶；6. 形成层；7. 韧皮部；8. 木质部；9. 髓

【检查】 水分　按照《中国药典》2020 年版四部通则 0832 第二法烘干法测定，结果在 8.3%～10.4% 之间，拟定限度为不得过 12.0%。

总灰分　按照《中国药典》2020 年版四部通则 2302 总灰分测定法测定，结果在 3.1%～5.2% 之间，拟定限度为不得过 7.0%。

【浸出物】 按照《中国药典》2020 年版四部通则 2201 浸出物测定法项下的热浸法，以乙醇作为溶剂，测定结果在 11.6%～11.8% 之间，拟定限度为不得少于 10.0%。

【炮制】【性味与归经】【功能与主治】【用法与用量】【注意】【贮藏】 均参考《河南省中药饮片炮制规范》（2022 年版）拟定。

参考文献

［1］南京中医药大学 . 中药大辞典（上册）［M］. 2 版 . 上海：上海科学技术出版社，2006：815-817.

［2］国家中医药管理局《中华本草》编委会 . 中华本草（第 4 册）［M］. 上海：上海科学技术出版社，1999：169 -171.

［3］《全国中草药汇编》编写组 . 全国中草药汇编（下册）［M］. 北京：人民卫生出版社，1978：185-186.

石碱 Shijian
STONE SLKALI

本品为以碳酸盐类无机物质为主的加工品，主含碳酸钠（Na_2CO_3）。

【性状】 本品为灰白色或白色粉末，无臭，有风化性。

【鉴别】 （1）取铂丝，用盐酸湿润后，蘸取供试品，在无色火焰中燃烧，火焰即显鲜黄色。

（2）取供试品约 100mg，加水 2ml 溶解，加 15% 碳酸钾溶液 2ml，加热至沸，不得有沉淀生成；加焦锑酸钾试液 4ml，加热至沸；置冰水中冷却，必要时用玻棒摩擦试管内壁，应有致密的沉淀生成。

（3）取供试品约 100mg，加水 2ml 使溶解，加稀盐酸，即泡沸，发生二氧化碳气体，导入氢氧化钙试液中，即生成白色沉淀。

（4）取供试品约 100mg，加水 2ml 使溶解，加硫酸镁试液，即生成白色沉淀。

（5）取供试品约 100mg，加水 2ml 使溶解，加酚酞指示液，即显深红色。

【含量测定】 取本品约 1.5g，精密称定，加水 50ml 使溶解，加甲基红 - 溴甲酚绿混合指示液 10 滴，用盐酸滴定液（1.0mol/L）滴定至溶液由绿色转变为紫红色，煮沸 2 分钟，冷却至室温，继续滴定至溶液由绿色转变为暗紫色，并将滴定的结果用空白试验校正。每 1ml 盐酸滴定液（1.0mol/L）相当于 53.00mg Na_2CO_3。

本品含石碱以无水碳酸钠（Na_2CO_3）计算，不少于 85.0%。

【炮制】 除去杂质。

【性味与归经】 咸、苦，辛。归肺经。

【功能与主治】 软坚，消积，祛瘀，止痒。用于疤痕症状的治疗。

【用法与用量】 外用，适量，研末点撒或调敷。

【注意】 创面未愈合者禁用。

【贮藏】 密封保存。

·起草说明·

【别名】 灰碱、花碱、食用碱、碱粉、食用纯碱。

【名称】《本草纲目》记载:"状如石,类碱,故亦得碱名。"

【来源】《本草纲目》曰:"石碱,出山东济宁诸处。彼人采蒿蓼之属,开窖浸水,漉起晒干烧灰,以原水淋汁,每百引入粉面二三斤,久则凝淀如石,连汁货之四方,浣衣发面,甚获利也。"[1]《中药大辞典》曰:"为从蒿、蓼等草灰中提取之碱汁,和以面粉,经加工而成的固体。"传统的石碱主要含碳酸钾(K_2CO_3)、碳酸钠(Na_2CO_3)等无机物质,以及淀粉和蛋白质等[2]。目前,石碱多采用现代加工方法而得,本标准规定石碱来源为以碳酸盐类无机物质为主的加工品,主含碳酸钠。本品为我省中药制剂"除疤膏"的处方药材之一,已有二十余年的药用历史,为更好地控制石碱及其制剂的质量,故收入本标准。

【产地】 河南、山东、天津、湖北、上海、广东等地。

【化学成分】 本品主含碳酸钠[1, 2]。

【性状】 依据收集样品的性状描述。见图1。

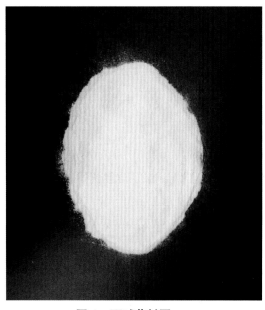

图1 石碱药材图

【鉴别】 依据本品主含碳酸钠的性质,参考《中国药典》2020年版四部通则0301一般鉴别制定。(1)(2)为钠盐的理化鉴别方法,(3)~(5)为碳酸盐的理化鉴别方法。

【含量测定】 依据本品主含碳酸钠的性质,参考《中国药典》2020年版四部药用辅料无水碳酸钠项下含量测定方法制定。测定10批样品,结果在97.6%~99.5%之间,平均值为98.6%,拟定限度为不得少于85.0%。

【性味与归经】《中药大辞典》："咸，苦，温。"[2]《本草纲目》："辛、苦，温。"[1]根据临床使用实际，拟定为"咸、苦，辛。归肺经"。

【功能与主治】【用法与用量】【注意】均参考《本草纲目》《中药大辞典》《关于发布石碱等6个河南省中药材标准的通知》（豫药监注〔2001〕263号），结合临床使用实际情况与方解综合拟定。

【贮藏】依据本品主含碳酸钠的性质拟定。

参考文献

[1]李时珍.本草纲目（校点本）[M].北京：人民卫生出版社，1982：452-453.
[2]南京中医药大学.中药大辞典[M].2版.上海：上海科学技术出版社，2006：825.

北合欢 Beihehuan
CELASTRI ORBICULATI FRUCTUS

本品为卫矛科植物南蛇藤 *Celastrus orbiculatus* Thunb. 的干燥成熟果实。秋季果实成熟时采摘，除去杂质，晒干。

【性状】本品呈圆球形，果皮常开裂成三瓣，偶有四瓣。完整的果实直径 0.6～1cm，顶端具宿存花柱，基部有时可见细小果柄及宿存花萼。表面黄色或黄绿色，果皮革质，每瓣内有种子1～2枚。种子卵形或椭圆形，表面光滑，棕褐色，外被红褐色膜质假种皮。气微，味微苦。

【鉴别】（1）本品粉末黄棕色。假种皮细胞含橙黄色或橙红色颗粒状物。石细胞单个散在或数个成群，类圆形、长方形或长条形，有的末端较尖，层纹及纹孔明显。草酸钙簇晶单个散在或数个成群分布在薄壁细胞中，直径10～50μm，棱角稍尖或较钝。草酸钙方晶散在或分布在薄壁细胞中。螺纹、网纹导管常见，细小。

（2）取本品粉末1g，加水50ml，水浴加热回流1小时，放冷，滤过，滤液通过 D_{101} 大孔吸附树脂柱（柱内径为1.2cm，柱高为15cm），用水200ml洗脱，弃去水洗液，再用乙醇80ml洗脱，收集乙醇洗脱液，蒸干，残渣加乙醇2ml使溶解，上清液作为供试品溶液。另取南蛇藤果对照药材1g，同法制成对照药材溶液。照薄层色谱法（《中国药典》2020年版四部通则0502）试验，吸取上述两种溶液各3～5μl，分别点于同一硅胶G薄层板上，以三氯甲烷－乙酸乙酯－乙醇－水（6：6：6：1）为展开剂，展开，取出，晾干，喷以3%三氯化铝乙醇溶液，加热至斑点显色清晰，置紫外光灯（365nm）下检视。供试品色谱中，在与对照药材色谱相应的位置上，显相同颜色的荧光主斑点。

【检查】水分　不得过12.0%（《中国药典》2020年版四部通则0832第二法）。

总灰分　不得过8.0%（《中国药典》2020年版四部通则2302）。

酸不溶性灰分　不得过2.0%（《中国药典》2020年版四部通则2302）。

【浸出物】照水溶性浸出物测定法（《中国药典》2020年版四部通则2201）项下的热浸法测定，不得少于15.0%。

【炮制】除去杂质及脱落的果梗。

【性味与归经】 甘、微苦，平。归心、脾经。

【功能与主治】 养心安神，和血止痛。用于心悸失眠，健忘多梦，牙痛，筋骨痛，腰腿麻木，跌打伤痛。

【用法与用量】 10～25g。

【贮藏】 置阴凉干燥处，防蛀。

· 起草说明 ·

【别名】 南蛇藤果、合欢果、藤合欢。

【名称】 北合欢之名始见于《吉林省药品标准》1977 年版，沿用此名。

【来源】 南蛇藤始载于《植物名实图考》，吴其濬曰："南蛇藤生长沙山中。黑茎长韧，参差生叶。叶如南藤，面浓绿，背青白，光润有齿。根、茎一色，根圆长，微似蛇，故名。俚医以治无名肿毒，行血气。"[1] 与今所用南蛇藤一致。《全国中草药汇编》下册始载南蛇藤果之性能与主治："果：甘、苦、平。安神镇静。…… 果：神经衰弱，心悸，失眠，健忘。"[2] 至《中药大辞典》第二版才将"南蛇藤果"作为一味中药单列出来："［药性］甘、微苦，平。［功用主治］养心安神、和血止痛。主治心悸失眠，健忘多梦，牙痛，筋骨痛，腰腿麻木，跌打伤痛"。[3] 合欢首载于《神农本草经》："合欢味甘平，主安五脏利心志，令人欢乐无忧。"[4]《证类本草》中唐慎微所绘合欢原植物图与豆科植物合欢 *Albizia julibrissin* Durazz. 相符合[5]。合欢花首见于《本草衍义》，寇宗奭说"其色如今之醮晕线，上半白，下半肉红。散垂如丝，为花之异。其绿叶至夜则合，又谓之夜合花。"[6] 其描述与豆科植物合欢的花相一致。1965 年高士贤在中医杂志上刊文考证中药合欢花的原植物为豆科合欢树，并且指出有些地区以卫矛科植物南蛇藤的干燥成熟果实充代[7]。南蛇藤主产于东北，以果实代合欢花使用，为地区习惯用药，已收入吉林、辽宁等省药品标准中，名北合欢或藤合欢。我省原安阳地区有此使用历史习惯，禹州药材市场周边县区也有使用，且北合欢是中药制剂"舒神灵胶囊"处方药材之一，故收入地方标准。

【原植物】 落叶藤状灌木，高 1～10m，小枝光滑无毛，灰棕色或棕褐色，具稀而不明显的皮孔。腋芽小，卵状至卵圆状，长 1～3mm；缠绕茎嫩枝腋芽最外一对芽鳞特化成刺状，长 0.5～1.5mm。单叶互生，通常阔倒卵形、近圆形或长方椭圆形，长 5～13cm，宽 3～9cm，先端圆阔，具有小尖头或短渐尖，基部阔楔形到近钝圆形，边缘具锯齿，两面光滑无毛或叶背脉上具稀疏短柔毛或密被黄褐色锈毛，侧脉 3～5 对；叶柄细长 1～2cm。聚伞花序腋生，间有顶生，花序长 1～3cm，小花 1～3 朵；小花梗关节在中部以下或近基部；雄花萼片钝三角形，花瓣倒卵椭圆形或长方形，长 3～4mm，宽 2～2.5mm；花盘浅杯状，裂片浅，顶端圆钝；雄蕊长 2～3mm，退化雌蕊不发达；雌花花冠较雄花窄小，花盘稍深厚，肉质，退化雄蕊极短小；子房近球状，花柱长约 1.5mm，柱头 3 深裂，裂端再 2 浅裂。蒴果近球状，直径 8～10mm，成熟后橙黄色；种子卵形至椭圆形，长 4～5mm，直径 2.5～3mm，赤褐色或灰棕色。花期 5～6 月，果期 7～10 月[8]。见图 1。

【产地】 产于黑龙江、吉林、辽宁、内蒙古、河北、山西、陕西、甘肃、浙江等全国大部分地区。我省的伏牛山、大别山、太行山也有分布。

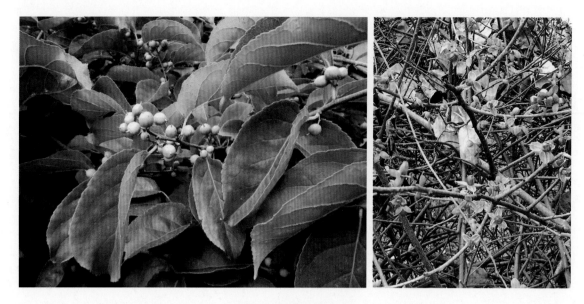

图 1　南蛇藤植物图

【采收加工】　9～10 月果实成熟时采摘，除去杂质，晒干。

【化学成分】　含有脂肪油、黄酮类成分等[9]。

【性状】　依据收集样品的性状而描述。见图 2。

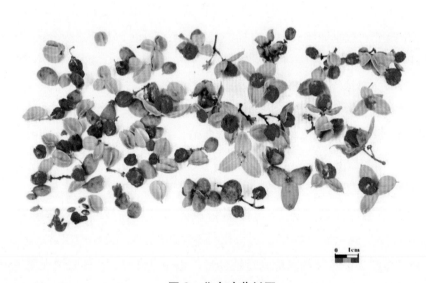

图 2　北合欢药材图

【鉴别】（1）**显微鉴别**　根据实验样品观察拟定粉末显微特征。见图 3。

（2）**薄层色谱鉴别**　针对北合欢中主成分黄酮类化合物，以南蛇藤果为对照药材，按照《中国药典》2020 年版四部通则 0502 薄层色谱法试验，建立了北合欢的薄层色谱鉴别方法。该色谱条件斑点分离较好，耐用性好，方法可行。结果见图 4。

【检查】　**水分**　按照《中国药典》2020 年版四部通则 0832 第二法烘干法测定 18 批样品，结果在 5.8%～10.5% 之间，平均值为 9.8%，拟定限度为不得过 12.0%。

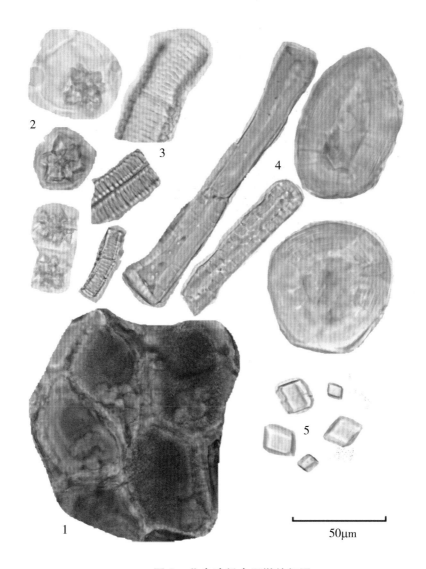

图3 北合欢粉末显微特征图

1.假种皮细胞；2.草酸钙簇晶；3.导管；4.石细胞；5.草酸钙方晶

总灰分 按照《中国药典》2020年版四部通则2302总灰分测定法测定18批样品，结果在3.8%～7.4%之间，平均值为5.0%，拟定限度为不得过8.0%。

酸不溶性灰分 按照《中国药典》2020年版四部通则2302酸不溶性灰分测定法测定18批样品，结果在0.5%～1.9%之间，平均值为1.0%，拟定限度为不得过2.0%。

【浸出物】 通过使用不同浓度乙醇和水冷热两种浸出物的对比分析，结合样品果肉易蛀特性和多入汤剂的使用方法，确定以热浸法测定其水溶性浸出物。按照《中国药典》2020年版四部通则2201水溶性浸出物测定法的热浸法测定18批样品，结果在16.6%～26.8%之间，拟定限度为不得少于15.0%。

【炮制】【性味与归经】【功能与主治】【用法与用量】【贮藏】 参考《中药大辞典》第二版[3]。

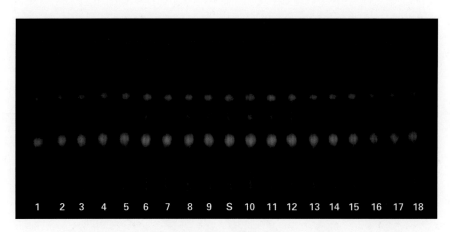

图4　北合欢薄层色谱图

S.南蛇藤果对照药材；1–18.北合欢样品

参考文献

［1］吴其濬.植物名实图考［M］.北京：商务印书馆，1957：475.

［2］《全国中草药汇编》编写组.全国中草药汇编（下册）［M］.2版.北京：人民卫生出版社，1978：423.

［3］南京中医药大学.中药大辞典［M］.2版.上海：上海科学技术出版社，2005：2214.

［4］佚名.神农本草经［M］.黄爽，辑.北京：中医古籍出版社，1991：221.

［5］唐慎微.证类本草［M］.上海：上海古籍出版社，1991：672.

［6］寇宗奭.本草衍义［M］.北京：人民卫生出版社，1990：88.

［7］高士贤.几种不能混用的中药［J］.中医杂志，1965（4）：30-31.

［8］中国科学院中国植物志编辑委员会.中国植物志（第六十九卷）［M］.北京：科学出版社，1999：112.

［9］江苏新医学院.中药大辞典［M］.上海：上海科学技术出版社，1977：1564，1566.

叶下珠 Yexiazhu
PHYLLANTHI URINARIAE HERBA

本品为大戟科植物叶下珠 *Phyllanthus urinaria* L.的干燥全草。夏、秋二季采收，除去泥土，晒干。

【性状】 本品长短不一。主根不发达，呈棕黄色或淡红色，须根多数，不易折断。茎呈类圆柱形，黄绿色、灰棕色或棕红色，多分支，直径1.5～4mm，表面具细纵皱纹，质脆易断，断面中空。单叶互生，易脱落，叶片呈长椭圆形，长5～15mm，宽2～6mm，先端有短突尖，基部近圆钝或偏斜，边缘有白色短毛，叶面绿色，叶背灰绿色，叶柄极短。花小，腋生于叶背面之下，多已干缩。蒴果扁球形，棕黄色，直径2～3mm，无柄，表面有鳞状凸起，常6纵裂。气微香，味微苦。

【鉴别】（1）本品粉末黄绿色。叶表皮细胞垂周壁波状弯曲，气孔多为平轴式，偶见不等式，副卫细胞2～4个。非腺毛存在于叶缘及靠近叶缘的叶脉上，完整者2～5个细胞，长50～165μm，直径20～30μm；先端细胞膨大，表面具角质条状纹理。草酸钙簇晶众多，成片或散在，直径7～51μm。导管以螺纹导管多见。

（2）取本品粉末 1g，加 85% 乙醇 20ml，超声处理 20 分钟，滤过，滤液蒸干，残渣加甲醇 1ml 使溶解，取上清液作为供试品溶液。另取叶下珠对照药材 1g，同法制成对照药材溶液。照薄层色谱法（《中国药典》2020 年版四部通则 0502）试验，吸取上述两种溶液各 5μl，分别点于同一硅胶 G 薄层板上，以乙酸乙酯 - 甲酸 - 冰醋酸 - 水（15∶1∶1∶2）为展开剂，展开，取出，晾干，喷以 10% 硫酸乙醇溶液，在 105℃ 加热至斑点显色清晰，置紫外光灯（365nm）下检视。供试品色谱中，在与对照药材色谱相应的位置上，显相同颜色的荧光斑点。

【检查】 **水分** 不得过 13.0%（《中国药典》2020 年版四部通则 0832 第二法）。

总灰分 不得过 11.0%（《中国药典》2020 年版四部通则 2302）。

酸不溶性灰分 不得过 3.0%（《中国药典》2020 年版四部通则 2302）。

【炮制】 除去杂质，洗净，切段，干燥。

【性味与归经】 甘、苦，凉。入肝、肺经。

【功能与主治】 清热利尿，明目，消积。用于眼结膜炎，夜盲症，肾炎水肿，泌尿系统感染，结石，黄疸型肝炎，咽炎，肺炎，小儿消化不良，肠炎痢疾，小儿疳积，无名肿痛，蛇咬伤等症。

【用法与用量】 15～30g。

【贮藏】 置干燥通风处。

· 起草说明 ·

【别名】 珍珠草、叶后珠、日开夜闭、夜合草。

【名称】 叶下珠在《河南省中药饮片炮制规范》（2022 年版）有收载，故本标准沿用此名称。

【来源】《本草纲目拾遗》载有真珠草，云："此草叶背有小珠，昼开夜闭，高三四寸，生人家墙脚下，处处有之。"[1]《植物名实图考》云："叶下珠，江西、湖南砌下墙阴多有之。高四五寸，宛如初出夜合树芽，叶亦昼开夜合。叶下顺茎结子如粟，生黄熟紫。俚医云性凉，能除瘴气。"[2] 根据上述植物形态、产地、疗效和附图特征考证，古代所谓真珠草、叶下珠与今大戟科叶下珠一致。本标准规定叶下珠来源为大戟科植物叶下珠 *Phyllanthus urinaria* L. 的干燥全草。

【原植物】 一年生草本，高 10～60cm。茎直立，分枝侧卧而后上升，通常带紫红色，具翅状纵棱。单叶互生，排成 2 列；几无柄；托叶小，披针形或刚毛状；叶片长椭圆形，长 5～15mm，宽 2～5mm，先端斜或有小凸尖，基部偏斜或圆形，下面灰绿色，两面无毛；下面叶缘处有 1～3 列粗短毛。花小，单性，雌雄同株；无花瓣；雄花 2～3 朵簇生于叶腋，通常仅上面一朵开花；萼片 6，雄蕊 3，花丝合生成柱状，花盘腺体 6，分离，与萼片互生，无退化子房；雌花单生于叶腋，萼片 6，卵状披针形，结果后中部紫红色，花盘圆盘状，子房近球形，花柱顶端 2 裂。蒴果无柄，扁圆形，径约 3mm，赤褐色，表面有鳞状凸起物；种子三角状卵形，淡褐色，有横纹。花期 5～10 月，果期 7～11 月。生于山坡、路旁、田边[3]。见图 1。

【产地】 主产于长江流域至南部各省[3]。

【采收加工】 夏、秋二季采收，除去泥土，晒干[4]。

【化学成分】 本品含酚酸类：并没食子酸，3, 3', 4- 三 -O- 甲基并没食子酸，琥珀酸，阿魏

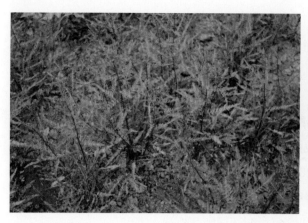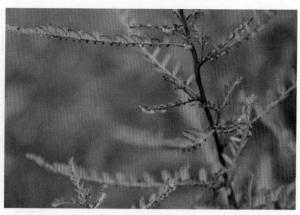

图 1　叶下珠植物图

酸，没食子酸，咖啡酸，短叶苏木酚酸，20（29）-羽扇烯 -3β - 醇。三萜类：羽扇豆醇酯，β -
香树脂醇。酚类：叶下珠新苷 F、U，短叶苏木酚酸甲酯，去氢诃子次酸三甲酯，山奈酚，槲皮素，
甲氧基鞣花酸，胡萝卜苷，柯里拉京，去氢诃子次酸，鞣料云实素，短叶苏木酸乙脂，老鹳草素，
异小木麻黄素等[3]。

【**性状**】 依据收集样品的性状而描述。见图 2。

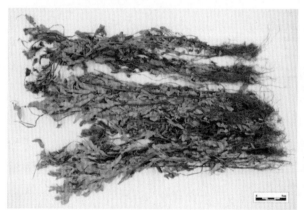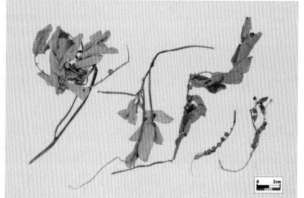

图 2　叶下珠药材图

【**鉴别**】（1）**显微鉴别**　根据实验样品观察，拟定粉末显微特征。见图 3。

（2）**薄层色谱鉴别**　以叶下珠为对照药材，制定薄层色谱鉴别方法。考察了不同展开剂类型、
比例和不同显色条件，并进行了耐用性试验考察，最终确定展开剂为乙酸乙酯 - 甲酸 - 冰醋酸 - 水
（15∶1∶1∶2），检视方法为喷以 10% 硫酸乙醇溶液，在 105℃加热至斑点显色清晰，置紫外
光灯（365nm）下检视，建立了叶下珠的薄层色谱鉴别方法。该色谱条件斑点分离良好，方法可行。
结果见图 4。

【**检查**】　**水分**　按照《中国药典》2020 年版四部通则 0832 第二法烘干法测定，结果在
8.2%～9.7% 之间，结合《中国药典》2020 年版四部通则 0212 药材和饮片检定通则，拟定限度为不
得过 13.0%。

总灰分　按照《中国药典》2020 年版四部通则 2302 总灰分测定法测定，结果在 7.9%～8.6%

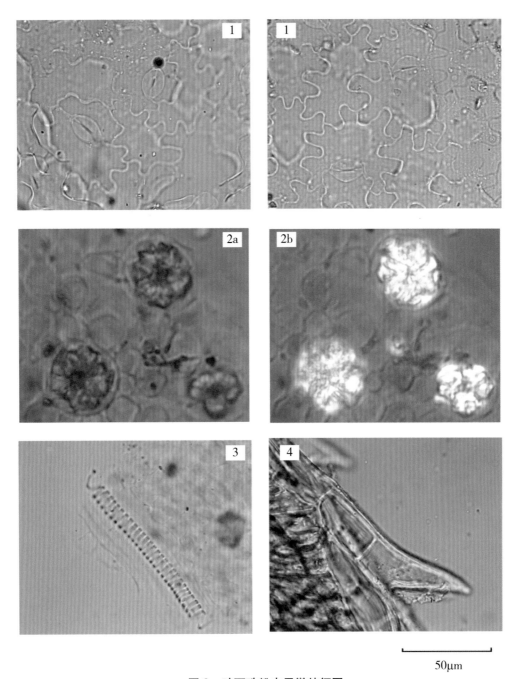

50μm

图 3　叶下珠粉末显微特征图

1. 叶表皮细胞及气孔；2a. 草酸钙簇晶；2b. 草酸钙簇晶（偏光）；3. 导管；4. 非腺毛

之间，拟定限度为不得过 11.0%。

酸不溶性灰分　按照《中国药典》2020 年版四部通则 2302 酸不溶性灰分测定法测定，结果在 1.3%～2.2% 之间，拟定限度为不得过 3.0%。

【炮制】【性味与归经】【功能与主治】【用法与用量】【贮藏】　均参考《河南省中药饮片炮制规范》（2022 年版）拟定。

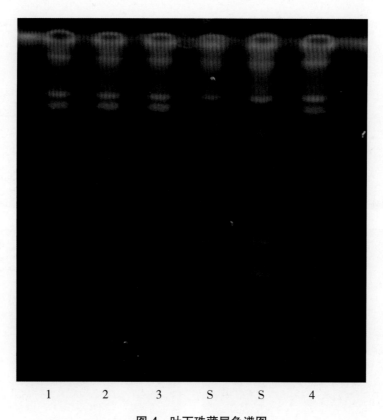

图 4　叶下珠薄层色谱图

S. 叶下珠对照药材；1-4. 叶下珠样品

参考文献

［1］赵学敏 . 本草纲目拾遗［M］. 闫冰，等校注 . 北京：中国中医药出版社，1998：154.

［2］吴其濬 . 植物名实图考［M］. 侯士良，崔瑛，贾玉梅，等校注 . 郑州：河南科学技术出版社，2015：433.

［3］南京中医药大学 . 中药大辞典（上册）［M］. 2 版 . 上海：上海科学技术出版社，2006：905.

［4］国家中医药管理局《中华本草》编委会 . 中华本草（第 4 册）［M］. 上海：上海科学技术出版社，1999：842.

生附子　Shengfuzi
ACONITI LATERALIS RADIX

本品为毛茛科植物乌头 *Aconitum carmichaelii* Debx. 的干燥子根。6 月下旬至 8 月上旬采挖，除去母根、须根及泥沙，习称"泥附子"，晒干，称为"生附子"。趁鲜切片晒干者称为"生附子片"。

【性状】　生附子　本品呈不规则的圆锥形，长 2～7cm，直径 1～5cm。表面棕褐色或灰棕色，顶端有凹陷的芽痕，周围有瘤状突起的支根或支根痕。质坚实，断面类白色或浅灰黄色，可见小空隙和多角形形成层环纹，环纹内侧导管束排列不整齐。气微，味辛辣，麻舌。

生附子片　本品为不规则的纵切片，上宽下窄，长 1.7～5cm，宽 0.9～3cm，厚 0.2～0.5cm。外皮黑褐色，切面类白色或浅灰黄色，可见小空隙和多角形形成层环纹，环纹内侧导管束排列不整齐。气微，味辛辣，麻舌。

【鉴别】（1）本品粉末灰黄色。淀粉粒单粒球形、长圆形或肾形，直径3～22μm；复粒由2～15分粒组成。石细胞近无色或淡黄绿色，呈类长方形、类方形、多角形或一边斜尖，壁厚4～13μm，壁厚者层纹明显，纹孔较稀疏。后生皮层细胞棕色，有的壁呈瘤状增厚突入细胞腔。导管淡黄色，主为具缘纹孔，直径29～70μm，末端平截或短尖，穿孔位于端壁或侧壁，有的导管分子粗短拐曲或纵横连接。

（2）取本品粉末2g，加氨试液3ml润湿，加乙醚25ml，超声处理30分钟，滤过，滤液挥干，残渣加二氯甲烷0.5ml使溶解，作为供试品溶液。另取乌头双酯型生物碱对照提取物，加异丙醇－二氯甲烷（1∶1）混合溶液制成每1ml各含1mg的混合溶液，作为对照提取物溶液。照薄层色谱法（《中国药典》2020年版四部通则0502）试验，吸取上述两种溶液各10μl，分别点于同一硅胶G薄层板上，以正己烷－乙酸乙酯－甲醇（6.4∶3.6∶1）为展开剂，置氨蒸气预饱和20分钟的展开缸内，展开，取出，晾干，喷以稀碘化铋钾试液，置日光下检视。供试品色谱中，在与对照提取物色谱相应位置上，显相同颜色的斑点。

【检查】**水分**　不得过15.0%（《中国药典》2020年版四部通则0832第二法）。

总灰分　不得过5.0%（《中国药典》2020年版四部通则2302）。

酸不溶性灰分　不得过1.0%（《中国药典》2020年版四部通则2302）。

【含量测定】照高效液相色谱法（《中国药典》2020年版四部通则0512）测定。

色谱条件与系统适用性试验　以十八烷基硅烷键合硅胶为填充剂；以乙腈为流动相A，以0.2%冰醋酸溶液（三乙胺调节pH值至6.20）为流动相B，按下表中的规定进行梯度洗脱；检测波长为231nm。理论板数按新乌头碱峰计算应不低于2000。

时间（分钟）	流动相A（%）	流动相B（%）
0～44	21→31	79→69
44～65	31→35	69→65
65～70	35	65

对照提取溶液的制备　取乌头双酯型生物碱对照提取物（已标示新乌头碱、次乌头碱和乌头碱的含量）20mg，精密称定，置10ml量瓶中，加0.01%盐酸甲醇溶液使溶解并稀释至刻度，摇匀，即得。

标准曲线的制备　精密量取上述对照提取物溶液各1ml，分别置2ml、5ml、10ml、25ml、50ml、100ml量瓶中，加0.01%盐酸甲醇溶液稀释至刻度，摇匀。分别精密吸取上述系列浓度对照提取物溶液各10μl，注入液相色谱仪，测定，以对照提取物中相当于新乌头碱、次乌头碱和乌头碱的浓度为横坐标，相应色谱峰的峰面积值为纵坐标，绘制标准曲线。

供试品溶液的制备　取本品粉末（过三号筛）约2g，精密称定，置具塞锥形瓶中，加氨试液3ml，精密加入异丙醇－乙酸乙酯（1∶1）混合溶液50ml，称定重量，超声处理（功率300W，频率40kHz；水温在25℃以下）30分钟，放冷，再称定重量，用异丙醇－乙酸乙酯（1∶1）混合溶液补足减失的重量，摇匀，滤过。精密量取续滤液 25ml，40℃以下减压回收溶剂至干，残渣加 0.01% 盐酸甲醇溶液使溶解，转移至 5ml 量瓶中，并稀释至刻度，摇匀，滤过，即得。

测定法 精密吸取供试品溶液 10μl，注入液相色谱仪，测定，按标准曲线计算，即得。

本品按干燥品计算，含新乌头碱（$C_{33}H_{45}NO_{11}$）、次乌头碱（$C_{33}H_{45}NO_{10}$）和乌头碱（$C_{34}H_{47}NO_{11}$）的总量应为 0.050%～0.20%。

【炮制】 除去杂质。

【性味与归经】 辛、苦，热；有大毒。归心、肝、肾、脾经。

【功能与主治】 回阳救逆，补火助阳，散寒止痛。用于亡阳虚脱，肢冷脉微，心阳不足，胸痹心痛，虚寒吐泻，脘腹冷痛，肾阳虚衰，阳痿宫冷，阴寒水肿，阳虚外感，寒湿痹痛。

【用法与用量】 一般炮制后用。

【注意】 生品内服宜慎；孕妇禁用；不宜与半夏、瓜蒌、瓜蒌子、瓜蒌皮、天花粉、川贝母、浙贝母、平贝母、伊贝母、湖北贝母、白蔹、白及同用。

【贮藏】 置通风干燥处，防蛀。

· 起草说明 ·

【别名】 草乌、盐乌头、鹅儿花、铁花、五毒。

【名称】 附子附乌头而生，如子附母，故得此名。除去母根、须根及泥沙，习称"泥附子"；晒干，称为"生附子"。趁鲜切片晒干者称为"生附子片"。

【来源】 附子始载于《神农本草经》，列为下品[1]。唐代以前文献对乌头类药物如附子、乌头、天雄等的关系归属不清，宋代正式将四川平武、江油一带家种的称为"川乌头"，其子根经特殊加工炮制后作为附子药材的唯一正品来源。《本草纲目》曰："初种为乌头，象乌之头也。附乌头而生者为附子，如子附母也。乌头如芋魁，附子如芋子，盖一物也。别有草乌头、白附子，故俗呼此为黑附子，川乌头以别之。诸家不分乌头有川、草两种，皆混杂注解，今悉正之。"[2]根据以上本草所载，附子与乌头的原植物应为同一种，即主根称为乌头，侧根称为附子，除去母根、须根及泥沙，晒干，称为生附子。附子以四川江油为道地[3]。本标准规定生附子来源为毛茛科植物乌头 *Aconitum carmichaelii* Debx. 的干燥子根。生附子是本省企业饮片车间生产白附片的来源，为了更好地控制生附子的质量，故收入本标准。

【原植物】 多年生草本，高 60～200cm。块根通常 2 个连生，纺锤形至倒卵形，外皮黑褐色；栽培品的侧根（子根）甚肥大，直径达 5cm。茎直立或稍倾斜，下部光滑无毛。上部散生贴伏绒毛。叶互生，革质，有柄；叶片卵圆形，长 6～11cm，宽 5～12cm，基部浅心形，深三裂，几达基部，两侧裂片再 2 裂，中央裂片菱状楔形，先端再 3 浅裂，裂片边缘有粗齿或缺刻；叶表面疏被短伏毛，背面常沿脉疏被短柔毛；叶柄长 1～2.5cm，疏被短柔毛。顶生总状花序长 6～25cm，花序轴密被反曲柔毛；花梗中部或下部生有小苞片；花萼片 5，蓝紫色，外面被短柔毛；上萼片高盔形，侧萼片近圆形；花瓣，无毛；雄蕊多数；心皮 3～5，离生。蓇葖果长圆形，具横脉，花柱宿存，芒尖状；种子三棱形。花期 6～7 月，果期 7～8 月[4]。见图 1。

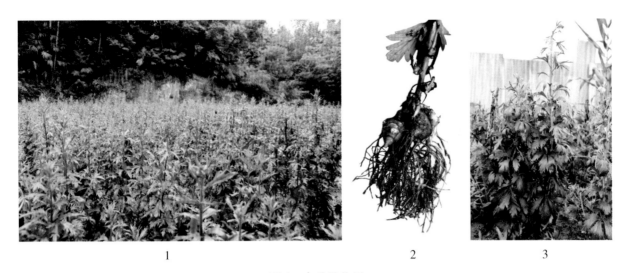

图 1　乌头植物图

1.原植物；2.根；3.种植情况

【产地】　四川、陕西为主要栽培产区，湖北、湖南、云南、河南等省亦有种植。生于山地草坡或灌丛中，多为人工栽培。

【采收加工】　6月下旬至8月上旬挖出全株，切去地上部分的茎叶。把子根和母根掰开，摘取子根（附子），抖去泥沙，称为"生附子"或"泥附子"，晒干。趁鲜切片晒干者称为"生附子片"。

【化学成分】　含乌头碱、新乌头碱、次乌头碱、塔拉乌头胺、消旋去甲基衡州乌药碱、苯甲酰中乌头碱、新乌宁碱、附子宁碱、去甲猪毛菜碱等。其中双酯型生物碱新乌头碱、次乌头碱、乌头碱为主要药效成分[5]。

【性状】　依据收集样品的性状而描述。见图2、图3。

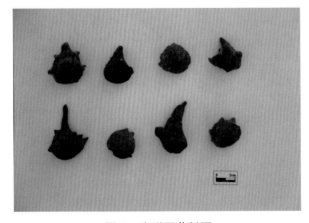

图 2　生附子药材图

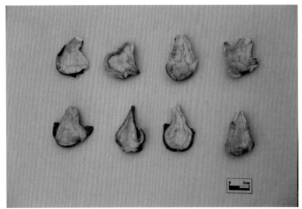

图 3　生附子片药材图

【鉴别】（1）显微鉴别　根据实验样品观察拟定粉末显微特征。见图4。

（2）薄层色谱鉴别　以乌头双酯型生物碱对照提取物为对照品，参考《中国药典》2020年版一部附子薄层鉴别色谱条件并进行优化，建立生附子的薄层色谱鉴别方法。该色谱条件斑点分离较好，方法可行。结果见图5。

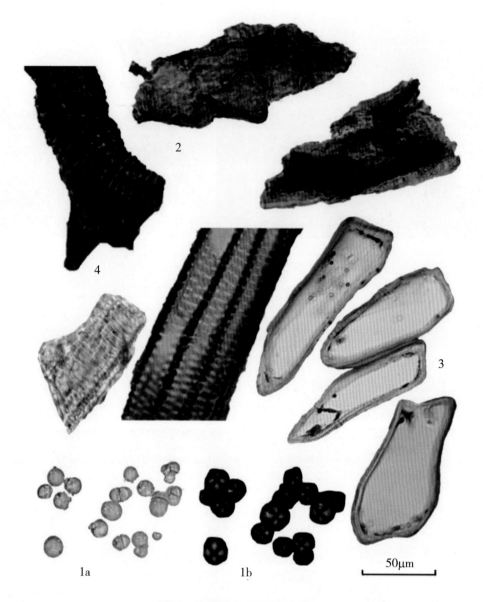

图 4　生附子粉末显微特征图

1a. 淀粉粒；1b. 淀粉粒（偏光）；2. 后生皮层细胞；3. 石细胞；4. 导管

【**检查**】**水分**　按照《中国药典》2020 年版四部通则 0832 第二法烘干法测定 12 批样品，结果在 10.5%～12.4% 之间，拟定限度为不得过 15.0%。见表 1。

总灰分　按照《中国药典》2020 年版四部通则 2302 总灰分测定法测定 12 批样品，结果在 2.2%～3.4% 之间，平均值为 2.7%，拟定限度为不得过 5.0%。见表 1。

酸不溶性灰分　按照《中国药典》2020 年版四部通则 2302 酸不溶性灰分测定法测定 12 批样品，结果在 0.1%～0.6% 之间，平均值为 0.3%，拟定限度为不得过 1.0%。见表 1。

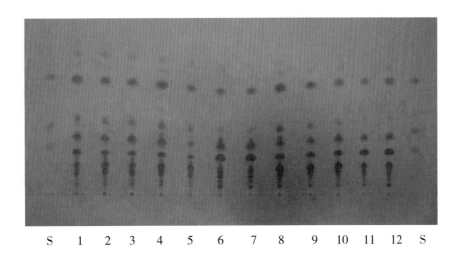

图5　生附子薄层色谱图

S.乌头双酯型生物碱对照提取物；1–12.生附子样品

表1　生附子样品检查项实验数据

样品编号	水分	总灰分	酸不溶性灰分
1	11.2	2.8	0.6
2	11.8	3.1	0.6
3	12.2	2.0	0.2
4	11.7	2.5	0.1
5	12.2	2.3	0.2
6	10.5	2.9	0.4
7	11.1	3.4	0.4
8	12.1	3.0	0.1
9	12.2	2.7	0.1
10	12.4	2.9	0.1
11	12.2	2.2	0.1
12	11.6	2.6	0.2
平均值	11.8	2.7	0.3

【含量测定】　现代植物化学和药理学研究表明生附子的活性及毒性成分均为双酯型生物碱新乌头碱、次乌头碱和乌头碱，故建立乌头双酯型生物碱含量的方法。

经方法学验证，新乌头碱、次乌头碱、乌头碱进样量分别在 0.0740～3.6807μg、0.0700～3.4833μg、0.0742～3.6923μg 范围内时，线性关系良好（r 值分别为 0.9999、1.0000、0.9999）；重复性 RSD 分别为 2.22%、3.82%、2.99%（n=6）；平均加样回收率分别为 99.79%（RSD 为 1.28%；n=6）、98.51%（RSD 为 1.64%；n=6）、97.96%（RSD 为 0.39%；n=6）；稳定性试验 RSD 分别为 1.24%、0.63%、1.21%，结果在 16 小时内稳定性良好。

依法对12批样品进行测定，生附子中新乌头碱、次乌头碱、乌头碱的总量在0.058%～0.187%之间，平均值为0.116%，数据见表2。参照《中国药典》2020年版一部川乌限度要求，拟定本品按干燥品计算，含新乌头碱（$C_{33}H_{45}NO_{11}$）、次乌头碱（$C_{33}H_{45}NO_{10}$）和乌头碱（$C_{34}H_{47}NO_{11}$）的总量应为0.050%～0.20%。见图6、图7。

表2　12批样品含量测定结果（%）

样品编号	新乌头碱	次乌头碱	乌头碱	三者总量	平均值
1	0.030	0.066	0.008	0.104	0.116
2	0.016	0.049	0.006	0.071	
3	0.021	0.042	0.006	0.069	
4	0.028	0.053	0.008	0.090	
5	0.014	0.039	0.005	0.058	
6	0.066	0.020	0.007	0.093	
7	0.100	0.030	0.011	0.141	
8	0.046	0.082	0.015	0.142	
9	0.050	0.074	0.018	0.143	
10	0.054	0.076	0.018	0.148	
11	0.104	0.058	0.024	0.187	
12	0.083	0.047	0.023	0.152	

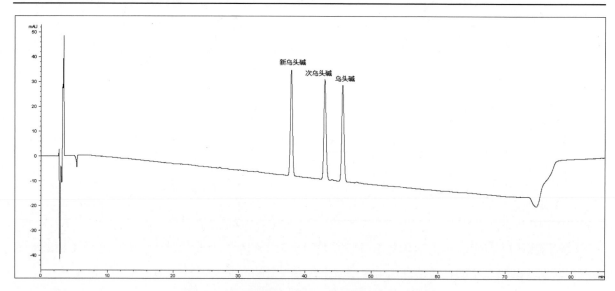

图6　乌头双酯型生物碱对照提取物液相色谱图

【炮制】　依据在种植地区调查情况拟定。

【性味与归经】【功能与主治】【用法与用量】【注意】【贮藏】　依据参考文献[5-7]拟定。

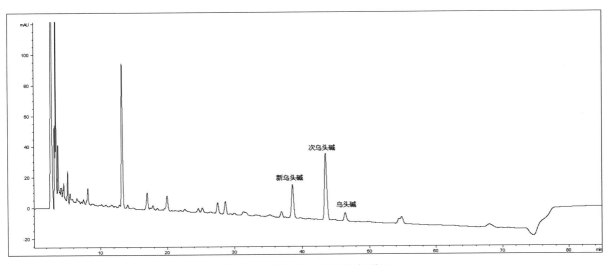

图7 生附子供试品液相色谱图

参考文献

［1］佚名.神农本草经［M］.顾观光,辑.杨鹏举,校注.北京:学苑出版社,2007:235-236.

［2］李时珍.本草纲目(校点本)［M］.2版.北京:人民卫生出版社,1982:1158.

［3］彭成.中华道地药材(上册)［M］.北京:中国中医药出版社,2011:1293-1319.

［4］国家中医药管理局《中华本草》编委会.中华本草(第3册)［M］.上海:上海科学技术出版社,1999:101-106.

［5］国家中医药管理局《中华本草》编委会.中华本草(第3册)［M］.上海:上海科学技术出版社,1999:106-114.

［6］南京中医药大学.中药大辞典(上册)［M］.2版.上海:上海科学技术出版社,2006:1670-1674.

［7］国家药典委员会.中华人民共和国药典(2020年版一部)［S］.北京:中国医药科技出版社,2020:40-41.

仙人掌 Xianrenzhang
OPUNTIAE HERBA

本品为仙人掌科植物仙人掌 *Opuntia dillenii*(Ker Gawl.)Haw 的新鲜或干燥地上部分。全年可采,削除小瘤体上的利刺和刺毛,除去杂质,鲜用或切薄片,干燥。

【性状】 本品近基部老茎呈圆柱形,其余均呈掌状,切片者多为不规则片。外表面灰绿色,光滑或少有褶皱,有棕色或褐色团块,散在隆起的棕色圆点状或窝状针刺脱落的痕迹。切断面粗糙呈灰黄色,粉粒状;质脆易折断,断面灰绿色或淡棕色。气微、味淡。

【鉴别】 取本品2g,加乙醇25ml,置水浴上加热回流30分钟,滤过,滤液蒸干,残渣加甲醇1ml使溶解,作为供试品溶液。另取仙人掌对照药材2g,同法制成对照药材溶液。照薄层色谱法(《中国药典》2020年版四部通则0502)试验,吸取上述两种溶液各2~4μl,分别点于同一以含羧甲基纤维素钠为黏合剂的硅胶G薄层板上,以三氯甲烷-甲醇-甲酸(9:1:1)为展开剂,展开,取出,晾干,喷以三氯化铝试液,吹干后,置紫外光灯(365nm)下检视。供试品色谱中,在与对照药材色谱相应的位置上,显相同颜色的荧光斑点。

【炮制】 除去杂质。

【性味与归经】 苦，寒。归胃、肺、大肠经。

【功能与主治】 润燥止渴，清热解毒，行气活血。用于消渴症，各种疮疡肿毒。

【用法与用量】 10～20g。外用鲜品捣烂，敷患处。

【贮藏】 置阴凉干燥处。

· 起草说明 ·

【别名】 仙巴掌、火掌、火焰、霸王树、凤尾筋。

【名称】 仙人掌在《河南省中药饮片炮制规范》（2022年版）有收载，故本标准沿用此名称。

【来源】 为仙人掌科仙人掌属植物仙人掌 *Opuntia dillenii*（Ker Gawl.）Haw，以全株入药。

【原植物】 常绿灌木，高达2.5m。茎基部近圆柱形，稍木质，上部有分枝，节明显，叶状枝扁平，倒卵形、椭圆形或长椭圆形，长15～30cm，肉质，深绿色，外被蓝粉，其上散生多数小瘤体，每一小瘤体上簇生长1.2～2.5cm的利刺和多数倒生短刺毛。叶退化成钻状，青紫色，生于刺囊之下，早落。夏季开花，单生于近分枝顶端的小瘤体上，花鲜黄色，直径约7cm；花被片多数，外部的绿色，向内渐变为花瓣状，肾状扁圆形，先端凹入呈浅心形；雄蕊多数，排为数轮，较花瓣为短；花柱粗壮，直立，柱头6裂。浆果肉质，有黏液，卵形或梨形，长5～7cm，紫红色，无刺[1]。见图1。

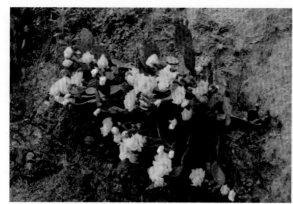
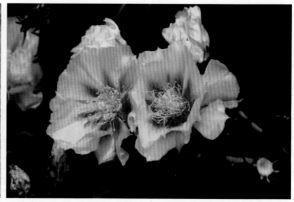

图1 仙人掌植物图

【产地】 主产于山东、江西、福建、湖北、湖南、广西、广东、四川、贵州和云南等地。

【采收加工】 四时可采。鲜用或切片晒干备用。

【化学成分】 肉质茎中含槲皮素-3-葡萄糖苷、树脂、酒石酸、蛋白质。花含异鼠李素和槲皮苷、苹果酸、琥珀酸等。果实含蛋白质，还含有D-半乳糖和D-阿拉伯糖以分子比为3∶1组成的聚糖[1-3]。

【性状】 依据收集样品的性状而描述。见图2。

【鉴别】 **薄层色谱鉴别** 以仙人掌为对照药材，制定薄层色谱鉴别方法。考察了不同展开剂类型、比例和不同显色条件，并进行了耐用性试验考察，最终确定展开剂为三氯甲烷－甲醇－甲酸

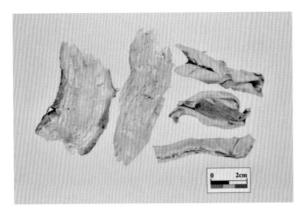

图2　仙人掌药材图

（9：1：1），检视方法为喷以三氯化铝试液，置紫外光灯（365nm）下，建立了仙人掌的薄层色谱鉴别方法。该色谱条件斑点分离较好，方法可行。结果见图3。

【炮制】【性味与归经】【功能与主治】【用法与用量】【贮藏】均参考《河南省中药饮片炮制规范》（2022年版）拟定。

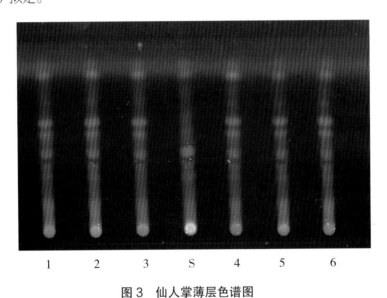

图3　仙人掌薄层色谱图

1-6.仙人掌样品；S.仙人掌对照药材

参考文献

[1]《全国中草药汇编》编写组.全国中草药汇编（上册）[M].2版.北京：人民卫生出版社，1996：281.

[2]丘鹰昆，窦德强，徐碧霞，等.仙人掌肉质茎的化学成分[J].沈阳药科大学学报，2006，23（5）：274-276.

[3]王政，丘鹰昆.仙人掌的化学成分研究[J].中草药，2012，43（9）：1688-1690.

白石英 Baishiying
QUARTZ ALBUM

本品为氧化硅类矿物石英的矿石，主含二氧化硅（SiO_2）。挖出后，挑选纯白色的矿石，除去泥沙。

【性状】　本品为六方柱状或粗粒状集合体。呈不规则块状，多具棱角而锋利。白色或淡灰白色。表面不平坦，有脂肪样光泽，半透明至不透明。体重，质坚硬。击碎后，断面不平坦。气微，味淡。

【检查】　碳酸盐　取本品细粉少许，加稀盐酸或再加热，均不得产生二氧化碳气泡。

酸碱度　取本品细粉 2g，加新沸冷水 20ml，振摇，滤过，滤液照 pH 值测定法（中国药典 2020 年版四部通则 0631）测定，应为 5.5～9.5。

【炮制】　白石英　除去杂质，洗净，干燥，砸碎。

煅淬白石英　取净白石英，照煅淬法（炮制通则 0213）煅至红透。每 100kg 白石英，用醋 30kg。

【性味与归经】　甘，温。归肺、肾、心经。

【功能与主治】　安神，降逆，止咳，除湿痹，利尿。用于消渴，惊悸不安，阳痿，咳逆，小便不利。煅淬白石英，便于煎煮，解其毒性。

【用法与用量】　9～15g。

【贮藏】　置干燥处。

· 起草说明 ·

【别名】　石英。

【名称】　白石英在《河南省中药饮片炮制规范》（2022 年版）有收载，故本标准沿用此名称。

【来源】　白石英始载于《神农百草经》，列为上品。《名医别录》曰："白石英，生华阴山谷及泰山，大如指，长二三寸，六面如削，白澈有光，长五六寸者，弥佳。"[1] 目前药用白石英多呈不规则块状，主要成分为二氧化硅。

【原矿物】　为三方晶系石英（Quartz）。常呈无色、乳白色，常由于含有不同的混入物或机械混入物而呈多种颜色，以浅红、烟色、紫色最常见。条痕白色。玻璃光泽，透明至半透明。硬度 7，相对密度为 2.65。

【产地】　主产于河南、江苏、湖北、广东、河北、福建、陕西等地，大多分布在沉积岩和变质岩中。

【采收加工】　挖出后，挑选纯白色的石英，除去泥沙。

【化学成分】　主要含二氧化硅，还含有微量的铝、铁、钠、钾等元素[2]。

【性状】　依据收集样品的性状而描述。见图 1。

【检查】　碳酸盐　取所收集到的样品细粉少许，加稀盐酸或再加热，均未产生二氧化碳气泡，故拟定碳酸盐检查不得产生二氧化碳气泡。

酸碱度　按照《中国药典》2020 年版四部通则 0631 pH 值测定法，结果在 6.0～9.0 之间，拟定限度为 5.5～9.5。

【炮制】【性味与归经】【功能与主治】【用法与用量】【贮藏】　均参考《河南省中药饮片炮制规范》（2022 年版）拟定。

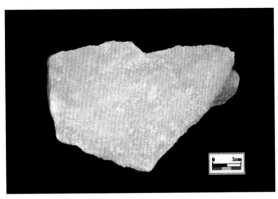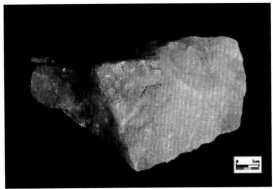

图 1　白石英药材图

参考文献

［1］陶弘景.名医别录［M］.尚志钧，辑校.北京：人民卫生出版社，1986.

［2］刘振阔，王勤，王贤书，等.不同炮制工艺对白石英物相图谱以及化学成分的影响研究［J］.广东化工，2022，49（5）：18-20.

白石脂 Baishizhi
HALLOYSITUM ALBUM

本品为硅酸盐 *Kaolinite* 类多水高岭石族矿物多水高岭石，主含含水硅酸铝（［Al_4（Si_4O_{10}）（OH）$_8$ · $4H_2O$］）。全年可采挖，采挖后，除去杂质、泥土，挑选白色者。

【性状】　本品为不规则块状，大小不一。表面类白色或黄白色，或略有淡粉红色，间有浅黄色条斑。断面凹凸不平，颗粒性。条痕白色或黄棕色。体较重，质细腻，手摸有滑润感，用指甲可刻划成痕。吸水性强，舐之粘舌，嚼之无沙粒感。具土腥气，味淡。

【鉴别】　（1）本品粉末呈不规则碎块或鳞片状碎块，淡棕黄色至黄棕色，可见微波状纹理，有的晶体较大，表面具小块状突起。

（2）取本品粉末约 0.5g，加稀盐酸 5ml，振摇后渍浸 1 小时，滤过，分别取滤液各 1ml，置 2 支试管中，一支加氢氧化钠试液至碱性，生成白色胶状沉淀，沉淀溶于过量的氢氧化钠试液中；另一支加氨水试液至生成白色胶状沉淀，滴加茜素磺酸钠指示液数滴，沉淀即显樱红色至紫红色。

【检查】　**水中可溶物**　取本品 5g，精密称定，置 100ml 烧杯中，加水 30ml，煮沸 30 分钟，时时补充蒸失的水分，放冷，用慢速滤纸滤过，滤渣加水 5ml 洗涤，洗液与滤液合并，蒸干，在 105℃干燥 1 小时，遗留残渣不得过 0.3%。

炽灼失重　取本品 2g，精密称定，在 600～700℃炽灼至恒重，计算减失重量，不得过 37.5%。

【炮制】　**白石脂**　除去杂质，捣成碎块。

煅淬白石脂　取净白石脂，碾成细粉，用醋拌匀，搓条切段或制成薄饼，干燥后，放入耐火容器中，置煅制设备内，武火煅至红透，取出，放凉，碾碎或捣碎。

【性味与归经】　甘、酸，平。归胃、大肠经。

【功能与主治】 涩肠止血，固脱，敛疮。用于久泻久痢，大便出血，崩漏，带下，遗精；外治疮疡不敛，湿疹脓水浸淫。

【用法与用量】 9～12g。入丸、散或煎剂用。外用适量，研末敷患处。

【注意】 不宜与肉桂同用。

【贮藏】 置阴凉干燥处。

· 起草说明 ·

【别名】 白符、白陶土、高岭石。

【名称】 白石脂在《河南省中药饮片炮制规范》（2022年版）有收载，本标准沿用此名称。

【来源】 白石脂首载于《神农本草经》，附于五色石脂，但对其较详细的描述见于《名医别录》和《吴普本草》。《名医别录》曰："白石脂生泰山之阴。"[1] 该药材未收录于《中国药典》历版及现行版中，目前甘肃省、山东省、山西省、广西省、湖南省及上海市中药材标准及《中华本草》中均有收载[2-6]。本标准规定白石脂为硅酸盐 *Kaolinite* 类矿物高岭族多水高岭石。

【原矿物】 多水高岭石属于高岭石族，常常产于硫化矿床的氧化带或者次生带，常呈块状、土状、粉末状集合体，是一种黏土硅酸盐矿物[7]，成分为含水硅酸铝 $[Al_4(Si_4O_{10})(OH)_8 \cdot 4H_2O]$，单斜晶系，晶体在电子显微镜下呈长空心管状，通常为土状块体。硬度 1～2，比重 2.0～2.2，失水后不再重新吸水，外生成因矿物，多见于岩石风化壳[8]。

【产地】 主产于山西、河南、江苏、河北、山东。

【采收加工】 全年可采挖，采挖后，除去杂质、泥土挑选白色者。

【化学成分】 主要成分为含水硅酸铝，其中二氧化硅 46.5%，三氧化二铝 39.5%，水 14.0%；还常含有锶、钡、锰、锌、铅、铜等元素[9]。

【性状】 依据收集样品的性状而描述。见图1、图2。

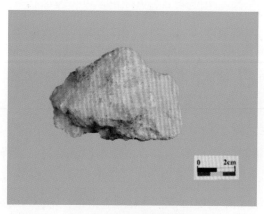

图1 白石脂药材图

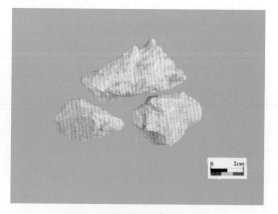

图2 白石脂药材断面特征

【鉴别】（1）**显微鉴别** 根据实验样品观察拟定粉末显微特征。见图3。

（2）**理化鉴别** 本品主要无机成分为硅酸铝，其中铝离子与氢氧化钠反应生产氧化铝胶状沉淀，与氨水反应生产氢氧化铝胶状沉淀，通过铝离子的沉淀反应对其进行理化鉴别；茜素磺酸钠与铝离

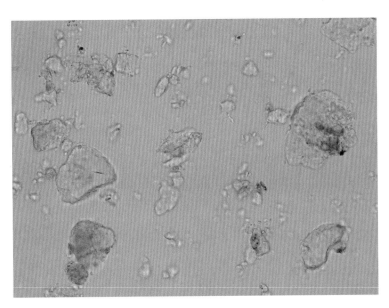

图3 白石脂粉末显微图

子反应产生颜色，作为铝离子的显色剂使用。

铝离子与氢氧根离子反应的离子方程式：$Al_3+4OH^-=AlO_2^-+2H_2O$

铝离子与氨水反应的离子方程式：$Al_3+3NH_3 \cdot H_2O=Al(OH)_3\downarrow+3NH_4^+$

【检查】 **水中可溶物** 取本品5g，精密称定，置100ml烧杯中，加水30ml，煮沸30分钟，时时补充蒸失的水分，放冷，用慢速滤纸滤过，滤渣加水5ml洗涤，洗液与滤液合并，蒸干，在105℃干燥1小时。结果见表1。

表1 生白石脂水中可溶物结果（n=3）

编号	水中可溶物（mg）
1	1.0±0.3
2	7.3±2.7
3	1.6±0.6
4	1.4±0.2
5	1.6±0.4
6	0.6±0.3
7	1.8±0.6
8	1.5±0.3

由表1可知，2号样品的残留量最高为10mg，考虑采用最高含量的1.5倍进行限量规定，生白石脂水中可溶物检查项中的遗留残渣量不得超过15mg，为0.3%。

炽灼失重 取生白石脂粉末2.0g，置已炽灼至恒重的坩埚中，精密称定，缓缓炽灼至完全炭化，放冷；在700～800℃炽灼使完全灰化，移置干燥器内，放冷，精密称定后，再在700～800℃炽灼至恒重。结果见表2。

表2　生白石脂炽灼失重结果（n=3）

编号	炽灼失重（%）
1	19.3±1.6
2	19.3±2.0
3	3.6±1.5
4	19.8±1.9
5	20.6±3.1
6	19.5±2.0
7	23.4±1.6
8	20.8±1.4

由表2可知，生白石脂的减失重量平均从2.1%～25.0%，最高为25%，考虑采用最高量的1.5倍进行限量规定，因此减失重量不得超过37.5%。

【炮制】【性味与归经】【功能与主治】【用法与用量】【注意】【贮藏】 综合文献[2-4, 10]拟定。

参考文献

［1］张连凯，许丽华.赤石脂白石脂黄石脂辨析［J］.山东中医杂志，1990（5）：43-44.

［2］甘肃省食品药品监督管理局.甘肃省中药材标准（2009年版）［S］.兰州：甘肃文化出版社，2009：12.

［3］国家中医药管理局《中华本草》编委会.中华本草（第1册）［M］.上海：上海科学技术出版社，1999：335-336.

［4］湖南省食品药品监督管理局.湖南省中药饮片炮制规范［S］.长沙：湖南科学技术出版社，2010：477.

［5］黑龙江省食品药品监督管理局.黑龙江省中药饮片炮制规范及标准［S］.哈尔滨：黑龙江科学技术出版社，2012：98.

［6］宁夏食品药品监督管理局.宁夏中药饮片炮制规范（2017年版）［S］.银川：阳光出版社，2017：64.

［7］付强，方明山，肖仪武，等.多水高岭石对矿石中铜选别指标的影响［J］.有色金属（选矿部分），2018（5）：16-19.

［8］包镇红，江伟辉，苗立锋，等.几种常用高岭土的组成和结构比较［J］.陶瓷学报，2014，35（1）：53-56.

［9］朱仁愿，杜锐浒，张晓萍，等.白石脂的生药学鉴别研究［J］.中医药学报，2019，47（1）：51-54.

［10］河南省药品监督管理局.河南省中药饮片炮制规范（2022年版）［S］.郑州：河南科学技术出版社，2022：362-363.

白花蛇舌草　Baihuasheshecao
HEDYOTIDIS DIFFUSAE HERBA

本品为茜草科植物白花蛇舌草 *Hedyotis diffusa* Willd. 的干燥全草。夏、秋二季采收，晒干。

【性状】 本品常缠结成团，灰绿色至灰棕色。有主根1条，须根多纤细。茎细而卷曲，扁圆柱形，直径约1mm，具纵棱，基部多分枝。叶对生，无柄，多皱缩或破碎，易脱落，有托叶，长1～2mm。花细小，白色，多脱落，单生或成对生于叶腋，具短柄。蒴果扁球形，直径1.5～3mm，两侧各有一条纵沟，萼宿存，顶端4齿裂。种子黄色，细小。气微，味淡。

【鉴别】（1）本品粉末灰黄色。茎表皮细胞长条形，长280～410μm，气孔平轴式。纤维常上下数层纵横交错排列。种皮表皮细胞类多角形，淡棕色。导管多为螺纹和环纹，直径 4～41μm。草酸钙针晶成束或散在，长 40～90μm。淀粉粒存在于薄壁细胞中或散在，单粒类圆形，脐点点状；复粒由 2～4 分粒组成。

（2）取本品粉末 1g，加甲醇 10ml，超声处理 30 分钟，滤过，滤液蒸干，残渣加三氯甲烷 1ml 使溶解，作为供试品溶液。另取齐墩果酸对照品，加三氯甲烷制成每 1ml 含 1mg 的溶液，作为对照品溶液。照薄层色谱法（中国药典 2020 年版四部通则 0502）试验，吸取上述两种溶液各 5μl，分别点于同一硅胶 G 薄层板上，以三氯甲烷－乙酸乙酯－甲醇（40：5：1）为展开剂，展开，取出，晾干，喷以 10% 硫酸乙醇溶液，105℃加热至斑点显色清晰。供试品色谱中，在与对照品色谱相应的位置上，显相同颜色的斑点。

【检查】 杂质 不得过 3%（《中国药典》2020 年版四部通则 2301）。

水分 不得过 13.0%（《中国药典》2020 年版四部通则 0832 第二法）。

总灰分 不得过 15.0%（《中国药典》2020 年版四部通则 2302）。

酸不溶性灰分 不得过 5.0%（《中国药典》2020 年版四部通则 2302）。

【浸出物】 照醇溶性浸出物测定法（《中国药典》2020 年版四部通则 2201）项下的热浸法测定，用稀乙醇作溶剂，不得少于 11.0%。

【炮制】 除去杂质，切段，干燥。

【性味与归经】 甘、淡，凉。归胃、大肠、小肠经。

【功能与主治】 清热解毒，利湿消痈。用于咽喉肿痛，肠痈，疮疖肿毒，湿热黄疸，小便不利，毒蛇咬伤。

【用法与用量】 15～60g。外用适量。

【贮藏】 置通风干燥处。

· 起草说明 ·

【别名】 龙舌草、羊须草、蛇总管、二月葎、蛇舌草、蛇针草。

【名称】 沿用《河南省中药材标准》1993 年版"白花蛇舌草"名称。

【来源】 "白花蛇舌草"最早见于《潮州志·药物志》，书中记载"茎榨汁饮服治盲肠炎有特效，又可治一切肠病"[1]，收载于《中国药典》2020 年版四部"成方制剂中本版药典未收载的药材和饮片"[2]，现收载于广东、广西、福建、安徽、河南等地方的中药材标准中。主要分布于云南、广东、广西、安徽等地，河南省各地区也均有分布[3]。鉴于白花蛇舌草在本省各地均有分布，且商品药材多，用量大，故收入本省标准。

【原植物】 一年生草本，高 10～60cm，全体无毛。根圆柱形，黄褐色，须根多，细长。茎略成方形或圆柱形，绿色或略带紫色，基部多分支，叶对生，无柄，条形或线状披针形，长 1～3cm，宽 1～3mm，全缘，顶端急尖，基部渐窄，上面深绿色，下面淡绿色。中脉突出，侧脉不明显，托叶两片，基部合生，长 1～2mm，上部芒尖。花单生或双生于叶腋，花梗长 2～4mm，花萼顶端 4 裂，裂片矩圆状披针形，有睫毛，花冠白色，筒状，顶端 4 裂至中部，雄蕊 4，着生于花冠喉筒部，子房下位，2 室。蒴果双生，膜质，扁球形，直径 2～3mm，两侧各一条纵沟，萼齿宿存，边缘被小刺毛和小伏毛。种子细小，多数，淡棕色。花期 7～9 月，果期 8～10 月[4-6]。见图 1。

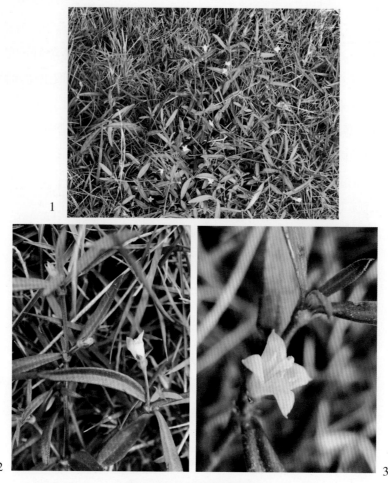

图 1　白花蛇舌草植物图

1. 生境；2. 茎叶；3. 花

【**产地**】　主产于广东、广西、云南、安徽等地，河南确山、汝南也均有分布。

【**采收加工**】　夏、秋季采收，除去杂质，晒干。

【**化学成分**】　白花蛇舌草的化学成分较多，主要包括黄酮类、萜类、蒽醌类、甾醇类、多糖类、微量元素、氨基酸、挥发油等。其中黄酮类有山柰酚、槲皮素及其苷类；萜类有齐墩果酸、熊果酸、车叶草苷、鸡矢藤次苷甲酯及其衍生物[7]。

【**性状**】　根据对收集样品的性状而描述。见图 2。

【**鉴别**】（1）**显微鉴别**　根据实验样品观察拟定粉末显微特征。见图 3。

（2）**薄层色谱鉴别**　以齐墩果酸为对照品，制定薄层色谱鉴别方法。考察了不同展开剂类型、比例和不同显色条件，并进行了耐用性试验考察，最终确定展开剂为三氯甲烷 - 乙酸乙酯 - 甲醇（40：5：1），检视方法为喷以 10% 硫酸乙醇溶液，105℃加热至斑点显色清晰。该色谱条件斑点分离良好，方法可行。见图 4。

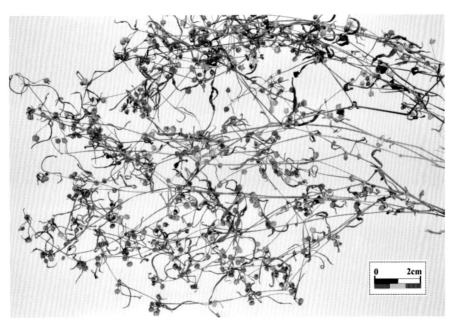

图 2　白花蛇舌草药材图

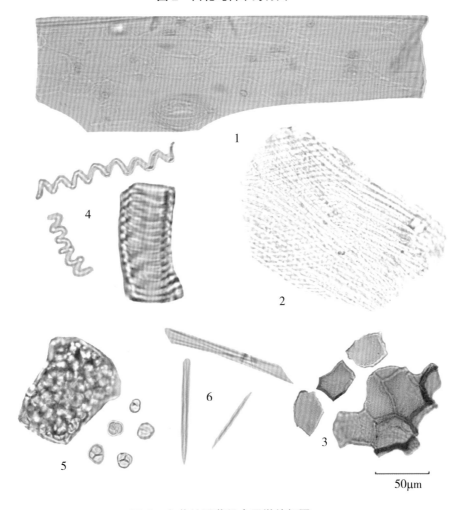

图 3　白花蛇舌草粉末显微特征图

1. 茎表皮细胞（气孔）；2. 纤维；3. 种皮细胞；4. 导管；5. 淀粉粒；6. 草酸钙针晶

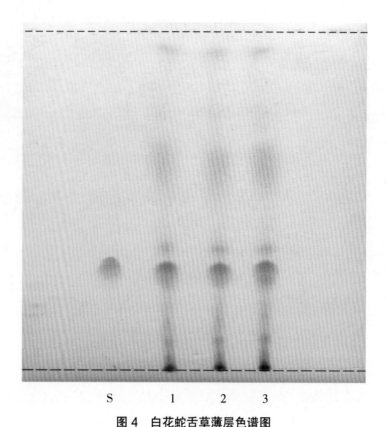

图 4　白花蛇舌草薄层色谱图

S.齐墩果酸对照品；1-3.白花蛇舌草样品

【检查】　**杂质**　按照《中国药典》2020年版四部通则2301杂质检查法测定，结果在1%～3%之间。结合《中国药典》2020年版四部通则0212药材和饮片检定通则，拟定限度为不得过3%。

水分　按照《中国药典》2020年版四部通则0832第二法烘干法测定，结果在9.9%～11.0%之间，拟定限度为不得过13.0%。

总灰分　按照《中国药典》2020年版四部通则2302总灰分测定法测定，结果在13.1%～14.6%之间，拟定限度为不得过15.0%。

酸不溶性灰分　按照《中国药典》2020年版四部通则2302酸不溶性灰分测定法测定，结果在3.8%～4.2%之间，拟定限度定为不得过5.0%。

【浸出物】　按照《中国药典》2020年版四部通则2201浸出物测定法项下的热浸法，以稀乙醇为溶剂，测定结果在11.9%～14.0%之间，拟定限度为不得少于11.0%。

【炮制】【性味与归经】【功能与主治】【用法与用量】【贮藏】　均参考《河南省中药饮片炮制规范》（2022年版）拟定。

参考文献

［1］赵正山.“白花蛇舌草”简考［J］.福建中医药，1982（1）：36.

［2］国家药典委员会.中华人民共和国药典（2020年版四部）［S］.北京：中国医药科技出版社，2020：553.

［3］韦胤寰.白花蛇舌草研究进展［J］.山西中医，2018，34（12）：53-56.

[4]国家中医药管理局《中华本草》编委会.中华本草(第9册)[M].上海：上海科学技术出版社，1999：433-436.

[5]南京中医药大学.中药大辞典[M].上海：上海科学技术出版社，1991：639-640.

[6]中国科学院中国植物志编辑委员会.中国植物志(第七十一卷第一册)[M].北京：科学出版社，1999.

[7]许虎，葛建华，朱琳，等.白花蛇舌草质量标准研究[J].海峡药学，2020，32（10）：45-49.

皮子药（麻口皮子药）Piziyao
ZANTHOXYLI SIMULANTIS CORTEX

本品为芸香科植物野花椒 *Zanthoxylum simulans* Hance 的干燥干皮或枝皮。春末、夏初剥取，低温干燥。

【性状】 本品呈卷筒状、片状或卷曲状，厚 0.1～0.4mm。外表面棕褐色或灰褐色，具细密纵皱纹，有散在较稀疏的类圆形灰白色点状皮孔，直径约 0.5mm。具椭圆形皮刺及脱落疤痕，长 0.8～2cm，宽 0.4～0.6cm。内表面淡黄色至棕褐色，光滑，质轻柔韧，折断面纤维性。气微，味辛、麻辣、微涩。

【鉴别】 （1）粉末棕褐色或灰褐色。草酸钙方晶众多，呈多面形或正方形，直径 2～24μm。纤维长菱形，多成束散在，直径 10～24μm，木化，纹孔及孔沟稀少或不明显，有的纤维束周围薄壁细胞中含有草酸钙方晶，形成晶纤维。木栓细胞呈多角形，淡黄色，排列整齐，有的木栓细胞内含棕色物。

（2）取本品粉末 2g，加浓氨水 2ml 湿润，加乙酸乙酯 20ml，超声处理 30 分钟，滤过，滤液蒸干，残渣加 5% 硫酸溶液 3ml，温热使溶解，滤过，滤液分置 3 支试管中，一管加碘化铋钾试液 1 滴，产生红棕色沉淀；一管加碘－碘化钾试液 1 滴，产生红棕色沉淀；一管加硅钨酸试液 1 滴，产生黄白色沉淀。

【检查】 水分　不得过 14.0%（《中国药典》2020 年版四部通则 0832 第二法）。

【浸出物】 照醇溶性浸出物测定法（《中国药典》2020 年版四部通则 2201）项下的热浸法测定，用 90% 乙醇作溶剂，不得少于 8.0%。

【炮制】 除去杂质，洗净，捞出，稍润，切段，低温干燥，筛去灰屑。

【性味与归经】 辛，温。有小毒。归肺、肝、脾经。

【功能与主治】 祛风散寒，活血止痛，解毒消肿。用于风寒湿痹，腹痛泄泻，咽喉疼痛，牙龈肿痛，无名肿毒，跌打损伤，毒蛇咬伤，吐血，衄血。

【用法与用量】 3～9g。宜浸酒或入丸、散服，入煎剂宜后下。

【贮藏】 置阴凉干燥处。

· 起草说明 ·

【别名】 总管皮、满山香、皮子药、四皮麻[1]。

【名称】 沿用《湖南省中药材标准（2009 年版）》皮子药（麻口皮子药）[2]，因有麻口感而得名。

【**来源**】 本品在《湖南药物志》《中药大辞典》(第一版)及《河南省中药饮片炮制规范》(2005年版)中均记载为柄果花椒 *Zanthoxylum podocarpum* Hemsl[1]。植物学家黄成就（中国科学院华南植物研究所）在编著《中国植物志》第四十三卷第二分册芸香科时，将《台湾植物志》收载的 *Zanthoxylum podocarpum* Hemsl. 和他自己1957年发表的野花椒变种 *Zanthoxylum simulans* var. *podocarpum*（Hemsl.）Huang. 统归并为野花椒 *Zanthoxylum simulans* Hance[3-6]。本标准规定皮子药来源为芸香科植物野花椒 *Zanthoxylum simulans* Hance. 的干燥干皮或枝皮。本品为中药制剂"麝香止痛贴膏"的处方药材之一，故收载此标准以控制药材质量。

【**原植物**】 落叶灌木或小乔木，高1～2m。茎枝有皮刺或皮刺脱落的痕迹，无毛，嫩枝及小叶背面沿中脉或仅中脉基部两侧或有时及侧脉均被短柔毛。单数羽状复叶互生，叶有小叶5～15片；小叶片卵状披针形，或卵状椭圆形，长1～5cm，宽1～3.5cm，先端急尖或短尖，小叶柄极短，常有凹口，油点多，干后半透明且常微凸起，间有窝状凹陷，叶面常有刚毛状细刺，中脉凹陷，叶缘有疏离而浅的钝裂齿。聚伞状圆锥花序顶生，花单性，长3～6cm；花被片5～8片青色，雄花花被长三角形，雄蕊5～7，雌花花被卵圆形至广卵圆形，心皮4～6，成熟心皮红紫色。种子圆卵形、黑色。花期4～6月，果期7～9月[7]。见图1。

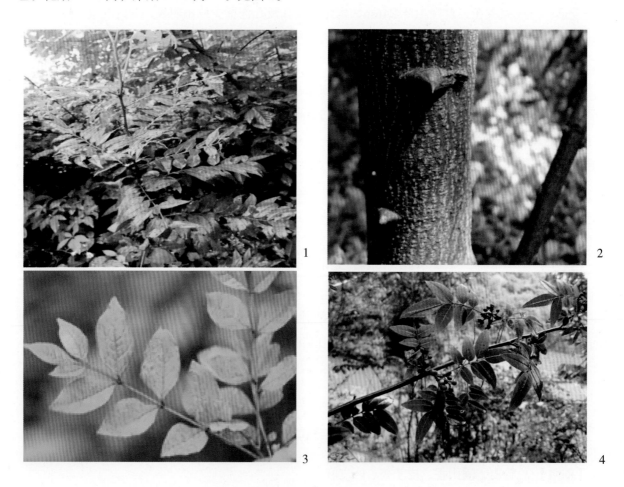

图1 野花椒植物图

1.生境；2.茎干；3.叶；4.果枝

【产地】 主产于湖南（湘西、怀化）、贵州等地。

【采收加工】 一般为春夏植株生长旺期，剥取茎干或枝条的皮，晾干。因本品含有油类物质，不宜在日光下直接暴晒，易于低温干燥，置阴凉处晾干[5]。

【化学成分】 主要含有生物碱、木脂素、香豆素、萜类及甾体类成分[7, 8]。

【性状】 依据收集样品的性状而描述。见图2。

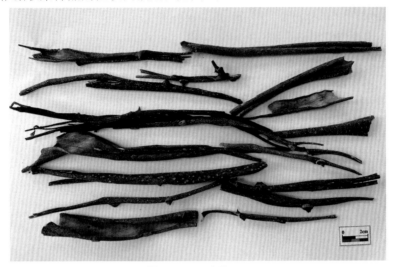

图 2　皮子药药材图

【鉴别】（1）**显微鉴别** 根据实验样品观察拟定粉末显微特征。见图3。

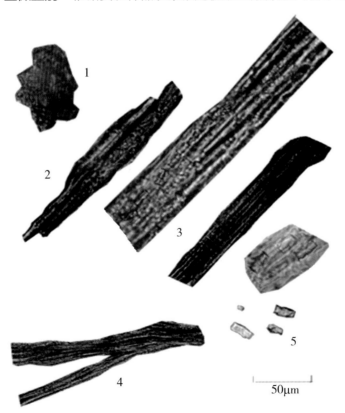

图 3　皮子药粉末显微特征图

1. 木栓细胞；2. 木化纤维；3. 晶纤维；4. 纤维束；5. 草酸钙方晶

（2）**理化鉴别** 用3种试剂的沉淀反应鉴别生物碱，3种试验均呈正反应，证明生物碱存在。

【检查】 水分 按照《中国药典》2020年版四部通则0832第二法烘干法测定，结果在12.5%～13.1%之间，结合《中国药典》2020年版四部通则0212药材和饮片检定通则，拟定限度为不得过14.0%。

【浸出物】 按照《中国药典》2020年版四部通则2201浸出物测定法项下的热浸法，以90%乙醇作为溶剂，测定结果在8.9%～11.6%之间，拟定限度为不得少于8.0%。

【炮制】【性味与归经】【功能与主治】【用法与用量】【贮藏】 均参考《湖南省中药材标准》（2009年版）[2]拟定。

参考文献

[1]湖南中医药研究所.湖南药物志（第一辑）[M].长沙：湖南科学技术出版社，1983：262.

[2]湖南省食品药品监督管理局.湖南省中药材标准（2009年版）[S].长沙：湖南科学技术出版社，2010：217.

[3]河南省食品药品监督管理局.河南省中药饮片炮制规范（2005年版）[S].郑州：河南人民出版社，2005：397-398.

[4]中国科学院中国植物志编辑委员会.中国植物志（第四十三卷第二分册）[M].北京：科学出版社，1997，52-53.

[5]南京中医药大学.中药大辞典[M].2版.上海：上海科学技术出版社，2006，2978.

[6]任丽娟，谢凤指，冯菊仙，等.柄果花椒树皮的化学成分研究[J].药学学报，1984，29（4）：268-273.

[7]湖南省卫生厅.湖南省中药材标准（1993年版）[S].长沙：湖南科学技术出版社，1993：305.

[8]谷青青，周雯颖，周小江.野花椒化学成分及药理作用研究进展[J].中成药，2022，44（6）：1895-1902.

地丁

Diding

GUELDENSTAEDTIAE RADIX

本品为豆科植物米口袋 *Gueldenstaedtia verna*（Georgi）A.Bor. 的干燥根。春、夏二季采挖，除去杂质，晒干。

【性状】 本品呈圆柱形，长条状。表面红棕色或灰黄色，有纵纹及横向皮孔。质坚硬，断面黄白色，有放射状纹理，边缘乳白色，绵毛状。气微，味淡、微甜，嚼之有豆腥味。

【鉴别】（1）本品根横切面：木栓细胞数列。栓内层较窄，有裂隙，并有较多的纤维束，纤维壁厚，可见层纹，不木化或微木化。射线较宽。韧皮部有裂隙，散有较多的厚壁纤维束。形成层成环。木质部导管较大，直径20~70μm，单个或2~3个成束。木纤维成束，壁厚，微木化或不木化。薄壁细胞含淀粉粒。

（2）取本品粉末2g，加甲醇20ml，超声处理30分钟，滤过，滤液浓缩至干，残渣加甲醇2ml使溶解，作为供试品溶液。另取地丁对照药材1g，加甲醇同法制成对照药材溶液。照薄层色谱法（《中国药典》2020年版四部通则0502）试验，吸取上述两种溶液各5μl，分别点于同一硅胶G薄层板上，以甲苯 – 乙酸乙酯 – 甲醇（7：3：1）为展开剂，预饱和15分钟，展开，取出，晾干，喷以三氯化铝试液，置紫外光灯（365nm）下检视。供试品色谱中，在与对照药材色谱相应的位置上，显相同颜色的荧光主斑点。

【检查】 **水分** 不得过11.0%（《中国药典》2020年版四部通则0832第二法）。

总灰分 不得过12.0%（《中国药典》2020年版四部通则2302）。

【炮制】 除去杂质，洗净，稍润，切段，晒干。

【性味与归经】 甘、苦，寒。归心、肝经。

【功能与主治】 清热解毒，凉血消肿。用于痈肿疔疮及化脓性炎症。

【用法与用量】 9~15g。外用鲜品适量，捣敷患处，或煎水洗。

【贮藏】 置通风干燥处。

· 起草说明 ·

【别名】 米布袋、米口袋、紫花地丁、甜地丁、小丁黄、痒痒草、地电、猫耳朵草。

【名称】 本品在《河南省中药材标准》（1991年版）有收载，名为"甜地丁"，入药部位是根。《中国药典》1977年版收载了甜地丁，入药部位是全草。为了与《中国药典》区别，本次修订更名为"地丁"。

【来源】　地丁之名散见于唐、宋各种方书。首见于《千金方》，但多不可考证，此后历代医方书多有收载，但植物混杂。《医方类聚》中有"紫花地丁一名米布袋"[1]，《救荒本草》中有米布袋的描述与附图，"米布袋，生田野中，苗塌地生，叶似泽漆而窄，其叶顺茎排生。梢头攒结三、四角，中有子如黍粒大，微扁、味甘"[2]。及看其附图，也正是米口袋属植物的特征。在《本草纲目》中李时珍首次单列紫花地丁一条："处处有之，其叶似柳而微细，夏开紫花面结角，平地生者起茎，沟壑边生者起蔓。"[3]《证类本草》转载《图经本草》的秦州无心草也即米布袋[4]，《本草纲目》中李时珍把秦州无心草附于薇衔之后，并且薇衔的附图与秦州无心草相差甚远，因此可以认为秦州无心草即是米布袋。《本草纲目》之后的《本草原始》中，李中立记载的紫花地丁[5]，从附图看，亦可认为是豆科米口袋属植物。米口袋以甜地丁之名收载于《中国药典》1977 年版一部，其药用部位为全草，而我省历史上使用的地丁多为豆科植物米口袋的干燥根。

【原植物】　多年生草本，高 4～10cm。全株密被白色长柔毛，果期后毛渐少。主根圆锥形，粗壮，不分枝或少分枝。茎缩短，在根颈上丛生。托叶基部与叶柄合生，外被长柔毛；奇数羽状复叶；小叶 9～21 枚，椭圆形或近披针形，长 4～15mm，宽 2～8mm，先端钝圆，有小尖头，基部圆形或宽楔形。总花梗数个自叶丛中抽出；伞形花序，具花 2～5 朵，花梗极短或近无梗；花蓝紫色或紫红色；花萼钟状。萼齿不等大，上 2 萼齿较大，下 3 萼齿较小；旗瓣宽卵形，长 12～14mm，先端微凹，基部渐狭成爪，翼瓣长圆形，长 8～11mm，基部有爪，龙骨瓣长 5～6mm。子房密被柔毛，花柱先端卷曲。荚果圆筒形，长 13～22mm，宽 3～4mm，有长柔毛。种子肾形，有浅蜂窝状凹点。花期 5 月，果期 6～7 月（图 1）。[6,7]

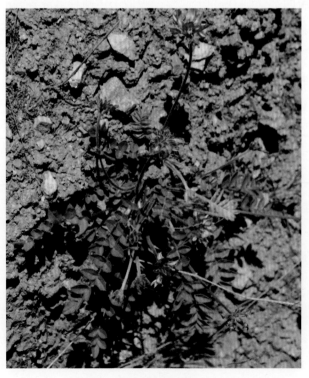

图 1　米口袋植物图

【**产地**】 全省各地均有分布，主要分布于东北、华北及中南、云南等地。

【**采收加工**】 春、夏二季挖其根，洗去泥沙，除去地上部分，晒干。

【**化学成分**】 根含叶虱硬脂醇、β-谷甾醇、大豆皂醇B、大豆皂醇E和一种黄酮化合物[8-10]。

【**性状**】 根据对样品的实际观察，本品的根相对《中国药典》收载的苦地丁较粗，侧根细长，参照《河南省中药材标准》(一)1991年版拟定。见图2。

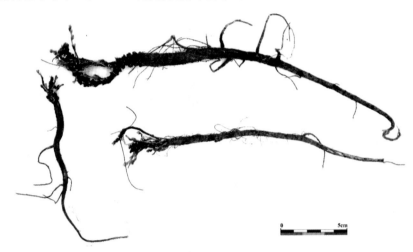

图2 地丁药材图

【**鉴别**】 (1)**显微鉴别** 参考《河南省中药材标准》(一)1991年版，观察根的横切面显微特征，并拟定标准。见图3。

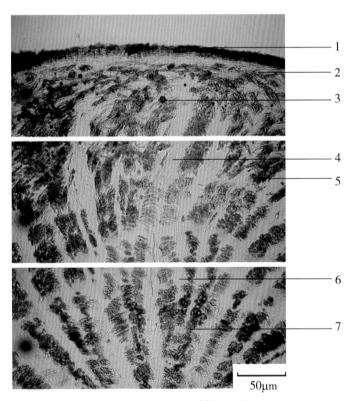

图3 地丁根部横切面详图

1.木栓层；2.栓内层；3.纤维束；4.裂隙；5.韧皮部；6.射线；7.木质部

（2）**薄层色谱鉴别**　参照相关文献中报道的甜地丁药材主要化学成分及《中国药典》2020 年版一部中有关槲皮素的薄层检测方法试验，发现槲皮素不能稳定检出，所以采用甜地丁药材作为主要检测目标，实验中考察了不同展开剂类型、比例和不同显色条件，并进行了耐用性试验考察，最终确定展开剂为甲苯－乙酸乙酯－甲醇（7∶3∶1），检视方法为喷以三氯化铝试液，置紫外光灯（365nm）下，建立了地丁的薄层色谱鉴别方法。该色谱条件斑点分离较好，方法可行。结果见图 4。

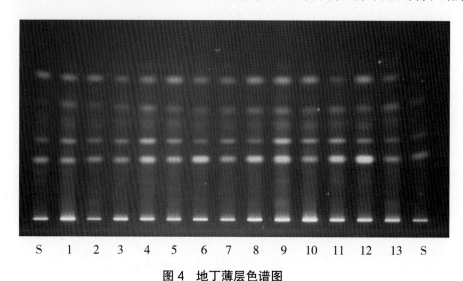

图 4　地丁薄层色谱图

S. 地丁对照药材；1-13. 地丁样品

【检查】水分　按照《中国药典》2020 年版四部通则 0832 第二法烘干法测定 14 批样品，结果在 5.4%～14.2% 之间，平均值为 8.0%。通过考察发现，当本品水分含量高于 11.0% 时，容易霉变。故将其限度拟定为不得过 11.0%。见表 1。

总灰分　按照《中国药典》2020 年版四部通则 2302 总灰分测定法测定 14 批样品，结果在 4.3%～13.6% 之间，平均值为 8.4%。通过分析两批总灰分较高（13.6%，12.1%）的样品，发现其表面附着较多泥土，属于产地加工除杂不彻底。为了控制药材质量，拟定限度为不得过 12.0%。见表 1。

表 1　检查项测定结果（%）

序号	1	2	3	4	5	6	7	8	9	10	平均值
水分	14.2	13.9	5.4	5.6	6.8	7.7	8.0	6.3	5.8	6.2	8.0
总灰分	9.4	13.6	12.1	7.2	9.1	8.2	4.3	8.1	4.7	7.5	8.4

【炮制】【性味与归经】【功能与主治】【用法与用量】【贮藏】　均参考《河南省中药饮片炮制规范》（2022 年版）拟定。

参考文献

[1] 金礼蒙. 医方类聚（第 9 分册）[M]. 盛增秀，陆勇毅，王英，等校. 北京：人民卫生出版社，2006：67，169，171.

[2] 王家葵，张瑞贤，李敏. 救荒本草校释与研究 [M]. 北京：中医古籍出版社，2007：78，79，179.

[3] 李时珍. 本草纲目（校点本. 上册）[M]. 北京：人民卫生出版社，1993：1109.

［4］唐慎微．证类本草［M］．北京：人民卫生出版社，1975：281，641．

［5］李中立．本草原始［M］．北京：人民卫生出版社，2007：198．

［6］吴其濬．植物名实图考［M］．北京：商务印书馆，1957：301，302，331，377，383．

［7］《全国中草药汇编》编写组．全国中草药汇编［M］．北京：人民卫生出版社，1975：805-806．

［8］朱蓉，朱大元，徐任生．地丁化学成分的研究［J］．中草药，1984，15（8）：1-3．

［9］王军宪，朱蓉．米口袋的化学成分研究［J］．西北植物学报，1989，9（2）：127-130．

［10］楼之岑，秦波．常用中药材品种整理和质量新究［M］．北京：北京医科大学中国协和医科大学联合出版社，1995：660-664．

地黄叶 Dihuangye
REHMANNIAE FOLIUM

本品为玄参科植物地黄 *Rehmannia glutinosa* Libosch. 的干燥叶。初秋采摘，除去杂质，晒干。

【性状】 本品多皱缩、破碎。完整叶展开后呈长椭圆形，长 3～10cm，宽 1.5～4cm，灰绿色，被灰白色长柔毛及腺毛，先端钝，基部渐狭，下延成长柄，边缘有不整齐钝齿。质脆。气微，味淡。

【鉴别】 本品粉末灰绿色。下表皮细胞垂周壁波状弯曲，气孔不定式，副卫细胞 3～5 个。上下表皮均有毛茸，下表皮毛茸较多。腺毛头部 2～4 细胞，柄 1 细胞。非腺毛较多，2～7 细胞组成，有的细胞缢缩，壁具疣状突起。

【检查】 **水分** 不得过 12.0%（《中国药典》2020 年版四部通则 0832 第二法）。

总灰分 不得过 15.0%（《中国药典》2020 年版四部通则 2302）。

【浸出物】 照水溶性浸出物测定法（《中国药典》2020 年版四部通则 2201）项下的冷浸法测定，不得少于 25.0%。

【炮制】 除去杂质，搓碎。

【性味与归经】 甘、淡，寒。归心、肝、肾经。

【功能与主治】 益气养阴，补肾，活血。用于少气乏力，面色无华，口干咽燥，气阴两虚证。外用于恶疮，手足癣。

【用法与用量】 10～20g。外用适量，捣汁涂或揉搓。

【贮藏】 置通风干燥处。

· 起草说明 ·

【名称】 沿用本省习用名称。

【来源】 本品为玄参科植物地黄 *Rehmannia glutinosa* Libosch. 的干燥叶。《本草图经》记载："二月生叶，布地便出似车前，叶上有皱纹而不光，高者及尺余，低者三、四寸。"《本草衍义》云："地黄，叶如甘露子，花如脂麻花，但有细斑点，北人谓之牛奶子，花、茎有微细短白毛。"[1]地黄叶可以入药，"主治恶疮似癞，十年者，捣烂日涂，盐汤先洗"[2]。还可以制成药茶泡水喝，可滋阴补肾、养血补血。本品在我省习用，故收入本标准。

【原植物】 多年生草本，高 10～40cm。全株密被灰白色长柔毛及腺毛。根茎肥厚、肉质，呈块状、圆柱形或纺锤形。茎直立，单一或基部分生数枝。基生叶成丛，叶片倒卵状披针形，长3～10cm，宽1.5～4cm，先端钝，基部渐窄，下延成长叶桥，叶面多皱，边缘有不整齐锯齿；茎生叶较小。花茎直立，被毛，于茎上部呈总状花序；苞片叶状，发达或退化；花萼钟状，先端5裂，裂片三角形，被多细胞长柔毛和白色长毛，具脉10条；花冠宽筒状，稍弯曲，长3～4cm，外面暗紫色，里面杂以黄色，有明显紫纹，先端5浅裂，略呈二唇形；雄蕊4，二强，花药基部叉开；子房上位，卵形，2室，花后变1室，花柱1，柱头膨大。蒴果卵形或长卵形，先端尖，有宿存花柱，外为宿存花萼所包。种子多数。花期4～5月，果期5～6月[1]。见图1。

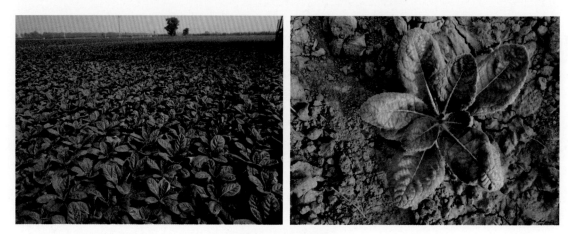

图1 地黄植物图

【产地】 主产于河南温县、武陟、修武、沁阳、孟州、博爱、获嘉、原阳、济源等地；浙江、山东、河北、山西、陕西等省。

【采收加工】 初秋采摘，除去杂质，晒干。

【化学成分】 本品含梓醇、益母草苷、桃叶珊瑚苷、6-O-E-阿魏酰基筋骨草醇、齐墩果酸、熊果酸、异毛蕊花糖苷、毛蕊花糖苷、香叶木素、芹菜素、木犀草素、胡萝卜苷等[3，4]。

【性状】 根据收集样品的性状而描述。见图2。

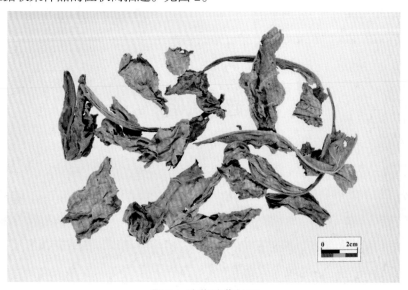

图2 地黄叶药材图

【鉴别】 **显微鉴别** 根据实验样品观察拟定粉末显微特征。见图3。

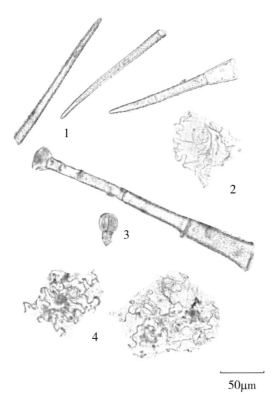

50μm

图3　地黄叶粉末显微特征图

1.非腺毛；2.表皮细胞；3.腺毛；4.气孔及副卫细胞

【检查】 **水分** 按照《中国药典》2020年版四部通则0832第二法烘干法进行测定，结果在6.8%～8.7%之间，见表1。拟定限度为不得过12.0%。

　　总灰分 按照《中国药典》2020年版四部通则2302总灰分测定法，结果在12.2%～14.2%之间，见表1。拟定限度为不得过15.0%。

表1　检查项测定结果（％）

样品	1	2	3	4	5	6	7	8	9
水分	8.7	8.6	8.7	7.0	6.9	6.9	6.9	6.8	6.8
总灰分	12.2	14.1	13.1	13.4	12.8	12.9	13.4	12.9	14.2

【浸出物】 按照《中国药典》2020年版四部通则2201浸出物测定法项下的冷浸法，测定结果在34.0%～37.3%之间，见表2。拟定限度为不得少于25.0%。

表2　浸出物测定结果（％）

样品	1	2	3	4	5	6	7	8	9
结果	36.7	36.8	35.1	34.0	34.9	35.1	37.3	36.1	35.4

【炮制】【性味与归经】【功能与主治】【用法与用量】【贮藏】 均参考《河南省中药饮片炮制规范》（2022 年版）拟定。

参考文献

［1］国家中医药管理局《中华本草》编委会.中华本草（第7册）［M］.上海：上海科学技术出版社，1999：376.

［2］李时珍.本草纲目（校点本）.［M］.2版.北京：人民卫生出版社，1982：1026.

［3］翟彦峰，邢煜军，王先友，等.地黄叶挥发油GC-MS分析［J］.河南大学学报（医学版），2010，29（2）：113-115.

［4］张艳丽，冯志毅，郑晓珂，等.地黄叶的化学成分研究［J］.中国药学杂志，2014，49（1）：15-21.

芍药花 Shaoyaohua
PAEONIAE LACTIFLORAE FLOS

本品为毛茛科植物芍药 *Paeonia lactiflora* Pall. 的干燥花蕾。花含苞待放时采摘，除去叶，用纸将花包好，阴干。

【性状】 本品呈圆球形，外表呈紫红色、粉色、红色、白色等，内呈橙黄色。萼片3～4枚，叶状，淡绿色；花瓣6～10片或更多，呈倒卵形，顶端裂为钝齿形。雄蕊多数，花丝黄色，花盘浅杯状，包裹心皮基部，顶端钝圆，心皮3～5枚。气微香，味微苦、涩。

【鉴别】 （1）本品粉末淡紫色。花瓣表皮细胞表面呈现波浪形。花柱碎片由多种不规则棒状结构组成。导管主要为螺纹导管。花粉粒众多，类圆形、极面观三角形，具3个萌发孔，外壁有齿状突起。花冠下表皮由不规则多边形组成，具有气孔样结构。花粉囊内壁细胞似网状。偶见草酸钙簇晶。

（2）取本品粉末0.5g，加乙醇10ml，振摇5分钟，滤过，滤液蒸干，残渣加乙醇1ml使溶解，作为供试品溶液。另取芍药苷对照品，加乙醇制成每1ml含1mg的溶液，作为对照品溶液。照薄层色谱法（《中国药典》2020年版第四部通则0502）试验，吸取上述两种溶液各10μl，分别点于同一硅胶G薄层板上，以三氯甲烷-乙酸乙酯-甲醇-甲酸（40：5：10：0.2）为展开剂，展开，取出，晾干，喷以5%香草醛硫酸溶液，加热至斑点显色清晰。供试品色谱中，在与对照品色谱相应的位置上，显相同颜色的蓝紫色斑点。

【检查】 水分 不得过9.0%（《中国药典》2020年版四部通则0832第二法）。

总灰分 不得过7.0%（《中国药典》2020年版四部通则2302）。

【浸出物】 照水溶性浸出物测定法（《中国药典》2020年版四部通则2201）项下的热浸法测定，不得少于33.0%。

【性味与归经】 苦，凉。归肝经。

【功能与主治】 活血止痛、通经、舒气。用于妇女闭经，干血痨症，赤白带下，行经腹痛。

【用法与用量】 3～6g。

【贮藏】 置阴凉干燥处，防蛀。

·起草说明·

【别名】 没骨花、婪尾春、将离、殿春花。

【名称】 沿用我省习用名称。

【来源】 本品为毛莨科植物芍药 *Paeonia lactiflora* Pall. 的干燥花蕾。《本草图经》曰："芍药，生中岳川谷及丘陵，今处处有之，淮南者胜。春生红芽作丛，茎上三枝五叶，似牡丹而狭长，高一、二尺。夏开花，有红、白、紫数种，子似牡丹子而小。"[1]《全国中草药汇编》记载："芍药花具有通经活血的功效，主治妇女闭经、干血痨症、赤白带下。"本品为《卫生部药品标准》中药成方制剂第十册收载"愈带丸"处方原料之一，河南虞城县、确山县等地均有芍药种植基地，在当地有习用，常将芍药花泡水喝，具有消炎镇痛的作用。

【原植物】 多年生草本。根粗壮，分枝黑褐色。茎高40～70cm，无毛。下部茎生叶为二回三出复叶，上部茎生叶为三出复叶；小叶狭卵形、椭圆形或披针形，顶端渐尖，基部楔形或偏斜，边缘具白色骨质细齿，两面无毛，背面沿叶脉疏生短柔毛。花数朵，生茎顶和叶腋，有时仅顶端一朵开放，而近顶端叶腋处有发育不好的花芽，直径8～11.5cm；苞片4～5，披针形，大小不等；萼片4，宽卵形或近圆形，长1～1.5cm，宽1～1.7cm；花瓣9～13，倒卵形，长3.5～6cm，宽1.5～4.5cm，紫红色，有时基部具深紫色斑块；花丝长0.7～1.2cm，黄色；花盘浅杯状，包裹心皮基部，顶端裂片钝圆；心皮4～5，无毛。菁葖长2.5～3cm，直径1.2～1.5cm，顶端具喙。花期5～6月，果期8月[2]。见图1。

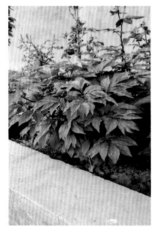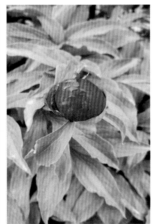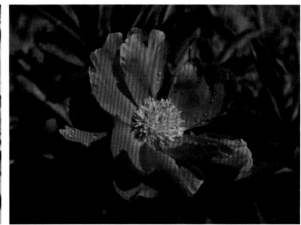

图1 芍药植物图

【产地】 主产于河南、河北、山东、浙江、四川、安徽、内蒙古等地。

【采收加工】 花含苞待放时采摘，去掉叶，用纸将花包好，阴干。

【化学成分】 芍药花含有锌、铁、铜等微量元素，亦有较高含量的蛋白质、多糖类、有机酸类、黄酮类、酚类、黄芪苷类、没食子鞣质等化学成分[3-6]。

【性状】 依据收集样品的性状而描述。见图2。

【鉴别】（1）**显微鉴别** 根据实验样品观察拟定粉末显微特征。见图3。

（2）**薄层色谱鉴别** 本品含有芍药苷，按照《中国药典》2020年版四部通则0502薄层

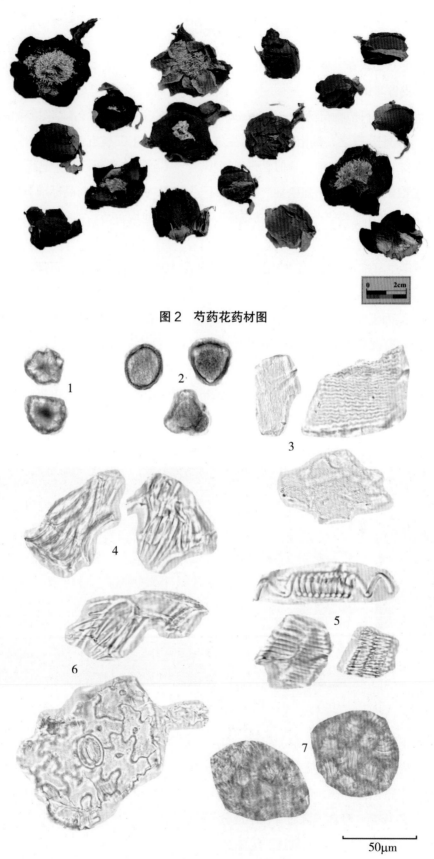

图 2　芍药花药材图

图 3　芍药花粉末显微特征图

1. 草酸钙簇晶；2. 花粉粒；3. 花盘裂片表皮细胞；4. 花柱碎片；5. 导管；6. 花瓣下表皮；7. 花粉囊内壁细胞

色谱法试验，以芍药苷为对照品，制定薄层色谱鉴别方法。考察了不同展开剂类型、比例和不同显色条件，并进行了耐用性试验考察，最终确定展开剂为三氯甲烷－乙酸乙酯－甲醇－甲酸（40∶5∶10∶0.2），喷以5%香草醛硫酸溶液，加热进行显色，建立了芍药花的薄层色谱鉴别方法。该色谱条件斑点分离较好，方法可行。结果见图4。

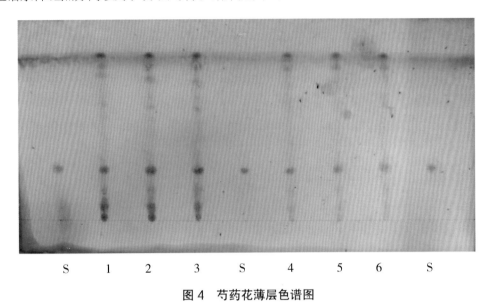

图4 芍药花薄层色谱图

S. 芍药苷对照品；1–6. 芍药花样品

【**检查**】 **水分** 根据《中国药典》2020年版四部通则0832第二法烘干法测定9批样品，结果在7.0%～7.4%之间，平均值为7.2%，见表1。拟定限度为不得过9.0%。

总灰分 根据《中国药典》2020年版四部通则2302总灰分测定法测定9批样品，结果在5.2%～5.4%之间，平均值为5.3%，见表1。拟定限度为不得过7.0%。

表1 检查项测定结果

样品	1	2	3	4	5	6	7	8	9	平均值
水分（%）	7.2	7.2	7.2	7.0	7.0	7.1	7.2	7.4	7.2	7.2
总灰分（%）	5.2	5.2	5.2	5.4	5.4	5.3	5.3	5.3	5.2	5.3

【**浸出物**】 按照《中国药典》2020年版四部通则2201水溶性浸出物测定法项下的热浸法，结果在40.6%～43.9%之间，平均值为42.3%，见表2。拟定限度不得少于32.0%。

表2 浸出物测定结果

样品	1	2	3	4	5	6	7	8	9	平均值
浸出物（%）	43.9	41.4	40.6	42.5	43.1	41.4	43.5	42.0	42.2	42.3

【**炮制**】【**性味与归经**】【**用法与用量**】【**贮藏**】 参考相关文献[7]拟定。

【**功能与主治**】 活血止痛，通经，舒气。用于妇女闭经，干血痨症，赤白带下，行经腹痛[7-12]。

参考文献

［1］苏颂.本草图经［M］.尚志钧，辑校.合肥：安徽科学技术出版社，1994：155.

［2］中国科学院中国植物志编辑委员会.中国植物志（第二十卷）［M］.北京：科学出版社，1979：51.

［3］李海亮，高星，徐福利，等.芍药花精油化学成分及其抗氧化活性［J］.西北农林科技大学学报（自然科学版），2017，45（5）：204-210.

［4］金英善，陈曼丽，金银哲，等.芍药花活性成分分析及体外清除自由基活性研究［J］.扬州大学学报（农业与生命科学版），2012，33（3）：86-90.

［5］胡喜兰，尹福军，程青芳，等.不同花期芍药花中活性成分的研究［J］.食品科学，2008（9）：506-514.

［6］何玲，王荣花，罗佳，等.芍药花红色素提取工艺的研究［J］.西北农林科技大学学报（自然科学版），2006（12）：204-208.

［7］北京市卫生局.北京市中药炮制规范［S］.北京：北京市卫生局，1986：107.

［8］天津市卫生局.天津市中药饮片切制规范［S］.天津：天津市卫生局，1975：259.

［9］舒希凯，段文娟，刘伟，等.芍药花化学成分研究［J］.中药材，2014，37（1）：66-69.

［10］谢凯莉，马喆，龚慕辛，等.不同栽培品种及干燥工艺白芍花中9种有效成分含量测定及主成分分析［J］.中国中药杂志，2020，45（19）：4643-4651.

［11］吴丽，王丽丽，侯燕，等.芍药苷、芍药内酯苷对原发性痛经模型小鼠的解痉镇痛作用［J］.环球中医药，2018，11（11）：1670-1674.

［12］吴丽，王丽丽，费文婷，等.芍药苷和芍药内酯苷对小鼠疼痛模型的镇痛作用及对 β-EP、PGE_2 的影响［J］.中华中医药杂志，2018，33（3）：915-918.

百合花 Baihehua
LILII FLOS

本品为百合科植物卷丹 *Lilium lancifolium* Thunb. 的干燥花。夏天花开时采摘，及时干燥。

【性状】 本品多皱缩，展平后花被片6枚，红棕色或黄褐色，长6～10cm，宽1～2cm，内面可见紫黑色斑点；雄蕊6枚，长约花被之半，花药线形，丁字着生，多已脱落；雌蕊1枚。质柔韧，气香，味酸，微苦。

【鉴别】 本品粉末红棕色。花粉粒椭圆形，直径20～60μm，长40～80μm，内外壁等厚，单沟，表面具网状雕纹。非腺毛单细胞，平直或弯曲，完整者长85～220μm，直径5～10μm。花被表皮细胞类圆形或类方形，细胞内含红棕色物。气孔多长圆形，副卫细胞3～8个。导管主要为螺纹及环纹，直径约12μm。

【检查】 **水分** 不得过12.0%（《中国药典》2020年版四部通则0832第二法）。

总灰分 不得过12.0%（《中国药典》2020年版四部通则2302）。

【浸出物】 照醇溶性浸出物测定法（《中国药典》2020年版四部通则2201）项下的热浸法测定，用70%乙醇作溶剂，不得少于30.0%。

【炮制】 除去杂质，筛去灰屑。

【性味与归经】 甘、微苦，微寒。归肺、肝、心经。

【功能与主治】 清热润肺，宁心安神。用于咳嗽痰少或黏，眩晕，心烦，夜寐不安。

【用法与用量】 6～12g。外用适量，研末调敷。

【贮藏】 置阴凉干燥处。

· 起草说明 ·

【别名】 山丹、强瞿、番韭等。

【名称】 参照《中药大辞典》[1]《中华本草》[2]收载名，拟定本品名为百合花。

【来源】 本品为百合科植物卷丹 *Lilium lancifolium* Thunb. 的干燥花。百合始载于《神农本草经》[3]，并以百合为正名，后世皆沿用此名称。《植物名实图考》记载："卷丹，叶大如柳叶，四向攒枝而上，其头开红黄花，斑点星星，四垂向下，花心有檀色长蕊，枝叶间生黑子，根如百合。本草衍义所述百合性状即此。"[4]《滇南本草》中记载百合花："止咳嗽，利小便，安神，宁心，定志。味甘者，清肺气，易于消散；味酸者，敛肺。"[5]《河南中药资源集锦》记载百合花可供药用[6]，民间亦有医家以百合花入药治疗失眠、肝火犯肺等病症。1975 年出版的《河南中草药栽培》中以卷丹作为百合入药品种进行栽培[7]。卷丹是我省药用百合的主流品种，故将卷丹纳入本标准。

【原植物】 多年生草本，茎高 0.8～1.5m，带紫色条纹，具白色绵毛。鳞茎近宽球形，高约 3.5cm，直径 4～8cm；鳞片宽卵形，长 2.5～3cm，宽 1.4～2.5cm，白色。叶散生，矩圆状披针形或披针形，长 6.5～9cm，宽 1～1.8cm，两面近九毛，先端有白毛，边缘有乳头状突起，有 5～7 条脉，上部叶腋有珠芽。花 3～6 朵或更多；苞片叶状，卵状披针形，长 1.5～2cm，宽 2～5mm，先端钝，有白绵毛；花梗长 6.5～9cm，紫色，有白色绵毛；花下垂，花被片披针形，反卷，橙红色，有紫黑色斑点；外轮花被片长 6～10cm，宽 1～2cm；内轮花被片稍宽，蜜腺两边有乳头状突起，尚有流苏状突起；雄蕊四面张开；花丝长 5～7cm，淡红色，无毛，花药矩圆形，长约 2cm；子房圆柱形，长 1.5～2cm，宽 2～3mm；花柱长 4.5～6.5cm，柱头稍膨大，3 裂。蒴果狭长卵形，长 3～4cm。花期 7～8 月，果期 9～10 月[8]。见图 1。

【产地】 主产于河南、江苏、浙江、安徽、河北、山东、江西、湖北、湖南等地。

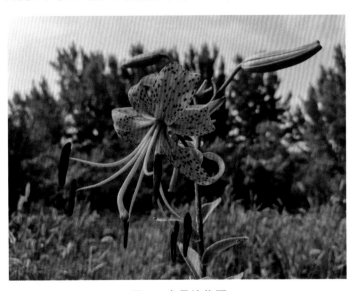

图 1 卷丹植物图

【采收加工】 夏季花开时采摘，及时干燥。

【化学成分】 本品含 β-谷甾醇、豆甾醇、大黄素、山柰酚、槲皮素、柽柳黄素-3-O-β-D-葡萄糖-7-O-α-L-鼠李糖苷、异槲皮苷、咖啡酸、胡萝卜苷、槲皮素-3-O-β-D-半乳糖苷等[9,10]。

【性状】 依据收集样品的性状而描述。见图2。

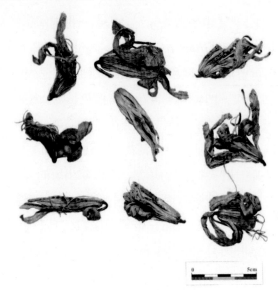

图 2 百合花药材图

【鉴别】 显微鉴别 根据实验样品观察拟定粉末显微特征。见图3。

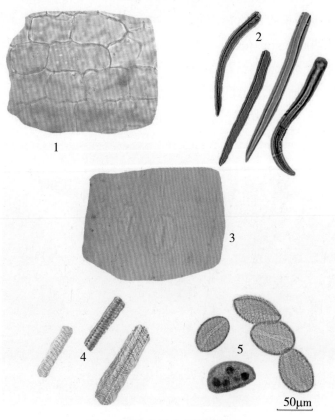

图 3 百合花粉末显微特征图
1.花被表皮细胞；2.非腺毛；3.气孔；4.导管；5.花粉粒

【检查】 水分 根据《中国药典》2020 年版四部通则 0832 第二法测定，结果在 8.4%～11.7% 之间，见表 1。拟定限度为不得过 12.0%。

总灰分 根据《中国药典》2020 年版四部通则 2302 总灰分测定法测定，结果在 8.0%～11.6% 之间，见表 1。拟定限度为不得过 12.0%。

表 1 检查项测定结果（%）

样品	1	2	3	4	5	6	7	8	9	10	11	12
水分	11.4	11.5	11.7	11.5	8.4	8.6	8.4	8.6	9.6	9.6	9.7	9.9
总灰分	9.0	9.2	9.2	9.1	11.5	11.5	11.6	11.5	8.1	8.0	8.2	8.0

【浸出物】 按照《中国药典》2020 版四部通则 2201 醇溶性浸出物测定法项下的热浸法，以 70% 乙醇作为溶剂，样品测定结果在 32.0%～41.8% 之间，见表 2。拟定限度为不得少于 30.0%。

表 2 浸出物测定结果（%）

序号	1	2	3	4	5	6	7	8	9	10	11	12
测定结果	38.2	37.8	38.9	37.9	32.3	36.0	32.0	32.7	38.9	41.3	41.8	40.8

【炮制】【性味与归经】【功能与主治】【用法与用量】 均参考《中华本草》和《中药大辞典》拟定。

【贮藏】 参考相关文献拟定[11, 12]。

参考文献

[1] 南京中医药大学. 中药大辞典（上册）[M]. 上海：上海科学技术出版社，2006：1181.

[2] 国家中医药管理局《中华本草》编委会. 中华本草（第 8 册）[M]. 上海：上海科学技术出版社，1999：118.

[3] 尚志钧. 神农本草经校注 [M]. 北京：学苑出版社，2007：139.

[4] 吴其濬. 植物名实图考 [M]. 北京：商务印书馆，1957：58.

[5] 兰茂. 滇南本草 [M]. 昆明：云南科学技术出版社，2004：977.

[6] 崔建强. 河南中药资源集锦 [M]. 北京：中国健康出版社，2007：285.

[7] 河南省革命委员会卫生局，河南省革命委员会商业局. 河南中草药栽培 [M]. 郑州：河南人民出版社，1975：85.

[8] 中国科学院中国植物志编辑委员会. 中国植物志（第 14 卷）[M]. 北京：科学出版社，1980：152.

[9] 封士兰，何兰，王敏，等. 百合花化学成分的研究 [J]. 中国中药杂志，1994（10）：611-612，639.

[10] 王鹏禹. 卷丹花和黄花败酱降血糖活性成分研究 [D]. 郑州：河南大学，2020.

[11] 杜健. 中药材及中药饮片的贮藏保管经验 [J]. 天津药学，2019，31（2）：74-76.

[12] 刘会丽，赵素霞，门闯. 中药饮片的分类贮藏养护管理探索 [J]. 中国合理用药探索，2019，16（1）：146-149.

光皮木瓜 Guangpimugua
CHAENOMELIS SINENSIS FRUCTUS

本品为蔷薇科植物木瓜 *Chaenomeles sinensis*（Thouin）Koehne 的干燥成熟果实。夏、秋二季果实呈绿黄色时采收，纵剖成二或四瓣，内表面向上晒干或置沸水中烫后晒干。

【性状】 本品多呈瓣状。长 5～12cm，厚 1～3cm，外表面紫红色至红棕色，平滑不皱缩，基部凹陷并残留果柄痕，顶端有花柱残留。切面平坦，果肉粗糙，显颗粒性，质硬。种子多数，红棕色，呈扁平三角形，多脱落。气微，味微酸，嚼之有沙粒感。

【鉴别】（1）本品粉末红棕色或黄棕色。石细胞极多，成群或单个散在，类圆形、类方形或多角形等，直径 22～100μm，长至 165μm，层纹明显，孔沟易见，胞腔内常含红棕色或棕色物质。导管多为网纹导管、螺纹导管。草酸钙方晶类方形、菱形或双锥形，散在或包埋于薄壁细胞内的棕色物中。果皮表皮细胞呈类多边形，胞腔含有棕色物。中果皮细胞呈类圆形，细胞壁皱缩，有时可见草酸钙小方晶。

（2）取本品粉末 1g，加乙酸乙酯 10ml，超声处理 20 分钟，滤过，滤液蒸干，残渣加甲醇 2ml 使溶解，作为供试品溶液。另取光皮木瓜对照药材 1g，同法制成对照药材溶液。再取熊果酸对照品，加甲醇制成每 1ml 含 0.5mg 的溶液，作为对照品溶液。照薄层色谱法（《中国药典》2020 年版四部通则 0502）试验，吸取上述三种溶液各 2μl，分别点于同一硅胶 G 薄层板上，以环己烷－乙酸乙酯－丙酮－甲酸（5：1：1：0.1）为展开剂，展开，取出，晾干，喷以 10% 硫酸乙醇溶液，在 105℃加热至斑点显色清晰，分别置日光和紫外光灯（365nm）下检视，供试品色谱中，在与对照药材色谱和对照品色谱相应的位置上，显相同颜色的斑点和荧光斑点。

【检查】 酸度 取本品粉末 5g，加水 50ml，振摇，放置 1 小时，滤过，照（《中国药典》2020 年版四部通则 0631）测定，pH 值应为 3.5～4.5。

水分 不得过 13.0%（《中国药典》2020 年版四部通则 0832 第二法）。

总灰分 不得过 5.0%（《中国药典》2020 年版四部通则 2302）。

【浸出物】 照醇溶性浸出物测定法（《中国药典》2020 年版四部通则 2201）项下的热浸法测定，用乙醇作为溶剂，不得少于 16.0%。

【炮制】 光皮木瓜 除去杂质，洗净，润透或蒸透后切厚片，晒干。

炒光皮木瓜 取光皮木瓜片置炒制容器内，用文火炒至微焦为度，取出，放凉。

【性味与归经】 酸，温。归肝、脾经。

【功能与主治】 舒筋活络，和胃化湿。用于湿痹拘挛，腰膝关节酸重，吐泻转筋，脚气水肿。

【用法与用量】 5～15g。

【贮藏】 置阴凉干燥处，防潮，防蛀。

·起草说明·

【别名】 楔楂、木李、海棠。

【名称】《中国药典》1977 年版收载的木瓜包括皱皮木瓜和光皮木瓜[1]，《中国药典》从 1985 年版开始，收载的木瓜项下仅有皱皮木瓜一种[2]。为了与《中国药典》相区别，根据光皮木瓜表面光滑不皱的特点，采用"光皮木瓜"之名称。

【来源】 本品始载于《名医别录》，列为中品[3]；《本草纲目》收载于果部，引苏颂语"又有一楔楂，木、叶、花、实酷类木瓜但比木瓜大而黄色。辨之惟看蒂间别有重蒂如乳者为木瓜，无此则槟榁也"[4]。这些记载与《中国高等植物图鉴》载蔷薇科植物木瓜[5]相同。光皮木瓜曾收载于《中国药典》1977年版木瓜[1]项下，功用与木瓜（贴梗海棠）相近，在我省栽种及使用历史较久，又有商品流通，故收入本标准。

【原植物】 落叶灌木或小乔木，高5～10m。主干树皮片状脱落。小枝紫红色或紫褐色，无刺，幼时被毛，后脱落。单叶互生；托叶膜质，卵状披针形，边缘具腺齿，叶柄长5～10mm，微被柔毛，有腺体；叶片椭圆状卵形或椭圆状矩圆形，稀倒卵形，长5～8cm，宽3.5～5.5cm，先端急尖，基部宽楔形或圆形，边缘有刺芒状锯齿，齿尖有腺体；幼时下面密被黄白色绒毛，后即脱落。花单生于叶腋，与叶同放或先叶开放，花梗短粗，长5～10mm，无毛，花直径2.5～3cm，萼筒钟状，外面无毛，萼片内面密被浅褐色绒毛，反折，花瓣5，倒卵形，淡红色，雄蕊多数，长不及花瓣之半，花柱3～5，基部合生，柱头头状，有不明显分裂，与雄蕊等长或稍长。果实长椭圆形，长5～12cm。暗黄色，木质，芳香，5室，每室种子多数，果梗短。花期4月，果期9～10月[6,7]。见图1。

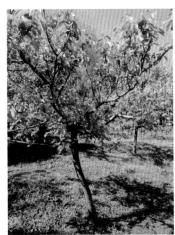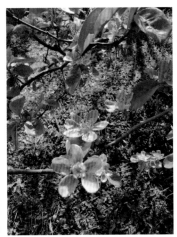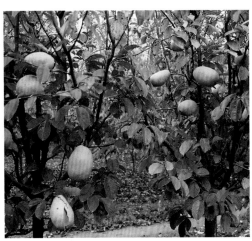

图1　木瓜植物图

【产地】 我省各地公园、庭院、田间及山林多有栽培。山东、河北、安徽、江苏、浙江、江西、湖北、云南、广西、甘肃、四川等地亦产。

【采收加工】 夏、秋二季果实呈绿黄色时采摘，纵剖成二或四瓣，内表面向上晒干或置沸水中烫后晒干。

【化学成分】 光皮木瓜的果实含挥发性成分和有机酸类、甾类、三萜及其苷类（如熊果酸、齐墩果酸等）、木脂素类及黄酮类化合物，此外还含有鞣质及多元醇类化合物。新鲜种子含氢氰酸[8]。

【性状】 根据收集到的药材性状并参考文献拟定，见图2。

【鉴别】（1）**粉末显微鉴别** 根据收集到的样品，观察其粉末特征，正文仅收载主要特征，见图3。

（2）**薄层色谱鉴别** 光皮木瓜中的熊果酸有抗肿瘤、保肝、抑菌、安定和降压等作用[9,10]，故以光皮木瓜为对照药材，熊果酸为对照品，用环己烷－乙酸乙酯－丙酮－甲酸（5：1：1：0.1），拟定薄层色谱鉴别方法，该方法斑点分离度、重现性好，主斑点 R_f 值适中，纳入本标准，见图4、图5。

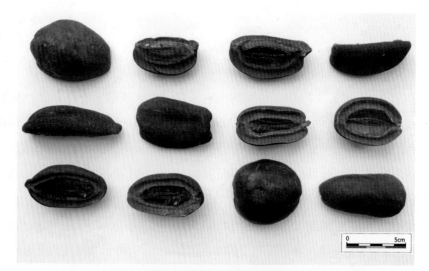

图 2　光皮木瓜药材图

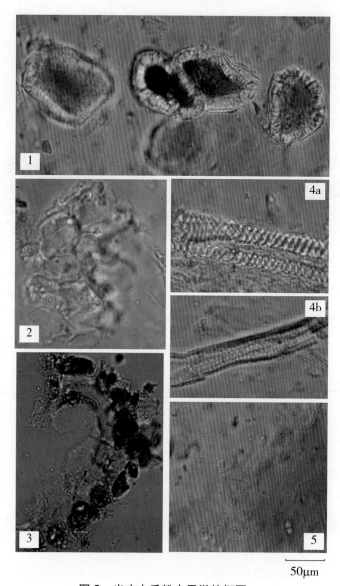

图 3　光皮木瓜粉末显微特征图

1. 石细胞；2. 中果皮细胞；3. 果皮表皮细胞；4a 螺纹导管；4b. 网纹导管；5. 草酸钙方晶

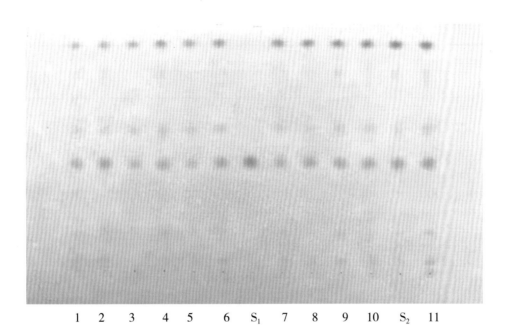

1　2　3　4　5　6　S₁　7　8　9　10　S₂　11

图 4　光皮木瓜薄层色谱图（日光下检视）

S₁. 熊果酸对照品；S₂. 光皮木瓜对照药材；1-11. 光皮木瓜样品

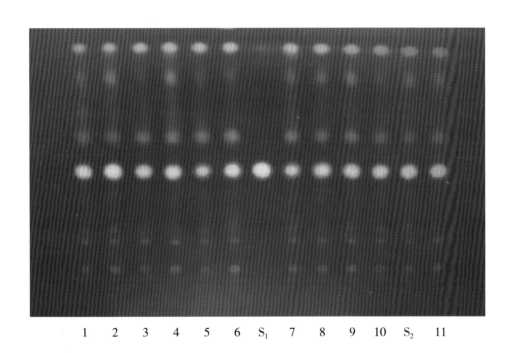

1　2　3　4　5　6　S₁　7　8　9　10　S₂　11

图 5　光皮木瓜薄层色谱图（紫外光灯 365nm 下检视）

S₁. 熊果酸对照品；S₂. 光皮木瓜对照药材；1-11. 光皮木瓜样品

【检查】　**酸度**　《中药大辞典》[11]中把酸度作为木瓜的品质标志，故对不同单位收集到的光皮木瓜，进行酸度检查。按正文检查项下操作；根据测定结果（表 1），将其限度采用统计学分析，拟定为 3.5～4.5。

表1　光皮木瓜酸度测定结果

样品	1	2	3	4	5	6	7	8	9	10	11	12
酸度	4.3	3.9	4.0	4.3	4.1	4.2	3.9	4.1	3.8	4.0	3.6	3.6

水分　照水分测定法《中国药典》2020年版四部通则0832第二法烘干法测定。根据测定结果（表2），并参考《中国药典》2020年版四部药材和饮片检定通则0212对饮片水分的要求，将光皮木瓜水分限度拟定为不得过13.0%。

表2　光皮木瓜水分测定结果（%）

样品	1	2	3	4	5	6	7	8	9	10	11	12
水分	10.2	10.0	10.8	11.6	11.0	11.2	12.0	11.4	11.9	11.7	8.4	7.4

总灰分　照灰分测定法《中国药典》2020年版四部通则2302测定。根据测定结果（表3），将其限度采用统计学分析，故将其限度拟定为均不得过5.0%。

表3　光皮木瓜总灰分测定结果（%）

样品	1	2	3	4	5	6	7	8	9	10	11	12
总灰分	2.9	2.3	2.8	2.6	2.4	2.9	2.5	2.6	2.4	2.4	2.2	2.7

【浸出物】　由于光皮木瓜历来被当作木瓜使用，推测其在药理、疾病治疗等方面[8, 10]与皱皮木瓜会有相似的生物活性、临床疗效及应用价值，故参考《中国药典》木瓜项下方法，采用热浸法，以乙醇为溶剂测定，根据样品测得值（表4），进行方法学统计，故制定限值，均应不得少于16.0%。

表4　光皮木瓜浸出物测定结果（%）

样品	1	2	3	4	5	6	7	8	9	10	11	12
浸出物	22.2	25.2	21.5	20.8	21.4	21.3	20.8	20.9	23.5	23.3	30.6	31.3

【炮制】【性味与归经】【功能与主治】【用法与用量】【贮藏】　均参考《河南省中药饮片炮制规范》（2022年版）拟定。

参考文献

［1］卫生部药典委员会.中华人民共和国药典（1977年版一部）［S］.北京：人民卫生出版社，1977：82.

［2］卫生部药典委员会.中华人民共和国药典（1985年版一部）［S］.北京：人民卫生出版社，1985：42-43.

［3］陶弘景.名医别录［M］.尚志钧，辑校.北京：人民卫生出版社，1986：198.

［4］李时珍.本草纲目（下册）［M］.北京：人民卫生出版社，1963：1047.

［5］中国科学植物研究所.中国高等植物图鉴（第二册）［M］.北京：科学出版社，1983：243.

［6］中国科学院中国植物志编辑委员会.中国植物志（第三十六卷）［M］.北京：科学出版社，1974：350-351.

［7］肖培根.新编中药志（第二卷）［M］.北京：化学工业出版社，2002：107-111.

［8］尹震花，赵晨，张娟娟，等.光皮木瓜的化学成分及药理活性研究进展［J］.中国实验方剂学杂志，2017，23（9）：221-229.

［9］邹传宗.木瓜活性成分及药理作用研究概述［J］.园艺与种苗，2012（3）：55-58.

［10］韩立敏.木瓜有效成分研究［J］.安徽农业科学，2009，37（23）：10969-10970.

［11］南京中医药大学.中药大辞典（上册）［M］.2版.上海：上海科学技术出版社，2006：473-475.

竹叶柴胡
Zhuyechaihu
BUPLEURI MARGINATI HERBA

本品为伞形科植物竹叶柴胡 *Bupleurum marginatum* Wall. ex DC. 的干燥全草。夏、秋二季采收，除去泥沙，干燥。

【性状】 本品长 45～130cm。根呈长圆锥形或圆柱形，微有分枝，长 10～15cm，直径 0.1～0.8mm，稍弯曲，外表棕褐色或黄棕色，具细纵皱纹及稀疏小横突起。茎圆柱形，直径 1～6mm，具纵棱，淡黄绿色至绿色；切面白色，有髓。叶易破碎，多脱落，完整者展平后呈披针形、线状披针形或线形，长 9～16cm，宽 0.5～1.4cm，叶缘软骨质。花序复伞形，花黄棕色。体轻。气清香，味微苦。

【鉴别】 取本品粉末 0.5g，加 5% 浓氨试液的甲醇溶液 20ml，超声处理 30 分钟，滤过，滤液浓缩至 2ml，作为供试品溶液。取柴胡皂苷 a 对照品、柴胡皂苷 d 对照品，加甲醇制成每 1ml 各含 0.5mg 的混合溶液，作为对照品溶液。照薄层色谱法（《中国药典》2020 版四部通则 0502）试验，吸取上述四种溶液各 1μl，分别点于同一硅胶 G 薄层板上，以乙酸乙酯 - 乙醇 - 水（12：2：1）为展开剂，展开，取出，晾干，喷以 2% 对二甲氨基苯甲醛的 40% 硫酸溶液，在 60℃加热至斑点显色清晰，分别置日光及紫外光灯（365nm）下检视。供试品色谱中，在与对照品色谱相应的位置上，显相同颜色的斑点。

【检查】 **水分** 不得过 9.0%（《中国药典》2020 版四部通则 0832 第二法）。

总灰分 不得过 10.0%（《中国药典》2020 版四部通则 2302）。

【浸出物】 照醇溶性浸出物测定法（《中国药典》2020 年版四部通则 2201）项下的热浸法测定，用乙醇作溶剂，不得少于 10.0%。

【含量测定】 照高效液相色谱法（《中国药典》2020 年版四部通则 0512）测定。

色谱条件与系统适用性试验 用十八烷基硅烷键合硅胶为填充剂；以水为流动相 A，乙腈为流动相 B，按下表中的规定进行梯度洗脱；检测波长为 210nm。理论板数按柴胡皂苷 a 峰计算应不低于 5000。

时间（分钟）	流动相 A（%）	流动相 B（%）
0～25	64	36
25～26	64 → 58	36 → 42
26～45	58	42

对照品溶液的制备 精密称取柴胡皂苷 a 对照品、柴胡皂苷 d 对照品适量，精密称定，加甲醇制成每 1ml 含柴胡皂苷 a 0.4mg、柴胡皂苷 d 0.5mg 的溶液，摇匀，即得。

供试品溶液的制备 取本品粗粉约 0.5g，精密称定，置具塞锥形瓶中，精密加入 5% 浓氨试液的甲醇溶液 20ml，密塞，超声处理（功率 200W，频率 40kHz）30 分钟，滤过。以甲醇 20ml 分 2 次洗涤容器及药渣，洗液与滤液合并，回收溶剂至干，残渣加甲醇溶解，转移至 5ml 量瓶中，加甲醇至刻度，摇匀，滤过，取续滤液，即得。

测定法 分别精密吸取对照品溶液与供试品溶液各 10μl，注入液相色谱仪，测定，即得。

本品按干燥品计算，含柴胡皂苷 a（$C_{42}H_{68}O_{13}$）和柴胡皂苷 d（$C_{42}H_{68}O_{13}$）的总量不得少于 0.30%。

【炮制】 除去杂质，洗净，切段，干燥。

【性味与归经】 苦，微寒。归肝、胆经。

【功能与主治】 疏散退热，疏肝解郁，升举阳气。用于感冒发热，寒热往来，胸胁胀痛，月经不调，子宫脱垂，脱肛。

【用法与用量】 3～9g。

【贮藏】 置通风干燥处，防蛀。

· 起草说明 ·

【别名】 膜缘柴胡。

【名称】 竹叶柴胡（*Bupleurum marginatum* Wall. ex DC.）最早收载于《四川省中药材标准》，名为川柴胡，后为与《中国药典》收载的柴胡相区别，改名为竹叶柴胡。

【来源】 柴胡始载于《神农本草经》，列为中品[1]。柴胡类药材在我国的使用主要可以分为三类，即北柴胡、南柴胡和竹叶柴胡。自古以来我国大部分地区的药用柴胡以柴胡和狭叶柴胡及其变种为主，而西南地区则用竹叶柴胡及其变种。本品为我省新增中药材品种，资料显示有 18 种中成药处方中用到竹叶柴胡，本品饮片在《河南省中药饮片炮制规范》（2022 年版）有收载，为了更好地控制竹叶柴胡的质量，故收入本标准。《四川省中药材标准》将马尾柴胡和马尔康柴胡的干燥全草均作竹叶柴胡用[2]，因这两种柴胡比较少见，且并无中成药处方涉及此 2 种柴胡，故本标准不收载。

【原植物】 多年生高大草本。根木质化，直根发达，外皮棕褐色，圆锥形或圆柱形，有细纵皱纹及稀疏的小横突起，长 10～15cm，直径 1～6mm，根的顶端常有一段红棕色的地下茎，木质化，长 2～10cm，有时扭曲缩短与根较难区分。茎高 45～130cm，绿色，硬挺，基部常木质化，带紫棕色，茎上有淡绿色的粗条纹，实心。叶鲜绿色，背面绿白色色，革质或近革质，叶缘软骨质，茎上部叶渐变小，同形。复伞形花序多数，顶生花序往往短于侧生花序；小总苞片 5，披针形，短于花柄，长 1.5～2.5mm，宽 0.5～1mm，顶端渐尖，有小突尖头，基部不收缩，1～3 脉，有自色膜质边缘；花瓣浅黄色，顶端反折处较平而不凸起，小舌片较大，方形。果长圆形，长 1.5～4.5mm，宽 1.8～2.2mm，棕褐色，棱狭翼状，每棱槽中油管 3，合生面 4。花期 6～9 月，果期 9～11 月[3]。见图 1。

【产地】 产于我国西南、中部和南部各省区，主产于四川、云南、贵州、河南等地。

【采收加工】 夏、秋二季采收，除去泥沙，干燥。

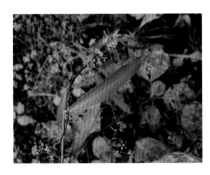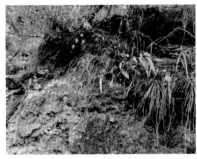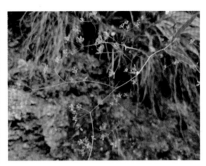

图 1 竹叶柴胡植物图

【化学成分】 竹叶柴胡根含有柴胡皂苷 a、c、d 及乙酰基柴胡皂苷 a、柴胡皂苷 e、柴胡皂苷 b3、6"-O- 乙酰基柴胡皂苷 b3、甲氧基柴胡皂苷 f；开花期带根全草所得挥发油中含有 2- 甲基环戊酮、柠檬烯、反式葛缕醇、桃金娘烯醇、5- 甲基 -5- 乙基癸烷、反式香叶基丙酮、顺式石竹烯等[3]。

【性状】 根据收集样品实际性状特征描述。见图 2。

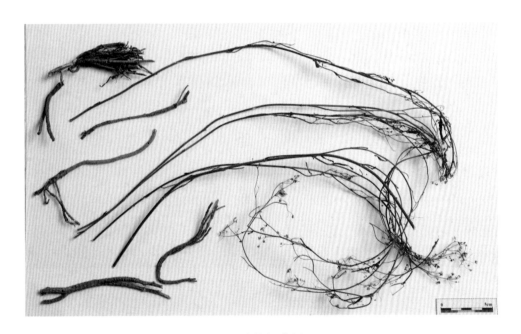

图 2 竹叶柴胡药材图

【鉴别】 以柴胡皂苷 a、柴胡皂苷 d 为对照品，制定薄层色谱鉴别方法。考察了不同展开剂类型、比例和不同显色条件，并进行了耐用性试验考察，最终确定展开剂为乙酸乙酯 – 乙醇 – 水（12：2：1），检视方法为喷以 2% 对二甲氨基苯甲醛的 40% 硫酸溶液，在 60℃加热至斑点显色清晰，分别置日光及紫外光灯（365nm）下检视，建立了竹叶柴胡的薄层色谱鉴别方法。该色谱条件斑点分离较好，方法可行。结果见图 3、图 4。

【检查】 水分 按照《中国药典》2020 年版四部通则 0832 第二法烘干法测定 10 批竹叶柴胡样品，结果在 4.8%～7.1% 之间，见表 1。拟定限度为不得过 9.0%。

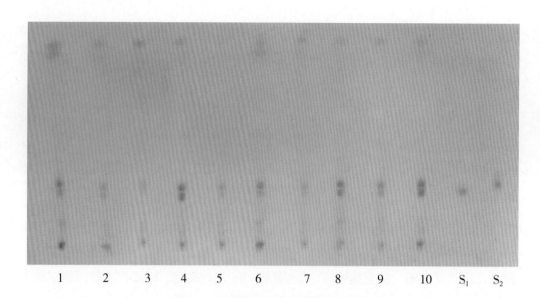

图 3　竹叶柴胡薄层色谱图（日光下）

S₁. 柴胡皂苷 a；S₂. 柴胡皂苷 d；1-10. 竹叶柴胡样品

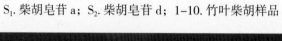

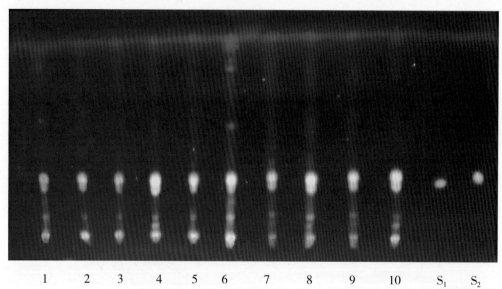

图 4　竹叶柴胡薄层色谱图（紫外光灯 365nm 下）

S₁. 柴胡皂苷 a；S₂. 柴胡皂苷 d；1-10. 竹叶柴胡样品

表 1　竹叶柴胡样品水分测定结果（%）

样品编号	水分	样品编号	水分
1	7.1	6	6.7
2	5.8	7	4.8
3	5.7	8	6.3
4	6.4	9	6.1
5	5.9	10	6.7

总灰分　按照《中国药典》2020 年版四部通则 2302 总灰分测定法测定 10 批竹叶柴胡样品，结果在 4.0%～7.9% 之间，见表 2。拟定限度为不得过 10.0%。

表 2　竹叶柴胡样品总灰分测定结果（%）

样品编号	总灰分	样品编号	总灰分
1	5.5	6	5.1
2	7.8	7	4.0
3	7.1	8	4.6
4	6.2	9	4.9
5	7.9	10	6.4

【浸出物】　按照《中国药典》2020 年版四部通则 2201 浸出物测定法项下的热浸法，以乙醇作为溶剂，测定 10 批竹叶柴胡样品，结果在 11.6%～17.7% 之间，见表 3。拟定限度为不得少于 10.0%。

表 3　竹叶柴胡样品浸出物测定结果（%）

样品编号	浸出物	样品编号	浸出物
1	13.8	6	13.5
2	15.8	7	11.6
3	15.3	8	14.4
4	17.7	9	14.3
5	15.1	10	17.2

【含量测定】　柴胡皂苷 a、d 为竹叶柴胡主要的成分，故建立柴胡皂苷 a 和柴胡皂 d 的含量测定方法。

经方法学验证，柴胡皂苷 a 进样量在 0.50～16.00μg 范围内，与峰面积呈良好的线性关系（$r=0.9992$）；重复性 RSD 为 1.20%（$n=6$）；平均加样回收率为 94.28%（RSD 为 2.27%，$n=6$）；供试品溶液在 12 小时内稳定性良好（RSD 为 1.11%）。

柴胡皂苷 d 进样量在 0.75～24.00μg 范围内，与峰面积呈良好的线性关系（$r=0.9992$）；重复性 RSD 为 1.30%（$n=6$）；平均加样回收率为 99.26%（RSD 为 2.39%，$n=6$）；供试品溶液在 12 小时内稳定性良好（RSD 为 0.91%）。

依法测定 9 批样品，结果见表 4，柴胡皂苷 a 和柴胡皂 d 的总量在 0.43%～1.57%，拟定柴胡皂苷 a 和柴胡皂 d 的总量不得少于 0.30%。见图 5、图 6。

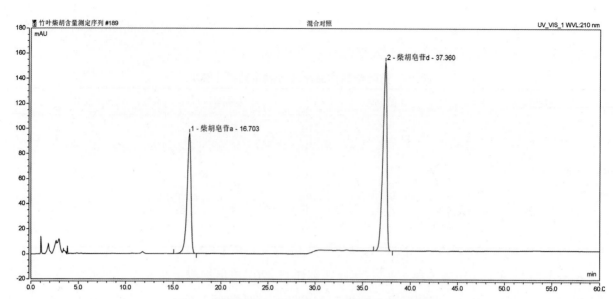

图 5　柴胡皂苷 a 和柴胡皂 d 对照品液相色谱图

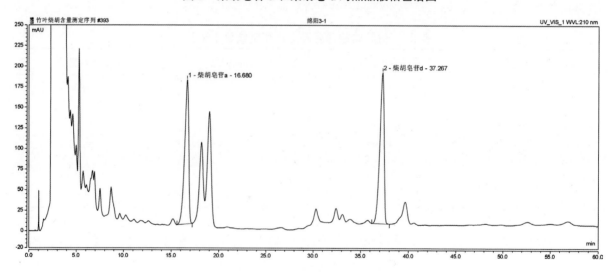

图 6　竹叶柴胡样品液相色谱图

表 4　竹叶柴胡样品含量测定结果

样品编号	柴胡皂苷 a 含量（%）	柴胡皂苷 d 含量（%）	总量（%）
1	0.31	0.48	0.79
2	0.20	0.23	0.43
3	0.19	0.24	0.43
4	0.80	0.77	1.57
5	0.21	0.23	0.44
6	0.29	0.43	0.72
7	0.38	0.41	0.79
8	0.30	0.36	0.66
9	0.31	0.38	0.69

【炮制】【性味与归经】【功能与主治】【用法与用量】【贮藏】 根据《中华本草》和《中药大辞典》归纳[3,4]，参考《河南省中药饮片炮制规范》（2022年版）拟定。

参考文献

［1］佚名.神农本草经［M］.顾观光，辑.杨鹏举，校注.北京：学苑出版社，2007：144.

［2］四川省食品药品监督管理局.四川省中药材标准（2010年版）［S］.成都：四川科学技术出版社，2011：250.

［3］国家中医药管理局《中华本草》编委会.中华本草（第5册）.［M］.上海：上海科学技术出版社，1999：909-919.

［4］南京中医药大学.中药大辞典（下册）［M］.上海：上海科学技术出版社，2006：2569-2574.

竹花 Zhuhua
SHIRAIA

本品为肉座菌科真菌竹黄 *Shiraia bambusiola* P. Henn. 寄生于禾本科刺竹属 *Bambusa*、刚竹属 *Phyllostachys* 植物枝梢上的干燥子实体。春末采收，干燥。

【性状】 本品为不规则椭圆形团块，略扁，长1～4cm，宽0.5～3cm。表面粉红色、灰白色或棕褐色，有瘤状突起和环状龟裂。贴竹枝的一侧有一条凹沟或紧裹于细竹枝上。在椭圆形的子实体上，可见遗留的细竹枝。质坚硬，不易折断。断面多裂隙，淡红色至红色。气微，味甘。

【检查】 **水分** 不得过12.0%（《中国药典》2020年版四部通则0832第二法）。

总灰分 不得过6.0%（《中国药典》2020年版四部通则2302）。

【炮制】 除去杂质，筛去灰屑。

【性味】 淡，温。

【功能与主治】 通经活络，散瘀止痛，止咳化痰。用于风湿性关节炎，胃气痛，气管炎，百日咳。

【用法与用量】 3～9g。水煎或浸酒服。

【贮藏】 置通风干燥处。

· 起草说明 ·

【别名】 竹黄、淡竹黄、竹三七、竹参、赤团子、竹赤团子、竹赤斑菌、淡菊花、天竹花、淡竹花、竹茧[1]。

【名称】 沿用我省习用名称。

【来源】 为肉座菌科真菌竹黄寄生于禾本科刺竹属、刚竹属植物枝梢上的干燥子实体。民间用于治疗中风、小儿惊风、胃气痛、风湿性关节炎、跌打损伤和支气管炎。近年来研究发现，竹花在镇痛、抗炎、抗菌、抗肿瘤等方面都有明显的药理作用[2]。

【原植物】 子实体呈不规则瘤状，早期白色，后变成粉红色，初期表面平滑，后期有龟裂，肉质，渐变为木栓质，长1.5～4cm，宽1～2.5cm。子囊壳近球形，埋生于子座内，直径

480～580μm。子囊长圆柱状,（280～340）μm×（22～35）μm；子囊孢子单行排列, 长方形至梭形,两端大多尖锐, 有纵横隔膜,（42～92）μm×（13～35）μm, 无色或近无色, 成堆时柿黄色。生于刺竹属、刚竹属的竹竿上, 多生长在将衰败或已衰败的竹林中[3, 4]。见图 1。

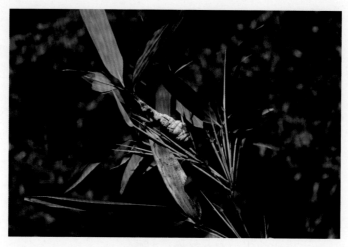

图 1　竹花形态图

【**产地**】　主产于四川、安徽、江苏、浙江等地。

【**采收加工**】　清明前后采下, 晒干。

【**化学成分**】　菌丝发酵液中主要含两种多糖 SB-1 和 SB-2, 前者由 D- 葡萄糖、D- 半乳糖和 L- 阿拉伯糖按摩尔比 0.37 ∶ 1 ∶ 0.07 所组成, 后者由 D- 葡萄糖、D- 半乳糖、D- 甘露糖和 L- 阿拉伯糖按摩尔比 0.25 ∶ 1 ∶ 0.47 ∶ 0.12 所组成。此外还有蛋白酶、淀酚酶、D- 甘露醇和天冬氨酸、苏氨酸、丝氨酸、谷氨酸、甘氨酸、丙氨酸、胱氨酸、缬氨酸、蛋氨酸、异亮氨酸、苯丙氨酸、赖氨酸、γ- 氨基丁酸、酪氨酸及微量半胱氨酸。子座中含竹红菌素 A、B、C, 甘露醇, 硬脂酸, 竹黄色素 A、B、C[1, 2]。

【**性状**】　依据收集样品的性状而描述。见图 2。

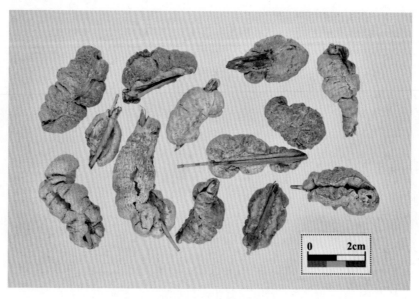

图 2　竹花药材图

【检查】 **水分** 按照《中国药典》2020 年版四部通则 0832 第二法烘干法测定，结果在 8.6%～9.9% 之间，拟定限度为不得过 12.0%。

总灰分 按照《中国药典》2020 年版四部通则 2302 总灰分测定法测定，结果在 3.2%～4.4% 之间，拟定限度为不得过 6.0%。

【炮制】【性味】【功能与主治】【用法与用量】【贮藏】 均参考《河南省中药饮片炮制规范》（2022 年版）拟定。

参考文献

［1］南京中医药大学. 中药大辞典（上册）[M]. 2 版. 上海：上海科学技术出版社，2006：1246-1247.

［2］王景祥. 竹黄的研究概况[J]. 中草药，1999，30（6）：477-附 1.

［3］国家中医药管理局《中华本草》编委会. 中华本草（第 1 册）[M]. 上海：上海科学技术出版社，1999：502-504.

［4］《全国中草药汇编》编写组. 全国中草药汇编（下册）[M]. 2 版. 北京：人民卫生出版社，1996：251-252.

红曲 Hongqu
ORYZAE SEMEN CUM MONASCO

本品为曲霉科真菌红色红曲霉 *Monascus anka* Nakazawa et Sato 或紫色红曲霉 *Monascus purpureus* Went 在稻米上（培养）发酵形成的红色米。

【性状】 为不规则碎米或整粒米。外表棕紫红色或紫红色，质脆体轻，断面粉红色，手捻之易粉碎，染指。气微，味淡或微苦、微酸。

【鉴别】 取红曲粉末 0.5g，加三氯甲烷 5ml，溶液呈红色；另取粉末 0.5g，加石油醚 5ml，溶液呈黄色。

【检查】 **桔青霉素** 照高效液相色谱法测定（《中国药典》2020 年版四部通则 0512）。

色谱条件与系统适用性试验 以十八烷基硅烷键合硅胶为填充剂；以乙腈为流动相 A，0.1% 磷酸为流动相 B，按下表中的规定进行梯度洗脱；以荧光检测器检测，激发波长 λ_{ex}=350nm，发射波长 λ_{em}=500nm。理论板数按桔青霉素峰计算应不低于 3000。

时间（分钟）	流动相 A（%）	流动相 B（%）
0～2	50	50
2～12	50～95	50～5
12～15	95	5
15～19	95～50	5～50
19～30	50	50

对照品溶液的制备 精密称取桔青霉素对照品，加甲醇制成每 1ml 含 20μg 的溶液，作为贮备

液。精密量取贮备液适量，加甲醇制成每 1ml 含 20ng 的溶液，即得。

供试品溶液的制备 取本品，研细，取约 2.0g，精密称定，精密加入 70% 甲醇 10ml，称定重量，超声处理（250W，40kHz）30 分钟，放冷，再称定重量，用 70% 甲醇补足减失的重量，摇匀，离心 5 分钟（3000r/min），精密量取上清液 1ml，置 25ml 量瓶中，用 PBS 缓冲液（称取氯化钠 8.0g、磷酸氢二钠 1.2g、磷酸二氧钾 0.2g、氯化钾 0.2g，用水 990ml 使溶解，以盐酸或 1mol/L NaOH 溶液调节 pH 值至 7.0，加水稀释至 1000ml，摇匀，即得）稀释至刻度，充分摇匀，滤过，精密量取续滤液 10ml，通过免疫亲和柱（免疫亲和柱预先用 2ml PBS 缓冲液处理），流速每分钟小于 3ml，使空气进入柱子，再用 0.1% 吐温 PBS 淋洗液（取吐温 -20 1ml，加 PBS 缓冲液定容至 1000ml，摇匀，即得）10ml 洗脱，洗脱液弃去，使空气进入柱子，将淋洗液挤出柱子，再用适量甲醇 -0.1% 磷酸溶液（70：30）混合溶液洗脱，置 2ml 量瓶中，并用甲醇 -0.1% 磷酸溶液（70：30）混合溶液稀释至刻度，摇匀，即得。

测定法 分别精密吸取上述对照品溶液 0μl、2μl、5μl、10μl、25μl、50μl，注入液相色谱仪，测定峰面积，以峰面积为纵坐标，进样量为横坐标，绘制标准曲线。另精密吸取上述供试品溶液 50μl，注入液相色谱仪，测定峰面积，从标准曲线上读出供试品中相当于对照品的量，计算，即得。

本品按干燥品计算，每 1000g 含桔青霉素不得过 50μg。

【含量测定】 照高效液相色谱法（《中国药典》2020 年版四部通则 0512）测定。

色谱条件与系统适用性试验 以十八烷基硅烷键合硅胶为填充剂；以乙腈 - 甲醇 -0.1% 磷酸（52：5：43）为流动相；检测波长为 238nm。理论板数按洛伐他汀峰计算应不低于 3000。

对照品溶液的制备 取洛伐他汀对照品适量，精密称定，加乙腈制成每 1ml 含 40μg 的溶液，即得。

定性用开环洛伐他汀对照品溶液的制备 另取洛伐他汀对照品适量，精密称定，加 2mol/L 氢氧化钠溶液制成每 1ml 含 40μg 的溶液，50℃超声转化 1 小时，取出，室温放置 1 小时，加盐酸调 pH 至中性，摇匀，滤过，取续滤液，即得。

供试品溶液的制备 取本品粉末（过三号筛）约 0.4g，精密称定，置具塞锥形瓶中，精密加入 50% 乙醇 50ml，密塞，摇匀，称定重量，超声处理（250W，40kHz）30 分钟，取出，放冷，再称定重量，用 50% 乙醇补足减失的重量，摇匀，滤过，取续滤液，即得。

测定法 分别精密吸取对照品溶液与供试品溶液各 10μl，注入液相色谱仪，测定，以洛伐他汀和开环洛伐他汀两个峰面积之和计算，即得。

本品按干燥品计算，含洛伐他汀（$C_{24}H_{36}O_5$）和开环洛伐他汀（$C_{24}H_{38}O_6$）的总量不得少于 0.30%，其中开环洛伐他汀峰面积不得低于闭环洛伐他汀和开环洛伐他汀峰面积的 5%。

【炮制】 红曲 除去杂质。

红曲炭 取净红曲米，置炒制容器内，用武火炒至外部焦黑色，断面深黄色，喷淋清水，取出，放冷，干燥。

【性味与归经】 甘，温。归脾、胃、大肠经。

【功能与主治】 活血化瘀，健脾消食，降脂化浊。用于恶露不净，瘀滞腹痛，食积，跌打损伤，高脂血症。

【用法与用量】 6～12g。泡服或吞服 2～3g。外用捣敷。

【贮藏】 置阴凉干燥处，防潮，防蛀。

·起草说明·

【别名】 红曲米、赤曲、红米。

【名称】 沿用《河南省中药材标准》1991 年版红曲名称。

【来源】 红曲米最早发现于中国，已有一千多年的生产和应用历史，是中国及周边国家独有的传统大米发酵产品。红曲古称丹曲，它既是中药又是食品，是用红曲霉真菌接种大米并对其进行发酵而制备的。《本草纲目》[1]云："白粳米一石五斗，水淘浸一宿，作饭，分作十五处，入曲母三斤，搓揉令均，并作一处，以帛密覆；热即去帛摊开，觉温即堆起，又密覆；次日日中又做三堆，过一时分作五堆，又过一时分作十五堆，稍温又作一堆，如此数次；第三日，用大桶盛新汲水，以竹箩盛曲作五六份，蘸湿完又作一堆，如前法作一次；第四日，如前又蘸；若曲半沉半浮，再依前法作一次，又蘸；若尽浮则成矣，取出日干收之。"该方法应用曲母发酵法制得，介绍了曲种和控制发酵的条件，对现代生产方法影响很大。

【产地】 主要生产厂家分布在福建、河南、江西、广东、北京、上海、浙江等地。

【化学成分】 本品含红曲色素、洛伐他汀类、麦角甾醇、酶类活性物质和 γ－氨基丁酸等[2]。

【性状】 根据收集样品的性状而描述。见图 1。

【鉴别】 **理化鉴别** 沿用《河南省中药材标准》1991 年版鉴别方法，未修订。

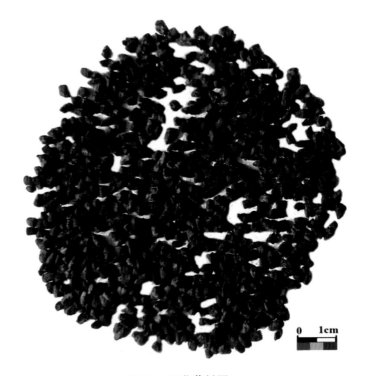

图 1　红曲药材图

【检查】 **桔青霉素** 桔青霉素为红曲霉菌种的代谢产物，为三类致癌物质，故建立测定桔青霉素含量测定方法。

经方法学验证，桔青霉素检测限为 2.23pg，定量限为 4.47pg；进样量在 0pg～1168pg 范围内，与峰面积呈良好的线性关系（r=0.9997）；精密度 RSD 为 1.59%（n=6）；重复性 RSD 为 1.55%（n=6）；平均加样回收率为 79.4%（1.98%，n=9）。经考察，供试品溶液在 24 小时内稳定性良好。

依法测定，根据测定结果，规定本品按干燥品计算，每1000g 含桔青霉素不得过 50μg（图 2、图 3）。

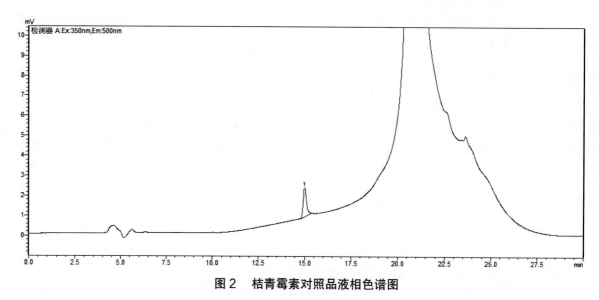

图 2　桔青霉素对照品液相色谱图

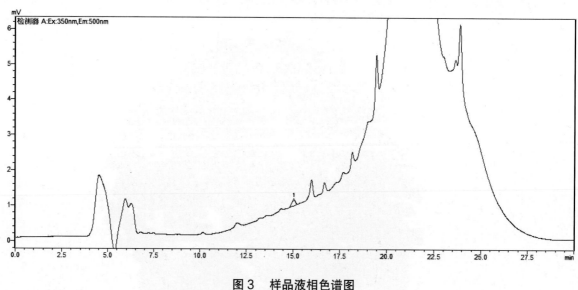

图 3　样品液相色谱图

【含量测定】 洛伐他汀为红曲的主要活性成分，故建立测定洛伐他汀含量的方法。

经方法学验证，洛伐他汀进样量在 10.11～101.06μg/ml 范围内，与峰面积呈良好的线性关系（r=1）；精密度 RSD 为 0.69%（n=6）；重复性 RSD 为 0.32%（n=6）；平均加样回收率 91.82%（RSD 为 1.92%；n=6）。经考察，供试品溶液在 24 小时内稳定性良好。

依法测定，根据测定结果，规定本品按干燥品计算，含洛伐他汀（$C_{24}H_{36}O_5$）和开环洛伐他汀（$C_{24}H_{38}O_6$）的总量不得少于 0.30%，其中开环洛伐他汀峰面积不得低于洛伐他汀峰面积的 5%（图 4 至图 6）。

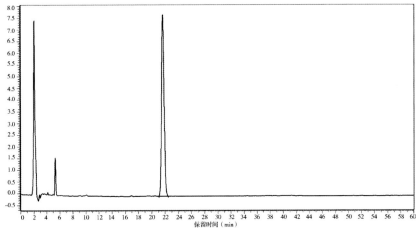

图 4　开环洛伐他汀对照品液相色谱图

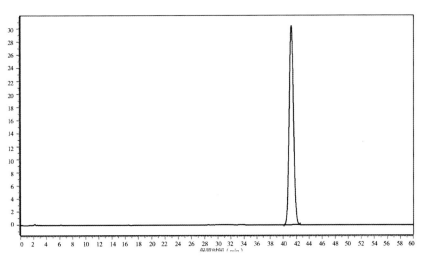

图 5　洛伐他汀对照品液相色谱图

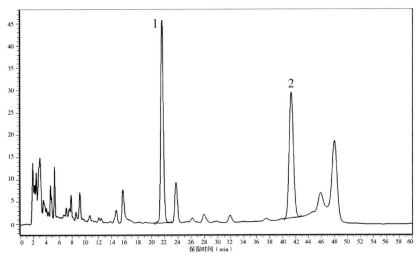

图 6　样品液相色谱图

1. 开环洛伐他汀；2. 洛伐他汀

【炮制】【性味与归经】【用法与用量】【功能与主治】【贮藏】 均参考《河南省中药饮片炮制规范》（2022 年版）拟定。

参考文献

［1］李时珍.本草纲目（中）［M］.北京：人民卫生出版社，1999.
［2］逯慎杰，刘秀河.功能性红曲中功能成分的研究进展［J］.江苏调味副食品，2011，28（1）：17-21.

红花子 Honghuazi
CARTHAMI FRUCTUS

本品为菊科植物红花 *Carthamus tinctorius* L. 的干燥果实。秋季果实成熟后收割，打下果实，晒干。

【性状】 本品呈倒卵圆形。表面白色或灰白色，光滑，具 4 条纵棱线，前端截形，四角鼓起，中央微凸，基部钝圆，侧面有一凹点。果皮硬，破开后可见子叶 2 片，淡黄色，富油性。气微，味辛。

【鉴别】 取本品粉末 1g，加石油醚（60～90℃）25ml，超声处理 30 分钟，滤过，滤液作为供试品溶液。另取亚油酸对照品，加甲醇制成每 1ml 含 0.8mg 的溶液，作为对照品溶液。照薄层色谱法（《中国药典》2020 年版四部通则 0502）试验，吸取上述两种溶液各 1μl，分别点于同一硅胶 G 薄层板上，以三氯甲烷－丙酮（12：2）为展开剂，展开，取出，晾干，喷以 5% 香草醛硫酸溶液，在 105℃加热至斑点显色清晰，置日光下检视。供试品色谱中，在与对照品色谱相应的位置上，显相同颜色的斑点。

【检查】 水分 不得过 10.0%（《中国药典》2020 年版四部通则 0832 第二法）。

总灰分 不得过 4.5%（《中国药典》2020 年版四部通则 2302）。

黄曲霉毒素 照真菌毒素测定法（《中国药典》2020 年版四部通则 2351）测定。本品每 1000g 含黄曲霉毒素 B_1 不得过 5μg，黄曲霉毒素 G_2、黄曲霉毒素 G_1、黄曲霉毒素 B_2 和黄曲霉毒素 B_1 的总量不得过 10μg。

【炮制】 除去杂质，干燥。

【性味】 辛，温。

【功能与主治】 活血祛瘀。用于经闭腹痛，跌打损伤。

【用法与用量】 3～9g。

【贮藏】 置通风干燥处，防蛀。

· 起草说明 ·

【别名】 红蓝子、白平子。

【名称】 红花子在《河南省中药饮片炮制规范》（2022 年版）有收载，故本标准沿用此名称。

【来源】 苏颂谓："其花红色，叶颇似蓝，故有蓝名。"又曰："今处处有之。人家场圃所种，……

花下作株猥多刺，花出株上。……株中结实，白颗如小豆大。"[1]《开宝本草》载红花子"功与花同"。《江苏药材志》曰："江浙以红花子一端平截，通体色白，故名白平子。"红花子实为红花的果实，但古时种子和果实不分，故仍名红花子[2]。本标准规定红花子来源为菊科植物红花 *Carthamus tinctorius* L. 的干燥果实。

【原植物】 越年生草本，高 50～100cm。茎直立，上部分枝。叶互生，无柄，中下部茎生叶披针形、卵状披针形或长椭圆形，长 7～15cm，宽 2.5～6cm，边缘具大锯齿、重锯齿、小锯齿或全缘，稀羽状深裂，齿顶有针刺，向上的叶渐小，披针形，边缘有锯齿，齿顶针刺较长；全部叶质坚硬，革质，有光泽。头状花序多数，在茎枝顶端排成伞房花序，为苞叶所围绕；苞片椭圆形或卵状披针形，边缘有或无针刺；总苞片 4 层，外层竖琴状，中部或下部有收缢，收缢以上叶质绿色，边缘无针刺或有篦齿状针刺，收缢以下黄白色；中内层硬膜质，倒披针状椭圆形至长倒披针形，长达 2.2cm，先端渐尖；小花红色、橘红色，全部为两性，管状花，上部 5 裂，裂片几达檐部基部。雄蕊 5；雌蕊 1，柱头 2 裂。瘦果倒卵形，乳白色，有 4 棱，无冠毛。花果期 5~8 月[3]。见图 1。

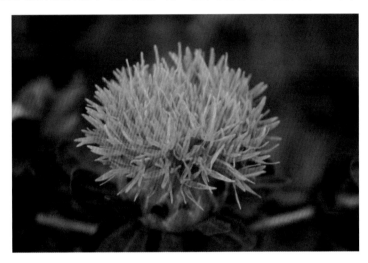

图 1　红花植物图

【产地】 主产于江苏、浙江等地[2]。

【采收加工】 8～9 月，在果实成熟后采摘。去除茎、叶等杂质，晒干[4]。

【化学成分】 种子含油 30.2%，种仁含油 45%～49%，种子油中含亚油酸（73.6%～78.0%）、油酸（12.0%～15.2%）以及肉豆蔻酸、棕榈酸、硬脂酸、棕榈油酸等，去油的种仁含蛋白质 61.5%~63.4%[4]。

【性状】 依据收集样品的性状而描述。见图 2。

【鉴别】 **薄层色谱鉴别** 以亚油酸为对照品，制定薄层色谱鉴别方法。考察了不同展开剂类型、比例和不同显色条件，并进行了耐用性试验考察，最终确定展开剂为三氯甲烷－丙酮（12：2），检视方法为喷以 5% 香草醛硫酸溶液，在 105℃加热至斑点显色清晰，置日光下检视，建立了红花子的薄层色谱鉴别方法。该色谱条件斑点分离较好，方法可行。结果见图 3。

【检查】 **水分** 按照《中国药典》2020 年版四部通则 0832 第二法烘干法测定，结果在

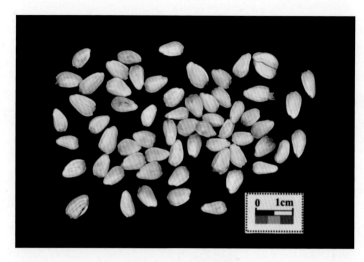

图2　红花子药材图

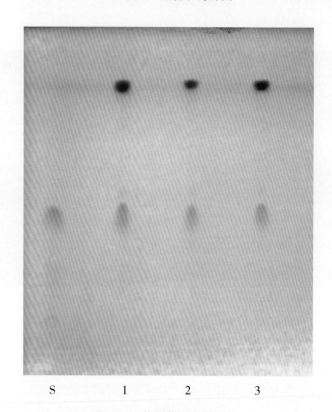

图3　红花子薄层色谱图

S.亚油酸对照品；1-3.红花子样品

6.2%～7.8%之间，拟定限度为不得过10.0%。

　　总灰分　按照《中国药典》2020年版四部通则2302总灰分测定法测定，结果在2.5%～3.2%之间，拟定限度为不得过4.5%。

　　黄曲霉毒素　按照《中国药典》2020年版四部通则2351真菌毒素测定法测定，测定结果均为未检出，拟定限度为本品每1000g含黄曲霉毒素B_1不得过5μg，黄曲霉毒素G_2、黄曲霉毒素G_1、黄曲霉毒素B_2和黄曲霉毒素B_1的总量不得过10μg。

【炮制】【性味】【功能与主治】【用法与用量】【贮藏】 均参考《河南省中药饮片炮制规范》（2022年版）拟定。

参考文献

［1］苏颂.本草图经［M］.尚志钧，辑校.合肥：安徽科学技术出版社，1994：240-241.

［2］张贵君.现代中药材商品通鉴［M］.北京：中国中医药出版社，2001：1695-1696.

［3］南京中医药大学.中药大辞典（上册）［M］.2版.上海：上海科学技术出版社，2006：1376-1380.

［4］山东省药品监督管理局.山东省中药材标准（2002年版）［S］.济南：山东友谊出版社，2002：90.

红豆杉 Hongdoushan
TAXI MEDIAE CACUMEN

本品为红豆杉科植物曼地亚红豆杉 *Taxus media* Rehder. 的干燥细枝及叶。春、秋两季采收种植8年以上带叶枝条，去除杂质，干燥。

【性状】 本品茎枝呈细长圆柱形，多分枝，小枝不规则互生，直径约2mm，表面黄绿色至黄褐色，可见纵皱纹。叶长条形，略呈镰状弯曲，黄绿色至黄褐色，长1.5～3.5cm，宽0.2～0.4cm，上部渐窄，先端渐尖；交互对生，正面中肋稍隆起，背面有2条灰绿色气孔带。叶柄短，叶基扭转，叶片全缘，近革质。质脆，易折断。气微，味苦、涩。

【鉴别】（1）本品枝横切面：表皮层是由1列排列整齐的细胞构成，皮层由3～5层薄壁细胞构成，宽松排列多不工整；下层韧皮细胞形状呈扁平，排列形式散乱，偶见有石细胞；木质部较宽，导管呈辐射状排列，木射线约为1列细胞；髓部较大，易破碎。

叶横切面：上下表皮细胞均由1列细胞构成，细胞椭圆形或不规则圆形，外被角质层，下表皮气孔较多，栅栏组织由1～2列细胞构成，排列紧密；海绵组织细胞多为椭圆形；中脉易见微向下凸起，外韧型维管束，薄壁细胞中红棕色物及草酸钙砂晶稀少。

粉末黄绿色至黄褐色。上表皮细胞表面观类多角形，垂周壁平直，无气孔。下表皮细胞表面观类多角形，壁略厚，气孔较多，凹陷，保卫细胞较大，呈哑铃型。草酸钙砂晶存在薄壁细胞中或镶嵌于纤维上，颗粒状。树脂道较少，红棕色，形状大小不一。螺纹管胞多见，少数为梯纹管胞。纤维成束或单个散在，长梭形，壁厚，具斜点状纹孔。

（2）取本品粉末1g，加乙酸乙酯50ml，超声处理30分钟，滤过，滤液蒸干，残渣加乙酸乙酯5ml使溶解，作为供试品溶液。另取紫杉醇对照品适量，加甲醇制成每1ml含0.2mg的溶液，作为对照品溶液。照薄层色谱法（《中国药典》2020年版四部通则0502）试验，吸取上述溶液各2μl，分别点于同一硅胶G薄层板上，以二氯甲烷－乙酸乙酯－甲酸（8∶1∶0.5）为展开剂，展开，取出，晾干，喷以10%硫酸乙醇溶液，在105℃加热至斑点清晰，置紫外光灯（365nm）下检视。供试品色谱中，在与对照品色谱相应的位置上，显相同颜色的荧光斑点。

【检查】 **水分** 不得过13.0%。（《中国药典》2020年版四部通则0832第二法）。

总灰分 不得过8.0%（《中国药典》2020年版四部通则2302）。

酸不溶性灰分　不得过 1.0%（《中国药典》2020 年版四部通则 2302）。

【浸出物】　照水溶性浸出物测定法（《中国药典》2020 年版四部通则 2201）项下的热浸法测定，不得少于 22.0%。

【含量测定】　照高效液相色谱法（《中国药典》2020 年版四部通则 0512）测定。

色谱条件与系统适用性试验　以十八烷基硅烷键合硅胶为填充剂；以乙腈为流动相 A，以 0.1% 三氟乙酸溶液为流动相 B，按下表中的规定进行梯度洗脱；检测波长为 254nm。理论板数按紫杉醇峰计算应不低于 4000。

时间（分钟）	流动相 A（%）	流动相 B（%）
0～14	40 → 65	60 → 35
14～15	65 → 68	35 → 32
15～30	68 → 100	32 → 0

对照品溶液的制备　取紫杉醇对照品适量，精密称定，加甲醇制成每 1ml 含 40μg 的溶液，即得。

供试品溶液的制备　取本品粉末（过五号筛）1g，精密称定，置具塞锥形瓶中，加甲醇超声（功率 500W，频率 50Hz）处理 2 次，每次加甲醇 50ml，超声 30 分钟，滤过，合并滤液，水浴蒸干，残渣加甲醇溶解并转移至 10ml 容量瓶中，加甲醇至刻度，摇匀，即得。

测定法　分别精密吸取对照品溶液与供试品溶液各 10μl，注入液相色谱仪，测定，即得。

本品按干燥品计算，含紫杉醇（$C_{47}H_{51}NO_{14}$）不得少于 0.02%。

【炮制】　除去杂质，洗净，切段，干燥。

【性味与归经】　甘、微苦，平。入肺、胃、大肠经。

【功能与主治】　解毒散积，活络止痛，利水消肿，化食驱虫。用于癥瘕积聚，水肿，小便不利，食积，风湿痹痛等。

【用法与用量】　6～10g。

【注意】　可能引起恶心、呕吐、皮疹；超量或久服，偶见粒细胞缺乏症。

【贮藏】　置阴凉干燥处。

· 起草说明 ·

【别名】　紫杉、赤柏松、紫柏松。

【名称】　目前本省及周边所产红豆杉多为曼地亚红豆杉，习惯以红豆杉为名交易，现其他省份如江苏、浙江、广东、安徽等援引南方红豆杉种属名，称南方红豆杉，为与之区别，本标准采用红豆杉为品名。

【来源】　红豆杉，也称紫杉，古称榧、紫杉、赤杉、红豆树、丹桎木、柏等。《中药大辞典》《中华本草》《本草推陈》等称之为紫杉，清代之前尚未见红豆杉之名称，直到民国时期，开始以红豆杉为科属名，逐渐被广泛使用[1]。《卫生部药品标准·维药分册》（1999 年版）便收录红豆杉[2]。红豆杉是我国当前种植面积大、经济效益和生态效益较好的药用植物之一，是珍稀的天然抗癌植物，同时也是国家一级保护树种。《中国植物志》收录7种红豆杉属植物：红豆杉、云南红豆杉、东北红豆杉、西藏红豆杉、南方红豆杉、曼地亚红豆杉和矮紫杉[1]。明代方以智《物理小识》中的红豆树、李时珍《本草纲目》中的相思子、《御定全唐诗》第896卷中收载欧阳炯之《南乡子》的红豆来源应包括喜马拉雅红豆杉、南方红豆杉、东北红豆杉等红豆杉属植物[3]。红豆杉属药用功能最早记载于《本草纲目》，可用于治疗霍乱、伤寒等症[4]。目前地方标准收载的红豆杉主要有3种：南方红豆杉 Taxus mairei (Lemee et Levl.)S. Y. Hu ex Liu，东北红豆杉 Taxus cuspidata Siebold & Zucc. 和喜马拉雅红豆杉 Taxus wallichiana Zucc.。近年来，由于紫杉醇的抗癌功效，浙江、上海、湖北、江苏等地陆续收录南方红豆杉药用。经调研，我省伏牛山区、太行山区，以及周边的山东等地广泛引种曼地亚红豆杉，形成了规模化栽培繁育基地，资源蕴藏丰富，并且已有商品流通使用。河南本省种植的红豆杉经专家进行品种鉴定，被认定为红豆杉科植物曼地亚红豆杉（ Taxus media Rehder.）。

【原植物】 常绿灌木植物，形态自然多样，叶针状互生，环状着生，基部扭转排成二列，树冠卵形，树皮灰色或赤褐色，有浅裂纹，枝条平展或斜上直立密生，2～3年生枝呈红褐色或黄褐色。叶排成不规则的2列，条形，为镰状弯曲，浓绿色，有光泽，基部窄，有短柄，先端通常凸尖，中肋稍隆起，下面有2条灰绿色气孔带，干后呈淡黄褐色，雌雄异株，种子广卵形，紫红色，有光泽，种脐通常三角形或四方形，稀矩圆形。质脆，易折断。气微，味苦、涩。花期5～6月，种子9～10月成熟[5]。见图1。

【产地】 我省许昌、信阳、南阳、郑州等地均产。陕西、河北、山东、四川、福建等地亦有栽培。

【采收加工】 春、秋两季采收种植8年以上曼地亚红豆杉的带叶枝条，去除杂质，干燥。经对不同生长年限曼地亚红豆杉的化学成分进行对比研究发现，随着生长年限的增加，浸出物含量以及紫

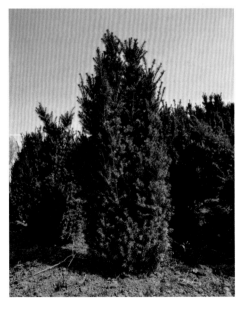
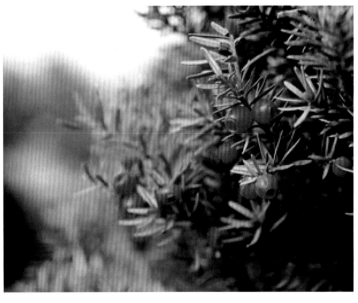

图 1 曼地亚红豆杉植物图

杉醇成分含量逐年升高，10 年时保持较高水平，其中紫杉醇含量可达 0.03% 以上。此外，结合不同年限曼地亚红豆杉的生长形态，6～8 年生以上，形态粗壮，枝叶繁茂，采收后不易死亡，拟规定采收 8 年生以上曼地亚红豆杉，以保证药材质量。

【化学成分】 主要包含紫杉醇、三尖杉宁碱、7- 表紫杉醇、紫杉醇 B、巴卡亭 IV、10- 去乙酰基巴卡亭 III、10- 去乙酰基紫杉醇、7- 木糖基 -10- 去乙酰基紫杉醇等紫杉烷类成分[6]，(＋)- 紫杉叶素、槲皮素、山柰酚、银杏素、银杏双黄酮、金松双黄酮、穗花杉双黄酮、紫杉双黄酮 A 等黄酮类成分；紫杉碱 A、紫杉碱 B、3，5- 二甲氧基苯酚、去乙酰紫杉碱 B 等生物碱类成分；以及甾体类、糖苷类等其他类成分[7]。

【性状】 依据收集样品的性状而描述。见图 2。

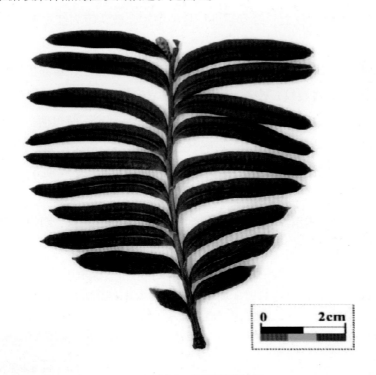

图 2　红豆杉药材图

【鉴别】（1）**显微鉴别**　枝横切面显微鉴别：根据实验样品观察拟定的枝横切面显微特征。见图 3。

叶横切面显微鉴别：根据实验样品观察拟定的叶横切面显微特征。见图 4。

粉末显微鉴别：根据实验样品观察拟定粉末显微特征。见图 5。

（2）**薄层色谱鉴别**　以紫杉醇作为对照品，制定薄层色谱鉴别方法[8]。实验中采用不同的展开剂，结果以二氯甲烷 - 乙酸乙酯 - 甲酸（8：1：0.5）显色清晰、色谱效果良好。显色条件为喷以 10% 硫酸乙醇溶液，在 105℃加热至斑点清晰，置紫外光灯（365nm）下检视。结果见图 6。

【检查】 **水分、总灰分、酸不溶性灰分**　分别按《中国药典》2020 年版四部通则 0832 第二法、2302，对 10 批样品进行测定，结果见表 1。

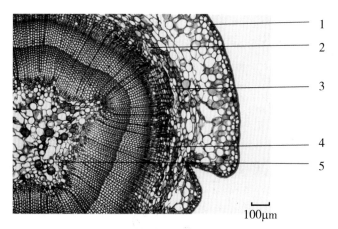

图3 红豆杉枝横切面详图

1.表皮；2.皮层；3.韧皮部；4.木质部；5.髓部

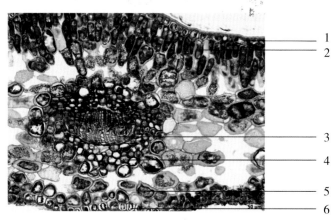

图4 红豆杉叶横切面详图

1.上表皮；2.栅栏组织；3.木质部；4.韧皮部；5.海绵组织；6.下表皮

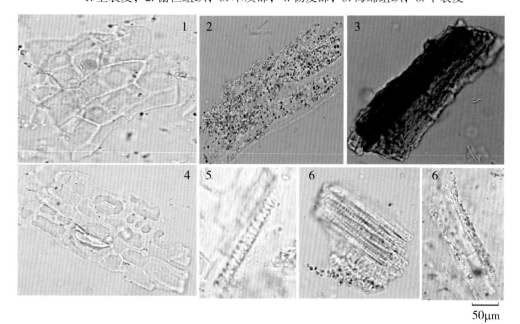

图5 红豆杉粉末显微特征图

1.上表皮细胞；2.草酸钙砂晶；3.树脂道；4.下表皮细胞；5.管胞；6.纤维

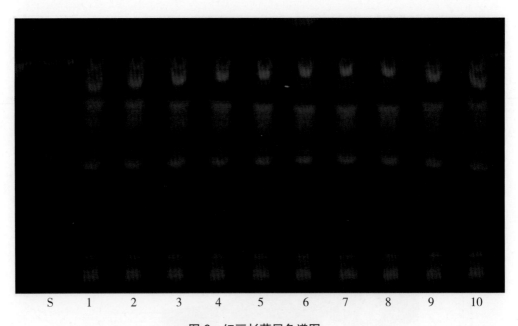

图6　红豆杉薄层色谱图

S. 紫杉醇；1–10. 红豆杉样品

表1　检查项测定结果（%）

编号	水分	总灰分	酸不溶性灰分
1	7.1	6.8	0.3
2	8.5	6.8	0.2
3	8.7	6.9	0.5
4	8.9	5.2	0.3
5	9.1	5.4	0.2
6	9.2	5.5	0.2
7	9.0	5.9	0.4
8	8.0	5.8	0.3
9	7.4	5.7	0.2
10	5.8	5.6	0.3
均值	8.2	6.0	0.3

　　根据测定结果，水分测定值在 7.1%～9.2% 之间，结合《中国药典》2020 年版四部通则 0212 药材和饮片检定通则，拟定限度为不得过 13.0%。总灰分测定值在 5.2%～6.9% 之间，拟定总灰分限度不得过 8.0%。酸不溶性灰分测定值在 0.2%～0.5% 之间，拟定酸不溶性灰分限度不得过 1.0%。

　　【浸出物】　按照《中国药典》2020 年版四部通则 2201 热浸法，对比了水溶性浸出物和醇溶性浸出物测定结果，二者相差不大，本标准选择水溶性浸出物。根据测定结果，浸出物测定值在

23.7%～38.9% 之间，结果见表 2。拟定浸出物限度为不得少于 22.0%。

表 2　浸出物含量测定结果（%）

编号	水溶性浸出物	醇溶性浸出物
1	26.8	28.0
2	29.3	29.8
3	28.6	28.5
4	26.9	26.9
5	23.7	27.0
6	24.6	28.0
7	27.7	27.2
8	27.2	26.8
9	27.2	30.0
10	38.9	38.0
均值	28.1	29.0

【含量测定】　本品中主要包含 10- 脱乙酰基巴卡亭Ⅲ（10-DAB）、紫杉醇等紫杉烷类及银杏双黄酮等黄酮类成分。近年来对 10-DAB 的研究主要集中在合成紫杉醇方面，但合成工艺复杂，副产物多，且其药理作用、临床研究不明确，生物活性试验和临床实践已证明紫杉醇具有较好的抗肿瘤活性，被公认为当今世界药物领域中活性最强的广谱抗癌活性物质。本研究参考江苏、浙江等地方药材标准收载的南方红豆杉，测定并比较了本品与南方红豆杉中 10-DAB 和紫杉醇的含量。结果表明，本品中 10-DAB 含量要低于南方红豆杉，但紫杉醇的含量要高于南方红豆杉，这是本品可直接作为饮片，临床应用效果较好的原因，也是本品与南方红豆杉的区别，因此选取紫杉醇作为本品含量测定的指标。

经方法学验证，紫杉醇在 0.0028～0.1105mg/ml 浓度范围内，与峰面积呈良好线性关系（$r=1$）；精密度试验中 RSD=2.36%（$n=6$）；稳定性试验 RSD 为 2.46%（$n=6$）；重复性试验 RSD 为 2.14%（$n=6$）；平均加样回收率为 99.91%（RSD=0.97%，$n=6$）。经考察，供试品溶液在 24 小时内稳定性良好。依法测定，结果本品中紫杉醇的含量在 0.0282%～0.0398% 之间，如表 3 所示。为提高药材质量，根据测定结果，规定本品按干燥品计算，含紫杉醇不得少于 0.02%。见图 7。

表 3　红豆杉中紫杉醇含量（%）

编号	紫杉醇含量（mg/ml）
1	0.0391
2	0.0299
3	0.0387
4	0.0282

续表

编号	紫杉醇含量（mg/ml）
5	0.0314
6	0.0307
7	0.0317
8	0.0352
9	0.0330
10	0.0398
均值	0.0338

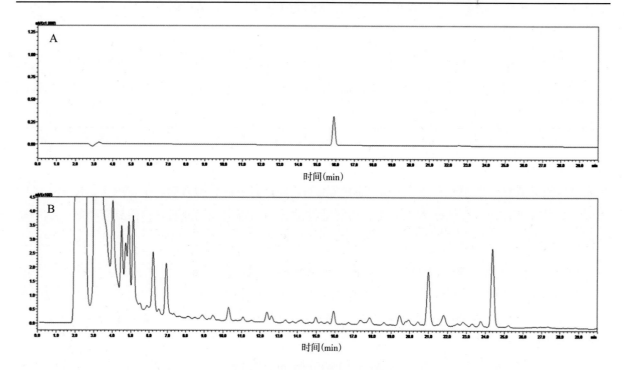

图 7　红豆杉高效液相色谱图

A. 对照品溶液；B. 供试品溶液

【**炮制**】　本标准综合各省市地方标准收载炮制情况，多采用切段的炮制方法：除去杂质，洗净，切段，干燥。

【**性味与归经**】　参鉴"杉"与"榧"：杉，辛，微温，入脾、胃经。榧，甘，平，入肺、胃、大肠经。再根据其功用和历代文献的记载加以规范归纳。《中华本草》"紫杉"条的"药物鉴别"载："（紫杉）气味异，味先微甜而后苦"。现有文献记载，红豆杉具有驱虫、治食积、利水消肿等功效。基于多方面的文献资料，拟定红豆杉的性味与归经为：味甘、微苦，性平。入肺、胃、大肠经[1]。

【**功能与主治**】　《中华本草》[9]收录"紫杉"来源为东北红豆杉，气味异，味先微甜而后苦；利水消肿；主治肾炎浮肿，小便不利。《中药大辞典》[10]："红豆杉，驱虫。"《东北药用植物志》[11]："红豆杉叶，具有通经及利尿药作用。"《全国中草药汇编》[12]："治食积，驱蛔虫。"进一步归纳红豆杉的功效为解毒散积、活络止痛、利水消肿、化食驱虫。主治癥瘕积聚，水肿，小便不利，食积，风湿痹痛等。

【用法与用量】 据全国各地方标准，用量在 2～10g 之间，有的标准认为有小毒，提示会出现不良反应，故为安全考虑，规定用量为 6～10g。

【注意】 可能引起恶心、呕吐、皮疹；超量或久服，偶见粒细胞缺乏症。红豆杉具有一定的毒性，擅自食用可能会产生抑制骨髓造血功能、白细胞下降等严重毒副作用。若食用过量，容易引起头昏、呕吐、瞳孔放大、肌无力等，严重时还会出现心跳缓慢、心脏骤停。

【贮藏】 参考江苏、浙江、上海等的地方标准收载红豆杉的要求，按常规叶类贮藏，置阴凉干燥处。

参考文献

[1]李良松，冯仲科，刘德庆.红豆杉名实与功用通考［J］.中国中药杂志，2011，36（12）：1682-1685.

[2]中华人民共和国卫生部药典委员会.中华人民共和国卫生部药品标准（维药分册）［S］.乌鲁木齐：新疆科学技术出版社，1999.

[3]吴孟华，彭依航，马志国，等.红豆杉的生药学研究［J］.中药材，2021，44（12）：2798-2801.

[4]王亚飞，王强，阮晓，等.红豆杉属植物资源的研究现状与开发利用对策［J］.林业科学，2012，48（5）：116-125.

[5]陈兆强.长清林木种质资源图鉴［M］.济南：山东科学技术出版社.2016：25.

[6]李振麟，吕旭辉，王新婕，等.曼地亚红豆杉枝叶化学成分研究［J］.中草药，2018，49（14）：3226-3231.

[7]邸亮，许燕，殷光发，等.红豆杉属植物化学成分及其药理作用机制研究进展［J］.山东化工，2021，50（16）：101-103，119.

[8]广东省食品药品监督管理局.广东省中药材标准（第3册）［S］.广州：广东科技出版社，2018：346.

[9]国家中医药管理局《中华本草》编委会.中华本草（第4册）.［M］.上海：上海科学技术出版社，2000：343.

[10]江苏新医学院.中药大辞典［M］.上海：上海科技出版社，1995：926.

[11]中国科学院林业土壤研究所.东北药用植物志［M］.北京：科学出版社，1959：11.

[12]余传隆，黄泰康，丁志遵，等.中药辞海［M］.北京：中国医药科技出版社，1993：2395.

红旱莲 Honghanlian
HYPERICI ASCYRI HERBA

本品为藤黄科植物黄海棠 *Hypericum ascyron* L. 的干燥地上部分。夏季果实近成熟时采割，除去杂质，晒干。

【性状】 本品长 40～100cm。全体光滑，表面红棕色或黄绿色。茎下部圆柱形，上部多具四棱，直径 2～7mm，节明显，质硬脆，易折断，断面黄白色，中空。叶对生，无柄，通常脱落，叶片皱缩，多破碎。完整叶片展平后呈卵状披针形，全缘。蒴果圆锥形，长约 1.5cm，基部直径约 0.8cm，先端尖细，红棕色或棕褐色，5 室。种子细小多数，长椭圆形，长约 1mm，棕褐色。气微，味微苦、涩。

【鉴别】（1）本品粉末灰黄色。纤维众多，条形，少数长棱形，多成束。上表皮细胞多角形，下表皮细胞不规则形，壁波状弯曲；气孔不定式，排列紧密。分泌道通常含浅黄色至黄棕色分泌物。草酸钙簇晶少见。

（2）取本品粉末 1g，加甲醇 10ml，超声处理 30 分钟，滤过，滤液浓缩至 1ml，作为供试品溶液。另取槲皮素对照品，加甲醇制成每 1ml 含 1mg 的溶液，作为对照品溶液。照薄层色谱法（《中国药典》2020 年版四部通则 0502）试验，吸取上述两种溶液各 2μl，分别点于同一硅胶 G 薄层板上，以甲苯－乙酸乙酯－甲酸（12：5：1）为展开剂，展开，取出，晾干，喷以 1% 三氯化铝乙醇溶液，置紫外光灯（365nm）下检视。供试品色谱中，在与对照品色谱相应的位置上，显相同颜色的荧光斑点。

【检查】水分　不得过 12.0%（《中国药典》2020 年版四部通则 0832 第二法）。

总灰分　不得过 6.0%（《中国药典》2020 年版四部通则 2302）。

【炮制】除去杂质及残根，润透，切段，晒干。

【性味与归经】微苦，寒。归肝、胆经。

【功能与主治】凉血止血，清热解毒。用于吐血，咯血，衄血，子宫出血，黄疸，肝炎；外用治创伤出血，烧烫伤，湿疹，黄水疮。

【用法与用量】5～15g。外用适量。

【贮藏】置干燥处。

· 起草说明 ·

【别名】湖南连翘、黄海棠、长柱金丝桃、牛心菜。

【名称】本品在《河南省中药材标准》（1993 年版）有收载，本标准沿用红旱莲之名。

【来源】红旱莲始载于《图经本草》旱莲草项下："此有 2 种，一种叶似柳而光泽，茎似马齿苋，高一二尺许，花细而白，其实若小莲房，……一种苗梗枯瘦，颇似莲花而黄色，实亦作房而圆，南人谓之莲翘。"[1]《本草纲目》中亦有描述："旱莲有二种，一种苗似旋覆而花白细者，是鳢肠；一种花黄紫而结房如莲房者，乃是小连翘也……"[2]综合文献所述，旱莲草有两种，一种为菊科植物鳢肠，称墨旱莲；另一种为藤黄科植物黄海棠（湖南连翘）*Hypericum ascyron* L.。我省除使用墨旱莲外，红旱莲也习用已久，故收入本标准。本标准规定红旱莲来源为藤黄科植物黄海棠 *Hypericum ascyron* L. 的干燥地上部分。

【原植物】多年生宿根草本，高 40～100cm，全株光滑无毛。茎直立，有四棱，淡棕色，上部多分枝。叶对生，无柄，卵状披针形，长 5～9cm，宽 1.2～3cm，顶端渐尖，基部抱茎，全缘，叶两面密布细小透明的腺点。聚伞花序顶生，花瓣 5，金黄色，萼片 5，宿存，雄蕊 5 束，与花瓣对生；子房上位，圆锥形，花柱长，在中部以上 5 裂。蒴果圆锥形，长约 1.5cm，直径约 0.8cm，5 室。种子细小多数，长椭圆形，长约 1mm，红棕色。花期 6～7 月，果期 8～9 月[3]。见图 1。

【产地】本省伏牛山区和大别山区均产[4]。

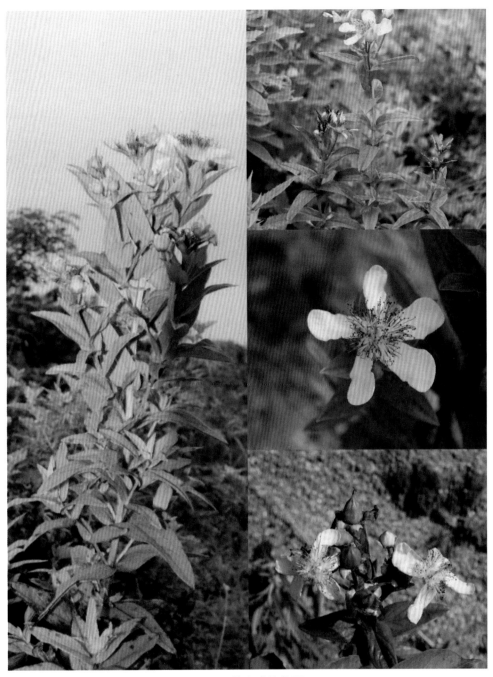

图1 黄海棠植物图

【采收加工】 夏季果实近成熟时采割地上部分，除去杂质，晒干，捆成小捆备用。

【化学成分】 本品含黄酮类成分和挥发油。黄酮类化合物主要有槲皮素、山柰酚、金丝桃苷、异槲皮素及芦丁；挥发油中主含正壬烷等。此外，尚含鞣质、蛋白质、胡萝卜素、维生素 B_2、烟酸及维生素 C 等[5,6]。

【性状】 依据收集样品的性状而描述。见图2。

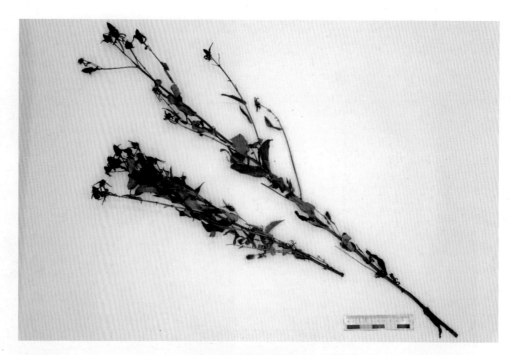

图2　红旱莲药材图

【鉴别】（1）**显微鉴别**　根据实验样品观察拟定粉末显微特征。见图3。

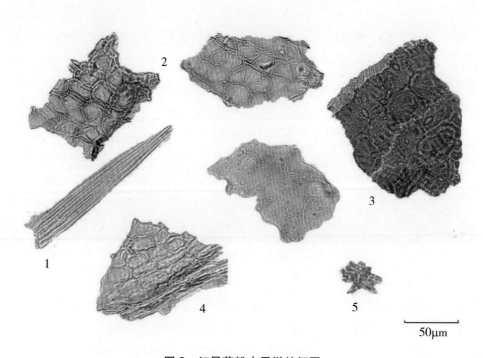

50μm

图3　红旱莲粉末显微特征图

1.纤维束；2.上表皮细胞；3.下表皮细胞及气孔；4.分泌道；5.簇晶

（2）**薄层色谱鉴别**　以槲皮素为对照品，制定薄层色谱鉴别方法。考察了不同展开剂比例和不同显色条件，并进行了耐用性试验考察，最终确定展开剂为甲苯－乙酸乙酯－甲酸（12：5：1），检视方法为喷以1%三氯化铝乙醇溶液，置紫外光灯（365nm）下。该色谱条件斑点分离良好，方法可行。结果见图4。

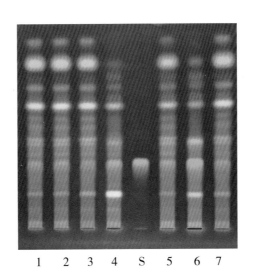

1　2　3　4　S　5　6　7

图4　红旱莲薄层色谱图

S.槲皮素对照品；1–7.红旱莲样品

【检查】　**水分**　按照《中国药典》2020年版四部通则0832第二法烘干法测定，结果在6.8%～10.0%之间，拟定限度为不得过12.0%。

总灰分　按照《中国药典》2020年版四部通则2302总灰分测定法测定，结果在2.1%～5.6%之间，拟定限度为不得过6.0%。

【炮制】【性味与归经】【功能与主治】【用法与用量】【贮藏】　均参考《河南省中药饮片炮制规范》（2022年版）拟定。

参考文献

[1]唐慎微.重修政和经史证类备用本草［M］.北京：人民卫生出版社，1957：238.

[2]李时珍.本草纲目（校点本）［M］.2版.北京：人民卫生出版社，1982：1078.

[3]中国科学院北京植物研究所.中国高等植物图鉴（第二册）［M］.北京：科学出版社，1974：875.

[4]河南省卫生厅.河南省中药材标准（二）［S］.郑州：中原农民出版社，1993：41-43.

[5]江苏省卫生厅.江苏省中药材标准［S］.南京：江苏凤凰科学技术出版社，2016：248.

[6]江苏新医学院.中药大辞典（上册）［M］.上海：上海人民出版社，1977：1002.

红娘子　Hongniangzi
HUECHYS

本品为蝉科昆虫红娘子 *Huechys sanguinea* De Geer. 的干燥体。捕捉后，置沸水中烫死或蒸死，晒干。

【性状】 本品形似蝉而小，呈长圆形。体长1.5～2.5cm（至翅端2.4～3.2cm），宽0.5～0.7cm。头胸部黑色，嘴红色；复眼1对，褐色，大而突出；触角1对，位于复眼间的前方；淡红色单眼3个；颈部棕黑色，两肩红色；背部有2对黑棕色的膜质翅，内翅较薄而透明，均有明显的细纹；胸部棕黑色，足3对，多残缺。腹部红色，有8个环节；尾部尖。将虫体腹部与胸部分离，体内呈淡黄色；雌虫腹部中空，雄虫腹部面可见两椭圆形玻璃样的薄膜（鸣器）。质脆易破碎。有特异的臭气。

【鉴别】 （1）本品粉末淡棕色。体壁（几丁质外骨骼）碎片朱红色，有光泽。横纹肌纤维呈明暗相间的带状。刚毛多碎断，尖端锐尖，基部窄，淡黄色。髓腔细窄，腔壁较平直。分泌物团块较多，形状不规则，黄色或黄棕色，呈胶状。

（2）取本品粉末1g，置具塞的锥形瓶中，加三氯甲烷20ml，密塞，振摇15分钟，放置6小时，滤过，回收三氯甲烷至1ml，作为供试品溶液。另取红娘子对照药材1g，同法制成对照药材溶液。照薄层色谱法（《中国药典》2020年版四部通则0502）试验，吸取上述两种溶液各5μl，分别点于同一硅胶G薄层板上，以三氯甲烷－丙酮－异丁醇（19∶0.1∶0.1）为展开剂，展开，取出，晾干，置紫外光灯（365nm）下检视。供试品色谱中，在与对照药材色谱相应的位置上，显相同颜色的荧光斑点。

【检查】 杂质 不得过3%（《中国药典》2020年版四部通则2301）。

水分 不得过13.0%（《中国药典》2020年版四部通则0832第二法）。

总灰分 不得过6.0%（《中国药典》2020年版四部通则2302）。

【浸出物】 照醇溶性浸出物测定法（《中国药典》2020年版四部通则2201）项下的热浸法测定，用稀乙醇作溶剂，不得少于16.0%。

【炮制】 红娘子 除去头、足、翅。

米炒红娘子 先将米撒入炒制容器内，至米冒烟时，倒入净红娘子，用文火炒至米呈老黄色，取出，筛去米粒，放凉。

每100kg红娘子，用米500kg。

【性味与归经】 苦，平；有毒。归心、肝、胆经。

【功能与主治】 破瘀，解毒。用于经闭，癥瘕，治狂犬毒；外用治疥癣，恶疮，瘰疬。

【用法与用量】 0.15～0.30g。入丸、散。外用适量，研末敷贴或调涂患处。

【注意】 本品有毒，内服宜慎，体弱及孕妇忌服。

【贮藏】 置通风干燥处，防蛀。

·起草说明·

【别名】 红娘虫、么姑虫、红女、红姑娘、红蝉。

【名称】 沿用我省习用名称。

【来源】 红娘子之名，始载于《本草图经》，原为樗鸡的别名。但现今药材所用红娘子，其原动物并非樗鸡，而为蝉科动物黑翅红娘子 *Huechys sanguinea* De Geer. 及其近缘种，樗鸡科红娘子已不见应用[1]。根据收集的样品和我省习用情况，本标准规定红娘子来源为蝉科昆虫红娘子 *Huechys sanguinea* De Geer. 的干燥体。

【原动物】 成虫全长 1.5～2.5cm（至翅端 2.4～3.2cm），体黑色及朱红色，有光泽。体分头、胸及腹三部分。头黑色，复眼一对，呈褐色，凸起呈半球状，基部有许多长短不齐的黑毛。淡红色单眼 3 个，呈品字形排列于两复眼间。颜面隆起，朱红色，中央有一条纵沟，两侧有嵴状隆起。触角一对，短小，位于复眼前方内侧。口吻发达，生于头下方，长形，宜刺吸，平时卧于前中胸腹面足间。头部全披黑色长毛。胸部黑色，中胸背两侧各有一大的朱红色斑块。足 3 对，全为黑色，并披黑色毛。前翅黑色，翅面上有阶梯形褶皱；后翅浅褐色，不透明，翅脉黑褐色。腹部 8 节，全部为朱红色，披褐色刚毛。腹部基部宽，向末端浅窄成塔状。腹基部的腹面左右各有一发音器。雌虫尾部有黑褐色产卵器[2]。见图 1。

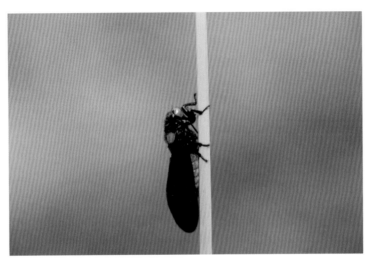

图 1　红娘子动物图

【产地】 产于河南、江苏、浙江、福建、四川、广东、广西等地[3]。

【采收加工】 夏、秋两季采收。清晨露水未干时进行捕捉，捕捉后，置沸水中烫死或蒸死，晒干。

【化学成分】 本品含脂肪类和红、黑色素等。含油酸 69.1%、棕榈酸 17.6%、硬脂酸 8.2%、肉豆蔻酸 1.5%、花生油酸 1.0%、辣子酸 0.4% 及月桂脂酸、亚油酸、二十四烷酸各 0.3%。脂肪烃 31 种，脂肪酸甲酯、乙酯 13 种[2]。

【性状】 依据收集样品的性状而描述。见图 2。

【鉴别】（1）**显微鉴别**　根据实验样品观察拟定粉末显微特征。见图 3。

（2）**薄层色谱鉴别**　以红娘子为对照

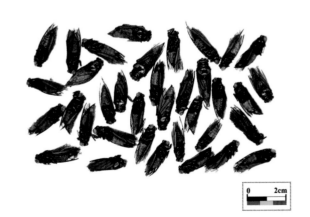

图 2　红娘子药材图

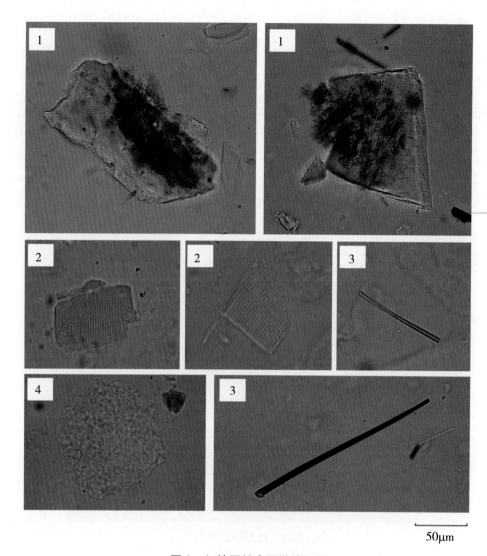

50μm

图3 红娘子粉末显微特征图

1.体壁碎片；2.横纹肌纤维；3.刚毛；4.分泌物团块

药材，制定薄层色谱鉴别方法。考察了不同展开剂类型、比例和不同显色条件，并进行了耐用性试验考察，最终确定展开剂为三氯甲烷－丙酮－异丁醇（19：0.1：0.1），检视方法为置紫外光灯（365nm）下观察，建立了红娘子的薄层色谱鉴别方法。该色谱条件斑点分离较好，方法可行。结果见图4。

【检查】**杂质** 按照《中国药典》2020年版四部通则2301杂质检查法测定10批样品，结果在0.7%～1.3%之间，平均值为1%，结合《中国药典》2020年版四部通则0212药材和饮片检定通则，拟定限度为不得过3%。

水分 按照《中国药典》2020年版四部通则0832第二法烘干法测定10批样品，结果在6.8%～10.2%之间，平均值为8.4%，结合《中国药典》2020年版四部通则0212药材和饮片检定通则，拟定限度为不得过13.0%。

总灰分 按照《中国药典》2020年版四部通则2302总灰分测定法测定10批样品，结果在3.2%～4.1%之间，平均值为3.6%，拟定限度为不得过6.0%。

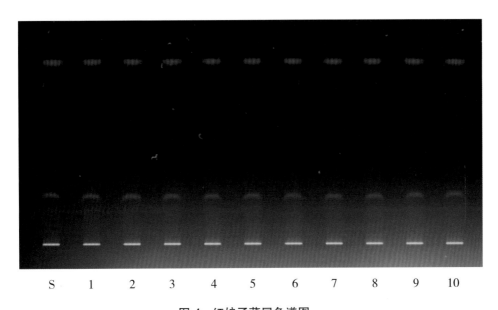

图4 红娘子薄层色谱图

S.红娘子对照药材；1–10.红娘子样品

【浸出物】 按照《中国药典》2020年版四部通则2201浸出物测定法项下的热浸法，以稀乙醇作为溶剂，测定10批样品，结果在17.7%～22.8%之间，平均值为20.2%，拟定限度为不得少于16.0%。

【炮制】【性味与归经】【功能与主治】【用法与用量】【注意】【贮藏】 均参考《河南省中药饮片炮制规范》（2022年版）拟定。

参考文献

[1]国家中医药管理局《中华本草》编委会.中华本草（第9册）[M].上海：上海科学技术出版社，1999：169.

[2]中国医学科学院、中国协和医科大学药用植物研究所等.中药志（第六册）[M].北京：人民卫生出版社，1998：245.

[3]南京中医药大学.中药大辞典（上册）[M].2版.上海：上海科学技术出版社，2006：1403.

七画

玛瑙 Ma'nao
ACHATUM

本品为三方晶系矿物石英的隐晶质变种之一，主含二氧化硅（SiO_2）。全年均可采挖，采得后除去杂石及泥沙。

【性状】 本品为不规则块状，大小不一。呈浅红色、橙红色至深红色或乳白色及灰白色，颜色多呈条带状、云雾状分布。透明至半透明。表面平坦光滑，玻璃光泽；有的凹凸不平，有蜡样光泽。质硬而脆。气微，味淡。

【鉴别】 （1）本品粉末浅红色、橙红色至深红色或灰色至灰棕色。不规则碎块，有的无色透明，有的黄色或棕红色，表面多不平整，偏光镜下显彩色光泽。

（2）取本品粉末适量，加等量无水碳酸钠，充分研匀，用铂金耳取少许，置火焰上灼烧，即形成玻璃样的透明小球体，其中常含气泡及小量红色斑点。

【炮制】 除去杂质，洗净，干燥。研或水飞成极细粉。

【性味与归经】 辛，寒。归肝经。

【功能与主治】 清热明目。用于目生翳障。

【用法与用量】 外用适量，水飞点眼。

【贮藏】 密闭，置干燥处。

· 起草说明 ·

【别名】 马脑、文石。

【名称】 沿用我省习用名称。

【来源】《本草拾遗》云："马脑，味辛，寒，无毒。主辟恶，熨目赤烂。红色似马之脑，亦美石之类，重宝也。生西国玉石间，来中国者，皆以为器。"[1]《本草衍义》曰："马脑非石非玉，自是一类。有红、白、黑色三种，亦有其纹如缠丝者。出西裔者佳。彼土人以小者碾为好玩之物，大者碾为器。"[2]《本草纲目》曰："马脑出西南诸国，云得自然灰即软，可刻也。曹昭《格古要论》云：多出北地、南番、西番，非石非玉，坚而且脆，刀刮不动……南马脑产大食等国，色正红无瑕，可作杯斝。西北者色青黑，宁夏、瓜（今甘肃安西附近）、沙（今甘肃敦煌及其附近），羌地砂碛中得者尤奇……又紫云马脑出和州（今安徽和县、含山等地），土马脑出山东沂州，亦有红色云头、缠丝、胡桃花者。"[3]根据以上文献记载玛瑙的颜色、花纹和性质，可以认为本品即石英的隐晶质亚种（玉髓，又名石髓）与蛋白质的集合体，系火山作用的产物[4]。

【原矿物】 玛瑙晶体结构属三方晶系，常呈各种形状的致密块和乳房状、葡萄状、结核状等，常见有同心圆构造。颜色不一，视其所含杂质种类及多寡而定，以白色、灰色、棕色和红棕色最常见，亦有黑色、蓝色及其他颜色。彩色者常表现为条带状、同心环状、云雾状或树枝状结构。条痕白色或近白色。有蜡样光泽，半透明至透明。断口细密平坦至贝壳状。硬度6.5~7。相对密度2.6~2.7。系各种颜色的二氧化硅胶体溶液所形成，充填于岩石的裂隙或洞穴内[5]。

【产地】 河南、湖北、安徽、江苏、陕西、甘肃、四川、云南、浙江、台湾、新疆、辽宁等地均产[5]。

【采收加工】 全年均可采挖，采得后除去杂石及泥沙。

【化学成分】 主要由二氧化硅（SiO_2）组成，中间又夹杂多种金属（不同价态的铁、锰等）氧化物或氢氧化物[5]。

【性状】 依据收集样品的性状而描述。见图1。

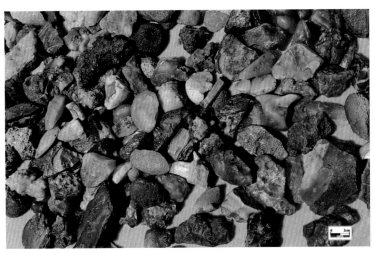

图1 玛瑙药材图

【鉴别】（1）显微鉴别 根据实验样品观察拟定粉末显微特征。见图2。

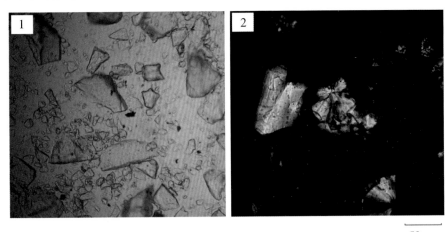

50μm

图2 玛瑙粉末显微特征图

1.不规则碎块；2.不规则碎块（偏光镜下）

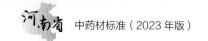

（2）**理化鉴别** 为二氧化硅的理化反应。

【炮制】【性味与归经】【功能与主治】【用法与用量】【贮藏】 均参考《河南省中药饮片炮制规范》（2022年版）拟定。

参考文献

[1] 尚志钧.《本草拾遗》辑释［M］.合肥：安徽科学技术出版社，2002：25.

[2] 寇宗奭.本草衍义［M］.北京：人民卫生出版社，1990：35.

[3] 李时珍. 本草纲目（校点本）.［M］. 2版.北京：人民卫生出版社，1982：504-505.

[4] 国家中医药管理局《中华本草》编委会.中华本草（第1册）［M］.上海：上海科学技术出版社，1999：347.

[5] 南京中医药大学.中药大辞典（上册）［M］.2版.上海：上海科学技术出版社，2006：1433.

苍耳草 Cangercao
XANTHII HERBA

本品为菊科植物苍耳 *Xanthium sibiricum* Patrin ex Widder 的干燥地上部分。夏、秋二季开花或带有幼果时采收，除去杂质，晒干。

【性状】 本品茎呈类圆柱形，表面绿色或黄褐色，被糙毛，有细纵纹及黑褐色斑点；体轻，质脆，断面黄白色，具放射状纹理，髓部疏松或中空，类白色至淡棕色。叶互生，叶片皱缩或破碎，边缘具粗锯齿，两面披短糙毛。头状花序少见，黄绿色。雌性头状花序呈纺锤形或倒卵形，表面黄棕色或黄绿色。气微，味微苦。

【鉴别】（1）本品粉末鲜绿色或墨绿色。叶表皮细胞垂周壁薄，波状弯曲，气孔不定式。非腺毛弯曲，锥形，多细胞，有的具角质线纹或疣状突起。腺毛头部6～8个细胞，柄单细胞。螺纹导管及具缘纹孔导管多见。木薄壁细胞长方形，位于导管附近。纤维成束或单个散在，胞腔明显，纹孔和孔沟不明显。花粉粒类球形，三孔沟。草酸钙簇晶较多，直径10～30μm。

（2）取本品粉末1g，加甲醇20ml，超声处理30分钟，滤过，滤液蒸干，残渣加甲醇1ml使溶解，作为供试品溶液。另取苍耳草对照药材1g，同法制成对照药材溶液。照薄层色谱法（《中国药典》2020年版四部通则0502）试验，吸取上述两种溶液各4μl，分别点于同一硅胶G薄层板上，以石油醚（60～90℃）-乙酸乙酯（3：2）为展开剂，展开，取出，晾干，喷以10%硫酸乙醇溶液，晾干，于105℃加热至斑点显色清晰。供试品色谱中，在与对照药材色谱相应的位置上，显相同颜色的斑点。

【检查】 **水分** 不得过13.0%（《中国药典》2020年版四部通则0832第二法）。

总灰分 不得过18.0%（《中国药典》2020年版四部通则2302）。

酸不溶性灰分 不得过3.5%（《中国药典》2020年版四部通则2302）。

【浸出物】 照水溶性浸出物测定法（《中国药典》2020年版四部通则2201）项下的冷浸法测定，不得少于16.0%。

【含量测定】 照高效液相色谱法（《中国药典》2020年版四部通则0512）测定。

色谱条件与系统适用性试验 以十八烷基硅烷键合硅胶为填充剂；以乙腈-0.4%磷酸溶液

（10∶90）为流动相；检测波长为327nm。理论板数按绿原酸峰计算应不低于3000。

对照品溶液的制备 取绿原酸对照品适量，精密称定，置棕色量瓶中，加50%甲醇制成每1ml含50μg的溶液，即得。

供试品溶液的制备 取本品粉末（过三号筛）约0.5g，精密称定，置具塞锥形瓶中，精密加入5%甲酸的50%甲醇溶液25ml，称定重量，超声处理（功率300W，频率40kHz）40分钟，放冷，再称定重量，用5%甲酸的50%甲醇溶液补足减失的重量，摇匀，滤过，取续滤液（置棕色瓶中），即得。

测定法 分别精密吸取对照品溶液与供试品溶液各5μl，注入液相色谱仪，测定，即得。

本品按干燥品计算，含绿原酸（$C_{16}H_{18}O_9$）不得少于0.05%。

【炮制】 洗净，切段，晒干。

【性味与归经】 苦、辛，微寒；有小毒。归肺、脾、肝经。

【功能与主治】 祛风散热，解毒杀虫，通鼻窍。用于头风鼻渊，目赤目翳，皮肤瘙痒，麻风病。

【用法与用量】 6～12g。外用适量，捣敷，或煎水洗。

【贮藏】 置通风干燥处。

· 起草说明 ·

【别名】 胡枲、苍子、苍耳子、老苍子、苍刺头、毛苍子、猪耳、卷耳、苓耳、狗耳朵草、地葵、野落苏、野茄、痴头婆、野落苏、野紫菜、疔苍草、刺几棵、假矮瓜、白猪母络、虱麻头、粘粘葵。

【名称】 苍耳之名始载于《尔雅》。苏颂曰："《尔雅》谓之苍耳，《广雅》谓之枲耳，皆以实得名。"[1]本品以苍耳草为名曾收载于《贵州省中药材民族药材质量标准》2003年版、《甘肃省中药材标准》2009年版、《四川省中药材标准》2010年版、《江苏省中药材标准》2016年版等多省中药材标准。本标准沿用苍耳草之名为正名。

【来源】 苍耳原名"枲耳"，始载于《神农本草经》，列为中品[2]。《本草纲目》曰："其叶形如枲麻，固有枲耳之名。"《本草纲目》"枲耳"项下注有"果实、茎叶皆入药"[3]。以上对枲耳的描述，与现在的苍耳 *Xanthium sibiricum* Patr. 一致，且药用情况基本相符。本标准规定苍耳草来源为菊科植物苍耳 *Xanthium sibiricum* Patr. 的干燥地上部分。本品作为省内习用药材，为了更好地控制其质量，故收入本标准。

【原植物】 一年生草本，高可达1m，全体密被白色短毛。茎直立、粗糙，近根部为紫色，上部茎绿色，有黑褐色斑点。叶互生，具长柄，叶片三角状卵形，长6～10cm，宽5～10cm；顶端尖，边缘具不规则锯齿，或浅裂成3～5片，裂片边缘齿牙状，基部心形；上表面绿色，下表面色较淡，两面均被白色糙伏毛；叶柄长3～11cm，有毛。夏、秋季开花，头状花序顶生或腋生，雌雄同株；雄花序球状，顶生，柄有毛，长4～6mm，总苞片1～2列，披针形，边缘有白毛，雄花筒状，先端5齿裂，雄蕊超出花冠，长约4mm；雌花序绿色，位于下部，雌花1或2，无柄，总苞片2～3列，连合成2室的纺锤形总苞体，长约1.5cm，外面有钩刺及短毛，顶端具2个小突起，小花2，无花冠，总苞体内每室有 1 子房。瘦果倒卵形，包藏于总苞内，无冠毛。花期 7～9 月，果期 9～10 月[4-6]。见图 1。

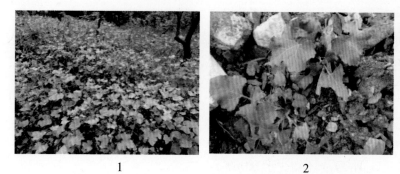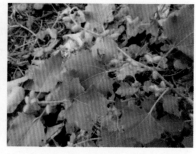

图 1　苍耳植物图

1. 生境；2. 全株；3. 果实

【产地】　本省各地均有分布。

【采收加工】　夏、秋季枝叶茂盛或花初开时割取地上部分，切段晒干或鲜用。

【化学成分】　苍耳草含有绿原酸、阿魏酸、咖啡酸、原儿茶酸等酚酸类成分；芦荟大黄素、大黄素、大黄酚等蒽醌类成分；芦丁、槲皮素、紫云英苷等黄酮类成分[7-9]。

【性状】　依据收集样品的性状而描述。见图 2。

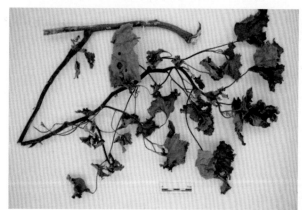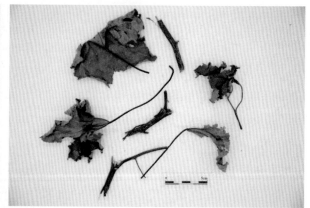

图 2　苍耳草药材图

【鉴别】（1）**显微鉴别**　根据实验样品观察拟定粉末显微特征。见图 3。

（2）**薄层色谱鉴别**　以苍耳草为对照药材，制定薄层色谱鉴别方法。考察了不同展开剂类型、比例和不同显色条件，并进行了耐用性试验考察，最终确定展开剂为石油醚（60～90℃）－乙酸乙酯（3：2），检视方法为喷以 10% 硫酸乙醇溶液，在 105℃加热至斑点显色清晰，置日光下，建立了苍耳草的薄层色谱鉴别方法。该色谱条件斑点分离较好，方法可行。结果见图 4。

【检查】**水分、总灰分、酸不溶性灰分**　分别按《中国药典》2020 年版四部通则 0832 第二法、2302，对 6 批样品进行测定，结果见表 1。

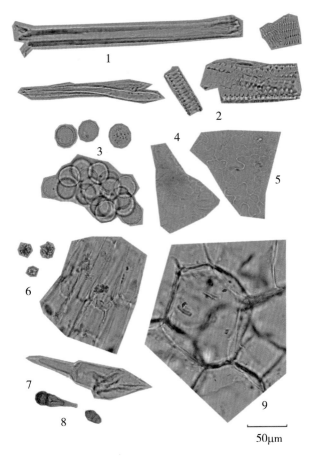

图3　苍耳草粉末显微特征图

1. 纤维束；2. 导管；3. 花粉粒；4. 气孔；5. 叶表皮细胞；6. 草酸钙簇晶；7. 非腺毛；8. 腺毛；9. 木薄壁细胞

表1　苍耳草检查项测定结果

样品	1	2	3	4	5	6
水分（%）	8.8	9.2	10.8	9.0	8.1	12.0
总灰分（%）	12.8	13.8	16.9	16.7	15.3	17.6
酸不溶性灰分（%）	1.3	0.9	2.4	3.3	2.0	2.2

　　根据测定结果，拟定水分、总灰分和酸不溶性灰分的限度，分别不得过13.0%、18.0%、3.5%。

　　【浸出物】　按照《中国药典》2020年版四部通则2201水溶性浸出物测定法项下的冷浸法，测定结果在17.0%～26.0%之间（表2），拟定限度为不得少于16.0%。

表2　苍耳草浸出物测定结果

样品	1	2	3	4	5	6
测定结果（%）	22.2	26.0	22.9	25.7	21.7	17.0

　　【含量测定】　酚酸类成分为苍耳类药材中的一类重要活性成分，具有抗炎、抗菌、抗血栓等作

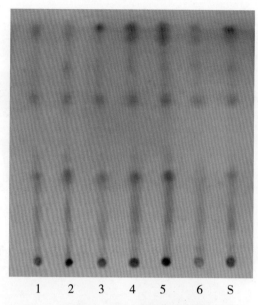

图4 苍耳草薄层色谱图

1–6. 苍耳草样品；S. 苍耳草对照药材

用，绿原酸在苍耳草中含量较高[10-11]，故建立测定绿原酸含量的方法。

经方法学验证，绿原酸进样量在 0.0435～0.5000μg 范围内，与峰面积呈良好线性关系（r=0.9991）；重复性 RSD 为 2.03%（n=6）；平均加样回收率为 98.98%（RSD 为 0.46%，n=6）。经考察，供试品溶液在 24 小时内稳定性良好（RSD 为 0.49%）。

依法测定 6 批样品，结果绿原酸含量在 0.06%～0.26% 之间。根据测定结果，规定本品按干燥品计算，含绿原酸（$C_{16}H_{18}O_9$）不得少于 0.05%。见图5、图6。

【炮制】【性味与归经】【功能与主治】【用法与用量】【贮藏】 参照《中药大辞典》[4]《中华本草》[6]修订。

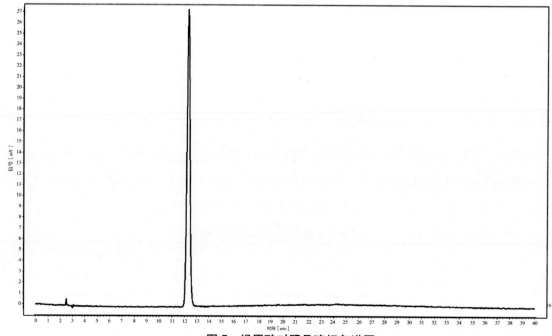

图5 绿原酸对照品液相色谱图

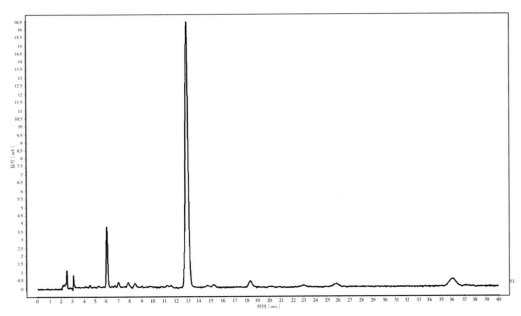

图6 苍耳草样品液相色谱图

参考文献

[1] 苏颂. 本草图经 [M]. 尚志钧, 辑校. 合肥: 安徽科学技术出版社, 1994: 184.

[2] 王筠默, 王恒芬. 神农本草经校证 [M]. 长春: 吉林科学技术出版社, 1988: 344.

[3] 李时珍. 本草纲目 [M]. 刘衡如, 校点. 北京: 人民卫生出版社, 1979: 989.

[4] 南京中医药大学. 中药大辞典 (上册) [M]. 2版. 上海: 上海科学技术出版社, 2006: 1486.

[5] 中国科学院中国植物志编辑委员会. 中国植物志 (第七十五卷) [M]. 北京: 科学出版社, 1985: 324-325.

[6] 国家中医药管理局《中华本草》编委会. 中华本草 (第7册) [M]. 上海: 上海科学技术出版社, 1999: 7084.

[7] 齐英, 李艳, 何子骥等. 苍耳草化学成分、药理作用及质量标志物预测分析 [J]. 中华中医药学刊, 2023, 41(2): 32-38.

[8] 陶鑫, 张婷婷, 曹美娇, 等. 苍耳草的酚酸成分及其抗菌作用研究 [J]. 中药材, 2017, 40(6): 1326-1330.

[9] 刘娟秀, 罗益远, 刘训红, 等. 苍耳草中多元活性成分动态积累的分析与评价 [J]. 中国药学杂志, 2016, 51(17): 1498-1507.

[10] 田静, 夏玉凤, 房克慧. HPLC法同时测定苍耳类药材中8种酚酸类成分的含量 [J]. 中药材, 2013, 36(10): 1623-1626.

[11] 刘娟秀, 罗益远, 刘训红, 等. UPLC-QTRAP-MS/MS法同时测定苍耳类药材中酚酸、蒽醌及黄酮类成分 [J]. 质谱学报, 2016, 37(6): 542-553.

杜仲籽 Duzhongzi
EUCOMMIAE FRUCTUS

本品为杜仲科植物杜仲 *Eucommia ulmoides* Oliv. 的干燥成熟果实。秋季果实成熟时采收, 除去杂质, 干燥。

【性状】 本品呈椭圆或宽椭圆形, 扁平, 长2.6~4.1cm, 宽1~1.5cm。表面光滑, 黄褐色、栗褐色或棕色。有光泽。中间种子稍突, 先端2裂, 基部楔形, 周围具薄翅, 果皮断裂后有银白色的胶丝相连。内含种子1粒, 长椭圆形、扁平, 棕褐色, 长1~1.8cm, 宽0.2~0.5cm。气微, 味苦涩。

【鉴别】（1）本品粉末灰黄色。果皮表皮细胞呈不规则椭圆形。胚乳细胞壁较薄，类圆形或不规则形，胞腔内多含油滴或糊粉粒。油滴较多，圆形或类圆形。

（2）取本品粉末 1g，加甲醇 30ml，振摇 5 分钟，冷藏过夜，取出，放至室温，振摇 10 分钟，滤过，滤液作为供试品溶液。另取桃叶珊瑚苷对照品，加甲醇制成每 1ml 含 0.5mg 的溶液，作为对照品溶液。照薄层色谱法（《中国药典》2020 年版四部通则 0502）试验，吸取上述两种溶液各 4μl，分别点于同一硅胶 G 薄层板上，以三氯甲烷－甲醇（5：2）为展开剂，展开，取出，晾干，喷以 10% 硫酸乙醇溶液，105℃加热至斑点显色清晰。供试品色谱中，在与对照品色谱相应的位置上，显相同颜色的斑点。

【检查】 水分　不得过 11.0%（《中国药典》2020 年版四部通则 0832 第二法）。

总灰分　不得过 11.0%（《中国药典》2020 年版四部通则 2302）。

重金属及有害元素　照铅、镉、砷、汞、铜测定法（《中国药典》2020 年版四部通则 2321 原子吸收分光光度法或电感耦合等离子体质谱法）测定，铅不得过 5mg/kg，镉不得过 1mg/kg，砷不得过 2mg/kg，汞不得过 0.2mg/kg，铜不得过 20mg/kg。

黄曲霉毒素　照真菌毒素测定法（《中国药典》2020 年版四部通则 2351）测定。

本品每 1000g 含黄曲霉毒素 B_1 不得过 5μg，含黄曲霉毒素 G_2、黄曲霉毒素 G_1、黄曲霉毒素 B_2 和黄曲霉毒素 B_1 的总量不得过 10μg。

【含量测定】 照高效液相色谱法（《中国药典》2020 年版四部通则 0512）测定。

色谱条件与系统适用性试验　以十八烷基硅烷键合硅胶为填充剂；以乙腈－水（3：97）为流动相；检测波长为 206nm。理论板数按桃叶珊瑚苷峰计算应不低于 3000。

对照品溶液的制备　取桃叶珊瑚苷对照品适量，精密称定，加甲醇制成每 1ml 含 0.20mg 的溶液，即得。

供试品溶液的制备　取本品粉末（过五号筛）约 0.5g，精密称定，置具塞锥形瓶中，精密加入甲醇 25ml，称定重量，振摇 5 分钟，冷藏过夜，取出，振摇 10 分钟，再称定重量，用甲醇补足减失的重量，摇匀，滤过，精密吸取续滤液 1ml，置 5ml 容量瓶中，加甲醇稀释至刻度，摇匀，滤过，取续滤液，即得。

测定法　分别精密吸取对照品溶液与供试品溶液各 10μl，注入液相色谱仪，测定，即得。

本品按干燥品计算，含桃叶珊瑚苷（$C_{15}H_{22}O_9$）不得少于 1.8%。

【炮制】 除去杂质。

【性味与归经】 甘，温。归肝、肾经。

【功能与主治】 补肝肾，强筋骨。用于肝肾不足，腰膝酸痛，筋骨无力，头晕目眩。

【用法与用量】 15～30g。

【贮藏】 置阴凉干燥处，防霉，防蛀。

·起草说明·

【别名】 杜仲果实、杜仲翅果、杜仲子、杜仲种子。

【名称】 商品流通中的杜仲果实，常被称为"杜仲籽"，故名。

【来源】 为杜仲科植物杜仲 *Eucommia ulmoides* Oliv. 的干燥成熟果实[1]。最早收载于《本草图经》："杜仲，生上虞山谷及上党、汉中。今出商州、成州、峡州近处大山中亦有之。木高数丈，叶如辛夷，亦类柘；其皮类浓朴，折之内有白丝相连……花、实苦涩，亦堪入药。"[2]杜仲果实即杜仲籽味苦涩，也可以入药。《植物名实图考》中也有记载："本经上品。一名木棉，树皮中有白丝，如胶芽，叶可食，花、实苦涩，亦入药。"[3]其后在《中华本草》也记载："杜仲，江南人谓之棉，初生叶嫩时采食，谓之棉芽。花、果苦涩，亦堪入药。"[4]

【原植物】 落叶乔木。树皮折断后有银白色胶丝。小枝具片状髓心。单叶互生，卵状椭圆形，先端尖锐，基部宽楔形或圆形，边缘锯齿状，背面脉上有长绒毛。花单性，雌雄异株，无花被，雄蕊5～10，常8，花药条形，花丝极短；雌花单生，绿色，形如花瓶，也有短柄，子房上位，2心皮合生，仅1心皮发育，1室。胚珠2枚，倒生。果实长椭圆形，扁平，长2.6～4.1cm，宽1～1.5cm。表面光滑，黄褐色或棕褐色。有光泽。中间稍突，先端2裂，基部楔形，周围具薄翅，果皮断裂后有银白色的胶丝相连。内含种子1粒，棕褐色，扁平，长1～1.8cm，宽0.2～0.5cm。气微，味苦。野生于山地、林中或栽培。见图1。

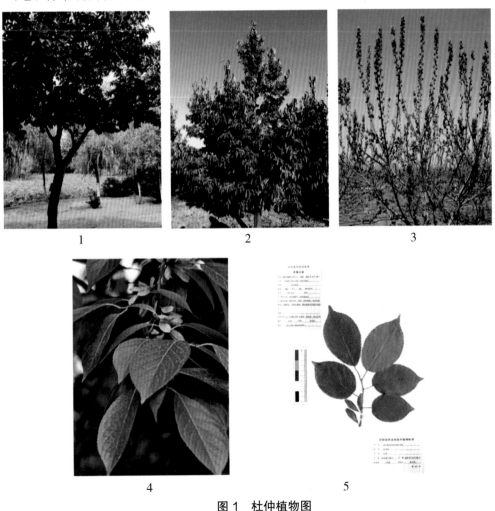

图1　杜仲植物图

1.生境；2.原植物（全株）；3.花；4.果；5.腊叶标本

【**产地**】 主产于陕西、甘肃、河南、湖北、四川、云南、贵州、湖南、安徽、陕西、江西、广西及浙江等地。现多栽培。

【**采收加工**】 秋季果实成熟时采收，除去杂质，干燥。采收时间为9月中旬至10月中旬。

【**化学成分**】 富含油脂，还含木脂素类、环烯醚萜苷类和不饱和脂肪酸类等。环烯醚萜苷类成分以桃叶珊瑚苷为主；木脂素类成分有松脂醇二葡萄糖苷、（＋）松脂素－β－D－吡喃葡萄糖苷等；脂肪酸类成分多为不饱和脂肪酸，以亚油酸、亚麻酸为主[5-7]。

【**性状**】 根据采集到的样品描述。见图2。

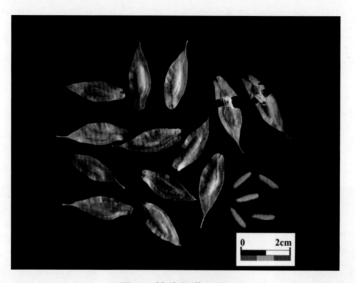

图2　杜仲籽药材图

【**鉴别**】（1）**显微鉴别**　根据实验样品观察拟定粉末显微特征。见图3。

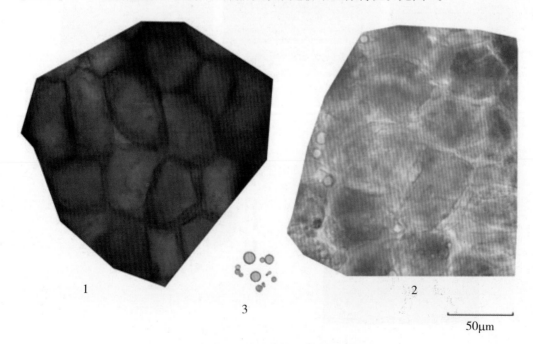

图3　杜仲籽粉末显微特征图

1.果皮表皮细胞；2.胚乳细胞（含油滴或糊粉粒）；3.油滴

（2）**薄层色谱鉴别** 以桃叶珊瑚苷为对照品，制定薄层色谱鉴别方法。考察了不同展开剂类型、比例和不同显色条件，并进行了耐用性试验考察，最终确定展开剂为三氯甲烷 - 甲醇（5∶2），在硅胶 G 薄层板上展开，喷以 10% 硫酸乙醇溶液，105℃加热至斑点显色清晰，置日光下检视，建立了杜仲籽的薄层色谱鉴别方法。该色谱条件斑点分离较好，方法可行。结果见图 4。

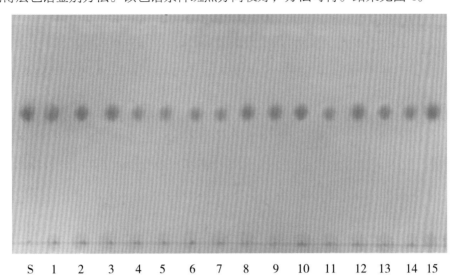

图 4　杜仲籽薄层色谱图

S. 桃叶珊瑚苷对照品；1~15. 杜仲籽样品

【检查】**水分、总灰分** 分别按《中国药典》2020 年版四部通则 0832 第二法、2302[8]，对 15 批样品进行测定，结果见表 1。

表 1　15 批样品测定结果

样品	1	2	3	4	5	6	7	8	9	10	11	12	13	14	15
水分（%）	7.2	6.5	8.2	6.5	8.2	8.1	7.1	8.0	8.4	7.9	6.2	7.8	8.4	8.2	7.8
总灰分（%）	9.0	7.9	5.2	6.8	7.1	7.0	7.1	6.9	8.4	7.4	6.6	6.0	6.5	6.7	7.4

根据测定结果，水分测定值在 6.2%~8.4% 之间，拟定水分限度不得过 11.0%；总灰分测定值在 5.2%~9.0% 之间，拟定总灰分限度不得过 11.0%。

重金属及有害元素 按《中国药典》2020 年版四部通则 2321 原子吸收分光光度法或电感耦合等离子体质谱法中铅、镉、砷、汞、铜测定法[8]测定，根据测定结果及《中国药典》2020 年版相关中药中重金属及有害元素限度要求，拟定本品限度为铅不得过 5mg/kg，镉不得过 1mg/kg，砷不得过 2mg/kg，汞不得过 0.2mg/kg，铜不得过 20mg/kg。

黄曲霉毒素 参照《中国药典》2020 年版四部通则 2351 真菌毒素测定法[8]测定，根据检验结果及《中国药典》2020 年版相关中药中真菌毒素限度要求，拟定本品限度为每 1000g 含黄曲霉毒素 B_1 不得过 5μg，含黄曲霉毒素 G_2、黄曲霉毒素 G_1、黄曲霉毒素 B_2 和黄曲霉毒素 B_1 的总量不得过 10μg。

【含量测定】 杜仲籽总苷中含量最高的为桃叶珊瑚苷，故建立测定桃叶珊瑚苷含量的方法。

经方法学验证，桃叶珊瑚苷进样量在 0.325～9.00μg 范围内，与峰面积呈良好线性关系（R^2=0.9992）；精密度 RSD 为 0.27%（n=5）；重复性 RSD 为 0.36%（n=6）；平均加样回收率为 101.75%（RSD 为 2.58%，n=6）。经考察，供试品溶液在 24 小时内稳定性良好。

依法测定 15 批样品，结果桃叶珊瑚苷含量在 3.2%～6.1% 之间。根据测定结果，规定本品限度为含桃叶珊瑚苷（$C_{15}H_{22}O_9$）不得少于 1.8%。见图 5、图 6。

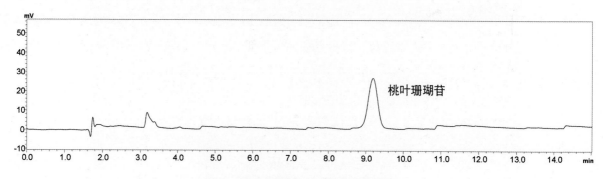

图 5　桃叶珊瑚苷对照品液相色谱图

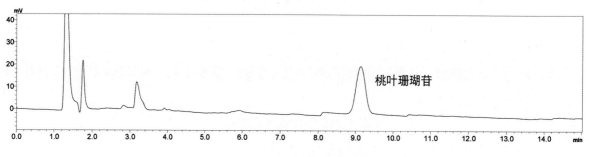

图 6　杜仲籽样品液相色谱图

【性味与归经】 参考《中国药典》2020 年版一部对杜仲、杜仲叶的描述[8]认为杜仲籽与杜仲、杜仲叶具有相似的药效成分，结合古代典籍《本草图经》中杜仲籽的描述和现代药理学的研究拟定。

【功能与主治】 有研究表明，杜仲籽富含油脂及环烯醚萜苷类成分。杜仲籽总苷中含量最高的为桃叶珊瑚苷，它具有增加骨密度，提高骨骼硬度，改善骨质疏松，强筋健骨的功效；对多种病毒引起的肝损伤具有显著的保护作用；还具有抗氧化、抗光老化和促进胶原合成的功效，是一种潜在的纯天然防衰老保护剂[9]。杜仲籽油降血压功效明显，对高血压引起的头晕目眩有明显疗效[10]。据此拟定其功能主治。

【用法与用量】《中华人民共和国卫生部公告 2009 年第 12 号》附《6 种新资源食品目录》中要求杜仲籽油食用量 ≤ 3ml/天[11]。《LS/T 3117-2019 杜仲籽》中注明了杜仲籽的含油量：一等，≥ 11.0%；二等，≥ 8.0%；等外，< 8.0%[12]。根据杜仲籽含油量及杜仲籽油的食用量要求，计算得出杜仲籽的用量。

【贮藏】 参考《陕西省药材标准》（2015 年版）拟定。

参考文献

［1］陕西省食品药品监督管理局.陕西省药材标准（2015年版）.杜仲籽［S］.西安：陕西科学技术出版社，2016.

［2］苏颂.本草图经［M］.尚志钧，辑校.合肥：安徽科学技术出版社，1994：332-333.

［3］吴其濬.植物名实图考（下册）［M］.北京：中华书局，1963：774.

［4］国家中医药管理局《中华本草》编委会.中华本草（第2册）［M］.上海：上海科学技术出版社，1999：458-462.

［5］徐燕茹，张京京，李钦.杜仲籽中主要脂肪酸积累过程研究［J］.中国药学杂志，2016，51（19）：1648-1651.

［6］张瑜，杨瑞楠，王晓，等.杜仲籽油化学组成与检测技术研究进展［J］.食品安全质量检测学报，2020，11（8）：2361-2366.

［7］张京京.杜仲籽的发育规律和质量控制研究［D］.郑州：河南大学，2015.

［8］国家药典委员会.中华人民共和国药典（2020年版四部）［S］.北京：中国医药科技出版社，2020.

［9］杜仲籽的化学成分及其生物活性研究［D］.咸阳：西北农林科技大学，2020.

［10］中国社会科学院社会发展研究中心.杜仲产业绿皮书（2014—2015）［M］.北京：社会科学文献出版社，2015.

［11］中华人民共和国卫生部.中华人民共和国卫生部公告2009年第12号：6种新资源食品目录［S］.北京：中华人民共和国卫生部，2009.

［12］西安中粮工程设计研究院.LS/T 3117-2019杜仲籽［S］.北京：国家粮食和物资储备局，2019.

杨梅根 Yangmeigen
MYRICAE RADIX

本品为杨梅科植物矮杨梅 *Myrica nana* Cheval. 的干燥根。全年均可采挖，洗净，晒干。

【性状】 本品呈圆柱形，粗壮扭曲，多有分枝，直径0.5～8cm。表面褐色，略粗糙，有纵皱纹及横形皮孔样痕迹。质硬而韧，难折断，断面不平坦，皮部狭窄，深棕色；木部宽广，浅棕色至棕色，有细密的放射状纹理。气微，味微涩。

【鉴别】 （1）本品粉末灰棕色。木栓细胞淡黄色，表面观类长方形、多角形，壁厚。韧皮纤维直径15～23μm，壁厚，胞腔极窄，孔沟较密。木纤维散在或成束，纤维末端较尖，直径11～22μm，壁厚，有稀疏斜纹孔。石细胞类椭圆形或类长方形，单个散在或多个集聚，直径26～89μm，壁厚，孔沟明显，有的胞腔内含黄棕色物。草酸钙方晶较多，散在，呈方形或不规则多面体，直径13～22μm。导管多为网纹导管，少数为具缘纹孔导管，直径11～37μm。

（2）取本品粉末0.5g，加乙酸乙酯10ml，超声处理10分钟，滤过，滤液作为供试品溶液。另取杨梅苷对照品，加乙酸乙酯制成每1ml含0.5mg的溶液，作为对照品溶液。照薄层色谱法（《中国药典》2020年版四部通则0502）试验，吸取上述两种溶液各1μl，分别点于同一聚酰胺薄膜上，以乙醇-水-冰乙酸（6：4：1）为展开剂，展开，取出，晾干，喷以三氯化铝试液，置紫外光灯（365nm）下检视。供试品色谱中，在与对照品色谱相应的位置上，显相同颜色的荧光斑点。

【检查】 水分 不得过12.0%（《中国药典》2020年版四部通则0832第二法）。

总灰分 不得过5.0%（《中国药典》2020年版四部通则2302）。

酸不溶性灰分 不得过2.0%（《中国药典》2020年版四部通则2302）。

【浸出物】 照醇溶性浸出物测定法（《中国药典》2020年版四部通则2201）项下的冷浸法测定，

用 60% 乙醇作溶剂，不得少于 15.0%。

【含量测定】 照高效液相色谱法（《中国药典》2020 年版四部通则 0512）测定。

色谱条件与系统适用性试验 以辛基硅烷键合硅胶为填充剂；以乙腈 -0.1% 磷酸溶液（13：87）为流动相；检测波长为 260nm；柱温 40℃。理论板数按杨梅苷峰计算应不低于 3000。

对照品溶液的制备 取杨梅苷对照品适量，精密称定，加甲醇制成每 1ml 含 0.1 mg 的溶液，即得。

供试品溶液的制备 取本品粉末（过三号筛）约 0.3g，精密称定，置具塞锥形瓶中，精密加入甲醇 50ml，密塞，称定重量，超声处理（功率 250W，频率 53kHz）45 分钟，放冷，再称定重量，用甲醇补足减失的重量，摇匀，滤过，取续滤液，即得。

测定法 分别精密吸取对照品溶液与供试品溶液各 5μl，注入液相色谱仪，测定，即得。

本品按干燥品计算，含杨梅苷（$C_{21}H_{20}O_{12}$）不得少于 1.0%。

【炮制】 除去杂质，洗净，切厚片，干燥。

【性味与归经】 苦、微酸，凉。归心、肝、大肠经。

【功能与主治】 清热除湿，收敛止泻，止血通络。用于湿热下注，肠风下血，痢疾，腹泻，消化不良，崩漏，直肠出血，脱肛，风湿疼痛，跌打劳伤。

【用法与用量】 9～15g。泡酒适量。

【贮藏】 置通风干燥处。

· 起草说明 ·

【别名】 矮杨梅根、滇杨梅根、酸杨梅根。

【名称】 本品为《卫生部药品标准》中药成方制剂第十一册收载 "千紫红颗粒（冲剂）" "止泻利颗粒（冲剂）" 和第十二册收载 "千紫红胶囊" 处方药材之一，称为 "杨梅根"[1, 2]，仍沿用此名称。

【来源】 本品为杨梅科植物矮杨梅 *Myrica nana* Cheval. 的干燥根。矮杨梅为地方习用药材，以根皮、茎皮、根和果实入药。《中华本草》和《中药大辞典》分别对矮杨梅皮和矮杨梅果进行了收载，其中矮杨梅皮以云南杨梅（矮杨梅）的根皮、茎皮或根入药，味酸、涩，性凉。具有涩肠止泻，收敛止血，通络止痛的功效。主治痢疾、泄泻、脱肛、崩漏、消化道出血、风湿疼痛、跌打伤痛、外伤出血、黄水疮、疥癣、水火烫伤[3, 4]。其根习称为 "杨梅根"，杨梅根收载于《云南省中药材标准》2005 年版[5]，《卫生部药品标准》中药成方制剂第十二册附录中也收载了其来源[2]。本品为我省生产的中药制剂 "千紫红胶囊" 的处方药材之一，故收载于地方标准，以控制药材质量。

【原植物】 常绿灌木，高 0.5～2m。小枝较粗壮，无毛或有稀疏柔毛。叶革质或薄革质，叶片长椭圆状倒卵形至短楔状倒卵形，长 2.5～8cm，宽 1～3cm，顶端急尖或钝圆，基部楔形，中部以上常有少数粗锯齿，成长后上面腺体脱落留下凹点，下面腺体常不脱落，无毛或有时上面中脉上有稀疏柔毛，叶柄长 1～4mm，无毛或有稀疏柔毛，叶脉在上面凹陷，下面凸起。雌雄异株。雄花序单生于叶腋，直立或向上倾斜，长 1～1.5cm；分枝极缩短而呈单一穗状，每分枝具 1～3 雄花。雄花无小苞片，有1～3枚雄蕊。雌花序基部具极短而不显著的分枝，单生于叶腋，长约1.5cm，每分枝通常具2～4不孕性苞片及2雌花。雌花具2小苞片，子房无毛。核果红色，球状，直径1～1.5cm。2～3月开花，6～7月果实成熟[6]。见图1。

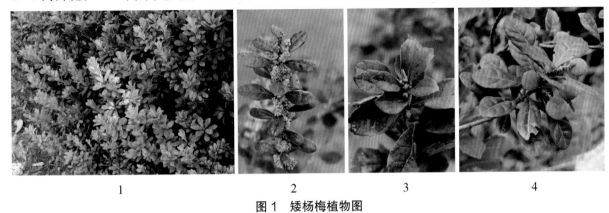

图1　矮杨梅植物图

1.原植物；2.雄花；3.雌花；4.果实

【产地】　产于云南中部，向东达贵州西部。

【采收加工】　全年可采，挖取根部，洗净，晒干。

【化学成分】　本品含有黄酮及其苷类：芦丁、杨梅素、槲皮素、杨梅苷；二芳基庚烷类：杨梅醇；三萜及其苷类：齐墩果酸、熊果酸、阿江榄仁酸、马斯里酸、龙吉苷元、杨梅萜二醇；还含有没食子酸、β-谷甾醇、鞣质等[7-11]。

【性状】　依据收集样品的性状而描述。见图2。

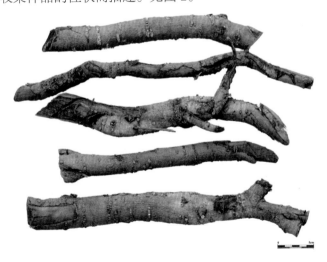

图2　杨梅根药材图

【鉴别】（1）显微鉴别　根据实验样品观察拟定粉末显微特征。见图3。

（2）薄层色谱鉴别　以杨梅苷为对照品，制定薄层色谱鉴别方法。考察了不同展开剂类型、比例和不同薄层板类型，以及不同显色条件，并进行了耐用性试验考察，最终确定薄层板为聚酰胺薄膜，展开剂为乙醇-水-冰乙酸（6：4：1），检视方法为喷以三氯化铝试液，置紫外光灯（365nm）下，建立了杨梅根的薄层色谱鉴别方法。该色谱条件专属性强，斑点清晰且分离度较好。结果见图4。

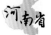

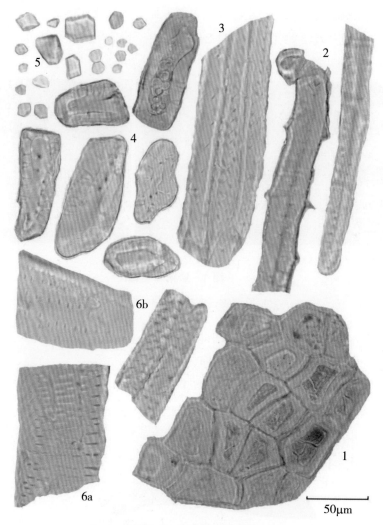

图 3　杨梅根粉末显微特征图

1. 木栓细胞；2. 韧皮纤维；3. 木纤维；4. 石细胞；5. 草酸钙方晶；6. 导管（6a. 网纹导管；6b. 具缘纹孔导管）

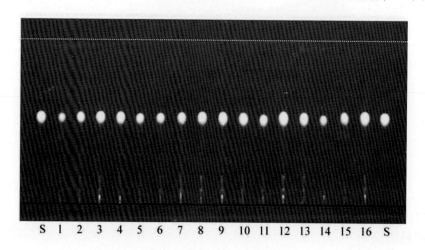

图 4　杨梅根薄层色谱图（365nm）

S. 杨梅苷对照品；1–16. 杨梅根样品

【检查】 水分 按照《中国药典》2020 年版四部通则 0832 第二法烘干法测定 16 批样品，结果在 2.8%～10.4% 之间，平均值为 7.3%。根据测定结果，拟定限度为不得过 12.0%。结果见表 1。

表 1 样品测定结果

样品编号	水分（%）	总灰分（%）	酸不溶性灰分（%）	浸出物（%）	含量（%）
1	9.0	1.0	0.2	21.9	1.4
2	9.6	1.1	0.2	20.3	1.2
3	4.1	0.8	0.2	28.5	3.2
4	2.8	1.1	0.2	20.1	2.2
5	6.5	1.0	0.2	22.7	1.6
6	8.6	0.7	0.1	26.3	2.2
7	8.5	1.0	0.2	25.0	2.0
8	6.2	1.1	0.2	27.2	1.8
9	7.7	0.9	0.2	25.4	2.1
10	10.4	1.0	0.2	25.0	1.5
11	4.6	1.0	0.2	27.9	2.1
12	5.3	0.9	0.1	23.4	3.4
13	9.4	0.8	0.2	23.7	2.5
14	4.3	1.2	0.2	15.7	/
15	10.0	0.8	0.2	23.0	1.2
16	9.9	0.9	0.2	26.3	2.6
平均值	7.3	1.0	0.2	23.9	2.1

总灰分 按照《中国药典》2020 年版四部通则 2302 总灰分测定法测定 16 批样品，结果在 0.7%～1.2% 之间，平均值为 1.0%。根据测定结果，并参考《云南省中药材标准》中杨梅根总灰分限度[5]，拟定限度为不得过 5.0%。结果见表 1。

酸不溶性灰分 按照《中国药典》2020 年版四部通则 2302 酸不溶性灰分测定法测定 16 批样品，结果在 0.1%～0.2% 之间，平均值为 0.2%。根据测定结果，并参考《云南省中药材标准》中杨梅根酸不溶性灰分限度[5]，拟定限度为不得过 2.0%。结果见表 1。

【浸出物】 根据杨梅根所含成分，按照《中国药典》2020 年版四部通则 2201 浸出物测定法项下的醇溶性浸出物测定法，考察了不同浓度乙醇和不同的提取方法，最终确定采用冷浸法，以 60% 乙醇作为溶剂。测定 16 批样品，结果在 15.7%～28.5% 之间，平均值为 23.9%。根据测定结果，拟定限度为不得少于 15.0%。结果见表 1。

【含量测定】 杨梅根中主要含有黄酮类和三萜类等成分[12]，其中黄酮类以杨梅苷为主，也是主要活性成分，故建立测定杨梅苷含量的方法。

经方法学验证，杨梅苷进样量在 0.01～1.25μg 范围内，与峰面积呈良好的线性关系（r=1.0），精密度 RSD 为 0.52%（*n*=6）；重复性 RSD 为 0.58%（*n*=6）；平均加样回收率为 101.7%（RSD 为 1.30%；*n*=6）。经考察，供试品溶液在 48 小时内稳定性良好。

依法测定 15 批样品，结果样品中杨梅苷含量在 1.2%～3.4% 之间，平均值为 2.0%，结果见表 1。根据测定结果，规定本品按干燥品计算，含杨梅苷（$C_{21}H_{20}O_{12}$）不得少于 1.0%。见图 5、图 6。

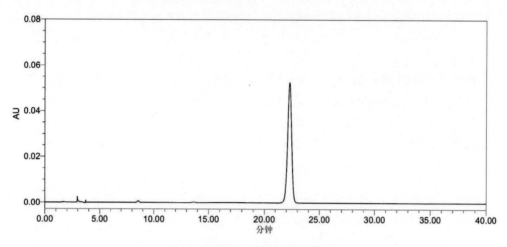

图 5　杨梅苷对照品液相色谱图

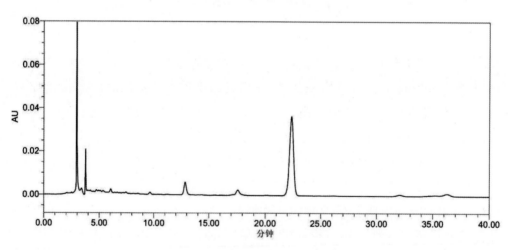

图 6　杨梅根样品液相色谱图

【炮制】　根据使用情况拟定为除去杂质，洗净，切厚片，干燥。

【性味与归经】【功能与主治】【用法与用量】【贮藏】　均参考《云南省中药材标准》（2005 年版）拟定。

参考文献

［1］中华人民共和国卫生部药典委员会．中华人民共和国卫生部药品标准：中药成方制剂（第十一册）［S］.北京：中华人民共和国卫生部，1996：19，28.

［2］中华人民共和国卫生部药典委员会．中华人民共和国卫生部药品标准：中药成方制剂（第十二册）［S］．北京：中华人民共和国卫生部，1996：18，附1.

[3]中国中医药管理局《中华本草》编委会.中华本草（第2册）[M].上海：上海科学技术出版社，1999：366-367.

[4]南京中医药大学.中药大辞典（下册）[M].2版.上海：上海科学技术出版社，2006：3502-3503.

[5]云南省食品药品监督管理局.云南省中药材标准（2005年版第一册）[S].昆明：云南美术出版社，2005：27-28.

[6]中国科学院中国植物志编辑委员会.中国植物志（第二十一卷）[M].北京：科学出版社，1979：1-6.

[7]文旭.云南民间药矮杨梅根的化学成分研究（Ⅰ）[J].中国民族民间医药杂志，1997（26）：39-42.

[8]余娅芳.矮杨梅根的化学成分研究[D].成都：成都中医药大学，2007.

[9]李国成，伍俊妍，王定勇.矮杨梅根的化学成分研究[J].中成药，2009，31（6）：912-915.

[10]王俊锋，钟惠民，程永现.矮杨梅根的化学成分研究[J].中草药，2009，40（11）：1696-1700.

[11]王俊锋.两种中药材的化学成分研究——矮杨梅根和泰国大风子[D].青岛：青岛科技大学，2009.

[12]刘昆云，陈善信.民族药杨梅根的生药鉴定[J].中国民族民间医药杂志，1996（20）：35-38.

连翘叶 Lianqiaoye
FORSYTHIAE FOLIUM

本品为木犀科植物连翘 *Forsythia suspensa*（Thunb）Vahl. 的干燥叶。7～10月采收，除去杂质，洗净，阴干或晾干。

【性状】 本品多皱缩，有的破碎。完整叶片展平后呈卵形，长2～10cm，宽1.5～5cm，先端锐尖，基部圆形、宽楔形至楔形，叶缘除基部外具锐锯齿或粗锯齿，上表面深绿色，下表面淡黄绿色，两面无毛；叶柄长0.8～1.5cm，光滑。主脉于下表面显著凸起，侧脉羽状。叶质脆。气微，微苦。

【检查】 水分　不得过10.0%（《中国药典》2020年版四部通则0832第二法）。

总灰分　不得过7.0%（《中国药典》2020年版四部通则2302）。

【浸出物】 照醇溶性浸出物测定法（《中国药典》2020年版四部通则2201）项下的冷浸法测定，以65%乙醇作为溶剂，不得少于28.0%。

【含量测定】 照高效液相色谱法（《中国药典》2020年版四部通则0512）测定。

色谱条件与系统适用性试验　以十八烷基硅烷键合硅胶为填充剂；以乙腈为流动相A，以0.1%甲酸溶液为流动相B，按下表中的规定进行梯度洗脱；检测波长为277nm。理论板数按连翘苷峰计算应不低于3000。

时间（min）	流动相A（%）	流动相B（%）
0～10	12→14	88→86
10～30	14→15	86→85
30～40	15→25	85→75
40～55	25	75
55～60	25→12	75→88

对照品溶液的制备　取连翘苷对照品、连翘酯苷A对照品适量，精密称定，加甲醇制成每1ml含连翘苷25μg、连翘酯苷A 0.1mg的混合溶液，即得。

供试品溶液的制备 取本品粉末（过四号筛）约 0.15g，精密称定，置具塞锥形瓶中，精密加入 70% 甲醇 50ml，密塞，称定重量，放置 30 分钟，超声处理（频率 250W，频率 40kHz）30 分钟，放冷，再称定重量，用 70% 甲醇补足减失的重量，摇匀，滤过，精密量取续滤液 10ml，置 25ml 量瓶中，加 70% 甲醇稀释至刻度，摇匀，滤过，取续滤液，即得。

测定法 分别精密吸取对照品溶液与供试品溶液各 10µl，注入液相色谱仪，测定，即得。

本品按干燥品计算，含连翘苷（$C_{27}H_{34}O_{11}$）不得少于 1.9%，连翘酯苷 A（$C_{29}H_{36}O_{15}$）不得少于 6.0%。

【炮制】 除去杂质，洗净，干燥。

【性味与归经】 苦，寒。归肺、心经。

【功能与主治】 清热解毒。用于心烦尿赤，咽喉肿痛，口舌生疮。

【用法与用量】 6～15g。

【贮藏】 置阴凉干燥处。

· 起草说明 ·

【名称】 沿用本省习用名称。

【来源】 本品始载于《本草纲目》[1]，有"主治心肺积热"的记载。本省有应用，将连翘叶制成连翘茶进行冲泡饮用，具有清热解毒、消肿散结的功效。本品在《四川省中药材标准》2010 年版有收载，饮片在《河南省中药饮片炮制规范》（2022 年版）有收载。

【原植物】 落叶灌木，高 2～4m。枝开展或伸长，稍带蔓性，常着地生根，小枝稍呈四棱形，节间中空，仅在节部具有实髓。单叶对生，或成为 3 小叶；叶柄长 8～20mm；叶片卵形、长卵形、广卵形至圆形，长 3～7cm，宽 2～4cm，先端渐尖、急尖或钝，基部阔楔形或圆形，边缘有不整齐的锯齿，半革质。花先叶开放，腋生，长约 2.5cm；花萼 4 深裂，椭圆形；花冠基部管状，上部 4 裂，裂片卵圆形，金黄色，通常具橘红色条纹；雄蕊 2，着生于花冠基部；雌蕊 1，子房卵圆形，花柱细长，柱头 2 裂。蒴果狭卵形略扁，长约 1.5cm，先端有短喙，成熟时 2 瓣裂。种子多数，棕色，狭椭圆形，扁平，一侧有薄翅。花期 3～5 月，果期 7～8 月[2]。见图 1。

【产地】 主产于河南修武、卢氏、辉县、嵩县、栾川、灵宝、南召、西峡、济源等地；山西、山东、陕西等省。

【采收加工】 7～10 月采收，除去杂质，洗净，阴干或晾干[3]。

【化学成分】 含苯乙醇苷类成分，连翘酯苷 A、B、C、D 等，此外，还含有木脂素及其苷类、黄酮类和有机酸类等成分，其中，苯乙醇苷类成分以连翘酯苷 A 为主，木脂素类成分以连翘苷为主[4, 5]。

【性状】 依据收集样品的性状而描述。见图 2。

【检查】 **水分** 按照《中国药典》2020 年版四部通则 0832 第二法烘干法测定，结果在 6.6%～8.3% 之间，拟定限度为不得过 10.0%。见表 1。

总灰分 按照《中国药典》2020 年版四部通则 2302 总灰分测定法测定，结果在 3.5%～6.3% 之间，拟定限度为不得过 7.0%。见表 1。

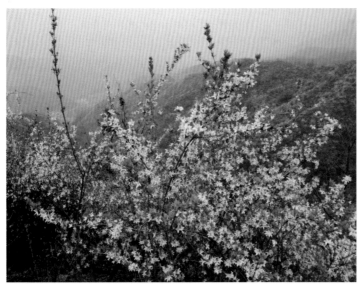

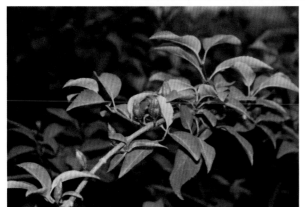
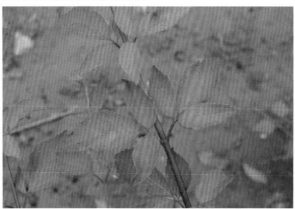

图 1 连翘植物图

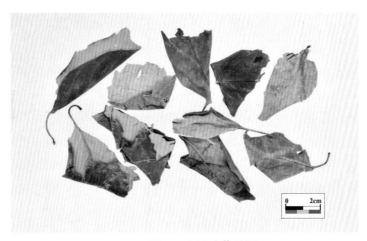

图 2 连翘叶药材图

表 1 检查项测定结果（%）

样品	1	2	3	4	5	6	7	8	9	10	11	12
水分	7.6	7.6	7.5	7.5	7.5	8.3	7.2	6.6	7.3	7.7	7.3	7.4
总灰分	4.4	4.8	4.5	4.2	4.4	4.4	4.2	3.5	6.3	4.8	4.6	6.0

【浸出物】 按照《中国药典》2020 年版四部通则 2201 浸出物测定法项下的冷浸法，以 65% 乙醇作为溶剂，测定结果在 35.8%～48.4% 之间，拟定限度为不得少于 28.0%。见表 2。

表 2 浸出物测定结果（%）

样品	1	2	3	4	5	6	7	8	9	10	11	12
浸出物	41.3	39.5	36.4	41.2	38.7	35.8	45.0	39.1	41.3	48.4	46.7	40.6

【含量测定】连翘叶含有苯乙醇苷类成分、木脂素、黄酮类等，其中，苯乙醇苷类中连翘酯苷 A 和木脂素类成分连翘苷含量较高且为有效成分，所以建立测定连翘酯苷 A、连翘苷含量的方法。

经方法学验证，连翘苷进样量在 0.25～10.0μg 范围内，与峰面积呈良好的线性关系（R^2=0.9998）；精密度 RSD 为 0.59%（n=6）；重复性 RSD 为 1.19%（n=6）；平均加样回收率为 97.8%（n=6）。经考察，供试品溶液在 12 小时内稳定性良好。

连翘酯苷 A 进样量在 1.0～20.4μg 范围内，与峰面积呈良好的线性关系（R^2=0.9995）；精密度 RSD 为 0.30%（n=6）；重复性 RSD 为 1.04%（n=6）；平均加样回收率为 101.7%（n=6）。经考察，供试品溶液在 12 小时内稳定性良好。

依法测定，结果样品中连翘苷含量在 2.32%～6.49% 之间，连翘酯苷 A 含量在 8.04%～13.50% 之间。根据测定结果，规定本品按干燥品计算，含连翘苷（$C_{27}H_{34}O_{11}$）不得少于 1.9%，连翘酯苷 A（$C_{29}H_{36}O_{15}$）不得少于 6.0%。结果见表 3、图 3、图 4。

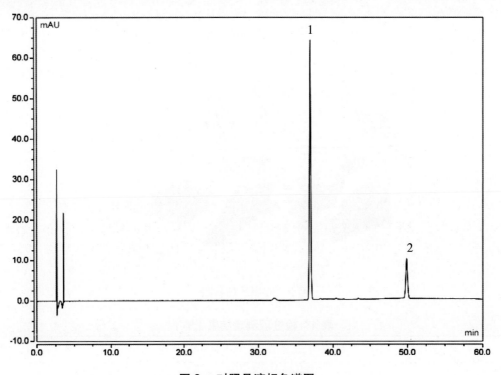

图 3 对照品液相色谱图

1. 连翘酯苷 A；2. 连翘苷

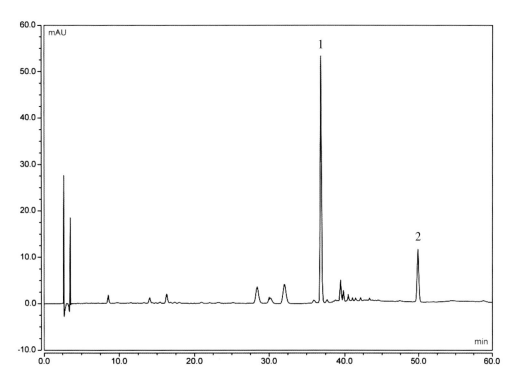

图4　连翘叶样品液相色谱图

1.连翘酯苷 A；2.连翘苷

表3　连翘叶样品含量测定（%）

样品	1	2	3	4	5	6	7	8	9	10	11	12
连翘苷	3.57	3.57	6.13	6.49	3.28	3.73	3.74	2.46	3.36	2.76	2.32	2.57
连翘酯苷 A	12.24	12.35	11.85	10.48	13.50	9.81	8.32	9.68	8.04	11.29	8.89	9.12

【**炮制**】【**性味与归经**】【**功能与主治**】【**用法与用量**】【**贮藏**】　均参考《河南省中药饮片炮制规范》（2022 年版）拟定[6]。

参考文献

［1］李时珍.本草纲目［M］.胡双元，郭海，张伟，等校.太原：山西科学技术出版社，2014：499.

［2］国家中医药管理局《中华本草》编委会.中华本草［M］.上海：上海科学技术出版社，1999：155-159.

［3］支旭然，苑霖，生宁，等.HPLC-MS/MS 法测定不同采收期连翘叶中 9 种成分［J］.中草药，2013，44（22）：3231-3235.

［4］卫倩，李萍，吴桐，等.连翘中苯乙醇苷类成分的研究进展［J］.中国临床药理学杂志，2018，34（20）：2481-2485.

［5］王进明，范圣此，李安平，等.连翘不同部位中连翘苷和连翘酯苷 A 的含量分析及其入药探讨［J］.中国现代中药，2013，15（7）：556-559.

［6］河南省药品监督管理局.河南省中药饮片炮制规范［S］.郑州：河南科学技术出版社，2022：270.

牡丹叶 Mudanye
MOUTAN FOLIUM

本品为毛茛科植物牡丹 *Paeonia suffruticosa* Andr. 的干燥叶。夏、秋季采收，晒干。

【性状】 本品常为二回三出复叶，绿色或粉绿色。叶片多皱缩，卷曲，有的破碎。完整叶展开后，顶生小叶呈宽卵形或卵形，通常 3 裂；侧生叶较小，斜卵形。质脆易碎。气清香，味微苦、涩。

【鉴别】 本品粉末绿色。气孔及副卫细胞、纤维散在，网纹导管及螺纹导管多见，偶见具缘纹孔导管。

【检查】 水分　不得过 10.0%（《中国药典》2020 年版四部通则 0832 第二法）。

总灰分　不得过 10.0%（《中国药典》2020 年版四部通则 2302）。

酸不溶性灰分　不得过 1.5%（《中国药典》2020 年版四部通则 2302）。

【炮制】 除去杂质，洗净，干燥。

【性味】 酸、涩，寒。

【功能与主治】 解毒，止痢。用于治疗细菌性痢疾。

【用法与用量】 10～30g。

【贮藏】 置干燥处，防潮。

· 起草说明 ·

【名称】 沿用我省习用名称。

【来源】 为毛茛科植物牡丹 *Paeonia sufruticosa* Andr. 的干燥叶。牡丹出自《神农本草经》："牡丹，味辛，寒。主寒热，中风，瘛疭，痉，惊痫，邪气，除癥坚，瘀血留舍肠胃，安五脏，疗痈疮，列为中品。"[1]《本草纲目》中又名水芍药、花王[2]。李时珍曰"牡丹以色丹者为上，虽结子而根上生苗，故谓之牡丹""其花似芍药，而宿干似木"。故又谓之木芍药。牡丹栽培源于河南洛阳，至今已有 1600 年的历史。《圣济总录》记载牡丹叶粳米粥具有活血消积的功效，适用于小儿癥瘕病[3]；《中医秘方验方》记载牡丹叶车前草散，牡丹叶具有清热利湿的功效[4]；民间用牡丹叶治疗痢疾[5]。

【原植物】 多年生落叶小灌木，高 1～1.5m，根茎肥厚。枝短而粗壮。叶互生，通常为二回三出复叶；柄长 6～10cm，叶卵形或广卵形，顶生小叶片通常为 3 裂，侧生小叶亦有呈掌状 3 裂者，上面深绿色，下面淡绿色略带白色，无毛。花单生于枝端，大形；萼片 5，覆瓦状排列，绿色；花瓣 5 片或多数，一般栽培品种，多为重瓣花，变异很大，通常为倒卵形，顶端有缺刻，玫瑰色，红、紫、白色均有；雄蕊多数，花丝红色，花药黄色；雌蕊 2～5 枚，绿色，密生短毛，花柱短，柱头叶状；花盘杯状。果实为 2～5 个聚生的蓇葖果，卵圆形，绿色，被褐色短毛。花期 5～7 月。果期 7～8 月[5]。见图 1。

【产地】 主产于河南、山东、安徽（铜陵、南陵）等地。

【采收加工】 夏、秋季采收，晒干。

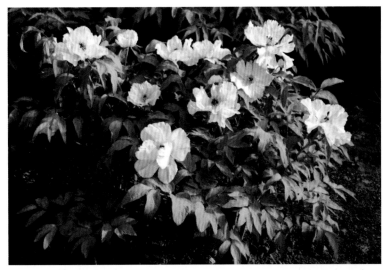

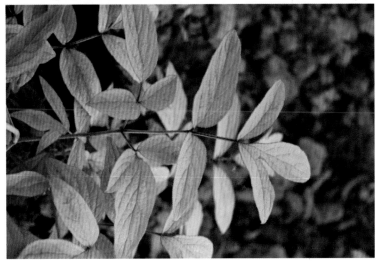

图 1　牡丹植物图

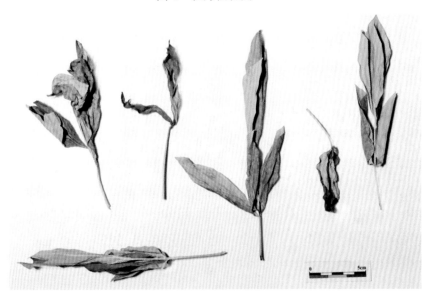

图 2　牡丹叶药材图

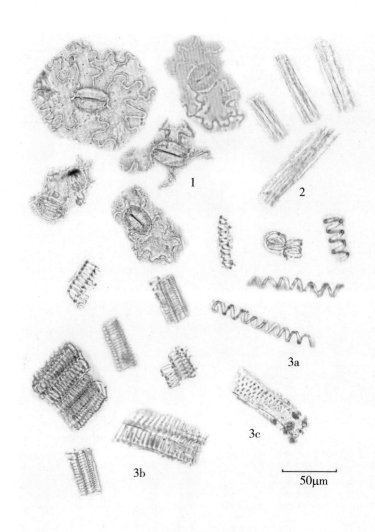

图 3　牡丹叶粉末显微特征图

1. 气孔及副卫细胞；2. 纤维；3. 导管（a. 螺纹导管；b. 网纹导管；c. 具缘纹孔导管）

【化学成分】　本品含有鞣质、黄酮和糖类等成分，如芍药苷、羟基芍药苷、没食子酸、没食子酸甲酯、鞣花酸[5, 6]等。

【性状】　依据收集样品的性状而描述。见图 2。

【鉴别】　**显微鉴别**　粉末显微特征见图 3。

【检查】　**水分**　按照《中国药典》2020 年版四部通则 0832 第二法烘干法测定，结果在 5.0%～6.7% 之间，拟定限度为不得过 10.0%。见表 1。

总灰分　按照《中国药典》2020 年版四部通则 2302 总灰分测定法测定，结果在 3.1%～7.2% 之间，拟定限度为不得过 10.0%。见表 1。

酸不溶性灰分　按照《中国药典》2020 年版四部通则 2302 酸不溶性灰分测定法测定，结果在 0.3%～1.0% 之间，拟定限度为不得过 1.5%。见表 1。

表 1　检查项测定结果（%）

序号	1	2	3	4	5	6	7	8	9	10	11	12
水分	5.8	6.6	6.3	6.4	6.6	6.7	5.0	5.2	5.1	5.2	5.3	5.3
总灰分	4.6	4.4	4.5	3.3	3.4	3.1	7.0	7.1	7.0	7.2	6.6	5.4
酸不溶性灰分	0.7	1.0	0.8	0.8	0.6	0.3	0.6	0.8	0.8	0.4	0.6	0.6

【炮制】　除去杂质，洗净，干燥。

【性味】【功能与主治】【用法与用量】【贮藏】　均参考相关文献[5, 7, 8]拟定。

参考文献

[1] 马继兴.神农本草经辑注 [M].北京：人民卫生出版社，2013：33.

[2] 李时珍.本草纲目 [M].北京：人民卫生出版社，1977：852-854.

[3] 赵佶.圣济总录 [M].郑金生，王惟刚，犬卷太一，校点.北京：人民卫生出版社，2013：624.

[4] 江苏省中医中药学术研究委员会筹备委员会资料室.中医秘方验方汇编 [M].南京：江苏人民出版社，1958：4.

[5] 山东省食品药品监督管理局.山东省中药材标准（2012 年版）[S].济南：山东科学技术出版社，2012：129-131.

[6] 王新娣，石晓峰，王斌利，等.牡丹化学成分的研究进展 [J].中成药，2018，40（1）：171-176.

[7] 高志情，张岩松，任利鹏，等.牡丹叶的研究进展及应用 [J].云南化工，2021，48（11）：18-22.

[8] 孙言才，沈玉先，孙国平.丹皮酚的主要药理活性研究进展 [J].中成药，2004（7）：65-68.

牡丹花　Mudanhua
MOUTAN FLOS

本品为毛茛科芍药属牡丹 *Paeonia suffruticosa* Andr. 的干燥花蕾或初开的花朵。春季花将开放时分批采收，除去杂质，晒干。

【性状】　本品呈圆球形或不规则团状，直径 3～10cm；萼片 5，卵圆形或长圆三角形，花盘杯状，革质鞘状，灰绿色或绿色，半包或全包心皮，心皮数 5～8 枚，密生白色柔毛，花单瓣，花瓣多皱缩，展平后呈倒卵形，边缘部分有波浪纹，长度 5～8cm，花瓣黄白色、紫红色，雌、雄蕊正常，花丝线形，花药长圆形，黄色。体轻，质脆。气清香，味淡、微苦。

【鉴别】　本品粉末黄白色或粉紫色。花粉粒众多，类圆形或椭圆形，表面有网状雕纹，具三拟孔沟，直径 32～38μm。导管多为螺纹导管，细小。薄壁细胞类长方形，多层，排列紧密。

【检查】　水分　不得过 13.0%（《中国药典》2020 年版四部通则 0832 第二法）。

总灰分　不得过 7.0%（《中国药典》2020 年版四部通则 2302）。

【浸出物】　照醇溶性浸出物测定法（《中国药典》2020 年版四部通则 2201）项下的热浸法测定，用稀乙醇作溶剂，不得少于 35.0%。

【炮制】　除去杂质。

【性味与归经】　淡、苦，平。归肝经。

【功能与主治】　活血调经，清热凉血。用于妇女月经不调，经行腹痛。

【用法与用量】　3～6g。

【贮藏】　密闭，置阴凉干燥处。

·起草说明·

【别名】 鹿韭、谷雨花、木芍药、富贵花、百两金。

【名称】 沿用我省习用名称。

【来源】 牡丹最早的文字记载始于东汉早期，在我国有悠久的应用历史[1]。牡丹花不仅可作观赏植物，而且是美味佳肴以及良药。《本草纲目》记载："牡丹唯取红白单瓣者入药。"[2]《中华本草》记载牡丹花："活血调经，主治妇女月经不调，经行腹痛。"[3]现代研究发现牡丹花中富含的黄酮类、生物碱等成分具有抗菌抗炎、美容养颜的作用[4]。牡丹花在我省药用历史悠久，故将其收入本标准。

【原植物】 落叶灌木。茎高达2m，分枝短而粗。叶常为二回三出复叶。花单生于当年枝顶，直径5～12cm，两性，花单瓣，离生，花瓣10～15；花色多为白色，粉色；花盘杯状，革质鞘状，灰绿色或绿色，半包或全包心皮；心皮数5～8枚，密生白色柔毛；萼片5，卵圆形或长圆三角形；雌雄、蕊正常，花丝线形，花药黄色[5]。见图1。

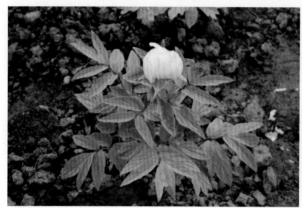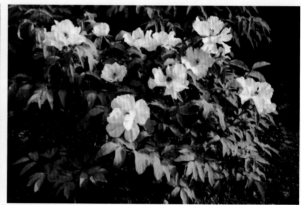

图1 牡丹植物图

【产地】 全国各地均产，其中河南洛阳、山东菏泽、安徽亳州产量较大。

【采收加工】 春季花将开放时分批采收，除去杂质，晒干。

【化学成分】 本品含没食子酸、野漆树苷、没食子酸甲酯、山奈酚-3-O-β-D-吡喃葡萄糖苷、芹菜素-7-O-β-D-吡喃葡萄糖苷、二氢山奈酚-7-O-β-D-吡喃葡萄糖苷等[6,7]。

【性状】 依据收集样品的性状而描述。见图2。

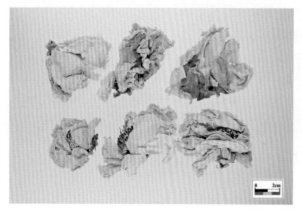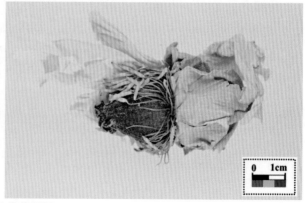

图2 牡丹花药材图

【鉴别】 显微鉴别 根据实验样品观察拟定粉末显微特征。见图3。

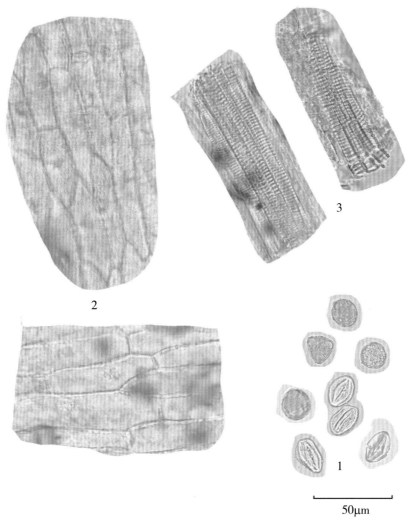

图3 牡丹花粉末显微特征图

1.花粉粒；2.薄壁细胞；3.导管

【检查】 水分 按照《中国药典》2020年版四部通则0832第二法烘干法测定，结果在6.7%~10.1%之间，结合《中国药典》2020年版四部通则0212药材和饮片检定通则，拟定限度为不得过13.0%。见表1。

总灰分 按照《中国药典》2020年版四部通则2302总灰分测定法测定，结果在4.2%~6.7%之间，拟定限度为不得过7.0%。见表1。

表1 牡丹花检查项测定结果（%）

样品	1	2	3	4	5	6	7	8	9	10	11	12
水分	10.0	10.1	9.1	7.1	7.4	9.0	9.0	9.0	6.7	7.0	8.9	9.6
总灰分	5.2	5.2	4.2	5.5	5.6	4.3	4.2	4.4	4.4	4.3	6.7	6.6

【浸出物】 按照《中国药典》2020 年版四部通则 2201 浸出物测定法项下的热浸法，以稀乙醇作为溶剂，测定结果在 36.2%～54.1% 之间，拟定限度为不得少于 35.0%。见表 2。

表 2　牡丹花浸出物测定结果（%）

样品	1	2	3	4	5	6	7	8	9	10	11	12
浸出物	39.6	39.1	45.2	38.3	48.0	47.8	51.6	36.2	54.1	51.2	41.0	42.6

【炮制】【性味与归经】【功能与主治】【用法与用量】【贮藏】 参考《甘肃省中药炮制规范》（1980 年版）[8]、《中药大辞典》[9] 拟定。

参考文献

[1] 付先召.牡丹起源考 [J].商丘师范学院学报，2007（5）：64-66.

[2] 李时珍.本草纲目 [M].张守康，校注.北京：中国中医药出版社，1998：22-23.

[3] 国家中医药管理局《中华本草》编委会.中华本草（第 3 册）[M].上海：上海科学技术出版社，1999：535.

[4] 陈怡琳、张峰玮，王健英，等.牡丹非药用部位化学成分和药理作用研究进展 [J].基层中医药，2023，2（5）：115-124.

[5] 中国科学院中国植物志编辑委员会.中国植物志 [M].北京：科学出版社，1979：41.

[6] 赵伟、耿岩玲，崔莉，等.牡丹花黄酮类化学成分研究 [J].中国现代中药，2016，18（3）：303-306.

[7] 孙泽飞.牡丹花类黄酮成分及抗氧化能力分析 [D].咸阳：西北农林科技大学，2015.

[8] 甘肃省卫生局.甘肃中药炮制规范 [S].兰州：甘肃人民出版社，1980：246-247

[9] 南京中医药大学.中药大辞典（上册）[M].2 版.上海：上海科学技术出版社，2006：1579.

皂角子
Zaojiaozi
GLEDITSIAE SEMEN

本品为豆科植物皂荚 *Gleditsia sinensis* Lam. 的干燥成熟种子。秋季果实成熟时采收，除去果皮，分取种子，晒干。

【性状】 本品略呈卵圆形或不规则的椭圆形而稍扁，长 1～1.5cm，宽 6～8mm，厚 4～8mm，表面浅黄棕色至棕褐色，平滑，略有光泽，具有不甚显著的横裂纹。质坚硬难破开，种皮革质，用水浸软，剥开种皮，可见半透明带黏液性的胚乳包围着胚。子叶 2 片，鲜黄色，基部有歪向一侧的胚根。气微，味微苦。

【鉴别】 本品粉末红棕色。种皮栅状细胞狭长柱状，长 120～230μm，上部约 1/3 处有一光辉带。种皮支持细胞位于种皮栅状细胞下方，为一列哑铃形细胞，两端膨大，中央渐狭，长 40～50μm。种皮厚壁细胞成群或散在，位于种皮支持细胞下方，多角形、长多角形、类圆形、不规则形，长 24～96μm，有的胞腔内含草酸钙方晶或棱晶。子叶细胞，壁薄无色，类方形或类多角形，内含脂肪油滴和糊粉粒。胚乳细胞，无色，长条形或多角形，排列稀疏。

【检查】 水分　不得过 13.0%（《中国药典》2020 年版四部通则 0832 第二法）。

总灰分　不得过 5.0%（《中国药典》2020 年版四部通则 2302）。

【浸出物】 照醇溶性浸出物测定法（《中国药典》2020 年版四部通则 2201）项下的热浸法测定，用乙醇作溶剂，不得少于 5.0%。

【炮制】 除去杂质。用时捣碎。

【性味与归经】 辛、甘，温。归胃、大肠经。

【功能与主治】 润燥，通便，消肿。用于大便燥结，便血，下痢里急后重，瘰疬，肿毒，疮癣等。

【用法与用量】 3～10g。外用适量。

【注意】 孕妇慎服。

【贮藏】 置干燥处，防蛀。

· 起草说明 ·

【别名】 皂荚子、皂皂子。

【名称】 沿用《河南省中药材标准》（1993 年版）收载的名称。

【来源】 皂荚始载于《神农本草经》，列为下品[1]。寇宗奭《本草衍义》云"皂荚其子炒，捣去赤皮、仁。将骨浸软，煮熟，以糖渍之，可食。甚疏导五脏风热壅……"[2]李时珍曰："皂树高大。叶如槐叶，瘦长而尖。枝间多刺。夏开细黄花。结实有三种：一种小如猪牙；一种长而肥厚，多脂而粘；一种长而瘦薄，枯燥不粘……"[3]本品为豆科植物皂荚 *Gleditsia sinensis* Lam. 的干燥成熟种子。《河南省中药材标准》（二）（1993 年版）、《山西中药材标准》（1987 年版）、《山东省中药材标准》（2012 年版）、《湖北省中药材质量标准》（2018 年版）均有收载。

【原植物】 落叶乔木，高达 15m。刺粗壮，通常分枝，长可达 16cm，圆柱形。小枝无毛。一回偶数羽状复叶，长 12～18cm；小叶 6～14 片，长卵形、长椭圆形至卵状披针形，长 3～8cm，宽 1.5～3.5cm，先端钝或渐尖，基部斜圆形或斜楔形，边缘有细锯齿，无毛。花杂性，排成腋生的总状花序；花萼钟状，有 4 枚披针形裂片；花瓣 4，白色；雄蕊 6～8；子房条形，沿缝线有毛。荚果条形，不扭转，长 12～30cm，宽 2～4cm，微厚，黑棕色，被白色粉霜。花期 4～5 月，果期 9～10 月。生于路边、沟旁、住宅附近[4]。见图 1。

【产地】 河南、河北、山西、江苏、安徽、浙江、江西、湖南等地[5]。

【采收加工】 9～10 月果实成熟时采收，除去杂质，晒干后用木棒锤烂，除去果皮[5]。

【化学成分】 主要含树胶。种子内胚乳含由半乳糖与甘露糖按摩尔比 1 ∶（3.9～4.0）组成的多糖[4]。

【性状】 依据收集样品的性状而描述。见图 2。

【鉴别】 **显微鉴别** 根据实验样品观察拟定粉末显微特征。见图 3。

【检查】 **水分** 按照《中国药典》2020 年版四部通则 0832 第二法测定 10 批样品，结果在 9.9%～11.8% 之间，平均值为 11.0%。结合《中国药典》2020 年版四部通则 0212 药材和饮片检定通则，拟定限度为不得过 13.0%。

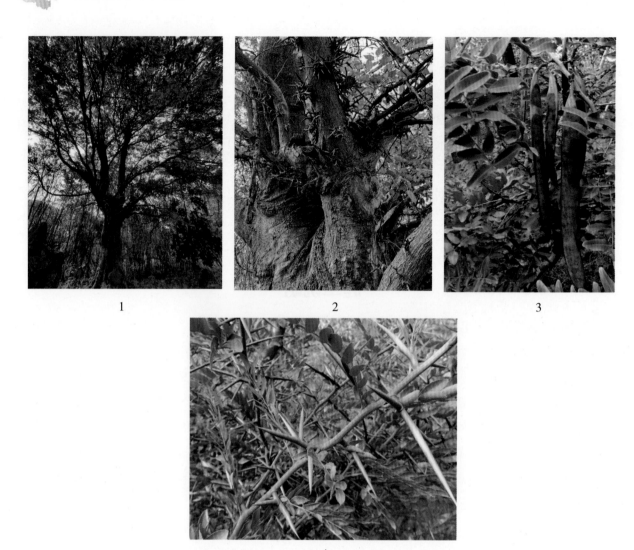

图 1　皂荚植物图

1.整体；2.局部；3.果实；4.刺

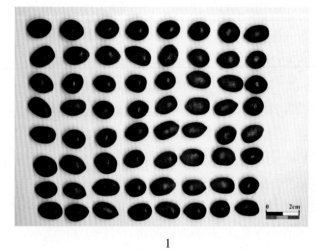

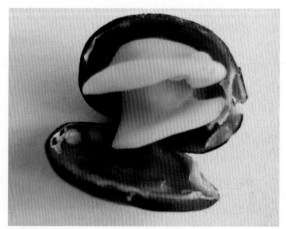

图 2　皂角子药材图

1.整体；2.局部（剖面）

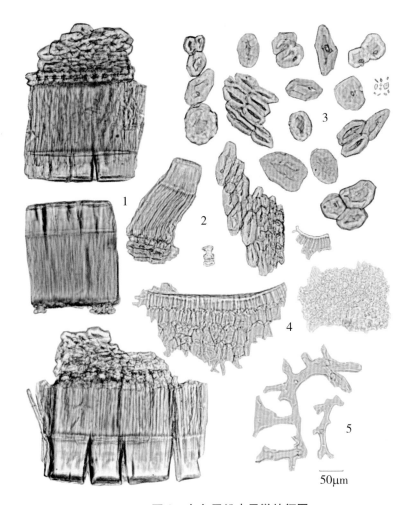

图 3 皂角子粉末显微特征图

1. 种皮栅状细胞；2. 种皮支持细胞；3. 种皮厚壁细胞；4. 子叶细胞；5. 胚乳细胞

总灰分　按照《中国药典》2020 年版四部通则 2302 总灰分测定法测定 10 批样品，结果在 3.1%～4.3% 之间，平均值为 4.0%，拟定限度为不得过 5.0%。

【浸出物】　按照《中国药典》2020 年版四部通则 2201 醇溶性浸出物测定法项下的热浸法测定，以乙醇作为溶剂，测定 10 批样品，结果在 5.6%～8.0% 之间，平均值为 6.5%，拟定限度为不得少于 5.0%。

【炮制】【性味与归经】【功能与主治】【用法与用量】【注意】【贮藏】　均参考《河南省中药饮片炮制规范》（2022 年版）拟定。

参考文献

［1］佚名 . 神农本草经［M］. 顾观光，辑 . 杨鹏举，校注 . 北京：学苑出版社，2007：272.

［2］寇宗奭 . 本草衍义［M］. 颜正华，等校点 . 北京：人民卫生出版社，1990：96.

［3］李时珍 . 本草纲目［M］. 2 版 . 刘衡如，校点 . 北京：人民卫生出版社，2004：2014-2015.

［4］国家中医药管理局《中华本草》编委会 . 中华本草（第 4 册）［M］. 上海：上海科学技术出版社，1999：480-484.

［5］河南省卫生厅.河南省中药材标准（1993年版）［S］.郑州：中原农民出版社，1994：52-53.

没食子 Moshizi
GALLA TURCICA

本品为壳斗科植物没食子树 *Quercus infectoria* Oliv. 幼枝上的干燥虫瘿，由没食子蜂 *Cynips gallae-tinctoriae* Oliver. 寄生而形成。秋季采摘，置沸水中略煮或蒸至杀死虫瘿。

【性状】 本品为不规则球形或碎块，附着有短柄，直径 1～2.5cm。表面灰绿色或灰褐色，有瘤状突起。质坚硬，断面不平坦，黄白色或淡黄色，有光泽；中央有一圆孔，内有幼虫尸体。无臭，味涩而苦。

【鉴别】 取本品粉末 1g，加水 10ml，超声处理 15 分钟，滤过，滤液用乙酸乙酯振摇提取 2 次，每次 10ml，合并乙酸乙酯液，蒸干，残渣加甲醇 1ml 使溶解，作为供试品溶液。另取没食子酸对照品，加甲醇制成每 1ml 含 1mg 的溶液，作为对照品溶液。照薄层色谱法（《中国药典》2020 年版四部通则 0502）试验，吸取上述两种溶液各 5～10μl，分别点于同一硅胶 G 薄层板上，以三氯甲烷－甲酸乙酯－甲酸（5：5：1）为展开剂，展开，取出，晾干，喷以 1% 三氯化铁乙醇溶液。供试品色谱中，在与对照品色谱相应的位置上，显相同颜色的斑点。

【检查】 **水分** 不得过 12.0%（《中国药典》2020 年版四部通则 0832 第二法）。

总灰分 不得过 4.0%（《中国药典》2020 年版四部通则 2302）。

【炮制】 除去杂质，洗净，干燥。用时捣碎。

【性味与归经】 微苦、涩，温。归肝、肾、大肠经。

【功能与主治】 涩精，敛肠，止汗，止血。用于遗精滑精，盗汗，血痢日久；外用止血，止牙痛，疮疡久不收口。

【用法与用量】 6～9g。外用适量，研细末撒布或调敷患处。

【贮藏】 置通风干燥处。

· 起草说明 ·

【别名】 墨石子、无食子、没石子、无石子、麻荼泽、无余子。

【名称】 没食子在《河南省中药饮片炮制规范》（2022 年版）有收载，故本标准沿用此名称。

【来源】 没食子始载于《海药本草》。《本草求真》曰："没食子，功专入肾固气，凡梦遗，精滑，阳痿，齿痛，腹冷泄泻，疮口不收，阴汗不止，一切虚火上浮，肾气不固者，取其苦以坚肾，温以暖胃健脾，脾气接纳丹田，不为走泄，则诸病自能克愈矣。至书所云安神定魂，亦是神气即收，不为外浮之意。如烧黑灰煎汤，以治阴毒，合他药以染发须，为末以擦牙齿，皆是赖其收敛之力，以为保护。"《唐本草》曰："出西戎，云生沙碛间，树似柽者。"[1] 本标准规定没食子来源为壳斗科植物没食子树 *Quercus infectoria* Oliv. 幼枝上的干燥虫瘿，由没食子蜂 *Cynips gallae-tinctoriae* Oliver. 寄生而形成。

【原植物】 没食子树 *Quercus infectoria* Oliv . 分布于地中海沿岸希腊、土耳其、叙利亚、伊朗及印度等地。我国无分布记载。寄生动物没食子蜂 *Cynips gallae-tinctoriae* Oliver. 体小，长约 6mm，色黑，头部有复眼 1 对；单眼 3 个；触角 1 对，正直而细长。翅 2 对，膜质，透明；前翅无缘纹，翅脉亦少，静止时平叠。足 3 对，发达。腹部呈球形而侧扁；雌虫的腹下有直沟，中藏产卵器。幼虫形如蛆，体极微小。没食子蜂寄生于没食子树幼枝上，当雌虫产卵时，先以产卵器刺伤植物的幼芽，旋即产卵于伤口中，至孵化成幼虫后，则能分泌含有酶的液体，使植物细胞中的淀粉迅速转变为糖类，从而刺激植物细胞的分生。当幼虫周围细胞的淀粉粒消失，遂收缩而形成虫瘿；幼虫成长后，即穿孔飞出[2]。

【产地】 土耳其、阿拉伯、伊朗、印度等地。

【采收加工】 秋季采摘，置沸水中略煮或蒸至杀死虫瘿。

【化学成分】 本品含土耳其没食子鞣质（50%~70%）、没食子酸（2%~4%）及并没食子酸、树脂等，也含 β - 谷甾醇、白桦脂酸甲酯、齐墩果酸甲酯[3]。

【性状】 依据收集样品的性状而描述。见图 1。

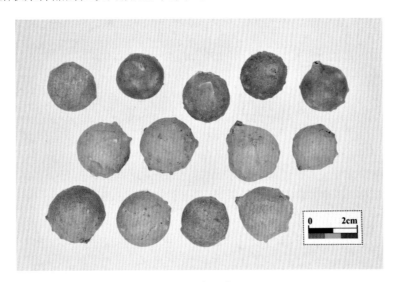

图 1　没食子药材图

【鉴别】 **薄层色谱鉴别** 以没食子酸为对照品，制定薄层色谱鉴别方法。考察了不同展开剂类型、比例和不同显色条件，并进行了耐用性试验考察，最终确定展开剂为三氯甲烷 - 甲酸乙酯 - 甲酸（5∶5∶1），检视方法为喷以 1% 三氯化铁乙醇溶液，建立了没食子的薄层色谱鉴别方法。该色谱条件斑点分离较好，方法可行。结果见图 2。

【检查】 **水分** 按照《中国药典》2020 年版四部通则 0832 第二法烘干法测定，结果在 9.2%～10.8% 之间，拟定限度为不得过 12.0%。

总灰分 按照《中国药典》2020 年版四部通则 2302 总灰分测定法测定，结果在 1.9%～2.6% 之间，拟定限度为不得过 4.0%。

【炮制】【性味与归经】【功能与主治】【用法与用量】【贮藏】 均参考《河南省中药饮片炮制规

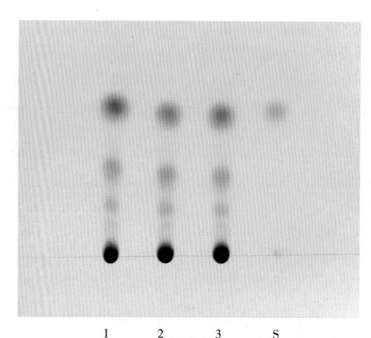

图2　没食子薄层色谱图

S. 没食子酸；1–3. 没食子样品

范》（2022年版）拟定。

参考文献

［1］张贵君.现代中药材商品通鉴［M］.北京：中国中医药出版社，2001：2287.

［2］南京中医药大学.中药大辞典（上册）［M］.2版.上海：上海科学技术出版社，2006：1637.

［3］国家中医药管理局《中华本草》编委会.中华本草（第2册）［M］.上海：上海科学技术出版社，1999：437-438.

鸡眼草 Jiyancao
KUMMEROWIAE HERBA

本品为豆科植物鸡眼草 *Kummerowia striata*（Thunb.）Schindl. 或长萼鸡眼草 *Kummerowia stipulacea*（Maxim.）Makino 的干燥全草。夏、秋植株茂盛时采收，除去杂质，晒干。

【性状】　**鸡眼草**　本品茎长20～30cm，直径1.5～2mm，有多分枝。表面红棕色，下部色较深，渐上则变淡。小枝密被向下反卷的白毛；质脆，易折断，断面纤维性，淡黄白色，髓部充实或于老茎为中空。叶皱缩，易脱落，完整叶为三出复叶；小叶长椭圆或倒卵状长椭圆形，中央1枚较大，长0.8～1.4cm，宽0.3～0.5cm，上面棕绿色，下面灰绿色，先端圆，具小短尖头，或中央凹入，基部狭楔形，侧面两小叶较小而圆形；具羽状网脉；叶柄叶缘及叶背主脉上均具细毛；托叶膜质，棕褐色。花萼钟状。荚果卵状圆形，顶端稍急尖，外被细短毛。气微，味淡。

长萼鸡眼草　本品与鸡眼草相似，唯茎段较粗；小枝上密被向上的硬毛，三出复叶，小叶长椭圆形、倒卵形，先端钝圆或中央凹入；萼片较长。

【鉴别】 本品粉末黄绿色。表皮细胞类长方形。非腺毛较多，壁较厚，多为 1～2 个细胞组成，长度为 80～220μm，表面光滑或有疣状突起。晶纤维束的薄壁细胞中含有草酸钙方晶。导管多为螺纹导管，直径为 18～22μm。草酸钙簇晶较小，尖端较钝，直径为 15～25μm。淀粉粒少见，多为单粒，直径为 8～15μm。

【检查】 **水分** 不得过 11.0%（《中国药典》2020 年版四部通则 0832 第二法）。

总灰分 不得过 8.0%（《中国药典》2020 年版四部通则 2302）。

酸不溶性灰分 不得过 2.0%（《中国药典》2020 年版四部通则 2302）。

【浸出物】 照醇溶性浸出物测定法（《中国药典》2020 年版四部通则 2201）项下的热浸法测定，用 70% 乙醇作溶剂，不得少于 7.0%。

【炮制】 除去杂质，洗净，切段，干燥。

【性味与归经】 微苦，凉。归肝、脾、肺、肾经。

【功能与主治】 健脾利湿，解热止痢。用于小儿疳积，湿热黄疸，中暑发热，心烦或痉挛，淋病，痢疾，跌打损伤等。

【用法与用量】 15～30g，鲜用 30～60g。

【贮藏】 置干燥处。

· 起草说明 ·

【别名】 人字草、掐不齐、蚂蚁草、莲子草等。

【名称】 沿用我省习用名称。

【来源】 始载于《救荒本草》："鸡眼草，又名掐不齐，以其叶用指甲掐之，作劐不齐，故名。生荒野中，搨地生。叶如鸡眼大……"[1] 本标准规定鸡眼草来源为豆科植物鸡眼草 *Kummerowia striata* (Thunb.)Schindl. 或长萼鸡眼草 *Kummerowia stipulacea* (Maxim.) Makino 的干燥全草。本品饮片在《河南省中药饮片炮制规范》（2022 年版）有收载，为了更好地控制鸡眼草的质量，故收入本标准。

【原植物】 **鸡眼草** 一年生或多年生草本，高 10～30cm，茎直立，斜生或平卧，基部多分枝。小枝上有向下倒挂的白色细毛。三出羽状复叶，互生；有短柄；小叶细长，长椭圆形或倒卵状长椭圆形，长 2～8cm，宽 3～7mm，先端圆形，有时凹入，其中脉延伸呈小刺尖，基部楔形；沿中脉及边缘有白色鬃毛。托叶较大，长卵形，急尖，初时淡绿色，干时为淡褐色。花蝶形，1～2 朵，腋生；小苞片 4，卵状披针形；花萼深紫色，钟状，长 2.5～3mm，5 裂，裂片阔卵形；花冠浅玫瑰色，较萼长 2～3 倍，旗瓣近圆形，顶端微凹。雄蕊 2 体。荚果卵状圆形，顶部稍急尖，有小喙，萼宿存。种子 1 粒，黑色，具不规则的褐色斑点。花期 7～9 月。果期 9～10 月[2]。见图 1、图 2。

长萼鸡眼草 形态与鸡眼草相似，唯茎枝疏被向上的硬毛，小叶较宽呈倒卵形。小苞片 3，萼齿 5，卵形，在果期长为果的 1/2。余同鸡眼草[3]。

【产地】 分布广泛，河南、辽宁、吉林、黑龙江、内蒙古、河北、山东、江苏、四川、云南等地均有分布。

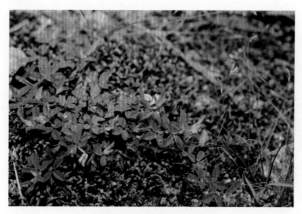
图1 鸡眼草植物图

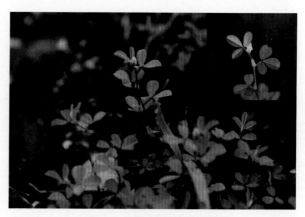
图2 长萼鸡眼草植物图

【采收加工】 夏、秋植株茂盛时采收，除去杂质，晒干。

【化学成分】 鸡眼草全草中主要成分为染料木素、异荭草素、异槲皮苷、山柰酚、木犀草素-7-O-葡萄糖苷等[4]。

【性状】 依据收集样品的性状而描述。见图3。

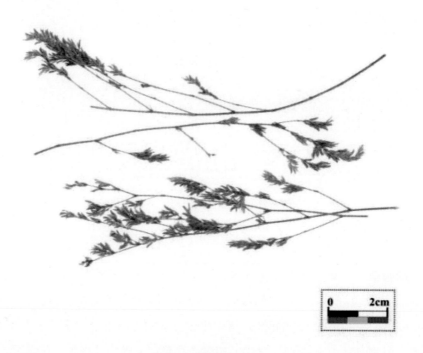

0   2cm

图3 鸡眼草药材图

【鉴别】 根据实验样品观察，结合参考文献[5]，拟定粉末显微特征。见图4。

【检查】 水分 按照《中国药典》2020年版四部通则0832第二法烘干法测定，结果在3.6%～5.3%之间，结合《河南省中药饮片炮制规范》（2022年版）鸡眼草饮片水分限度，拟定药材水分限度为不得过11.0%。

总灰分 按照《中国药典》2020年版四部通则2302总灰分测定法测定，结果在4.2%～5.2%之间，拟定限度为不得过8.0%。

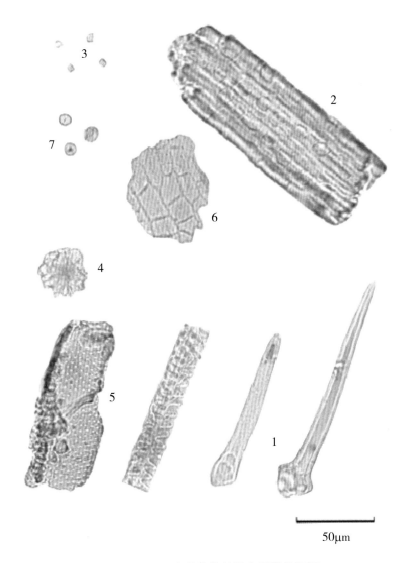

图 4　鸡眼草药材粉末显微特征图

1.非腺毛；2.晶纤维；3.方晶；4.簇晶；5.导管；6.表皮细胞；7.淀粉粒

酸不溶性灰分　按照《中国药典》2020 年版四部通则 2302 酸不溶性灰分测定法测定，结果在 0.3%～0.8% 之间，拟定限度为不得过 2.0%。

【浸出物】　按照《中国药典》2020 年版四部通则 2201 浸出物测定法项下的热浸法，以 70% 乙醇作为溶剂，测定结果在 9.8%～14.7% 之间，拟定限度为不得少于 7.0%。

【炮制】【性味与归经】【功能与主治】【用法与用量】【贮藏】　均参考《河南省中药饮片炮制规范》（2022 年版）拟定[6]。

参考文献

［1］王锦秀，汤彦承 . 救荒本草译注［M］. 上海：上海古籍出版社，2015：206.

［2］南京中医药大学 . 中药大辞典（下册）［M］. 2 版 . 上海：上海科学技术出版社，2006：3214.

［3］《全国中草药汇编》编写组 . 全国中草药汇编（上册）［M］. 北京：人民卫生出版社，1982：433.

［4］吴秀彩，谢毅波，粟正英．人字草化学成分及生物活性的研究进展［J］.大众科技，2020，22（1）：36-60.

［5］刘豪华，胡春萍，许莉，等．鸡眼草的生药学研究［J］.中华中医药学刊，2013，31（7）：1637-1639.

［6］河南省药品监督管理局．河南省中药饮片炮制规范［S］.郑州：河南科学技术出版社，2022：234-235.

鸡蛋壳 Jidanke
GALLI OVUM SHELL

本品为雉科动物家鸡 *Gallus gallus domesticus* Brisson 的干燥蛋壳。全年均可收集，干燥。

【性状】 本品呈不规则的弧片状。表面白色、黄白色或褐色，略光滑，内表面白色，具白色膜衣。质脆，易破碎。气微腥，味淡。

【鉴别】 （1）本品粉末灰白色、粉色至黄褐色。碎块不定形，具颗粒状纹理；膜衣碎片呈网状或条丝状。

（2）取本品粉末，加稀盐酸，即产生大量气泡。

【检查】 水分 不得过6.0%。

【炮制】 除去杂质，洗净，干燥。

【性味与归经】 淡，平。归胃、肾经。

【功能与主治】 收敛，制酸，壮骨，止血，明目。用于胃脘痛，反胃，吐酸，小儿佝偻病，各种出血，目生翳膜，疖疮痘毒。

【用法与用量】 内服：鸡蛋壳粉或鸡蛋壳研细为散，2.5～10g。或供制剂使用。

【贮藏】 置通风干燥处。

· 起草说明 ·

【别名】 鸡子壳、鸡卵壳、混沌池、凤凰蜕、混沌皮、鸡子蜕[1]。

【名称】 沿用本省习用名称。

【来源】 本品始载于《日华子本草》，名鸡子壳。《本草纲目》中名凤凰蜕，《医林纂要》中名混沌皮，《医学大辞典》中名鸡子蜕[1]。本品为我省生产的中药制剂"胃疼宁片"的主要原料之一，故收入本标准，以控制其质量。

【原动物】 家鸡。嘴短而坚，略呈圆锥状，上嘴稍弯曲。鼻孔裂状，被有鳞状瓣。眼有瞬膜，头上有肉冠，喉部两侧有肉垂，通常呈褐红色；肉冠以雄者为高大，雌者低小；肉垂亦以雄者为大。翼短；羽色雌、雄不同，雄者羽色较美，有长而艳丽的尾羽；雌者尾羽甚短，足健壮，跗、跖及趾均被有鳞板；趾4，前3趾，后1趾，后趾短小，位略高，雄者跗跖部后方有距。

目前我国家鸡有一百多个优质地方品种，还有国外引进品种。如按照功用可分类为肉鸡、蛋鸡、观赏鸡、药用鸡和斗鸡等；按照鸡蛋壳外表颜色分为白壳蛋鸡、粉壳蛋鸡、褐壳蛋鸡和绿壳蛋鸡等类；每类都包含多种地方品种及杂交选育品种。见图1。

【产地】 全国各地。

【采收加工】 加工生鸡蛋时，收集外壳，干燥。

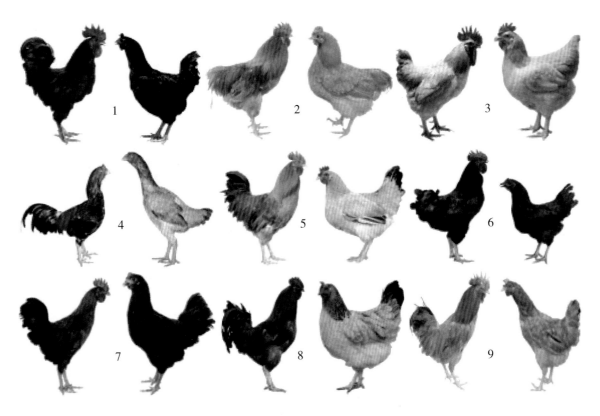

图 1　部分地方家鸡品种形态特征图

1.东乡绿壳蛋鸡；2.固始鸡；3.广西三黄鸡；4.河南斗鸡；5.江汉鸡；

6.旧院黑鸡；7.卢氏鸡；8.陕北鸡；9.仙居鸡

【化学成分】　鸡蛋壳含碳酸钙（91.96%～95.76%）、碳酸镁、磷酸钙，以及有机物（3.55%～6.45%）如唾液酸、角蛋白、透明质酸、胶原蛋白和色素（卟啉）等[2]。

【性状】　根据收集样品的性状而描述。见图2。

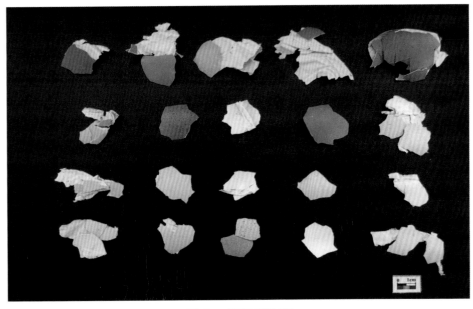

图 2　鸡蛋壳药材图

【鉴别】（1）**显微鉴别**　根据实验样品观察拟定粉末显微特征。见图 3。

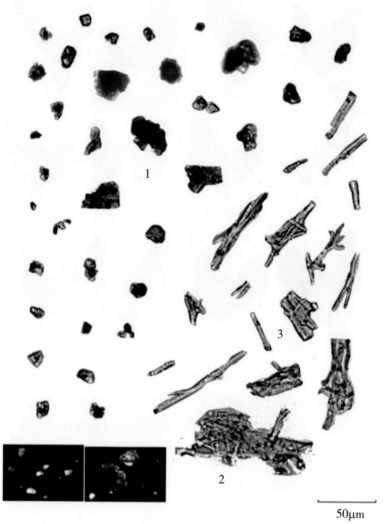

图 3　鸡蛋壳粉末显微特征图

1. 碎块；2. 碎块（偏光）；3. 膜衣碎块

（2）**理化鉴别**　化学成分主要含碳酸钙，加盐酸会产生二氧化碳。

【检查】**水分**　按照《中国药典》2020 年版四部通则 0832 第二法烘干法测定，结果在 0.9%～1.3% 之间，结合《中国药典》2020 年版四部通则 0212 药材和饮片检定通则，本品含膜衣及少量蛋白质等营养成分，控制水分拟定限度为不得过 6.0%。

【炮制】【性味与归经】【功能与主治】【用法与用量】【贮藏】　均参考《河南省中药饮片炮制规范》（2022 年版）拟定。

参考文献

［1］南京中医药大学.中药大辞典（上册）［M］.2 版.上海：上海科学技术出版社，2006：1683.

［2］王绍清，曹红，曹宝森.扫描电镜法观察鸡蛋壳超微结构形貌［J］.食品科学，2013，34（13）：110-114.

驴皮
Lǘpí
EQUI CORIUM

本品为马科动物驴 *Equus asinus* L. 的整张干燥皮或鲜皮。杀后，剥取皮，去掉筋膜，油脂，晾干或鲜用。

【性状】 完整的驴皮略呈长方形，驴头皮较长，耳大且较宽，耳长 12~30cm，耳内侧灰白色或血红色，较光滑；嘴唇、眼圈部多呈灰白色。躯干皮长 80~160cm，宽 55~140cm；四肢对称生长于躯干两侧，长 30~60cm，宽 8~20cm，前腿上部内侧皮内有椭圆形无毛斑块，多呈灰黑色；外表皮被毛细短，纯黑色、皂黑色、灰色、青色、栗色等，多为灰色或黑色，除黑色或其他深色外多数中间有一暗黑色背线，肩膊部有暗黑色肩纹，略似十字形；多数后腹部两侧无毛旋，少数有毛旋但不明显，腹部多呈灰白色。尾部呈圆锥形，基部直径 1.5~5cm，尾长 20~46cm，从尾根部约总长的四分之三处有短毛，尾梢部的四分之一处有少量长毛。

【检查】 **杂质**

（1）不得检出马皮、骡皮等杂皮。

（2）肉、脂肪、蹄、骨、泥沙等不得过 10%（《中国药典》2020 年版四部通则 2301）。

【炮制】 用时漂泡，除去杂质，刮去毛，切块，洗净。

【性味】 甘，平。

【功能与主治】 补血滋阴，润燥，止血。用于血虚萎黄，眩晕心悸，肌痿无力，心烦不眠，虚风内动，肺燥咳嗽，劳嗽咳血，吐血尿血，便血崩漏，妊娠胎漏。

【用法与用量】 供熬制阿胶用。

【贮藏】 置通风干燥处，防腐、防霉、防虫蛀。

· 起草说明 ·

【别名】 毛驴皮、乌驴皮。

【名称】 沿用我省习用名称。

【来源】 驴皮载于《本草纲目》[1]，列于驴项下，曰"煎胶食之，治一切风毒，骨节痛，呻吟不止"。可见驴皮多用于熬制胶剂。

【原动物】 本品原动物驴体型比马小，体重一般 200kg 左右。驴的头型较长，眼圆，其上生有 1 对显眼的长耳。颈部长而宽厚，颈背鬃毛短而稀少。躯体匀称，四肢短粗，蹄质坚硬。尾尖端处生有长毛。驴的体色主要以黑、栗、灰为主[2]。见图 1。

【产地】 在我国分布较广，主产于河南、山东、陕西、山西、新疆等地。

【采收加工】 杀驴时剥取皮，去其残肉、筋膜、脂肪层，置通风处晾晒干燥。

【性状】 根据收集样品的性状而描述。见图 2。

【鉴别】 参考《中国药典》2020 年版阿胶项下，以驴皮对照药材为对照，采用液相色谱-质谱联用法建立驴皮的鉴别方法。经方法学验证，方法专属性良好，溶剂空白无干扰；分别采

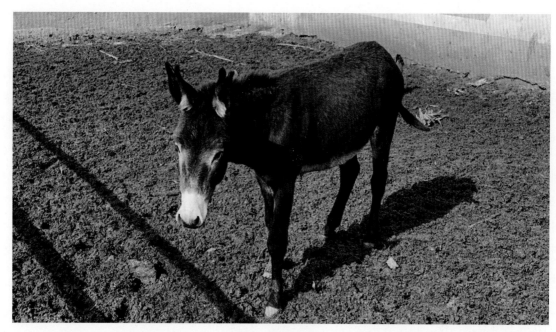

图 1　驴动物图

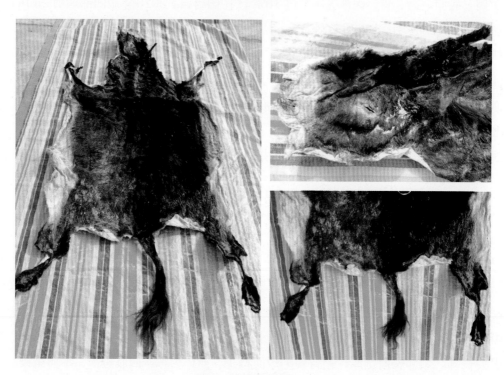

图 2　驴皮药材图

用 ACQUITY UPLC®BEH C18 1.7μm、Hypersil GOLDTM VANQUISH、Hypersil GOLD VANQUISH 色谱柱进行耐用性实验，结果溶剂空白均无干扰，供试品在以质荷比（m/z）539.8（双电荷）→612.4 和 539.8（双电荷）→923.8 离子对提取的供试品离子流色谱中，均同时呈现与对照药材色谱保留时间一致的色谱峰。见图 3 至图 5。

　　【检查】 杂质　根据驴皮的质量现状，参考文献[4]制定了检查项相关内容。

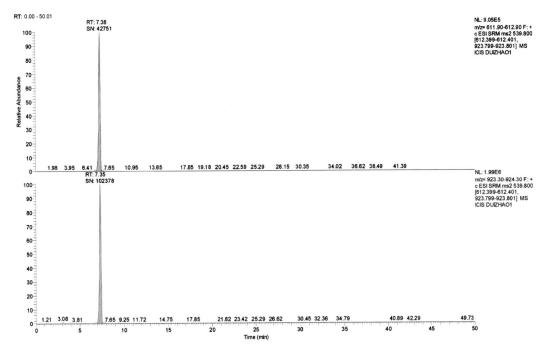

图3　驴皮对照药材 MRM 离子流色谱图

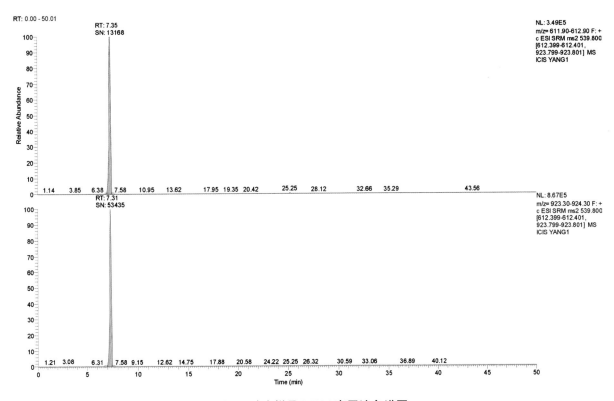

图4　驴皮样品 MRM 离子流色谱图

马皮源　对样品中可能掺入的马皮源成分进行检查，实验以马源寡肽 A 为对照品，建立驴皮中马皮源成分的液相色谱－质谱联用检查方法。经方法学验证，马源寡肽 A 浓度在 0.1～20μg/ml 范围内，与峰面积呈良好的线性关系（r=0.9999）；精密度 RSD 为 1.6%；重复性 RSD 为 1.9%，样品在

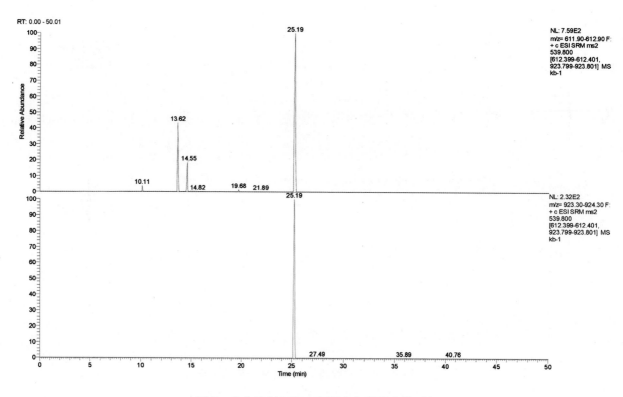

图 5　空白溶剂 MRM 离子流色谱图（鉴别）

12 小时内稳定。分别采用 ACQUITY UPLC®BEH C18 1.7μm、Hypersil GOLDTM VANQUISH、Hypersil GOLD VANQUISH 色谱柱进行耐用性试验，结果 3 批驴皮样品均未检出马源寡肽 A 色谱峰，自制阳性样品均检出与对照品溶液色谱相应的色谱峰，且供试品色谱中 m/z 386.4（双电荷）→ 377.3 的色谱峰面积值大于对照品溶液中相应的峰面积值。见图 6 至图 8。

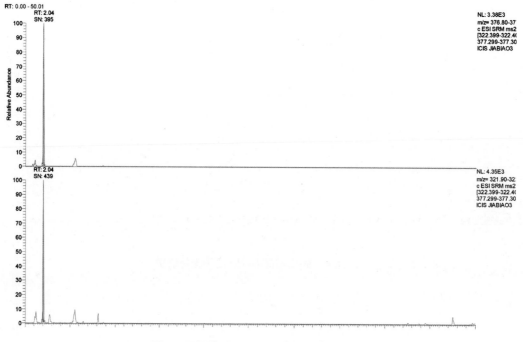

图 6　马源寡肽 A MRM 离子流色谱图

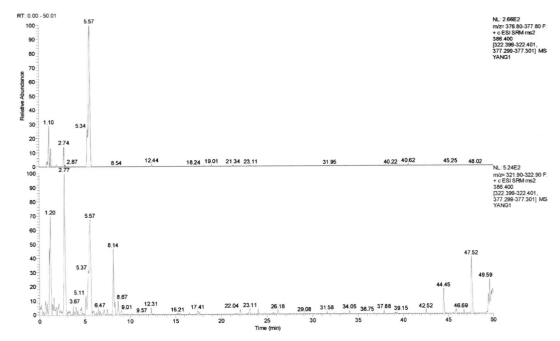

图 7　驴皮样品 MRM 离子流色谱图（检查）

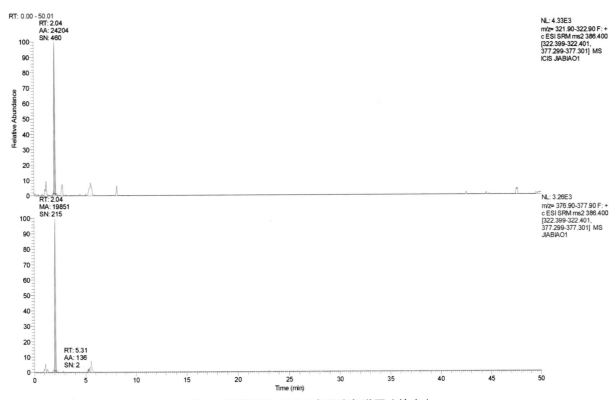

图 8　阳性样品 MRM 离子流色谱图（检查）

　　根据调研，市场上驴皮药材一般是整张的，通过性状鉴别可以判定驴皮的真伪。为降低检验成本，本标准暂不收载上述【鉴别】及【检查】马皮源项。

　　【炮制】　用时漂泡，除去杂质，刮去毛，切块，洗净[3，4]。

　　【性味】【功能与主治】　均参考《中国药典》2020年版阿胶项下拟定。

　　【用法与用量】　本品供熬制阿胶用。

　　【贮藏】　本品受潮易发霉，应置通风干燥处，防腐、防霉、防虫蛀。

参考文献

［1］李时珍.本草纲目（校点本下册）［M］.2版.北京：人民卫生出版社，2004：2782.

［2］南京中医药大学.中药大辞典［M］.2版.上海：上海科学技术出版社，2006：1660.

［3］山东省食品药品监督管理局.山东省中药材标准［S］.济南：山东友谊出版社，2002：110.

［4］甘肃省食品药品监督管理局.甘肃省中药材标准［S］.兰州：甘肃文化出版社，2009：342.

八画

青西瓜霜 Qingxiguashuang
MIRABILITUM PRAEPARATUM

本品为葫芦科植物西瓜 *Citrullus lanatus*（Thunb.）Matsum. et Nakai 的未成熟新鲜果皮与皮硝经加工制成。

【性状】 本品为类白色至黄白色的结晶性粉末。气微，味咸。

【鉴别】 （1）本品的水溶液显钠盐（《中国药典》2020 年版四部通则 0301）与硫酸盐（《中国药典》2020 年版四部通则 0301）的鉴别反应。

（2）取本品 2g，加 6mol/L 盐酸溶液 15ml，置沸水浴中加热回流 2 小时，放冷，滤过，滤液蒸干，用 70% 乙醇 20ml 分次洗涤残渣及析出的结晶，搅拌，滤过，合并滤液，蒸干，残渣用水 20ml 使溶解，加在 732 型强酸性阳离子交换树脂柱（内径为 1.5～2cm，柱长为 8cm）上，用水 200ml 洗脱，弃去水液，再用氨溶液（浓氨试液 10ml → 100ml）100ml 洗脱，收集洗脱液，蒸干，残渣加 70% 乙醇 1ml 使溶解，作为供试品溶液。另取谷氨酸对照品、苯丙氨酸对照品，加 70% 乙醇制成每 1ml 各含 0.5mg 的溶液，作为对照品溶液。照薄层色谱法（《中国药典》2020 年版四部通则 0502）试验，吸取供试品溶液 5μl、对照品溶液各 1μl，分别点于同一硅胶 G 薄层板上，以正丁醇 - 冰醋酸 - 水（3∶1∶1）为展开剂，展开，取出，晾干，喷以 5% 茚三酮乙醇溶液，在 105℃加热至斑点显色清晰。供试品色谱中，在与对照品色谱相应的位置上，显相同颜色的斑点。

【检查】 **重金属** 取本品 1.0g，依法检查（《中国药典》2020 年版四部通则 0821 第二法），含重金属不得过 10mg/kg。

砷盐 取本品 0.20g，加水 23ml 溶解，加盐酸 5ml，依法检查（《中国药典》2020 年版四部通则 0822 第一法），含砷量不得过 10mg/kg。

【含量测定】 取本品 0.4g，精密称定，加水 150ml，振摇 10 分钟，滤过，沉淀用水 50ml 分 3 次洗涤，滤过，合并滤液，加盐酸 1ml，煮沸，不断搅拌，并缓缓加入热氯化钡试液（约 20ml），至不再生成沉淀，置水浴上加热 30 分钟，静置 1 小时，用无灰滤纸或称定重量的古氏坩埚滤过，沉淀用水分次洗涤，至洗液不再显氯化物的反应，干燥，并炽灼至恒重，精密称定，与 0.6086 相乘，即得供试品中含有硫酸钠（Na_2SO_4）的重量。

本品按干燥品计算，含硫酸钠（Na_2SO_4）不得少于 90.0%。

【性味与归经】 咸，寒。归脾、肺经。

【功能与主治】 清热，解毒，消肿。用于喉风，喉痹，口疮，牙疳，久咳，咽喉肿痛等。

【用法与用量】 内服3～5g。外用适量。

【贮藏】 密封，置干燥处。

· 起草说明 ·

【别名】 西瓜硝、西瓜霜。

【名称】 本品原收载于《河南省中药材标准》（1993年版），名为"西瓜霜"，在来源上与《中国药典》收载的西瓜霜有区别，本次标准修订更名为"青西瓜霜"。

【来源】 本品为葫芦科西瓜属植物西瓜 Citrullus lanatus （Thunb.）Matsumu. et Nakai 的未成熟果皮与皮硝经加工制成。西瓜始载于《日用本草》，又名寒瓜[1]。朴硝，《神农本草经》列入上品[2]，《名医别录》收载有芒硝[3]。李时珍谓："此物见水即消，又能消化诸物，故谓之消。生于盐卤之地，状似末盐。凡牛马诸皮须此治熟，故今俗有盐消、皮消之称"。又曰："煎炼入盆，凝结在下，粗朴者为朴硝，在上有芒者，为芒硝，有牙者为马牙硝。"[4]朴硝即皮硝（Na_2SO_4）。制备青西瓜霜所用的即是朴硝。本品制法为：取未成熟西瓜，取果皮切成小块，每5000g加皮硝7500g，拌匀，装入黄沙罐内，罐底先铺一层瓜皮作垫，待拌皮硝的瓜皮装满后，上面再用一层瓜皮铺盖，将罐盖好，置通风处，待黄沙罐外面结成白霜，轻轻扫下，拣去沙屑即得。

【原植物】 西瓜是一年生蔓生草本。茎长达4m，略具5棱，多分枝，幼枝有白色长柔毛，卷须分叉。叶互生；叶柄有长柔毛，叶片广卵形或三角状卵形，长8～20cm，宽5～18cm，羽状分裂，深3裂或全裂，各裂片又作不规则的羽状浅裂或深裂，小裂片倒卵状椭圆形，先端多圆钝，两面均有短柔毛。花单性，雌雄同株均单生；花萼5，深裂，裂片线状披针形，被长毛；花冠合生成漏斗状，淡黄色，5深裂，裂片卵形至长椭圆形，外具长毛；雄花有雄蕊3，花丝极短，分离，药室S形折曲，雌花较小，子房下位，卵形，密被白色柔毛，柱头3，肾形。瓠果大型，球状或椭圆状，果皮表面光滑，颜色因品种而异，常见的有绿色、浓绿色、绿白色等，多具深浅不等的相间条纹，果瓤浓红色、淡红色、黄色或玉白色，肉质多浆汁。种子多数，扁平，略呈卵形，两面光滑，黑、白、棕红色或淡黄色，稍有光泽。花期4～7月，果期7～9月[1]。见图1。

【产地】 全国各地广为栽培。

【采收加工】 应在夏季西瓜未成熟时采收加工炮制。

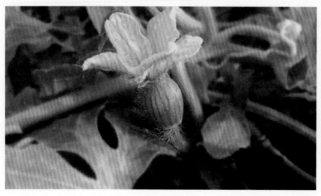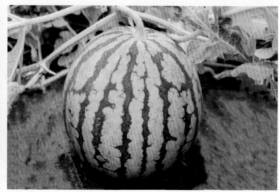

图1　西瓜植物图

【化学成分】 主要成分为硫酸钠（Na_2SO_4），含有 18 种氨基酸：天冬氨酸、苏氨酸、丝氨酸、谷氨酸、脯氨酸、甘氨酸、丙氨酸、胱氨酸、缬氨酸、蛋氨酸、异亮氨酸、亮氨酸、酪氨酸、苯丙氨酸、赖氨酸、组氨酸、精氨酸等，其中 7 种为人体必需氨基酸。另外，还有铝、铁、硅、镁、锰、钙、铜、钠等无机元素[5,6]。

【性状】 依据收集样品的性状而描述。见图 2。

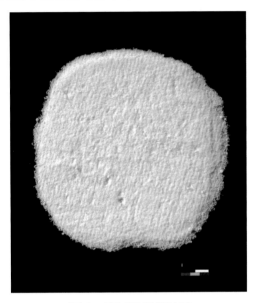

图 2　青西瓜霜药材图

【鉴别】（1）**理化鉴别**　本品主要成分为硫酸钠（Na_2SO_4），参考《中国药典》2020 年版一部西瓜霜理化鉴别拟定。

（2）**薄层鉴别**　以谷氨酸和苯丙氨酸为对照品，制定薄层色谱鉴别方法。考察了不同展开剂类型、比例和不同显色条件，并进行了耐用性试验考察，最终确定展开剂为正丁醇 – 冰醋酸 – 水（3∶1∶1），检视方法为喷以 5% 茚三酮乙醇溶液，在 105℃加热至斑点显色清晰，置日光下，建立了青西瓜霜的薄层色谱鉴别方法。该色谱条件斑点分离较好，方法可行。见图 3。

【检查】 **重金属**　根据《中国药典》2020 年版四部通则 0821 第二法测定 10 批样品结果，并参考《中国药典》2020 年版一部及其他省区药材标准，规定含重金属不得过 10mg/kg。

砷盐　根据《中国药典》2020 年版四部通则 0822 第一法测定 10 批样品结果，并参考《中国药典》2020 年版一部及其他省区药材标准，规定含砷量不得过 10mg/kg。

【含量测定】 依法测定 10 批样品，含硫酸钠（Na_2SO_4）在 90.1%～98.3% 之间，根据测定结果，并参考《中国药典》2020 年版一部及其他省区药材标准，规定本品按干燥品计算，含硫酸钠（Na_2SO_4）不得少于 90.0%。

【性味与归经】 咸，寒。归脾、肺经[7]。

【功能与主治】 清热，解毒，消肿。用于喉风，喉痹，口疮，牙疳，久咳，咽喉肿痛等[7]。

【用法与用量】 内服 3～5g。外用适量[7]。

【贮藏】 密封，置干燥处[8]。

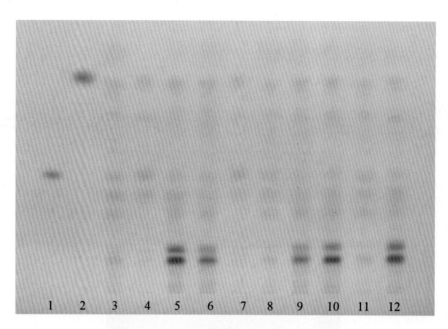

图 3 青西瓜霜薄层色谱图

1. 谷氨酸对照品；2. 苯丙氨酸对照品；3-12. 青西瓜霜样品

参考文献

[1] 中国医学科学院药物研究所, 等. 中药志（第三册）[M]. 北京：人民卫生出版社，1984：336-338.

[2] 佚名. 神农本草经 [M]. 顾观光, 辑. 杨鹏举, 校注. 北京：学苑出版社，2007：18-19.

[3] 陶弘景. 名医别录 [M]. 尚志钧, 辑校. 北京：人民卫生出版社，1986：8.

[4] 李时珍. 本草纲目（校点本上册）[M]. 2 版. 北京：人民卫生出版社，2004：643-644.

[5] 黄泰康, 丁志遵, 赵守训. 现代本草纲目（上卷）[M]. 北京：中国医药科技出版社，2001：990.

[6] 邹节明, 李昆, 祝长青. 西瓜霜化学成分分析 [J]. 中成药研究，1988（6）：30-31.

[7] 河南省卫生厅. 河南省中药材标准（1993 年版）[S]. 郑州：中原农民出版社，1994：39.

[8] 国家药典委员会. 中国药典（2020 年版一部）[S]. 北京：中国医药科技出版社，2020：134.

苦瓜 Kugua
MOMORDICAE CHARANTIAE FRUCTUS

本品为葫芦科植物苦瓜 *Momordica charantia* L. 的干燥近成熟果实。夏、秋二季采收，切片，干燥。

【性状】 本品多为圆形、椭圆形或矩圆形片状，厚 2～8mm，直径 1～4.5cm，全体皱缩、弯曲，周边呈波纹形。果皮浅黄棕色或青绿色，粗糙，有沟纹及瘤状突起。中间瓤部黄白色至浅红色，柔软而微有弹性，其内偶见种子或种子脱落后留下的孔痕。质地脆，易断。气微，味苦。

【鉴别】（1）本品粉末淡黄白绿色。中果皮细胞众多，多角形、类圆形、类椭圆形。外果皮细胞表面观多角形。导管多为螺纹，成束或散在。可见细小草酸钙方晶、簇晶及淀粉粒。

（2）取本品粉末 2g，加甲醇 10ml，放置 30 分钟，时时振摇，滤过，滤液作为供试品溶液。

另取苦瓜对照药材 2g，同法制成对照药材溶液。照薄层色谱法（《中国药典》2020 年版四部通则 0502）试验，吸取上述两种溶液各 5～10μl，分别点于同一硅胶 G 薄层板上，以三氯甲烷 – 甲醇（9∶1）为展开剂，展开，取出，晾干，喷以 10% 硫酸乙醇溶液，于 105℃加热至斑点显色清晰，置紫外光灯（365nm）下检视。供试品色谱中，在与对照药材色谱相应的位置上，显相同颜色的荧光斑点。

【检查】 **水分** 不得过 15.0%（《中国药典》2020 年版四部通则 0832 第二法）。

【浸出物】 照水溶性浸出物测定法（《中国药典》2020 年版四部通则 2201）项下的热浸法测定，不得少于 30.0%。

【炮制】 除去杂质，筛去灰屑。

【性味与归经】 苦，寒。归心、肺、脾、胃经。

【功能与主治】 清暑涤热，明目，解毒。用于热病烦渴引饮，中暑，痢疾，赤眼疼痛，痈肿丹毒，恶疮。

【用法与用量】 5～15g。

【贮藏】 置干燥处，防蛀，防霉。

· 起草说明 ·

【别名】 癞葡萄、凉瓜、锦荔枝、癞瓜。

【名称】 本品以苦瓜之名收载于《甘肃省中药材标准》2008 年版，《广东省中药材标准第一册》2004 年版，《湖南省中药材标准》2009 年版，《湖北省中药材质量标准》2018 年版。本标准沿用苦瓜之名。

【来源】 苦瓜为葫芦科植物苦瓜 *Momordica charantia* L. 除去种子后干燥近成熟的果实。苦瓜始载于《滇南本草》[1]。李时珍《本草纲目》[2] 曰："苦瓜原出南香，今闽、广皆种之：五月下子，生苗引蔓，茎叶卷须，并如葡萄而小。七八月开小黄花，五瓣如碗形：结瓜长者四五寸，短者二三寸，青皮，皮上痱痂瘟如癞及荔枝壳状，熟则黄色自裂，内有红瓤裹子，瓤味甘可食。其子形扁如瓜子。亦有痱痂瘟。南人以青皮煮肉及盐酱充蔬，苦涩有青气。"本品饮片在《河南省中药饮片炮制规范》（2022 年版）有收载，为了更好地控制其质量，故收入本标准。

【原植物】 一年生攀缘草本。茎、枝被柔毛。卷须细，长达 20cm，被毛。叶柄长 4～6cm，初有白色柔毛；叶片卵状肾形或近圆形，长、宽均为 4～12cm，5～7 深裂，边缘具粗齿或不规则小裂片，脉上被毛。花雌雄同株；雄花单生叶腋，花梗长 3～7cm，中、下部具 1 苞片，苞片肾形，两面被毛，花萼裂片卵状披针形，被白色柔毛，花冠黄色，裂片倒卵形，长 1.5～2cm，被柔毛，雄蕊 3，药室二回折曲；雌花也单生，花梗长 10～12cm，子房纺锤形，密生瘤状突起。果实纺锤形或圆柱形，长 10～20cm，多瘤皱，熟后橙黄色，顶端 3 瓣裂。种子长圆形，具红色假种皮。花果期 5～10 月[3]。见图 1。

【产地】 全国各地均有栽培[3, 4]。

【采收加工】 夏、秋二季采收，切片，干燥。

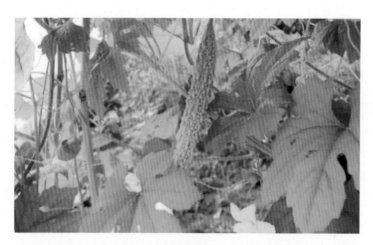

图1 苦瓜植物图

【化学成分】 本品含苦瓜子苷A、苦瓜子苷B、海藻糖等有效成分[5-7]。

【性状】 依据收集样品的性状而描述。见图2。

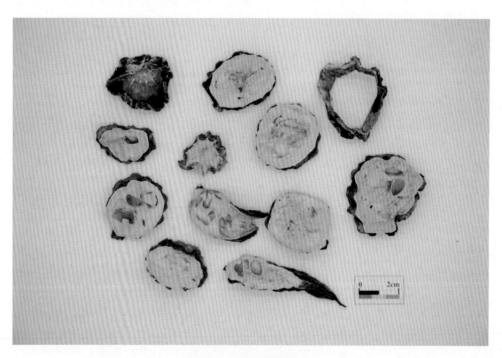

图2 苦瓜药材图

【鉴别】（1）**显微鉴别** 根据实验样品观察拟定粉末显微特征。见图3。

（2）参考文献[8]中对苦瓜的薄层鉴别方法，取苦瓜干粉末4g，加氯仿80ml，回流提取2小时，滤过，滤液蒸干，用10ml甲醇溶解，分别取样品液3μl、4μl、5μl样品液点于同一硅胶G薄层板上，以展开剂三氯甲烷－甲醇（10∶1）展开，喷以10%硫酸乙醇溶液，晾干，105℃加热至斑点清晰，置日光下检视，在 R_f 值为0.22、0.33、0.53、0.82各显示一个暗紫色斑点，但斑点较小，颜色较浅且形状不规则。后改变提取方案，以甲醇浸提，料液比为1∶10，取滤液5μl，按上述展开条件进行展开，置紫外光灯（365nm）下检视，在 R_f 值为0.26、0.28处显红色斑点，斑点清晰，但距离较

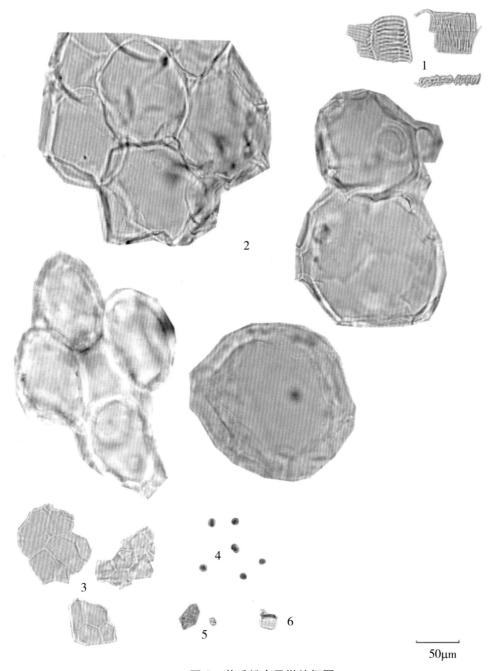

图3 苦瓜粉末显微特征图

1. 导管；2. 中果皮细胞；3. 外果皮细胞；4. 淀粉粒；5. 草酸钙簇晶；6. 草酸钙方晶

近，两斑点并未拉开，再将薄层板于105℃加热至斑点清晰，日光下与第一种方案结果相似，后置紫外光灯（365nm）下检视，在 R_f 值为 0.23、0.26、0.28、0.3、0.44、0.5、0.81 处分别显淡蓝色、红色、淡黄色、黄色、淡蓝色、蓝色斑点，斑点清晰，但前三个点距离较近，且有拖尾。由于以上实验结果各有不足之处，故未收入正文。通过对实验条件优化，以苦瓜为对照药材，制定薄层色谱鉴别方法。进行了耐用性试验考察，最终确定展开剂为氯仿－甲醇（9∶1），检视方法为喷以10%

硫酸乙醇溶液，于 105℃加热至斑点显色清晰，置紫外光灯（365nm）下，建立了苦瓜的薄层色谱鉴别方法。该色谱条件斑点分离较好，方法可行。结果见图 4。

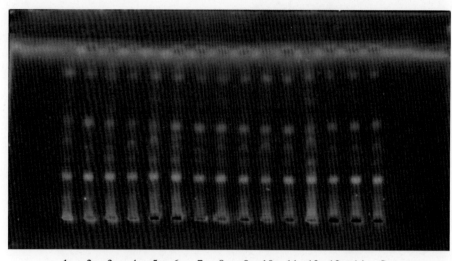

图 4　苦瓜薄层色谱图

1–14. 苦瓜样品；S. 苦瓜对照药材

【检查】　水分　采用《中国药典》2020 年版四部通则 0832 第二法烘干法测定 15 批药材，其水分范围为 10.6%～12.9%（表 1），根据实验测定结果拟定苦瓜干水分不得过 15.0%。

表 1　15 批样品水分测定结果

样品	1	2	3	4	5	6	7	8	9	10	11	12	13	14	15
水分（%）	11.8	10.6	11.9	12.0	12.6	12.4	11.6	12.9	11.4	11.6	12.0	12.0	11.7	11.8	10.6

【浸出物】　按照《中国药典》2020 年版四部通则 2201 水溶性浸出物测定法项下的热浸法测定 15 批药材，其水溶性浸出物测定范围为 41.0%～51.1%（表 2）。根据测定结果，规定苦瓜干水溶性浸出物不得少于 30.0%。

表 2　15 批样品浸出物测定结果

样品	1	2	3	4	5	6	7	8	9	10	11	12	13	14	15
浸出物（%）	49.0	43.8	48.8	44.6	51.1	49.1	44.3	48.1	44.9	45.3	43.1	41.0	44.3	43.1	44.1

【炮制】【性味与归经】【功能与主治】【用法与用量】【贮藏】　均参考《河南省中药饮片炮制规范》（2022 年版）拟定。

参考文献

［1］南京中医药大学 . 中药大辞典（上册）［M］. 2 版 . 上海：上海科学技术出版社，2006：1753-1754.

［2］李时珍 . 本草纲目（第二册）［M］. 北京：人民卫生出版社，1997：404.

［3］国家中医药管理局《中华本草》编委会 . 中华本草［M］. 上海：上海科学技术出版社，1999：558-562.

［4］《全国中草药汇编》编写组 . 全国中草药汇编（上册）［M］. 北京：人民卫生出版社，1988：349.

［5］金灵玲，唐婷，邢旺兴．苦瓜的化学成分及其药理作用［J］．健康研究，2015，35（1）：23-24，27.

［6］李清艳，梁鸿，王邠，等．苦瓜的化学成分研究［J］．药学学报，2009，44（9）：1014-1018.

［7］石雪萍，姚惠源．苦瓜水溶性粗多糖提取及降血糖功能研究［J］．中国野生植物资源，2008（3）：49-51，57.

［8］关健，童然询，赵余庆．薄层扫描法测定不同产地苦瓜中苦瓜苷的含量［J］．中国现代中药，2006（3）：19-21.

构树叶 Goushuye
BROUSSONETIAE FOLIUM

本品为桑科植物构树 *Broussonetia papyrifera*（L.）L'Hér. ex Vent. 的干燥叶。夏季采收，干燥。

【性状】 本品呈宽卵形至矩圆形，长5～18cm，宽5～9cm。顶端渐尖，基部心形或偏斜，边缘有粗锯齿，不分裂或不规则3～5裂。上表面深绿色，有糙毛，下表面灰绿色，密生较长柔毛。叶脉隆起，侧脉4～8对，背面突出。叶柄密被糙毛。体轻，草质。气微，味淡微涩。

【鉴别】（1）本品粉末黄绿色。草酸钙簇晶较多，多见于叶脉附近薄壁细胞中，直径为5～26μm，棱角短钝；偶见方晶。腺毛头部由4～8个分泌细胞组成，直径13～29μm，柄部1～3个细胞，直径8～13μm。非腺毛单细胞，长20～400μm，基部呈类圆形，周围薄壁细胞呈辐射状排列；足部膨大的非腺毛，胞腔内含钟乳体。表皮细胞可见角质纹理，上表皮细胞垂周壁平直，多角形。下表皮细胞长条形，细胞垂周壁波状弯曲。气孔不定式，副卫细胞4～6个。导管多为网纹及螺纹导管。

（2）取本品粉末2g，加70%甲醇50ml，加热回流1小时，滤过，滤液蒸干，残渣加70%甲醇5ml使溶解，作为供试品溶液。另取芹菜素-7-O-β-D-葡萄糖醛酸苷对照品，加甲醇制成每1ml含0.3mg的溶液，作为对照品溶液。照薄层色谱法（《中国药典》2020年版四部通则0502）试验，吸取上述两种溶液各5μl，分别点于同一硅胶G薄层板上，以乙酸乙酯-乙醇-水（2.7：1：1）为展开剂，展开，取出，晾干，喷以1%三氯化铝乙醇溶液，晾干，置紫外光灯下（365nm）下检视。供试品色谱中，在与对照品色谱相应的位置上，显相同颜色的荧光斑点。

【检查】 水分　不得过14.0%（《中国药典》2020年版四部通则0832第二法）。

总灰分　不得过20.0%（《中国药典》2020年版四部通则2302）。

酸不溶性灰分　不得过5.0%（《中国药典》2020年版四部通则2302）。

【浸出物】 照醇溶性浸出物测定法（《中国药典》2020年版四部通则2201）项下的热浸法测定，用稀乙醇作溶剂，不得少于15.0%。

【炮制】 除去杂质。

【性味与归经】 甘，凉。归肝、脾经。

【功能与主治】 凉血，利水。用于吐血，衄血，血崩，外伤出血，水肿，疝气，痢疾，癣疮等。

【用法与用量】 3～6g；捣汁或入丸、散。外用适量，捣敷。

【贮藏】 置通风干燥处。

·起草说明·

【**别名**】 楮叶、构叶、谷黄叶、酱黄叶。

【**名称**】 构树叶在《河南省中药饮片炮制规范》（2022年版）有收载，本标准沿用此名称。

【**来源**】 构树叶药用历史悠久，始载于梁代陶弘景的《名医别录》，列为上品："叶味甘，无毒。主小儿身热，食不生肌，可做浴汤；又主恶疮，生肉。"后《子母秘录》《简便单方》《生草药性备药》等均有记载[1]。构树属植物在我国开发利用很早，早在《诗经》（公元前11世纪到公元前6世纪）中就有种植的记载。构树在古籍中称"楮"，亦名"穀"。《山海经·西山经》曰："鸟危之山其阳多磬石，其阴多檀楮。"郭璞注："楮即穀木。"袁珂校注："即构木。"许慎《说文》曰："穀也。从木，者声。"《诗经·小雅·黄鸟》曰："黄鸟黄鸟！无集于穀，无啄我粟。"此处穀即构树。《诗经·小雅·鹤鸣》曰："乐彼之园，爱有树檀，其下维穀。"《齐民要术》曰："穀，楮也。"段成式《酉阳杂俎》曰："构，楮也，田久废，必生构。"[2]本标准规定构树叶来源为桑科植物构树 *Broussonetia papyrifera*（L.）L'Hér. ex Vent. 的干燥叶。

【**原植物**】 落叶乔木，高10～20m。树皮暗灰色。小枝密生柔毛。叶螺旋状排列，广卵形至长椭圆状卵形，长6～18cm，宽5～9cm，先端渐尖，基部心形，两侧常不相等，边缘具粗锯齿，不分裂或3～5裂，小树之叶常有明显分裂，表面粗糙，疏生糙毛，背面密被绒毛，基生叶脉三出，侧脉6～7对；叶柄长2.5～8cm，密被糙毛；托叶大，卵形，狭渐尖，长1.5～2cm，宽0.8～1cm。花雌雄异株；雄花序为柔荑花序，粗壮，长3～8cm，苞片披针形，被毛，花被4裂，裂片三角状卵形，被毛，雄蕊4，花药近球形，退化雌蕊小；雌花序球形头状，苞片棍棒状，顶端被毛，花被管状，顶端与花柱紧贴，子房卵圆形，柱头线形，被毛。聚花果直径1.5～3cm，成熟时橙红色，肉质；瘦果具与等长的柄，表面有小瘤，龙骨双层，外果皮壳质。花期4～5月，果期6～7月[3]。见图1。

【**产地**】 产于我国南北各地。主要分布于河南、安徽、湖南、湖北、山东、河北等地，野生或栽培。

【**采收加工**】 夏季叶成熟时采收，除去杂质，晒干。

【**化学成分**】 主要含有黄酮类、香豆素类、萜类及其他类[4]。黄酮类成分主要有芹菜素、大波斯菊苷、牡荆苷、木犀草素、木犀草素-7-O-β-D-葡萄糖苷、槲皮素、7-甲氧基芹菜素等。香豆素类成分主要有东莨菪素和7-甲氧基香豆素等。萜类成分主要有胡萝卜苷等。其他类成分主要有三十一烷醇等。

【**性状**】 依据收集样品的性状而描述。见图2。

【**鉴别**】（1）**显微鉴别** 根据实验样品观察拟定粉末显微特征。见图3。

（2）**薄层色谱鉴别** 以芹菜素-7-O-β-D-葡萄糖醛酸苷为对照品，制定薄层色谱鉴别方法。考察了不同展开剂类型、比例和不同显色条件，并进行了耐用性试验考察，最终确定展开剂为乙酸乙酯-乙醇-水（2.7∶1∶1），检视方法为喷以1%三氯化铝乙醇溶液，置紫外光灯（365nm）下。该色谱条件斑点分离良好，方法可行。结果见图4。

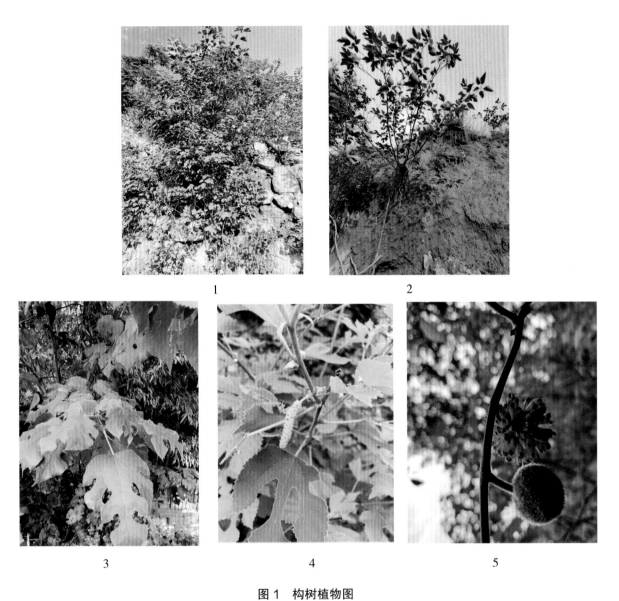

图 1 构树植物图

1. 生境；2. 全株；3. 叶；4. 雄花序；5. 果实

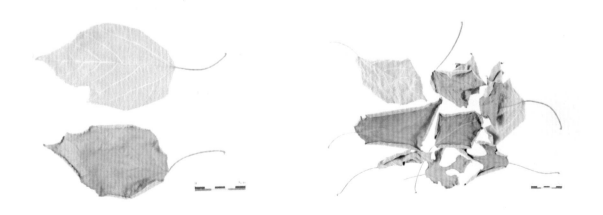

图 2 构树叶药材图

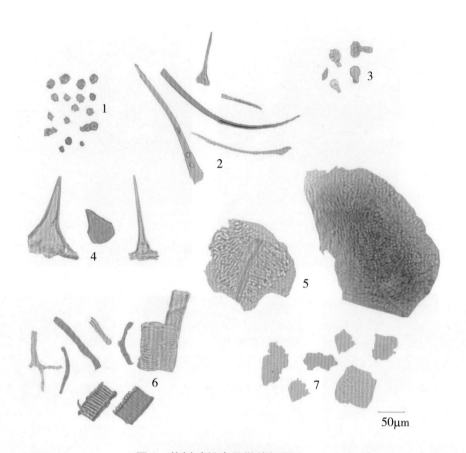

图 3　构树叶粉末显微特征图

1. 簇晶；2. 非腺毛；3. 腺毛；4. 钟乳体；5. 表皮细胞；6. 导管；7. 气孔

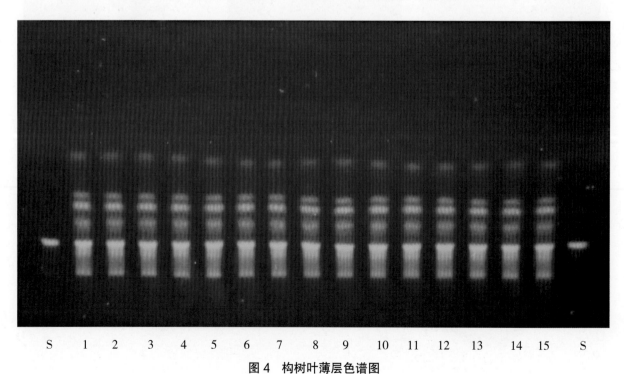

S　1　2　3　4　5　6　7　8　9　10　11　12　13　14　15　S

图 4　构树叶薄层色谱图

S. 芹菜素 –7–O–β–D– 葡萄糖醛酸苷对照品；1–15. 构树叶样品

【检查】 **水分** 按照《中国药典》2020 年版四部通则 0832 第二法烘干法测定 15 批样品，结果在 9.1%～13.8%之间，平均值为 11.5%，拟定限度为不得过 14.0%。见表 1。

总灰分 按照《中国药典》2020 年版四部通则 2302 总灰分测定法测定 15 批样品，结果在 14.5%～19.8%之间，平均值为 16.8%，拟定限度不得过 20.0%。见表 1。

酸不溶性灰分 按照《中国药典》2020 年版四部通则 2302 酸不溶性总灰分测定法测定 15 批样品，结果在 1.9%～4.6%之间，平均值 3.2%，拟定限度为不得过 5.0%。见表 1。

【浸出物】 通过考察不同提取溶剂、提取方式、不同乙醇浓度、过滤时间，最终选用稀乙醇作溶剂，参照《中国药典》2020 年版四部通则 2201 醇溶性浸出物测定法下热浸法测定 15 批样品。结果在 17.6%～27.3%，平均值 24.0%，拟定浸出物含量不得少于 15.0%。见表 1。

表 1 检查项及浸出物测定结果（%）

样品编号	水分	总灰分	酸不溶性灰分	浸出物
1	12.4	17.0	3.1	25.6
2	12.4	18.5	2.9	27.3
3	13.4	17.5	3.5	25.4
4	12.6	15.6	3.8	26.6
5	13.0	17.6	4.6	24.2
6	13.8	17.1	3.3	26.9
7	12.6	18.0	4.5	17.6
8	12.8	16.4	3.8	20.0
9	10.2	15.9	3.7	20.0
10	9.5	19.8	2.7	25.6
11	9.1	17.0	3.1	23.4
12	9.7	14.5	2.5	25.8
13	9.6	14.6	1.9	23.5
14	10.2	15.2	2.4	25.2
15	11.0	17.1	2.6	23.0
均值	11.5	16.8	3.2	24.0

【炮制】【性味与归经】【功能与主治】【用法与用量】【贮藏】 均参考《河南省中药饮片炮制规范》（2022 年版）拟定。

参考文献

［1］王丽.构树叶化学成分及质量标准研究［D］.郑州：河南中医药大学，2006.

［2］秦路平，杨庆柱，辛海量.构树的本草考证及其药用价值［J］.药学实践杂志，1999（4）：254-255.

［3］中国科学院中国植物志编辑委员会.中国植物志［M］.北京：科学出版社，1993.

［4］冯卫生，李红伟，郑晓珂．构树化学成分的研究进展［J］．中国新药杂志，2008（4）：272-278.

刺梨 Cili
ROSAE ROXBURGHII FRUCTUS

本品为蔷薇科植物单瓣缫丝花 *Rosa roxburghii* Tratt. f. *normalis* Rehd. et Wils. 及缫丝花 *Rosa roxburghii* Tratt. 的干燥成熟果实。秋、冬二季采收果实，晒干。

【性状】 本品呈扁球状或类圆锥形，直径1.5～3cm。表面黄褐色至褐色，具多数毛刺残基，有的具褐色斑点，偶见残留的毛刺和花萼。果肉黄白色。种子多数，着生于萼筒基部凸起的花托上，卵圆形，浅黄色，直径1.5～3mm。质硬。气微香，味酸、涩、微甜。

【鉴别】（1）本品粉末为黄白色至棕黄色。非腺毛多为单细胞，壁厚，长60～1000μm，直径5～15μm。石细胞较多，大小不一，类三角形、类圆形、类方形、类多角形或不规则鞋底状，直径20～268μm，有的孔沟明显。草酸钙方晶多存在于皮层薄壁细胞中。纤维成群或单个散在，长梭形。胚乳细胞成片，类多角形，内含脂肪油滴。可见螺纹导管和网纹导管。

（2）取本品粉末0.2g，加无水乙醇15ml，超声处理10分钟，滤过，滤液蒸干，残渣加无水乙醇1ml使溶解，作为供试品溶液。另取刺梨对照药材0.2g，同法制成对照药材溶液。照薄层色谱法（《中国药典》2020年版四部通则0502）试验，吸取上述两种溶液各5～10μl，分别点于同一硅胶G薄层板上，以石油醚（60～90℃）-丙酮（3∶1）为展开剂，展开，取出，晾干，喷以5%磷钼酸乙醇溶液，在105℃加热至斑点显色清晰。供试品色谱中，在与对照药材色谱相应的位置上，显相同颜色的斑点。

【检查】 水分 不得过13.0%（《中国药典》2020年版四部通则0832第二法）。

【浸出物】 照水溶性浸出物测定法（《中国药典》2020年版四部通则2201）项下的热浸法测定，不得少于20.0%。

【炮制】 除去刺毛、果梗及宿萼等杂质，筛去灰屑，用时捣碎。

【性味与归经】 甘、酸、涩，平。归脾、胃、肾经。

【功能与主治】 健胃，消食，止泻。用于治疗食积饱胀，肠炎腹泻，并用于滋补强壮。

【用法与用量】 10～20g，煎汤或生食。

【贮藏】 置阴凉干燥处，防霉，防蛀。

·起草说明·

【别名】 茨梨、文光果、团糖二、油刺果。

【名称】 刺梨在《河南省中药饮片炮制规范》（2022年版）有收载，本标准采用此名称。

【来源】 刺梨为蔷薇科单瓣缫丝花 *Rosa roxburghii* Tratt. f. *normalis* Rehd. et Wils. 及缫丝花 *Rosa roxburghii* Tratt. 的干燥成熟果实。本品始载于《本草纲目拾遗》[1]，谓："刺梨形如棠梨，多芒刺，不可触。渍其汁，同蜜煎之，可作膏，正不减于楂梨也。花于夏，实于秋。花有单瓣重台之别，名为送春归。密萼繁英，红紫相间，植之园林，可供玩赏。"《植物名实图考》[1]称之为缫丝花，谓："叶圆细而青，花俨如玫瑰色浅紫而无青，枝、萼皆有刺针。"

【原植物】 落叶灌木，高1～1.5m。老枝较平滑，灰黑色或灰褐色，小枝灰棕色，幼时具柔毛，在叶下部的节上着生3～7枚长达1cm的粗刺，节间密生长短不等的细针刺；芽长圆形，先端急尖，具数枚干膜质鳞片。叶宽卵圆形，长1.5～4cm，宽1.5～5cm，不育枝上的叶较大，基部截形至心脏形，幼时两面被短柔毛，老时渐脱落，下面沿叶脉有时具少数腺毛，掌状3～5深裂，裂片先端稍钝或急尖，边缘有粗钝锯齿；叶柄长1.5～3cm，具柔毛，老时脱落近无毛，常有稀疏腺毛。花两性，单生于叶腋或2～3朵组成短总状花序；花序轴长4～7mm，具疏柔毛或几无毛，或具疏腺毛；花梗长5～10mm，疏生柔毛或近无毛，有时疏生腺毛；苞片宽卵圆形，长3～4mm，宽约3mm，先端急尖或稍钝，被柔毛，具3脉；花萼浅褐色至红褐色，疏生柔毛或近无毛；萼筒宽钟形，长3～4mm，宽稍大于长，萼片长圆形或匙形，长6～7mm，宽1.5～3mm，先端圆钝，在花期开展或反折，果期常直立；花瓣匙形或长圆形，长4～5mm，宽1.5～3mm，先端圆钝，浅红色或白色；雄蕊较花瓣长或几等长，花药卵状椭圆形，先端常无密腺；子房梨形，无柔毛，具黄褐色小刺；花柱无毛，几与雄蕊等长，先端2浅裂。果实圆球形，直径约1cm，未熟时浅绿色至浅黄绿色，熟后转变为暗红黑色，具多数黄褐色小刺。花期5～6月，果期7～8月[2]。见图1。

【产地】 主产于贵州，四川、甘肃、陕西、湖北、湖南、广西、江西等地亦产[1, 2]。

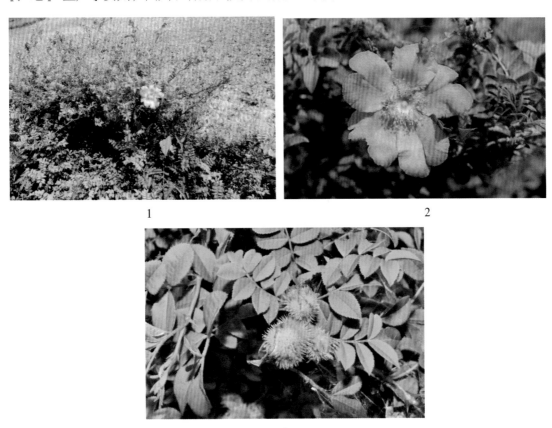

1

2

3

图1 单瓣缫丝花植物图

1. 生境；2. 花；3. 果实

【**采收加工**】 秋、冬季采收果实，晒干。

【**化学成分**】 本品含有 β - 谷甾醇、优舟酸、委陵菜酸、原儿茶酸、以硬脂酸和二十一烷酸等为主的脂肪酸，以及 19 α - 四羟基乌苏 -12- 烯 -28- 羧酸、超氧化物歧化酶[3]。

【**性状**】 依据收集样品的性状而描述。见图 2。

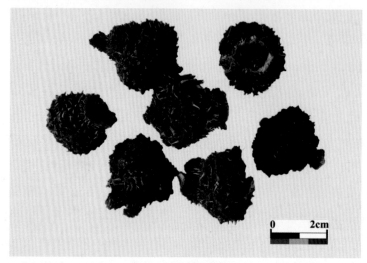

图 2　刺梨药材图

【**鉴别**】（1）**显微鉴别**　根据实验样品观察拟定粉末显微特征。见图 3。

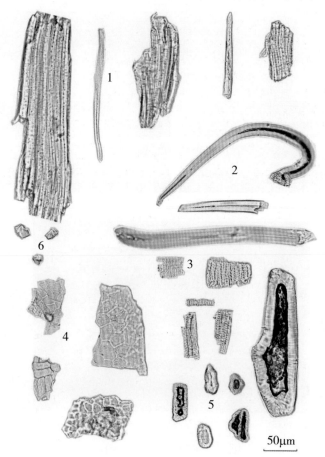

图 3　刺梨粉末显微特征图

1. 纤维；2. 非腺毛；3. 导管；4. 胚乳细胞；5. 石细胞；6. 草酸钙方晶

（2）参考文献[4]中对刺梨的薄层鉴别方法，通过对实验条件优化，以刺梨为对照药材，制定薄层色谱鉴别方法。考察了不同展开剂类型、比例和不同显色条件，并进行了耐用性试验考察，最终确定展开剂为石油醚（60～90℃）–丙酮（3：1），检视方法为喷以 5% 磷钼酸乙醇溶液，于 105℃加热至斑点显色清晰，置日光下，建立了刺梨的薄层色谱鉴别方法。该色谱条件斑点分离较好，方法可行。结果见图 4。

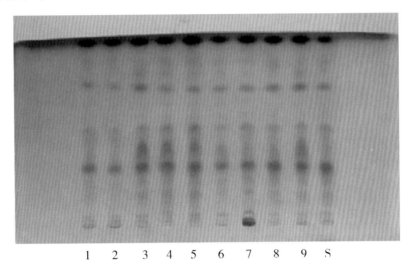

图 4　刺梨薄层色谱图

1–9. 刺梨样品；S. 刺梨对照药材

【检查】　水分　采用《中国药典》2020 年版四部通则 0832 第二法烘干法分别测定 9 批药材，其水分范围为 8.7%～11.8%（表 1）。根据实验测定结果，拟定刺梨水分不得过 13.0%。

表 1　刺梨水分测定结果（%）

样品	1	2	3	4	5	6	7	8	9
水分	9.2	10.4	9.3	9.7	8.7	11.1	11.8	9.2	11.8

【浸出物】　采用水溶性浸出物测定法（《中国药典》2020 年版四部通则 2201 第一法）项下的热浸法测定 9 批药材，其测定结果范围在 24.9%～36.1%（表 2）。根据测定结果，拟定刺梨水溶性浸出物不得少于 20.0%。

表 2　刺梨浸出物测定结果（%）

样品	1	2	3	4	5	6	7	8	9
水分	32.1	36.1	24.9	30.5	34.2	35.5	35.0	25.6	26.8

【炮制】【性味与归经】【功能与主治】【用法与用量】【贮藏】　均参考《河南省中药饮片炮制规范》（2022 年版）拟定。

参考文献

［1］江苏新医学院.中药大辞典（上册）［M］.上海：上海人民卫生出版社，1977：1827-1828.
［2］国家中医药管理局《中华本草》编委会.中华本草［M］.上海科学技术出版社，1999：235-237.
［3］王慧竹.刺梨有效成分分析及其体外生物活性研究［D］.长春：吉林大学，2018.
［4］王媛媛，雷艳，马雪，等.刺梨叶质量标准研究［J］.中国药业，2019，28（13）：36-38.

枣槟榔 Zaobinglang
ARECAE FRUCTUS

本品为棕榈科植物槟榔 *Areca catechu* L. 的干燥未成熟果实。秋、冬二季果实未成熟时采收，熏干或加水煮后烘干。

【性状】 本品呈长椭圆形，长 5～6cm，直径 2.5～4cm。表面深棕色至近黑色，有密纵皱纹，微带光泽。一端残存果柄及宿萼，剖开后内有未成熟的种子 1 枚。种子呈不规则的块状，表面红褐色，具皱纹。质坚硬。气微香，味微涩、微甘。

【鉴别】 取本品粉末 1g，加乙醚 50ml，再加碳酸盐缓冲液（取碳酸钠 1.91g 和碳酸氢钠 0.56g，加水使溶解成 100ml，即得）5ml，放置 30 分钟，时时振摇，加热回流 30 分钟，分取乙醚液，挥干，残渣加甲醇 1ml 使溶解，置具塞离心管中，静置 1 小时，离心，取上清液作为供试品溶液。另取枣槟榔对照药材 1g，同法制成对照药材溶液。照薄层色谱法（《中国药典》2020 年版四部通则 0502）试验，吸取上述两种溶液各 5µl，分别点于同一硅胶 G 薄层板上，以环己烷 - 乙酸乙酯 - 浓氨试液（7.5：7.5：0.2）为展开剂，置氨蒸气预饱和的展开缸内，展开，取出，晾干，置碘蒸气中熏至斑点清晰。供试品色谱中，在与对照药材色谱相应的位置上，显相同颜色的斑点。

【检查】 **水分** 不得过 13.0%（《中国药典》2020 年版四部通则 0832 第二法）。

总灰分 不得过 5.0%（《中国药典》2020 年版四部通则 2302）。

黄曲霉毒素 照真菌毒素测定法（《中国药典》2020 年版四部通则 2351）测定。

本品每 1000g 含黄曲霉毒素 B_1 不得过 5µg，含黄曲霉毒素 G_2、黄曲霉毒素 G_1、黄曲霉毒素 B_2 和黄曲霉毒素 B_1 总量不得过 10µg。

【炮制】 除去杂质。用时打碎。

【性味与归经】 甘、微苦、涩，微温。归脾、胃、大肠经。

【功能与主治】 消食醒酒，宽胸止呕，通经。用于胸膈闷滞，呕吐，妇女经闭。

【用法与用量】 4.5～9g。

【贮藏】 置通风干燥处。

· 起草说明 ·

【别名】 枣儿槟榔、槟榔干、枣儿槟、壳槟榔、榔干、枣槟榔实。

【名称】 沿用我省习用名称。

【来源】 槟榔始载于《名医别录》[1]，苏颂曰："槟榔，生南海，今岭外州群皆有之。"[2] 枣槟椰始载于《饮片新参》："枣槟榔色紫坚硬，如枣形。"[3]本标准规定枣槟榔为棕榈科植物槟榔 *Areca catechu* L. 的干燥未成熟果实。本品在《河南省中药饮片炮制规范》（2022 年版）有收载，为了更好地控制其质量，故收入本标准。

【原植物】 乔木，高 10～18m。不分枝，叶脱落后形成明显的环纹。羽状复叶，丛生于茎顶端，长 1.3～2m，光滑，叶轴三棱形；小叶片披针状线形或线形，长 30～70cm，宽 2.5～6cm，基部较狭，顶端小叶愈合，有不规则分裂。花序着生于最下一叶的基部，有佛焰苞状大苞片，长倒卵形，长达 40cm，光滑，花序多分枝；花单性同株；雄花小，多数，无柄，紧贴分枝上部，通常单生，很少对生，萼片 3，厚而细小，花瓣 3，卵状长圆形，长 5～6mm，雄蕊 6，花丝短小，退化雌蕊 3，丝状；雌花较大而少，无梗，着生于花序轴或分枝基部，萼片 3，长圆状卵形，长 12～15mm。坚果卵圆形或长圆形，长 5～6cm，花萼和花瓣宿存，熟时红色。每年开花 2 次，花期 3～8 月，冬花不结果；果期 12 月至翌年 6 月[4]。见图 1。

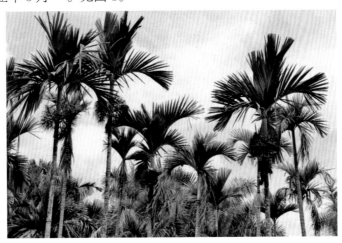

图 1　槟榔植物图

【产地】 主产于海南、广东、广西、福建、台湾等地。

【采收加工】 秋季采下未成熟的槟榔果实，放入木甑内，隔水蒸透（约 4 小时），用半干湿柴烧烟熏干；或加水煮 3～4 小时，再烘干[3]。

【化学成分】 主要含槟榔碱、槟榔次碱、去甲基槟榔碱、去甲基槟榔次碱、异去甲基槟榔次碱、槟榔副碱、高槟榔碱等生物碱，鞣质，月桂酸、肉豆蔻酸、棕榈酸、硬脂酸、油酸等脂肪酸，还含脯氨酸、色氨酸、甲硫氨酸、酪氨酸、精氨酸、苯丙氨酸等氨基酸[4]。

【性状】 依据收集样品的性状而描述。见图 2。

【鉴别】 **薄层色谱鉴别** 以枣槟榔为对照药材，参考《中国药典》2020 年版一部槟榔的药材标准，制定薄层色谱鉴别方法。展开剂为环己烷－乙酸乙酯－浓氨试液（7.5 : 7.5 : 0.2），检视方法为置氨蒸气预饱和的展开缸内，展开，取出，晾干，置碘蒸气中熏至斑点清晰。该色谱条件斑点分离良好，方法可行。结果见图 3。

【检查】 **水分** 按照《中国药典》2020 年版四部通则 0832 第二法烘干法测定，结果在 7.2%～11.5% 之间，结合《中国药典》2020 年版四部通则 0212 药材和饮片检定通则，拟定限度为

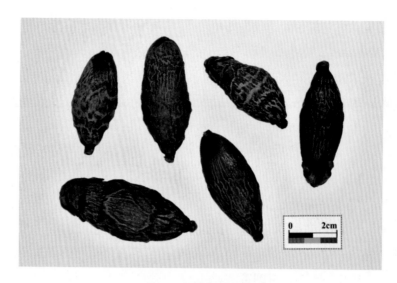

图 2　枣槟榔药材图

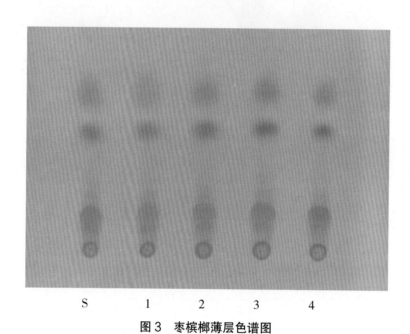

图 3　枣槟榔薄层色谱图

S.枣槟榔对照药材；1-4.枣槟榔样品

不得过 13.0%。

　　总灰分　按照《中国药典》2020 年版四部通则 2302 总灰分测定法测定，结果在 3.1%～3.6%之间，拟定限度为不得过 5.0%。

　　【炮制】【性味与归经】【功能与主治】【用法与用量】【贮藏】 均参考《河南省中药饮片炮制规范》（2022 年版）拟定。

参考文献

[1]陶弘景.名医别录［M］.尚志钧，辑校.北京：人民卫生出版社，1986：145.

[2]苏颂.本草图经［M］.尚志钧，辑校.合肥：安徽科学技术出版社，1994：373.

［3］山东省食品药品监督管理局．山东省中药材标准（2012年版）［S］．济南：山东科学技术出版社，2013：155-
    156.

［4］南京中医药大学．中药大辞典（下册）［M］.2版．上海：上海科学技术出版社，2006：3565.

虎掌南星 Huzhangnanxing
PINELLIAE PEDATISECTAE RHIZOMA

本品为天南星科植物掌叶半夏 *Pinellia pedatisecta* Schott. 的干燥块茎。秋、冬二季茎叶枯萎时采挖，除去须根及外皮，干燥。

【性状】 本品呈扁球形，主块茎周围通常附着数个半球形大小不等的侧块茎或侧芽。表面黄白色或淡棕色，顶端中心有一大凹陷茎痕，周围有麻点状根痕，底部平圆。质坚硬，不易破碎，断面白色或黄白色，粉性。气微，味辣，有麻舌感。

【鉴别】 （1）粉末淡黄白色。淀粉粒众多，单粒圆球形、椭圆形或盔帽形，直径 3～21μm，脐点圆点状、裂缝状、星状或"人"字形；复粒由 2～10 粒组成。草酸钙针晶散在或成束存在于黏液细胞中，长 13～96μm。可见环纹及螺纹导管。

（2）取本品粉末 4g，加三氯甲烷 40ml，超声处理 30 分钟，滤过，滤液挥干，残渣加三氯甲烷 2ml 使溶解，作为供试品溶液。另取虎掌南星对照药材 4g，同法制成对照药材溶液。再取 β-谷甾醇对照品，加三氯甲烷制成每 1ml 含 1mg 的溶液，作为对照品溶液。照薄层色谱法（《中国药典》2020 年版四部通则 0502）试验，吸取上述三种溶液各 2～5μl，分别点于同一硅胶 G 薄层板上，以石油醚（60～90℃）-乙酸乙酯-甲酸（8：2：0.2）为展开剂，展开，取出，晾干，喷以 5% 磷钼酸乙醇溶液，在 105℃加热至斑点显色清晰。供试品色谱中，在与对照药材色谱和对照品色谱相应的位置上，显相同颜色的斑点。

【检查】 水分 不得过 15.0%（《中国药典》2020 年版四部通则 0832 第二法）。

总灰分 不得过 5.0%（《中国药典》2020 年版四部通则 2302）。

【浸出物】 照醇溶性浸出物测定法（《中国药典》2020 年版四部通则 2201）项下的热浸法测定，用稀乙醇作溶剂，不得少于 8.0%。

【炮制】 生虎掌南星 除去杂质，洗净，干燥。

制虎掌南星 （1）取净虎掌南星，按大小分开，用水浸泡，夏季泡 7 天左右，冬季泡 14 天左右，每日换水 2～3 次，泡至切开口尝微有麻辣感时，取出，再与捣碎的生姜、白矾同入锅内，加水适量煮至内无白心，取出，晾至六成干，切薄片，干燥。

每 100kg 虎掌南星，用生姜、白矾各 12kg。

（2）取鲜虎掌南星，去除外皮和须根。另取白矾、鲜姜加适量水煮沸后，趁热投入鲜虎掌南星，微沸 60 分钟，停火浸泡 2 天，再以原汁加压加热，保持 125℃，35～40 分钟，取出，晾至六成干，切薄片，干燥。

每 100kg 鲜虎掌南星，用白矾 12kg、生姜 10kg。

【性味与归经】 苦、辛，温；有毒。归肺、肝、脾经。

【**功能与主治**】 祛风定惊，化痰散结。用于中风，口眼歪斜，半身不遂，癫痫，破伤风。外用治痈肿。

【**注意**】 孕妇慎用。

【**用法与用量**】 一般炮制后用 3～9g。外用生品适量。

【**贮藏**】 置通风干燥处，防霉，防蛀。

· 起草说明 ·

【**别名**】 狗爪半夏、天南星、南星、麻芋果。

【**名称**】 本品在我省习称天南星，在《河南省中药材标准》1991年版[1]收载了此品种，名称为"天南星（虎掌南星）"，但是基原与《中国药典》2020年版[2]收载的天南星不同，为了与《中国药典》2020年版区别，故以"虎掌南星"为正名。

【**来源**】 "虎掌"始载于《神农本草经》[3]，列为下品。《本草经集注》[4]谓："近道亦有。形似半夏但皆大，四边有子如虎掌。"《新修本草》[5]云："其苗一茎，茎头一叶，枝丫挟茎，根大者如拳，小者若卵，都似扁柿，四畔有圆牙，看如虎掌，故有此名。"由以上引述可知，"虎掌"是指其块茎形态。《图经本草》[6]曰："虎掌今河北州郡有之。初生根如豆大，渐长大似半夏而扁，年久者根圆及寸，大者如鸡卵。周匝生圆芽三四枚或五六枚。……今冀州人菜圃中种之，呼为天南星。"其"冀州虎掌"附图是现存本草文献中最早的虎掌形象，可确认古代本草所记载"虎掌"为天南星科植物虎掌 *Pinellia datisecta* Schott.。正本（江西本）《本草纲目》[7]的虎掌天南星图示为多叶，有2花序，主块茎旁示意有较大的子块茎，也应视为掌叶半夏。可见虎掌是历代本草天南星的主流品种，并且在宋代以前就已经开始种植。虎掌南星在历史上一直作天南星药用，宋代以前，天南星均称之为"虎掌"，原植物为掌叶半夏；宋代之后，天南星与虎掌两个名称混用，植物来源也逐渐复杂起来；明、清以后，虎掌之名渐从天南星中消失。20世纪70年代，经植物分类鉴定，确定虎掌南星植物为天南星科半夏属植物掌叶半夏，《中国植物志》[8]定其名称为虎掌，为我国特有的种。虎掌南星具有悠久的栽培和药用历史，应用广泛，市场占有率高。《河南省中药材标准》1991年版[1]以"天南星（虎掌南星）"之名收载。《山东省中药材标准》2012年版[9]、《江苏省中药材标准》2016年版[10]、《湖北省中药材标准》2018年版[11]均以"虎掌南星"之名收载。本品饮片在《河南省中药饮片炮制规范》2022年版[12]有收载，为了更好地控制虎掌南星的质量，故收入本标准。

【**原植物**】 多年生草本。块茎近圆球形，直径可达4cm，根密集，肉质，长5～6 cm；块茎四旁常生若干小球茎。叶1～3或更多，叶柄淡绿色，长20～70 cm，下部具鞘；叶片鸟足状分裂，裂片6～11，披针形，渐尖，基部渐狭，楔形，中裂片长15～18 cm，宽3cm，两侧裂片依次渐短小，最外的有时长仅4～5 cm；侧脉6～7对，离边缘3～4mm处弧曲，连结为集合脉，网脉不明显。花序柄长20～50cm，直立。佛焰苞淡绿色，管部长圆形，长2～4cm，直径约1cm，向下渐收缩；檐部长披针形，锐尖，长8～15cm，基部展平宽1.5cm。肉穗花序：雌花序长1.5～3cm；雄花序长5～7mm；附属器黄绿色，细线形，长10cm，直立或略呈"S"形弯曲。浆果卵圆形，绿色至黄白色，小，藏于宿存的佛焰苞管部内。花期6～7月，果9～11月成熟[8]。见图1。

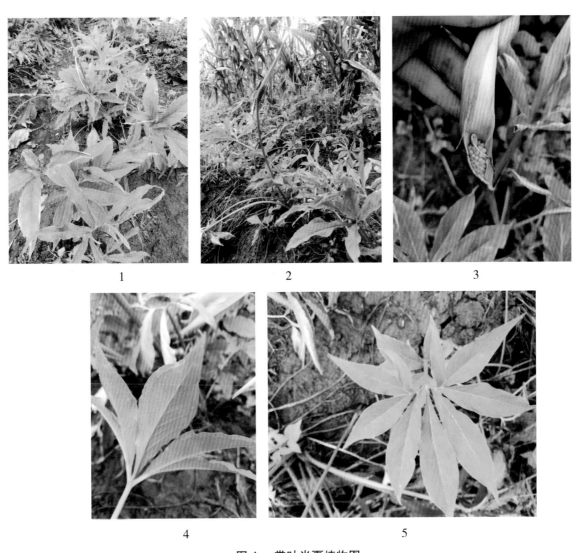

图 1 掌叶半夏植物图

1.生境；2.原植物；3.佛焰苞；4、5.叶

【产地】 产于河南、河北、山东、安徽、江苏、四川等地。

【采收加工】 秋、冬季采挖，除去残茎须根及外皮，晒干，或晒至半干时，用硫磺熏一次，则色白，易干。亦有用明矾水浸泡待色白后去皮晒干者，用此法外皮易于脱落。

【化学成分】 本品含生物碱类、氨基酸类、脂肪油类、苷类、凝集素类等成分。生物碱类成分主要为掌叶半夏碱甲、掌叶半夏碱丙、掌叶半夏碱丁、掌叶半夏碱戊、掌叶半夏碱己、掌叶半夏碱庚等。其中，环二肽类生物碱包括 L- 缬氨酰 -L- 亮氨酸酐、L- 苯丙氨酰 -L- 丙氨酸酐、L- 酪氨酰 -L- 亮氨酸酐等[13]。总氨基酸主要为鸟氨酸、精氨酸、γ- 氨基丁酸等[14]。脂溶性成分主要为 10- 十一碳炔和棕榈酸[12]。脂肪酸及甾醇类成分主要为 β- 谷甾醇等[14]。苷类主要为胡萝卜苷、2- 间羟基苯甲酰獐牙菜苷、獐牙菜苦苷等[14]。凝集素类主要为掌叶半凝集素 A[13]。

【性状】 依据收集样品的性状而描述。见图 2。

【鉴别】 （1）**显微鉴别** 根据实验样品观察拟定粉末显微特征。见图 3。

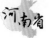

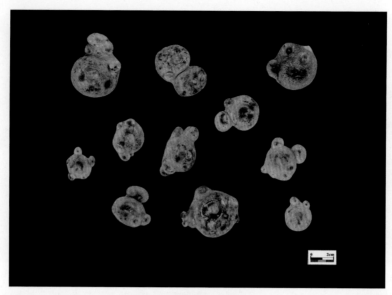

图 2　虎掌南星药材图

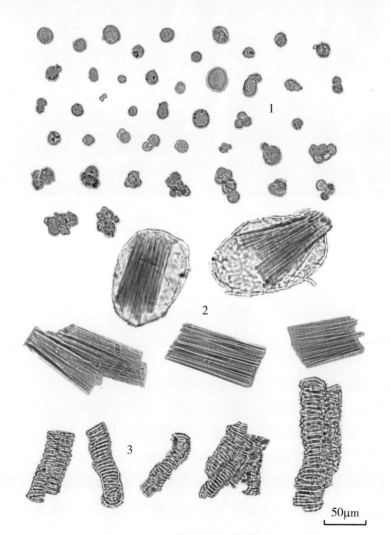

图 3　虎掌南星粉末显微特征图

1. 淀粉粒；2. 草酸钙针晶；3. 导管

（2）**薄层色谱鉴别** 以虎掌南星为对照药材、β-谷甾醇为对照品，制定薄层色谱鉴别方法。考察了对照药材和供试品的不同制备方法，不同点样量，不同展开剂类型、比例和不同显色条件，并进行了耐用性试验考察，最终确定对照药材和供试品的制备方法为：取本品粉末4g，加三氯甲烷40ml，超声处理30分钟，滤过，滤液挥干，残渣加三氯甲烷2ml使溶解，作为供试品溶液。点样量为2～5μl。展开剂为石油醚（60～90℃）-乙酸乙酯-甲酸（8：2：0.2），显色方法为喷以5%磷钼酸乙醇溶液，在105℃加热至斑点显色清晰，建立了虎掌南星的薄层色谱鉴别方法。该色谱条件斑点分离较好，方法可行。结果见图4。

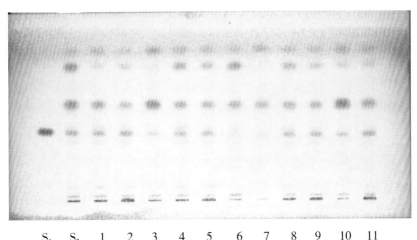

S_1 S_2 1 2 3 4 5 6 7 8 9 10 11

图4 虎掌南星薄层色谱图

S_1. β-谷甾醇；S_2. 虎掌南星对照药材；1-11. 虎掌南星样品

【**检查**】 **水分** 按照《中国药典》2020年版四部通则0832第二法烘干法测定，结果在11.0%～13.4%之间，拟定限度为不得过15.0%，具体数据见表1。

总灰分 按照《中国药典》2020年版四部通则2302总灰分测定法测定，结果在2.7%～4.5%之间，拟定限度为不得过5.0%，具体数据见表1。

【**浸出物**】 按照《中国药典》2020年版四部通则2201浸出物测定法项下的热浸法，以稀乙醇作为溶剂，测定结果在8.9%～16.1%之间，拟定限度为不得少于8.0%，具体数据见表1。

表1 样品测定结果（%）

样品	1	2	3	4	5	6	7	8	9	10	11
水分	11.6	12.9	11.9	12.1	12.5	13.4	12.4	11.8	11.4	12.8	11.0
总灰分	3.6	2.7	3.7	3.5	3.4	4.5	3.9	3.4	3.4	3.5	3.5
浸出物	10.2	9.2	11.0	12.3	11.3	10.6	8.9	12.3	9.8	11.1	16.1

【**炮制**】【**性味与归经**】【**功能与主治**】【**用法与用量**】【**注意**】【**贮藏**】 均参考《河南省中药饮片炮制规范》（2022年版）[1]拟定。

参考文献

［1］河南省卫生厅.河南中药材标准［S］.郑州：中原农民出版社，1991：12.

［2］国家药典委员会.中华人民共和国药典（2020年版一部）［S］.北京：中国医药科技出版社，2020：58.

［3］佚名,神农本草经［M］.孙星衍，孙冯翼，辑.北京：商务印书馆，1959：101.

［4］陶弘景,本草经集注［M］.尚志钧，尚元胜，辑校.北京：人民卫生出版社，1994：373.

［5］尚志钧.唐·新修本草（辑复本）［M］.合肥：安徽科学技术出版社，1981：266.

［6］苏颂.图经本草［M］.尚志钧，辑.合肥：皖南医学院科研科印，1983：309.

［7］李时珍.本草纲目（第二册）［M］.北京：人民卫生出版社，1977：1185.

［8］中国科学院中国植物志编辑委员会.中国植物志（第十三卷）：［M］.北京：科学出版社，2004：204-206.

［9］山东省食品药品监督管理局.山东省中药材标准［S］.济南：山东科学技术出版社，2012：164.

［10］江苏省食品药品监督管理局.江苏省中药材标准［S］.南京：江苏凤凰科学技术出版社，2016：347-348.

［11］湖北省食品药品监督管理局.湖北省中药材标准［S］.北京：中国医药科技出版社，2018：132-133.

［12］河南省食品药品监督管理局.河南省中药饮片炮制规范［S］.郑州：河南科学技术出版社，2022：76-78.

［13］弓建红，王俊敏，张振凌，等.虎掌南星（掌叶半夏）的化学成分及药理活性研究进展［J］.河南科学，2020，38（3）：386-396.

［14］王琴霞.天南星和虎掌南星饮片质量标准及其有机酸部位的研究［D］.南京：南京中医药大学，2014.

金盏银盘 Jinzhanyinpan
BIDENTIS HERBA

本品为菊科植物婆婆针 *Bidens bipinnata* Linn.、鬼针草 *Bidens pilosa* Linn. 或金盏银盘 *Bidens biternata*（Lour.）Merr. et Sherff. 的干燥全草。夏末秋初枝叶茂盛和花开时采收，晒干。

【性状】 **婆婆针** 本品茎略呈方形，有的具短柔毛，长40～120cm，直径0.7～2.0cm。表面淡灰黄色或淡棕黄色，具细纵纹或纵沟槽，节稍膨大。叶皱缩多已破碎，中、下部叶对生，上部叶近对生或互生，较完整的叶片长10～15cm，二回羽状深裂，叶片腹面棕褐色或绿褐色，背面黄褐色，两面具疏毛。小裂片卵形或卵状披针形，先端渐尖，边缘具粗齿或羽裂，具长柄；茎顶或枝端可见扁平盘状花托，有时可见头状花序边缘为黄色舌状花，中央为管状花；有的着生10余个呈针束状的果实；瘦果条形，长1～2cm，直径1mm，具3～4棱，有短毛，顶端冠毛芒状，3～4枚。气微，味淡微苦。

鬼针草 叶为三出复叶，小叶3片，有时5片，卵圆形，被疏毛，舌状花黄色或白色。

金盏银盘 叶为1～2回羽状复叶，小叶卵形或卵状披针形，两面被疏毛。

【鉴别】（1）本品粉末呈黄绿色至褐绿色。多细胞非腺毛呈稍弯曲的棒形，顶端渐细，由3～7个细胞组成。花粉粒黄色，呈类圆形，具3个萌发孔沟，表面具颗粒状或短扁刺状突起。导管为螺纹导管和具缘纹孔导管。

（2）取本品粗粉1g，加乙醇15ml，超声处理15分钟，滤过，滤液蒸干，残渣加甲醇1ml使溶解，作为供试品溶液。另取金盏银盘对照药材1g，同法制成对照药材溶液。照薄层色谱法（《中国药典》2020年版四部通则0502）试验，吸取上述两种溶液各8μl，分别点于同一硅胶G薄层板上，以甲苯－丙酮－乙酸乙酯－甲醇－甲酸（20：2：10：5：1）为展开剂，展开，取出，晾干，置紫外光灯（365nm）下检视。供试品色谱中，在与对照药材色谱相应的位置上，显相同颜色的荧光斑点。

【检查】 **水分** 不得过 13.0%（《中国药典》2020 年版四部通则 0832 第二法）。

总灰分 不得过 12.0%（《中国药典》2020 年版四部通则 2302）。

【浸出物】 照醇溶性浸出物测定法（《中国药典》2020 年版四部通则 2201）项下的热浸法测定，用稀乙醇作溶剂，不得少于 13.0%。

【炮制】 除去杂质，洗净，切段，干燥。

【性味与归经】 甘、微苦，凉。归肺、心、胃经。

【功能与主治】 清热解毒，散瘀消肿，利尿。用于感冒发热，痢疾，肝炎，急性肠炎，咽喉肿痛，跌打损伤，蛇虫咬伤等。

【用法与用量】 15～30g。鲜用 30～60g。外用适量，捣烂涂敷或熏洗。

【贮藏】 置通风干燥处。

· 起草说明 ·

【别名】 鬼针草、鬼钗草、婆婆针、金杯银盏、一把针、刺针草。

【名称】 我省民间习称鬼针草，《河南省中药材标准》（1991 年版）收载名称为"金盏银盘"，本次标准修订沿用此名。

【来源】 金盏银盘始载于唐·《本草拾遗》，其名为鬼钗草，因着人衣如针，故亦名为鬼针[1]。清·《植物名实图考》指出："鬼针草，《本草拾遗》始著录……今北地犹谓之鬼针。"[2]《本草纲目拾遗》（卷五·草部下）"铁笕帚"名录下记载："……结实似笕帚形，能刺人手，故又名千条针……"[3]清·何谏所撰《生草药性备要》记载本品名为三叶鬼针草、黄花雾[4]。民国年间萧步丹所撰《岭南采药录》也有"虾箝草别名金杯银盏、黄花母沾衣草、三黄子"的记载[5]。此外，金盏银盘作为民族药，不同地区、不同民族对其称谓各异，名称较多。如《基诺族医药》载有本品，以"生娘白搓"命名，意译为"黑籽沾衣草"，其别名还有哑金铺（傣族）、呢枝切（哈尼族）[6]；《怒江流域民族医药》载有"鬼针草"，傈僳族民族药名音译为"莫本"，怒族音译为"挨本"，意为芒状冠毛，像箭一样戳在人的衣服上[7]。本品在《河南省中药材标准》（1991 年版）[8]收载，其饮片在《河南省中药饮片炮制规范》（2022 年版）有收载，为了更好地控制金盏银盘的质量，故对其进行标准提高后收入。

【原植物】 **婆婆针** 1 年生草本，高 40～120cm。茎直立，四棱形，上部多分枝，下部稍带紫褐色，茎枝幼时被短柔毛，中、下部叶对生，两面略具短毛，有长柄，二回羽状深裂，裂片边缘具细尖齿或钝齿，上部叶互生，较小，羽状分裂。头状花序生于枝顶和叶腋，有长梗，总苞杯状，苞片条状椭圆形，长 3～5mm，先端锐尖或钝，舌状花通常 1～3 朵，不育，舌片黄色，中央有多数黄色管状花，两性，全育，长约 4mm，裂片 5，雄蕊 5，聚药。雌蕊 1，柱头两裂。瘦果长条形，长 1.2～1.5cm，直径约 1mm，具 3～4 棱，有短毛，顶端冠毛 3～4 枚，倒刺芒状，长 2～5mm。花期 7～9 月，果期 9～11 月。见图 1。

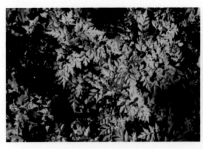
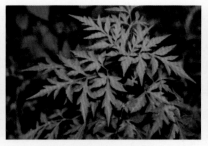
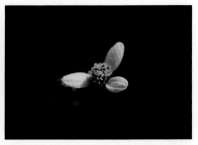

图 1　婆婆针植物图

鬼针草　与婆婆针不同之处，主要为叶片位于茎中部的通常 3 出或 3 裂，两侧裂片具短柄，裂片卵圆形，边缘呈锯齿状。舌状花黄色或白色，管状花黄褐色。瘦果条形，黑色，具 4 棱。见图 2。

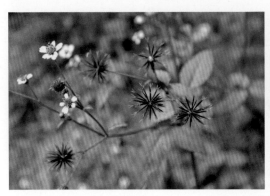
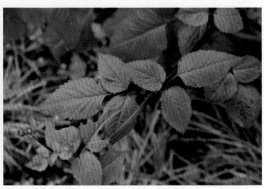

图 2　鬼针草植物图

金盏银盘　与鬼针草极相似，唯叶为二回三出复叶，小叶两面均被疏细柔毛。头状花序生于枝顶，舌状花少数，舌片淡黄色，近长圆形，管状花多数，黄色。瘦果长约 1.4cm，直径约 0.1cm，灰黑色，具 4 棱，冠毛 4 枚，草黄色，具倒生刺，长 1.5～4mm。见图 3。

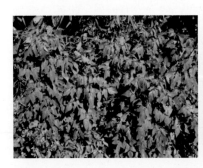
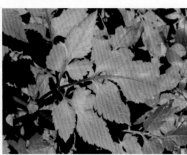
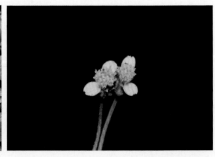

图 3　金盏银盘植物图

【产地】　全国各地均产。

【采收加工】　夏末秋初枝叶茂盛和花开时采收，晒干。

【化学成分】　地上部分主含 1-苯基环庚三烯、亚油酸、亚油烯酸、木栓酮、木栓醇；叶含挥发油，其主要成分为苧烯、龙脑、吉马烯 D、β-丁香烯、依兰油醇、α-杜松油醇；新鲜叶还含噢哢苷：（Z）-7-O-3-D-葡萄吡喃糖-6，7，3，4'-四羟基噢、（Z）-6-O-（6-O-β-香豆酰基-β-D-

葡萄吡喃糖）-6，7，3'，4-四羟基噢哢等[9]。

【**性状**】 根据对收集样品的实际观察，并参考《中华本草》[10]《中药大辞典》[11]《河南省中药材标准》1991年版进行描述。见图4。

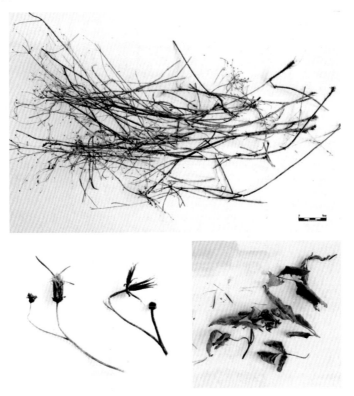

图4　金盏银盘药材图

【**鉴别**】（1）**显微鉴别**　取10批金盏银盘药材粉末，用水合氯醛试液装片，分别对非腺毛、导管、花粉粒的特征进行描述。见图5。

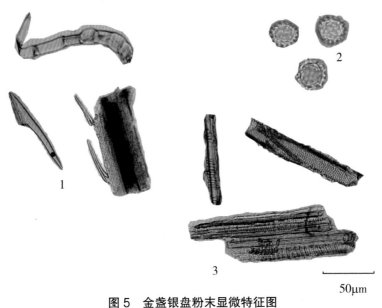

50μm

图5　金盏银盘粉末显微特征图

1.非腺毛；2.花粉粒；3.导管

（2）**薄层色谱鉴别**　以金盏银盘为对照药材，制定薄层色谱鉴别方法。考察了不同展开剂类型、比例和不同显色条件，并进行了耐用性试验考察，最终确定展开剂为甲苯－丙酮－乙酸乙酯－甲醇－甲酸（20：2：10：5：1），检视方法为置紫外光灯（365nm）下观察，建立了金盏银盘的薄层色谱鉴别方法。该色谱条件斑点分离较好，方法可行。结果见图 6。

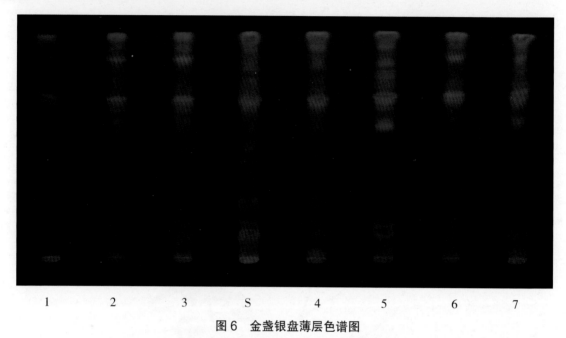

图 6　金盏银盘薄层色谱图

S. 金盏银盘对照药材；1–7. 金盏银盘样品

【**检查**】**水分**　按照《中国药典》2020 年版四部通则 0832 第二法烘干法测定，10 批样品的水分测定结果在 9.6%～12.2% 之间，见表 1。结合《中国药典》2020 年版四部通则 0212 药材和饮片检定通则，拟定限度为不得过 13.0%。

表 1　金盏银盘样品水分测定结果

样品编号	水分（%）	样品编号	水分（%）
J–1	9.6	J–6	11.2
J–2	12.1	J–7	12.2
J–3	10.8	J–8	10.9
J–4	10.6	J–9	11.5
J–5	10.5	J–10	10.2

总灰分　按照《中国药典》2020 年版四部通则 2302 总灰分测定法测定，10 批样品的总灰分值均在 7.5%～11.0% 之间，见表 2。考虑药材以全草入药，拟定限度为不得过 12.0%。

表 2 金盏银盘样品总灰分测定结果

样品编号	总灰分（%）	样品编号	总灰分（%）
J-1	8.6	J-6	11.0
J-2	8.6	J-7	9.0
J-3	8.7	J-8	9.7
J-4	7.5	J-9	10.8
J-5	10.6	J-10	8.7

【浸出物】 照浸出物测定法（《中国药典》2020 年版四部通则 2201）测定。参照金盏银盘化学成分性质，以水、30% 乙醇、45% 乙醇、稀乙醇、70% 乙醇作溶剂，照浸出物冷浸法和热浸法测定，结果以稀乙醇热浸法提取的浸出物含量较高，测定 10 批样品，结果在 14.0%～22.1% 之间，平均值为 16.3%，见表 3。拟定限度为不得少于 13.0%。

表 3 金盏银盘样品浸出物测定结果

样品编号	浸出物（%）	样品编号	浸出物（%）
J-1	22.1	J-6	16.2
J-2	14.1	J-7	14.0
J-3	14.5	J-8	14.1
J-4	18.1	J-9	14.5
J-5	20.4	J-10	15.3

【炮制】【性味与归经】【功能与主治】【用法与用量】【贮藏】 均参考《河南省中药饮片炮制规范》（2022 年版）拟定。

参考文献

［1］尚志钧.《本草拾遗》辑释［M］.合肥：安徽科学技术出版社，2003：66.

［2］张瑞贤.植物名实图考校释［M］.北京：中国古籍出版社，2008：268.

［3］赵学敏.本草纲目拾遗［M］.北京：人民卫生出版社，1963：155.

［4］朱晓光.岭南本草古籍三种［M］.北京：中国医药科技出版社，1998：33.

［5］萧步丹.岭南采药录［M］.香港：万里书店出版社，2003：145.

［6］杨正林.基诺族医药［M］.昆明：云南科技出版社，2001：162.

［7］周元川，郑进.怒江流域民族医药［M］.昆明：云南科技出版社，2010：135.

［8］河南省卫生厅.河南省中药材标准（1991 年版）［S］.郑州：中原农民出版社，1991：.52.

［9］广东省食品药品监督管理局.广东省中药材标准（第 1 册）［S］.广州：广东科技出版社，2004：139.

［10］国家中医药管理局《中华本草》编委会.中华本草（第 7 册）［M］.上海：上海科学技术出版社，1999：730.

［11］南京中医药大学.中药大辞典［M］.2 版.上海：上海科学技术出版社，2006：2952.

金银花叶 Jinyinhuaye
LONICERAE FOLIUM

本品为忍冬科植物忍冬 *Lonicera japonica* Thunb. 的干燥叶。夏、秋二季采摘花蕾后采收，晒干。

【性状】 本品多皱缩或破碎。完整叶展平后呈卵圆形或长卵形，长 2～8cm，宽 1～5cm。先端尖，基部圆钝，边缘整齐。上表面绿色或带紫褐色，下表面灰绿色，主脉淡黄色，于下表面突起，侧脉羽状，小脉网状。叶柄短，密生或疏生短柔毛。纸质，易破碎。气微，味微苦。

【鉴别】 （1）本品粉末为灰绿色至棕绿色。非腺毛众多，为单细胞，壁厚，长 225～975μm；草酸钙簇晶众多，直径 18～67μm，上表皮细胞呈多角形，垂周壁平直；下表皮细胞垂周壁呈波状弯曲，可见不定式气孔。

（2）取本品粉末 0.2g，加甲醇 5ml，放置 12 小时，滤过，滤液作为供试品溶液。另取绿原酸对照品，加甲醇制成每 1ml 含 1mg 的溶液，作为对照品溶液。照薄层色谱法（《中国药典》2020 年版四部通则 0502）试验，吸取上述两种溶液各 5μl，分别点于同一硅胶 H 薄层板上，以乙酸丁酯 - 甲酸 - 水（7：2.5：2.5）的上层溶液为展开剂，展开，取出，晾干，置紫外光灯（365nm）下检视。供试品色谱中，在与对照品色谱相应的位置上，显相同颜色的荧光斑点。

【检查】 **水分** 不得过 12.0%（《中国药典》2020 年版四部通则 0832 第二法）。

总灰分 不得过 12.0%（《中国药典》2020 年版四部通则 2302）。

酸不溶性灰分 不得过 8.0%（《中国药典》2020 年版四部通则 2302）。

【浸出物】 照水溶性浸出物测定法（《中国药典》2020 年版四部通则 2201）项下的热浸法测定，不得少于 32.0%。

【含量测定】 照高效液相色谱法（《中国药典》2020 年版四部通则 0512）测定。

色谱条件与系统适用性试验 以十八烷基硅烷键合硅胶为填充剂；以乙腈 -0.1% 磷酸溶液（13：87）为流动相；检测波长为 327nm。理论板数按绿原酸峰计算应不低于 2000。

对照品溶液的制备 取绿原酸对照品适量，精密称定，置棕色量瓶中，加 50% 甲醇制成每 1ml 含 40μg 的溶液，即得。

供试品溶液的制备 取本品粉末（过四号筛）约 0.15g，精密称定，置具塞锥形瓶中，精密加入 50% 甲醇 50ml，密塞，称定重量，放置 30 分钟，超声处理（功率 500W，频率 40kHz）30 分钟，放冷，再称定重量，用 50% 甲醇补足减失的重量，摇匀，滤过，取续滤液，即得。

测定法 分别精密吸取对照品溶液与供试品溶液各 10μl，注入液相色谱仪，测定，即得。

本品按干燥品计算，含绿原酸（$C_{16}H_{18}O_9$）不得少于 1.0%。

【炮制】 除去杂质。

【性味与归经】 甘，寒。归心、肺经。

【功能与主治】 清热解毒，活血化瘀。用于温病发热，热毒血痢；外治疮疡肿毒。

【用法与用量】 10～30g；外用适量，煎水熏洗、熬膏贴或研末调敷。

【贮藏】 置阴凉干燥处。

·起草说明·

【别名】 忍冬叶、密银花叶。

【名称】 沿用我省习用名称。

【来源】 金银花始载于梁·陶弘景《名医别录》，列为上品，曰："今处处皆有，似藤生，凌冬不凋，故名忍冬。"[1]《本草纲目》载："败毒托里，散气和血，其功独胜。金银花（俗名甜藤，采花连茎叶）自然汁半碗。煎八分，服之，以滓敷上。"[2]《本草求真》中记载"花与叶同功。毒结血凝，服此，毒顿解。"[3]《洪氏集验方》中记载："治乳痈发背，诸般疮毒，金银花（一名忍寒草）上采叶，研为滓，敷疮口。"[4]并有附图。以上记述及附图，与今忍冬属植物特征相符。金银花叶在我省有习用，故纳入此标准。

【原植物】 多年生半常绿缠绕木质藤本，长达9m。茎中空，多分枝，幼枝密被短柔毛和腺毛。叶对生；叶柄长4～10cm，密被短柔毛；叶纸质，叶片卵形、长圆状卵形或卵状披针形，长2.5～8cm，宽1～5.5cm，先端短尖，渐尖或钝圆，基部圆形或近心形，全缘，两面和边缘均被短柔毛。花成对腋生，花梗密被短柔毛和腺毛；苞片2枚，叶状，广卵形或椭圆形；小苞片长约1mm，被短毛及腺毛；花萼短小，萼筒长约2mm，无毛，5齿裂，裂片卵状三角形或长三角形，先端尖，外面和边缘密被毛；花冠唇形，长3～5cm，上唇4浅裂，花冠筒细长，外面被短毛和腺毛，花初开时为白色，2～3日后变金黄色；雄蕊5，着生于花冠内面筒口附近，伸出花冠外；雌蕊1，子房下位，花柱细长，伸出。浆果球形，直径6～7mm，成熟时蓝黑色，有光泽。花期4～7月，果期6～11月[5]。见图1。

【产地】 主产于河南（新密、封丘、淅川、禹州等）、山东、河北、辽宁、安徽、江苏等地。

【采收加工】 夏、秋二季金银花采收过后进行采摘，除去杂质、枝梗，晒干。

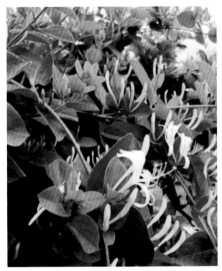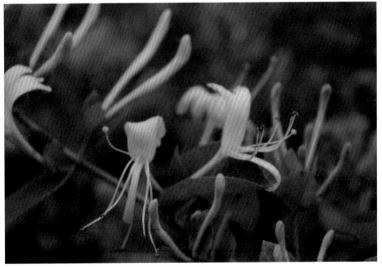

图1 忍冬植物图

【**化学成分**】 含槲皮素、木犀草素、芦丁、木犀草苷、木犀草素 -7-O-β-D- 葡萄糖苷、绿原酸、新绿原酸、异绿原酸 C、咖啡酸、丁香酸、肉桂酸、3，4-O- 二咖啡酰基奎宁酸甲酯、3，4-O- 二咖啡酰基奎宁酸、1，3-O- 二咖啡酰基奎宁酸、3，5- 二咖啡酰基奎宁酸、裂环马钱子苷、裂环马钱素、马钱子苷、马钱子苷酸、獐牙菜苷、芳樟醇[6-9]等。

【**性状**】 根据对收集样品的实际观察进行描述。见图 2。

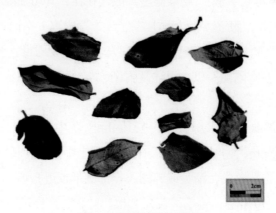

图 2　金银花叶药材图

【**鉴别**】（1）**显微鉴别** 根据收集样品描述显微特征，见图 3。

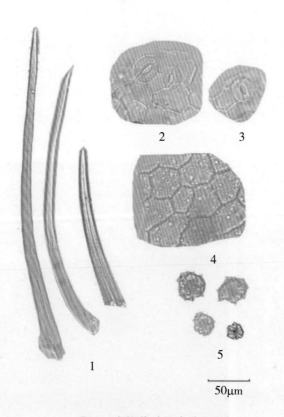

图 3　金银花叶粉末特征图

1. 非腺毛；2. 下表皮细胞；3. 气孔；4. 上表皮细胞；5. 簇晶

（2）**薄层鉴别** 以绿原酸为对照品，制定薄层色谱鉴别方法。考察了不同展开剂类型、比例和不同显色条件，并进行了耐用性试验考察，最终确定采用硅胶H薄层板，展开剂为乙酸丁酯－甲酸－水（7∶2.5∶2.5），展开、取出、晾干后置紫外光灯（365nm）下检视。该色谱条件斑点分离较好，方法可行。结果见图4。

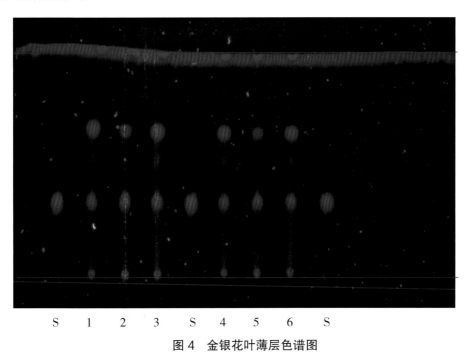

图4 金银花叶薄层色谱图

S.绿原酸对照品；1-6.金银花叶样品

【**检查**】 **水分** 按照《中国药典》2020年版四部通则0832第二法烘干法测定，结果在8.4%～9.7%之间，拟定限度为不得过12.0%。见表1。

总灰分 按照《中国药典》2020年版四部通则2302总灰分测定法测定，结果在8.0%～8.9%之间，拟定限度为不得过12.0%。见表1。

酸不溶性灰分 按照《中国药典》2020年版四部通则2302酸不溶性灰分测定法测定，结果在6.0%～7.8%之间，拟定限度为不得过8.0%。见表1。

表1 检查项测定结果（%）

样品	1	2	3	4	5	6	7	8	9
水分	8.5	8.4	8.5	8.8	8.7	8.6	9.7	9.5	9.7
总灰分	8.2	8.0	8.2	8.8	8.9	8.8	8.2	8.0	8.2
酸不溶性灰分	7.5	6.3	7.5	6.8	6.8	6.7	7.8	6.0	7.6

【**浸出物**】 按照《中国药典》2020年版四部通则2201浸出物测定法项下的热浸法，测定结果在41.3%～60.8%之间，拟定限度为不得少于32.0%。见表2。

表 2　浸出物测定结果（%）

样品	1	2	3	4	5	6	7	8	9
浸出物	60.8	57.6	57.6	59.4	54.1	58.7	41.3	54.2	53.1

【含量测定】　金银花叶的主要化学成分为黄酮类、环烯醚萜类化合物，其中绿原酸成分含量高，也是发挥药效作用的物质基础。所以建立测定绿原酸含量的方法。

经方法学验证，绿原酸进样量在 0.1～4.0μg 范围内，与峰面积呈良好的线性关系（R^2=0.9999）；精密度 RSD 为 1.48%（n=6）；重复性 RSD 为 0.90%（n=6）；平均加样回收率为 97.69%（RSD 为 0.92%；n=6）。经考察，供试品溶液在 12 小时内稳定性良好。

依法测定，结果样品中绿原酸含量在 1.4%～2.2% 之间。根据测定结果，规定本品按干燥品计算，含绿原酸（$C_{16}H_{18}O_9$）不得少于 1.0%，结果见表 3、图 5、图 6。

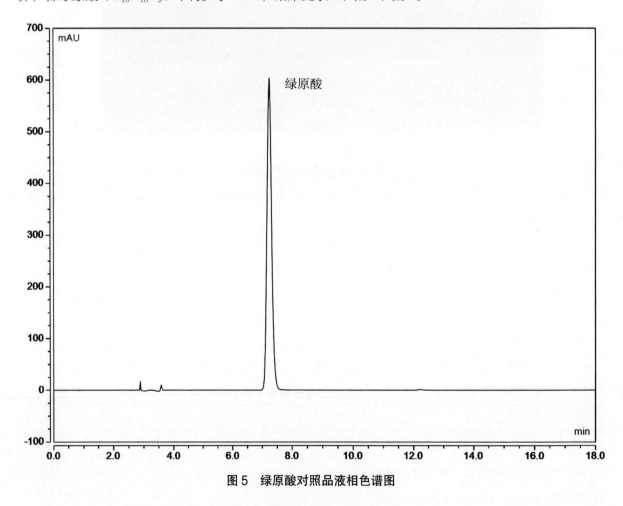

图 5　绿原酸对照品液相色谱图

表 3　金银花叶样品含量测定（%）

样品	1	2	3	4	5	6	7	8	9
绿原酸	1.8	1.8	1.8	2.2	2.2	2.2	1.4	1.4	1.4

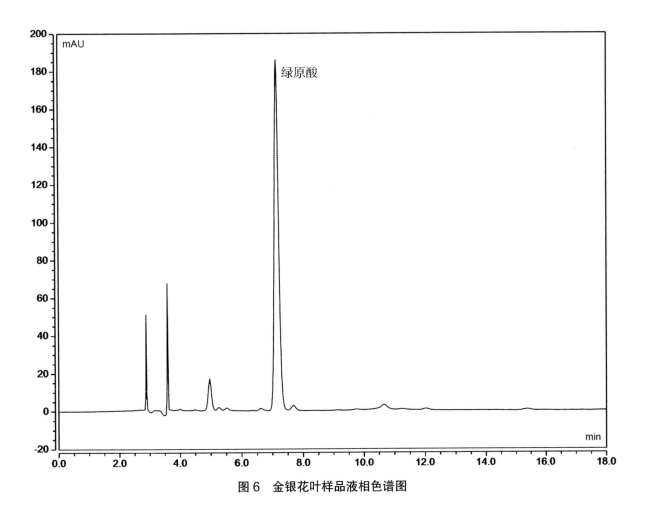

图6 金银花叶样品液相色谱图

【炮制】【性味与归经】【用法与用量】【贮藏】 参考《山东省中药材标准》（2012年版）、《广东省中药材标准》（2011年版）拟定。

【功能与主治】 参考本草资料记述，《本草求真》曰："毒结血凝，服此，毒顿解。"《本草纲目》曰："败毒托里，散气和血，其功独胜。"暂定为"清热解毒、活血化瘀"。

参考文献

［1］陶弘景.名医别录［M］.尚志钧，辑校.北京：人民卫生出版社，1986：50.

［2］李时珍.本草纲目［M］.北京：人民卫生出版社，1977：1334-1335.

［3］黄宫绣.本草求真［M］.赵贵铭，点校.太原：山西科学技术出版社，2012：301.

［4］洪遵.洪氏集验方［M］.宋咏梅，张云杰，点校.上海：上海科学技术出版社，2003：15.

［5］南京中医药大学.中药大辞典［M］.2版.上海：上海科学技术出版社，2006：1963.

［6］马春霞，南敏伦，司学玲，等.忍冬叶化学成分和药理作用研究进展［J］.中国药师，2021，24（6）：1138-1145.

［7］李静，韩燕雨.忍冬非花蕾部位的研究进展［J］.中华中医药学刊，2020，38（4）：43-50.

［8］朱姮，陈静娴，文蕾，等.忍冬叶化学成分的研究进展［J］.山东科学，2016，29（6）：30-39.

［9］张永欣，张启伟，李春，等.忍冬叶中抗氧化化学成分研究［J］.中国中药杂志，2015，40（12）：2372-2377.

金蝉花 Jinchanhua
CORDYCEPS CICADAE

本品为麦角菌科真菌大蝉草 *Cordyceps cicadae* Shing 寄生在蝉科昆虫山蝉 *Cicada flammata* Dist. 若虫上的子座及若虫尸体的复合体。6～8月采，除去泥土，干燥。

【性状】 本品虫体似蝉蜕，呈长椭圆形，微弯曲，长3～4cm，直径1～1.4cm；表面棕黄色至黄褐色，大部分包被灰白色菌丝；断面粗糙，充满松软的内容物，白色至类白色。孢梗束从虫体前端或子座上长出，丛生，长条形或卷曲，分枝或不分枝，成熟者末端肥大呈椭圆形或纺锤形，淡黄白色，粉状。子座单生或2～3个，呈卷曲、扭曲的长条形，长3～7cm，直径0.3～0.4cm，多次二歧分枝并产生新的子座和孢梗束；表面黑褐色或灰黑色，顶端稍膨大。子座易脱落。气特异，味淡。

【鉴别】（1）本品菌丝细长，无色透明。分生孢子长椭圆形、纺锤形或窄肾形。体壁碎片不规则形，浅黄色或黄棕色，表面密布乳头状突起，可见毛窝。刚毛深黄棕色或红棕色，多碎断，壁厚。

（2）取本品粉末1g，加70%乙醇10ml，超声处理30分钟，滤过，滤液作为供试品溶液。另取金蝉花对照药材1g，同法制成对照药材溶液。照薄层色谱法（《中国药典》2020年版四部通则0502）试验，吸取上述两种溶液各4μl，分别点于同一硅胶G薄层板上，以正丁醇－冰醋酸－水（6：3：1）为展开剂，展开，取出，晾干，喷以0.4%茚三酮乙醇溶液，在105℃加热至斑点显色清晰。供试品色谱中，在与对照药材色谱相应的位置上，显相同颜色的斑点。

【检查】 **水分** 不得过13.0%（《中国药典》2020年版四部通则0832第二法）。

总灰分 不得过15.0%（《中国药典》2020年版四部通则2302）。

酸不溶性灰分 不得过10.0%（《中国药典》2020年版四部通则2302）。

【浸出物】 照水溶性浸出物测定法（《中国药典》2020年版四部通则2201第一法）项下的热浸法测定，不得过33.0%。

【炮制】 取原药材，除去杂质，洗净，干燥，筛去灰屑。

【性味与归经】 甘、咸，寒。归肺、肝经。

【功能与主治】 疏风散热，透疹，息风止痉，明目退翳。用于外感风热，发热，头昏，咽痛，麻疹初期，疹出不畅，小儿惊风，夜啼，目赤肿痛，翳膜遮睛。

【用法与用量】 3～9g。

【贮藏】 置通风干燥处，防潮，防蛀。

· 起草说明 ·

【别名】 蝉花、虫花、蝉生虫草、蝉虫草菌[1]。

【名称】 金蝉花在《河南省中药饮片炮制规范》（2022年版）有收载，故本标准沿用此名称。

【来源】 本品为麦角菌科真菌大蝉草 *Cordyceps cicadae* Shing 寄生在蝉科昆虫山蝉 *Cicada flammata* Dist. 若虫上的子座及若虫尸体的复合体[2]。《雷公炮炙论》载"凡使，要白花全者"[3]。李时珍在《本草纲目》中引宋·姚宽《西溪丛语》记载曰"蝉额裂面抽茎，上有花"[4]；《本草蒙筌》等记载

"乃状类花冠，生壳顶上"[5]。宋代《经史证类备急本草》中记载生长在"苦竹林"中的蝉花质量好[2]。现代《道地药和地方标准药原色图谱》载"虫体长椭圆形，长3～4cm，直径1～1.5cm，灰褐色至棕黄色，外被灰白色菌丝；断面实心，黄白色。头部具数枚孢梗束，长条形，常弯曲，扭折，有分枝"。文献描述与今之金蝉花性状一致。金蝉花在全国南方大部分地区都有分布，我省第三次中药资源普查发现南阳和开封有分布，故收入本标准。

【产地】 我省南阳、开封有产[6, 7]。四川、浙江、云南、江苏、福建、广东等省有产。

【采收加工】 6～8月采，除去泥土，干燥。

【化学成分】 大蝉草部含半乳甘露聚糖，由 D-甘露糖和 D-半乳糖以 4∶3 比例组成；虫体部含半乳甘露糖 CI-5N、甘露聚糖 CI-P 及 CI-A[8, 9]等。金蝉花中还含有腺苷、虫草素、麦角甾醇、油酸、棕榈酸、亚油酸、多球壳菌素等成分[10]。

【性状】 依据收集样品的性状而描述。见图1。

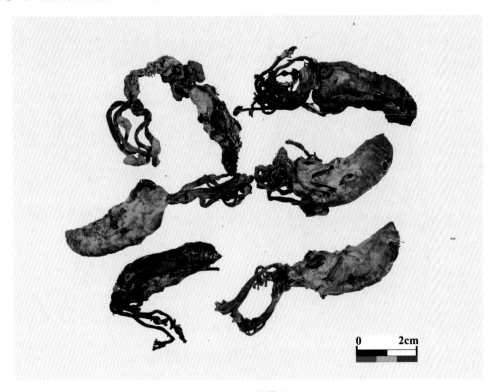

图1 金蝉花药材图

【鉴别】（1）显微鉴别 根据实验样品观察拟定粉末显微特征。见图2。

（2）薄层色谱鉴别 以金蝉花为对照药材，制定薄层色谱鉴别方法。考察了不同展开剂类型、比例和不同显色条件，并进行了耐用性试验考察，最终确定展开剂为正丁醇－冰醋酸－水（6∶3∶1），检视方法为喷以 0.4% 茚三酮乙醇溶液，晾干，于105℃加热至斑点显色清晰。置日光下，建立了金蝉花的薄层色谱鉴别方法。该色谱条件斑点分离较好，方法可行。结果见图3。

【检查】 水分 按照《中国药典》2020 年版四部通则 0832 第二法烘干法测定，结果在 8.8%～9.7% 之间（表1），结合《中国药典》2020 年版四部通则 0212 药材和饮片检定通则，拟定

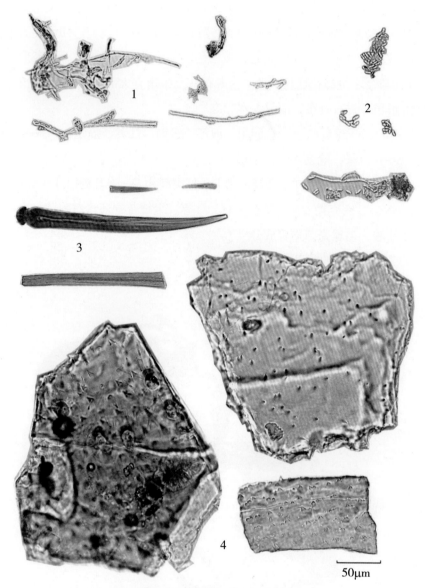

图 2　金蝉花显微特征图

1.菌丝；2.孢子；3.刚毛；4.体壁碎片

限度为不得过 13.0%。

总灰分　按照《中国药典》2020 年版四部通则 2302 总灰分测定法测定，结果在 6.8%～13.5% 之间（表 1），拟定限度为不得过 15.0%。

酸不溶性灰分　按照《中国药典》2020 年版四部通则 2302 酸不溶性灰分测定法测定，其酸不溶性灰分范围在 4.0%～9.8% 之间（表 1），拟定限度不得过 10.0%。

表 1　水分、总灰分、酸不溶性灰分测定结果（%）

样品	1	2	3	4	5	6	7	8
水分	9.6	9.5	9.4	9.3	9.7	9.7	8.8	9.7
总灰分	11.6	9.1	9.5	11.4	13.5	13.0	6.8	8.3
酸不溶性灰分	7.6	4.0	5.1	5.3	9.5	9.8	4.1	9.2

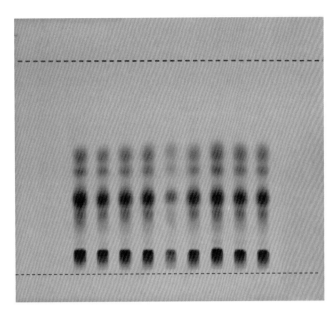

图3　金蝉花薄层色谱图

1-8.金蝉花样品；S.金蝉花对照药材

【浸出物】 按照《中国药典》2020 年版四部通则 2201 水溶性浸出物测定法项下的热浸法，测定结果在 34.8%～46.5% 之间（表 2），拟定限度不得少于 33.0%。

表2　浸出物测定结果（%）

样品	1	2	3	4	5	6	7	8
浸出物	43.4	43.9	46.5	42.3	41.0	34.8	43.7	36.6

【炮制】【性味与归经】【功能与主治】【用法与用量】【贮藏】 均参考《河南省中药饮片炮制规范》（2022 年版）拟定。

参考文献

［1］程超寰.本草释名考订［M］.北京：中国中医药出版社，2013：478.

［2］周兆永，廖天月，万晶琼，等.金蝉花的本草考证［J］.中国野生植物资源，2022，41（5）：76-85.

［3］雷敩.雷公炮炙论［M］.张骥，补辑.南京：江苏科学技术出版社，1984：85.

［4］中华中医药学会.本草纲目新校注本［M］.3 版.北京：华夏出版社，2008：1540.

［5］陈嘉谟.本草蒙筌［M］.北京：人民卫生出版社，1988：410.

［6］南阳地区医药管理局.河南省南阳地区中药资源名录［M］.南阳地区医药管理局，1987：3.

［7］开封市中药资源普查办公室.开封市中药资源名录［M］.开封市中药资源普查办公室，1987：195.

［8］南京中医药大学.中药大辞典（下）［M］.2 版.上海：上海科学技术出版社，2006：3120-3121.

［9］国家中医药管理局《中华本草》编委会.中华本草［M］.上海：上海科学技术出版社，1999：499-500.

［10］秦文平，慕程，殷世鹏.中药蝉花的化学成分及药理作用研究进展［J］.中国中医药图书情报杂志，2019（4）：73-76.

金箔 Jinbo
AURUM FOIL

本品为自然元素铜族矿物自然金经加工锤成的薄片，主要含金（Au）。将黄金锤成薄纸状，剪切成正方形或长方形。

【性状】 本品呈纸状薄片，大小不一。表面呈金黄色、红黄色或亮黄色等。具极强的金属光泽。不透明。体轻，易皱折而破裂。气微，味微辛。

【炮制】 原品入药。

【性味与归经】 辛、苦，平。归心、肝经。

【功能与主治】 镇心，安神，解毒。治惊痫，癫狂，心悸，疮毒。

【用法与用量】 内服：入丸、散。一般作丸药挂衣。外用：研末撒患处。

【注意】 阳虚气陷，下痢清冷者忌服。

【贮藏】 置干燥处。

·起草说明·

【别名】 金薄、金页。

【名称】 沿用我省习用名称。

【来源】 金供药用从《名医别录》"金屑[1]"开始，至唐代《药性论》改用"金箔"，原作"金薄"。《开宝本草》引载于"金屑"条下，并云："（金屑）医家所用，皆炼熟金薄及以水煎金器，取汁用之，固无毒矣。"《本草图经》曰："金屑古方不见用者……惟作金银薄，入药甚便。"《本草衍义》曰："金屑不曰金，而更加屑字者，是已经磨屑可用之义……盖须烹炼煅屑成薄，方可研屑入药。"《本草蒙筌》曰："金屑……随处皆有，益州（今四川省）独多……或洗净金器水煎，或擂碎金箔汤服。"《本草经疏》云："《太清法》云：'金性本刚，服之伤肌损骨。'惟作箔入药，可为镇心安神之用。"由此可见，自古已有自然金，且需作成金箔方可入药，此与现用黄金砸制成薄片状金箔的情况相符[2]。本标准规定金箔来源为自然元素铜族矿物自然金经加工锤成的薄片，主要含自然金（Au）。

【原矿物】 自然金（native gold）晶体结构属等轴晶系。晶体呈八面体，菱形十二面体，但少见。常为分散颗粒状或不规则树枝状集合体，偶呈较大的块体。金黄色。条痕与颜色相同，强金属光泽。硬度 2.5～3，断口锯齿状，无解理。相对密度 15.6～18.3（纯金为 19.3）。具强延展性。有高度的传热及导电性。自然金分脉金（山金）和砂金两种。脉金产于石英脉中及硫化物矿脉等热液脉中。砂金系古河床及现代河床涧谷中砂砾堆积夹杂的金沙，为脉金从其母岩中分离后冲淤聚集者。我国多数地区有产，其中原生矿床以山东等地著称，砂金矿以金沙江、黑龙江和湖南沅水流域分布最多[3]。

【产地】 金箔主产于江苏南京、福建福州；浙江、广东、北京亦产[2]。

【采收加工】 将黄金锤成薄纸状，剪切成正方形或长方形。

【化学成分】 本品主要为自然金，常含有少量银、铜等其他金属元素[3]。

【性状】 依据收集样品的性状而描述。见图1。

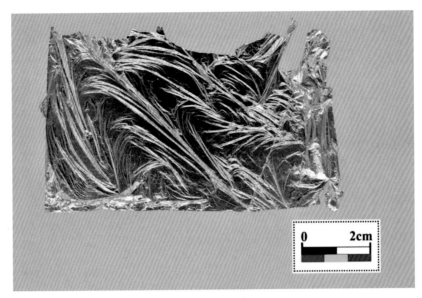

图1 金箔药材图

【炮制】【性味与归经】【功能与主治】【用法与用量】【注意】【贮藏】 均参考《河南省中药饮片炮制规范》（2022年版）拟定。

参考文献

[1] 陶弘景. 名医别录 [M]. 尚志钧，辑校. 北京：人民卫生出版社，1986：99.
[2] 国家中医药管理局《中华本草》编委会. 中华本草（第1册）[M]. 上海：上海科学技术出版社，1999：419.
[3] 南京中医药大学. 中药大辞典（上册）[M]. 2版. 上海：上海科学技术出版社，2006：1938.

狗脊贯众 Goujiguanzhong
WOODWARDIAE RHIZOMA

本品为乌毛蕨科植物狗脊蕨 *Woodwardia japonica*（L.f）Sm. 或单芽狗脊蕨 *Woodwardia unigemmata*（Makino）Nakai. 带叶柄基的干燥根茎。春、秋二季采挖，削去叶柄，须根，除净泥土，晒干。

【性状】 狗脊蕨 本品长圆柱形，挺直或稍弯曲，长6～26cm，直径2～7cm。表面红棕色或黑褐色。根茎粗壮，密被短粗的叶柄残基，近顶端鳞片较多，棕红色。叶柄残基近半圆柱形，镰刀状弯曲，背面呈肋骨状，下端膨大；横切面可见分体中柱2～4个，腹面的1对较大，呈八字形或略弯曲成双曲形排列。质坚硬。气微，味微苦、涩。

单芽狗脊蕨 呈长圆柱形或削成柱状、方柱状，挺直或稍弯曲，上端较粗钝，下端较尖，长6～30cm，直径2～7cm。表面红棕色或黑褐色。根茎粗壮，密被短粗的叶柄残基、鳞叶，可见须根。叶柄残基坚硬，横断面半圆形，深棕色或棕红色，有黄棕色分体中柱5～8个，其中腹面1对较大，呈八字形排列。鳞叶棕红色，全缘。须根棕黑色。气微，味微苦、涩。

【鉴别】 本品粉末棕色。淀粉粒众多，单粒类圆球形、卵圆形、长圆形或不规则形，直径

1～8μm，脐点裂缝状。厚壁细胞窄长，先端钝圆或稍斜尖，直径15～55μm，壁微木化或非木化，具斜纹孔。棕色块状物呈不规则形，散在。鳞片细胞长梭形，边缘有附属物。管胞多见。薄壁细胞多破碎。

【检查】 **水分** 不得过12.0%（《中国药典》2020年版四部通则0832第二法）。

总灰分 不得过9.0%（《中国药典》2020年版四部通则2302）。

酸不溶性灰分 不得过5.0%（《中国药典》2020年版四部通则2302）。

【炮制】 **狗脊贯众** 除去杂质及须根，洗净，干燥，捣碎。

狗脊贯众炭 取狗脊贯众碎块，置炒制容器内，用武火炒至表面黑色，内部黑褐色时，喷淋清水少许，熄灭火星，取出，晾干。

【性味与归经】 苦，微寒。归脾、胃经。

【功能与主治】 杀虫，清热解毒，凉血止血。用于风热感冒，温热斑疹，吐血，衄血，肠风便血，血痢，血崩，带下，驱蛔虫、绦虫、蛲虫等。狗脊贯众炭用于止血。

【用法与用量】 4.5～9g。外用适量。

【贮藏】 置通风干燥处。

· 起草说明 ·

【别名】 狗脊、虾公草、毛狗头、大叶贯众、贯众、黄狗蕨、茄板菜。

【名称】 因本品来源于狗脊蕨，故名狗脊贯众。

【来源】 本品为较常用中药，始载于《神农本草经》，历代本草均有记载。李时珍谓："此草叶似凤尾，其根一本而众枝贯之，故草名凤尾草，根名贯众。"由于本草描述较为简单又不一致，从本草记载中只能说明为蕨类植物，很难断定为何种蕨类植物。《中国药典》1985年版及以后历年版均未收载。近代中药志等有关书籍收载的贯众为多来源。我们对全省使用的贯众商品药材进行了调查，收集到的样品有数种，狗脊贯众是其中之一，故收入本标准[1]。

【原植物】 **狗脊蕨** 多年生草本，高50~100cm，根状茎粗短，横生或向上倾斜直立，密生较大的红棕色披针形膜质鳞片。叶簇生；叶柄长30~60cm，深禾秆色，基部以上到叶轴有较小的鳞片；叶片长圆形，厚纸质，长30~80cm，宽20~50cm，二回羽裂，仅羽轴下部有小鳞片；下部羽片长15~30cm，宽2~5cm，羽裂深约1/2，裂片三角状或三角状长圆形，先端尖或具微锯齿；叶脉羽状，有网眼1~2行，网眼外的小脉分离，无内藏小脉，孢子囊群长形，生于主脉两侧相对的网脉上，囊群盖长肾形，褐色，革质，以外侧边着生网脉，开向主脉[1]。见图1。

单芽狗脊蕨 与狗脊蕨近似。主要区别为根状茎粗短横走，叶轴顶部和羽片着生处下面生有1个（偶2个）具红棕色鳞片包被的芽孢，羽片基部对称，羽裂片较深[1]。

【产地】 广布长江以南各省区。我省信阳、桐柏山区有分布。

【采收加工】 春、秋二季采挖，去净泥土，削去须根及叶柄（仅留残基），晒干。

【化学成分】 含有儿茶酚衍生物[1]。

【性状】 依据收集样品的性状而描述。见图2。

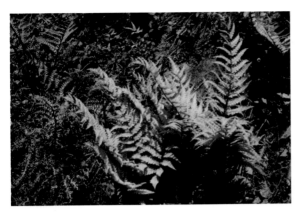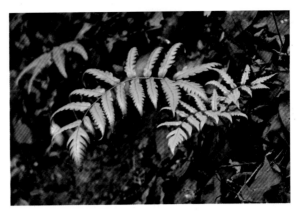

图 1 狗脊蕨植物图

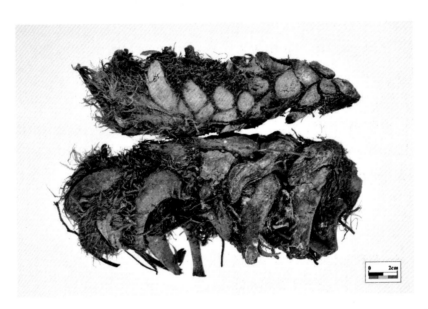

图 2 狗脊贯众药材图

【鉴别】 **显微鉴别** 在《河南省中药材标准》1993 年版基础上，根据实验样品观察，拟定粉末显微特征。

【检查】 **水分** 按照《中国药典》2020 年版四部通则 0832 第二法烘干法测定，结果在 5.0%～11.0% 之间，拟定限度为不得过 12.0%。

总灰分 按照《中国药典》2020 年版四部通则 2302 总灰分测定法测定，结果在 3.1%～7.6% 之间，拟定限度为不得过 9.0%。

酸不溶性灰分 按照《中国药典》2020 年版四部通则 2302 酸不溶性灰分测定法测定，结果在 2.1%～4.2% 之间，拟定限度为不得过 5.0%。

【炮制】【性味与归经】【功能与主治】【用法与用量】【贮藏】 均参考《河南省中药饮片炮制规范》（2022 年版）拟定。

参考文献

[1]河南省卫生厅.河南省中药材标准（1993 年版）[S].郑州：中原农民出版社，1994：56-58.

夜明砂 Yemingsha
VESPELTILIONIS FAECES

本品为蝙蝠科动物蝙蝠 *Vespertilio superans* Thomas 等多种蝙蝠的干燥粪便。全年均可采收，到其栖息地方铲取，去其泥土，拣净杂质，干燥。

【性状】 本品呈长椭圆形颗粒状，两端微尖。长 5～7mm，直径约 2mm。表面粗糙，棕褐色或黑褐色，破碎者呈小颗粒状或粉末状。在放大镜下观察可见棕色或黄棕色有光泽的昆虫头、眼及翅膀。质轻软，不刺手。气微，味微苦、辛。

【检查】 水分 不得过 13.0%（《中国药典》2020 年版四部通则 0832 第二法）。

【炮制】 筛去灰土，除去杂质。

【性味与归经】 辛，寒。归肝经。

【功能与主治】 清热明目，散血消积。用于青盲，雀目，内外翳障，瘰疬，疳疾，疟疾。

【用法与用量】 3～10g，包煎。

【贮藏】 置通风干燥处。

· 起草说明 ·

【别名】 天鼠屎、鼠法、石肝、黑砂星、檐老鼠屎。

【名称】 夜明砂之名为全国所用，故沿用此名。

【来源】 夜明砂原名天鼠屎，始载于《神农本草经》，列为下品[1]。《日华子本草》称之为夜明砂。为蝙蝠科动物蝙蝠、大管鼻蝠、普通伏翼、大耳蝠、华南大棕蝠的粪便。

【原动物】 体形较小，前臂长 46～54 mm。耳短而宽，耳屏亦短，其尖端较为圆钝。眼极细小。鼻部正常，无鼻叶或其他衍生物。前肢特化，指骨延长，由指骨末端向上至上膊骨，向后至躯体局侧，后肢及尾间，生有一层薄的翼膜，膜上无毛，可见血管分布，但第一指不包在翼膜内，作游离状，诸指的爪及后足各趾的爪均较发达，呈显著的钩状，便于将身体悬挂着休息。胸骨具有龙骨突。尾发达，向后延伸至股间膜的后缘。躯体背部毛色呈灰棕色，具有花白细点、膜面浅棕白色。雄蝠腹部有乳头一对。白天常栖于屋檐下、岩洞、石缝或树洞中，将身体倒挂休息。晨野昏夜间活动[2]。

【产地】 全国均产。

【采收与加工】 全年均可采，以夏季为宜。从山洞中铲取，除去泥土，拣去杂质，晒干。

【化学成分】 含尿素、尿酸、胆甾醇及少量维生素 A 等[3]。

【性状】 依据收集样品的性状而描述。见图 1。

【检查】 水分 按照《中国药典》2020 年版四部通则 0832 第二法烘干法测定，结果在 9.8%～12.6% 之间，结合《中国药典》2020 年版四部通则 0212 药材和饮片检定通则，拟定限度为

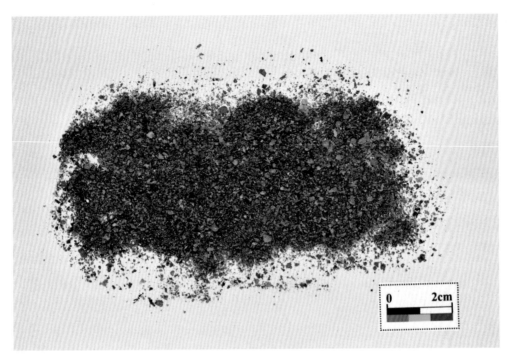

图 1　夜明砂药材图

不得过 13.0%。

【炮制】【性味与归经】【功能与主治】【用法与用量】【贮藏】　均参考《河南省中药饮片炮制规范》（2022 年版）拟定。

参考文献

［1］佚名.神农本草经［M］.顾观光，辑.杨鹏举，校注.北京：学苑出版社，2007：285.

［2］河南省卫生厅.河南省中药材标准（二）［S］.郑州：中原农民出版社，1993：53.

［3］国家中医药管理局《中华本草》编委会.中华本草（第9册）［M］.上海：上海科学技术出版社，1999：525-526.

泡桐花 Paotonghua
PAULOWNIAE FLOS

本品为玄参科植物白花泡桐 *Paulownia fortunei*（Seem.）Hemsl.和兰考泡桐 *Paulownia elongata* S. Y. Hu. 的干燥花。春季花开时采摘，晒干。

【性状】　**白花泡桐**　花长7～12cm。花萼倒圆锥形，灰褐色，长2～2.5cm，质厚，裂片被柔毛，内表面较密；花冠外表面黄褐色至灰棕色，密被毛茸，内表面具紫色斑点，筒部毛茸稀少。气微香，味微苦。

兰考泡桐　花冠及花萼大小与白花泡桐相近，花冠外表面深紫色至灰褐色，内表面也具有紫色细小斑点，但无茸毛。

【鉴别】　本品粉末黄褐色。非腺毛众多，树枝状分枝，花冠表面非腺毛较花萼表面的细长。腺毛头部多细胞，呈倒圆锥形，顶部略平坦，直径 40～50μm。部分腺毛与非腺毛合生。花粉粒类圆形，17～22μm。导管多为螺纹导管。

【检查】 **水分** 不得过 13.0%（《中国药典》2020 年版四部通则 0832 第二法）。

总灰分 不得过 11.0%（《中国药典》2020 年版四部通则 2302）。

酸不溶性灰分 不得过 7.0%（《中国药典》2020 年版四部通则 2302）。

【炮制】 除去杂质，晒干。

【性味与归经】 苦，寒。归肺经。

【功能与主治】 清肺利咽，解毒消肿。用于肺热咳喘，咽喉肿痛，疖肿，疮癣。

【用法与用量】 10～25g。外用适量。

【贮藏】 密闭，置阴凉干燥处。

· 起草说明 ·

【别名】 桐树花。

【名称】 本品长期以来在我省作泡桐花使用，故仍用泡桐花之名称。

【来源】 泡桐花始载于《神农本草经》，列于桐叶项下，用作诸热毒疮，痈肿的治疗[1]。近代《河南中草药手册》记载泡桐花"消肿毒，祛风湿"[2]后《中药大辞典》收载泡桐花具有"清肺利咽，解毒消肿"[3]的功效。泡桐在我省作为优良的经济树种和防风固沙的绿化树种，在开封、周口、洛阳、南阳等市广泛种植，其品种主要以兰考泡桐 *Paulownia elongata* S.Y.Hu. 和白花泡桐 *Paulownia fortunei*（Seem.）Hemsl. 为主。民间多将泡桐花捣烂外敷治疗疖肿、疮癣，或泡水饮服治疗肺热咳嗽、急性扁桃体炎等。经调查，市售商品泡桐花多来源于这两种泡桐。

【原植物】 **白花泡桐** 乔木。花序枝几无或仅有短侧枝，故花序狭长几成圆柱形，长约 25cm，小聚伞花序有花 3～8 朵，总花梗几与花梗等长，或下部者长于花梗，上部者略短于花梗；萼倒圆锥形，长 2～2.5cm，花后逐渐脱毛，分裂至 1/4 或 1/3 处，萼齿卵圆形至三角状卵圆形，至果期变为狭三角形；花冠管状漏斗形，白色仅背面稍带紫色或浅紫色，长 8～12cm，管部在基部以上不突然膨大，而逐渐向上扩大，稍稍向前曲，外面有星状毛，腹部无明显纵褶，内部密布紫色细斑块；雄蕊长 3～3.5cm，有疏腺；子房有腺，有时具星毛，花柱长约 5.5cm。蒴果长圆形或长圆状椭圆形，长 6～10cm，顶端之喙长达 6mm，宿萼开展或漏斗状，果皮木质，厚 3～6mm；种子连翅长 6～10mm。花期 3～4 月，果期 7～8 月[4]（图 1）。

兰考泡桐 乔木，高达 10m 以上，树冠宽圆锥形，全体具星状绒毛；小枝褐色，有凸起的皮孔。花序枝的侧枝不发达，故花序金字塔形或狭圆锥形，长约 30cm，小聚伞花序的总花梗长 8～20mm，几与花梗等长，有花 3～5 朵，稀有单花；萼倒圆锥形，长 16～20mm，基部渐狭，分裂至 1/3 左右成 5 枚卵状三角形的齿，管部的毛易脱落；花冠漏斗状钟形，紫色至粉白色，长 7～9.5cm，管在基部以上稍弓曲，外面有腺毛和星状毛，内面无毛而有紫色细小斑点，檐部略作 2 唇形，直径 4～5cm；雄蕊长达 25mm；子房和花柱有腺，花柱长 30～35mm。花期 4～5 月，果期秋季[4]（图 2）。

【产地】 白花泡桐分布于安徽、浙江、江西、湖北、湖南、河南、四川、广东、广西等地。兰

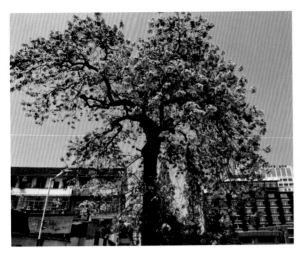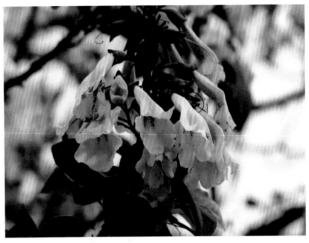

图 1　白花泡桐植物图

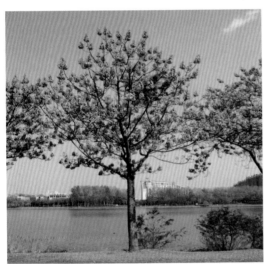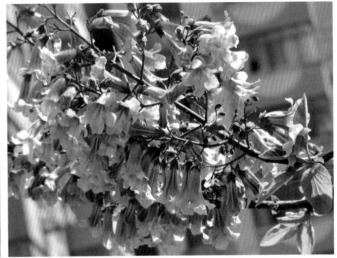

图 2　兰考泡桐植物图

考泡桐分布于河南、河北、山西、陕西、山东、湖北、安徽、江苏等地。

【采收加工】　白花泡桐：3～4 月花开时采收，晒干。兰考泡桐：4～5 月花开时采收，晒干。

【化学成分】　含苯甲醇 -O-（ 2′ -O-β-D- 吡喃木糖基)-β-D- 吡喃葡萄糖苷、毛蕊花糖苷、丁香油酚 -β-D- 吡喃葡萄糖苷、苄醇葡糖苷、6-O- 咖啡酰基 -D- 吡喃葡萄糖苷、金圣草素、芹菜素、木樨草素、香草酸、黄芪苷[5-7]。

【性状】　根据对收集样品的实际观察进行描述。见图 3、图 4。

【鉴别】　显微鉴别　根据实验样品观察拟定粉末显微特征，白花泡桐见图 5，兰考泡桐见图 6。

【检查】　水分　按照《中国药典》2020 年版四部通则 0832 第二法烘干法测定，结果在 7.6%～8.9% 之间，结果见表 1、表 2。拟定限度为不得过 13.0%。

总灰分　按照《中国药典》2020 年版四部通则 2302 总灰分测定法测定，结果在 7.9%～10.2% 之间，结果见表 1、表 2。拟定限度为不得过 11.0%。

酸不溶性灰分　按照《中国药典》2020 年版四部通则 2302 酸不溶性灰分测定法测定，结果在

285

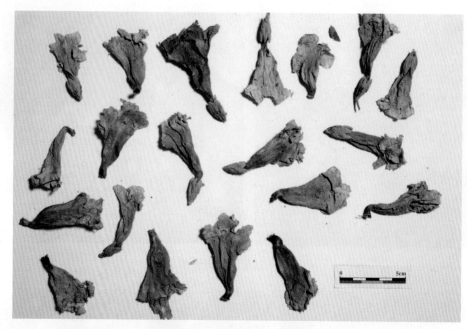

图 3　白花泡桐药材图

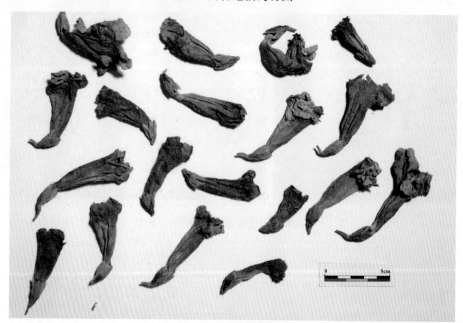

图 4　兰考泡桐药材图

2.9%～6.1% 之间，结果见表 1、表 2。拟定限度为不得过 7.0%。

表 1　白花泡桐检查项测定结果（%）

样品	1	2	3	4	5	6	7	8	9	平均值
水分	7.8	7.7	7.7	7.8	7.8	7.6	7.8	8.0	7.6	7.8
总灰分	9.6	9.3	9.3	8.6	8.1	7.9	8.6	8.6	8.7	8.7
酸不溶性灰分	5.6	5.5	5.2	3.9	3.6	4.4	6.0	6.0	6.0	5.0

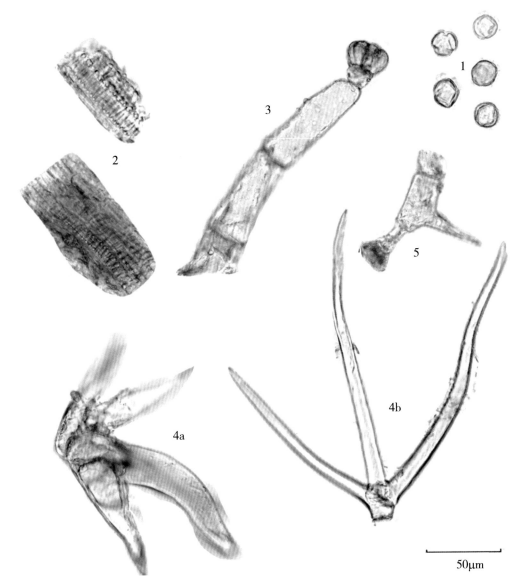

图 5　白花泡桐粉末显微特征图

1. 花粉粒；2. 导管；3. 腺毛；4a. 花冠上分枝状非腺毛；4b. 花萼上分枝状非腺毛；5. 腺毛与非腺毛合生的茸毛

表 2　兰考泡桐检查项测定结果（％）

样品	1	2	3	4	5	6	7	8	9	平均值
水分	7.9	8.0	8.0	8.9	8.6	8.8	8.7	8.7	8.8	8.4
总灰分	9.3	9.0	8.6	9.0	9.8	10.2	8.2	8.2	8.4	9.1
酸不溶性灰分	4.0	4.1	3.9	5.1	5.8	6.1	3.2	2.9	3.0	4.4

【炮制】　参考《中药大辞典》（2006 年版）"采收加工"拟定[3]

【性味与归经】【功能与主治】【用法与用量】　参考《河南中草药手册》（1970 年版）[2]、《中药大辞典》（2006 年版）[3]拟定。

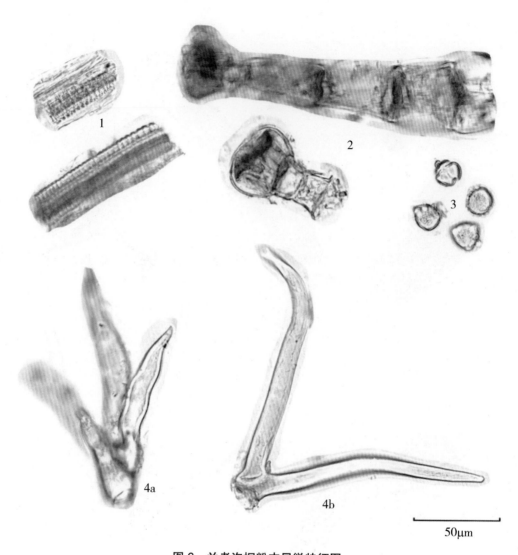

图 6　兰考泡桐粉末显微特征图

1. 腺毛；2. 导管；3. 花粉粒；4a. 花冠上非腺毛；4b. 花萼上非腺毛

【贮藏】　参考相关文献研究[8]拟定。

参考文献

［1］佚名．神农本草经［M］．顾观光，辑．杨鹏举，校注．北京：学苑出版社，2007：276.

［2］河南省革命委员会文教卫生局中草药调查组．河南中草药手册［M］．郑州：河南省革命委员会文教卫生局，1970：127-129.

［3］南京中医药大学．中药大辞典（上册）［M］．2 版．上海：上海科学技术出版社，2006：2055-2056.

［4］中国科学院中国植物志编辑委员会．中国植物志［M］．北京：科学出版社，1979：35-39.

［5］冯卫生，吕锦锦，张靖柯，等．泡桐花中糖苷类成分及其抗氧化活性［J］．中成药，2020，42（2）：369-374.

［6］王婷．兰考泡桐花活性成分研究［D］．兰州：兰州大学，2015.

［7］赵建波．兰考泡桐花化学成分及抑菌活性研究［D］．上海：华东理工大学，2011.

［8］黄燕，郑贤国．中药的保鲜方法和贮藏技术［J］．中国现代中药，2012，14（7）：44-48.

泽漆 Zeqi
EUPHORBIAE HELIOSOCOPIAE HERBA

本品为大戟科植物泽漆 *Euphorbia heliosocopia* L. 的干燥地上部分。春末、夏初开花时采割地上部分，除去杂质，晒干。

【性状】 本品茎圆柱形，略弯曲，表面淡黄棕或棕褐色，光滑或具不明显纵纹，有明显的互生叶痕；质脆，易折断，断面多中空。叶片多皱缩或破碎，暗绿色；完整者展开后呈倒卵形或匙形；顶端的叶状苞片暗绿色。花单性，细小，无花被，淡黄绿色。蒴果三角状球形，灰绿色，表面平滑，3室。种子卵形，棕褐色，表面有凸起的网纹。气微，味淡。

【鉴别】 （1）本品粉末淡黄绿色。花粉粒黄色，类圆形，壁较厚。纤维众多，多成束，稀有单个散在，木化，有的具单纹孔。导管为螺纹导管、梯纹导管、具缘纹孔导管。叶表皮细胞类多角形，上表皮细胞垂周壁念珠状增厚，下表皮细胞垂周壁深波状弯曲，偶见气孔。

（2）取本品粉末 1g，加甲醇 20ml，加热回流 20 分钟，放冷后滤过，滤液浓缩至 1ml，作为供试品溶液。另取槲皮素对照品，加甲醇制成每 1ml 含 0.5mg 的溶液，作为对照品溶液。照薄层色谱法（《中国药典》2020 年版四部通则 0502）试验，吸取上述两种溶液各 5μl，分别点于同一硅胶 G 薄层板上，以甲苯 - 乙酸乙酯 - 甲酸（10：9：1）为展开剂，展开，取出，晾干，喷以 1% 三氯化铝乙醇溶液，加热数分钟，置紫外光灯（365nm）下检视。供试品色谱中，在与对照品色谱相应的位置上，显相同颜色的荧光斑点。

【检查】 **水分** 不得过 13.0%（《中国药典》2020 年版四部通则 0832 第二法）。

总灰分 不得过 15.0%（《中国药典》2020 年版四部通则 2302）。

酸不溶性灰分 不得过 4.0%（《中国药典》2020 年版四部通则 2302）。

【浸出物】 照醇溶性浸出物测定法（《中国药典》2020 年版四部通则 2201）项下的热浸法测定，用 70% 乙醇作溶剂，不得少于 7.0%。

【炮制】 除去杂质，洗净，稍润，切段，干燥。

【性味与归经】 辛、苦，微寒；有小毒。归大肠、小肠、脾经。

【功能与主治】 逐水消肿，化痰散结，解毒杀虫。用于大腹水肿，咳逆上气，瘰疬结核，神经性皮炎，以及灭蛆。

【用法与用量】 3～9g。煎汤、熬膏或入、丸散。外用适量，捣烂敷患处。

【注意】 孕妇及气血、脾胃虚弱者禁用。

【贮藏】 置通风干燥处。

· 起草说明 ·

【别名】 猫儿眼草、五朵云、五凤草。

【名称】 沿用《河南省中药材标准》1993 年版名称。

【来源】 泽漆始载于《神农本草经》[1]。《名医别录》记载："泽漆，大戟苗也。生太山川泽。三月三日、七月七日，采茎叶阴干。"李时珍《本草纲目》说："《名医别录》、陶氏皆言泽漆是大戟苗，《日华子本草》又言是大戟花，其苗可食。然大戟苗泄人，不可为菜。今考《土宿本草》及《宝藏论》诸书，并云泽漆是猫儿眼睛草，一名绿叶绿花草，一名五凤草。江湖原泽平陆多有之。"本标准规定泽漆来源为大戟科植物泽漆 *Euphorbia heliosocopia* L. 的干燥地上部分。本品饮片在《河南省中药饮片炮制规范》（2022年版）有收载，为了更好地控制泽漆的质量，故收入本标准。

【原植物】 一年生草本。根纤细，长7~10cm，直径3~5mm，下部分枝。茎直立，单一或自基部多分枝，分枝斜展向上，高10~30（50）cm，直径3~5（7）mm，光滑无毛。叶互生，倒卵形或匙形，长1～3.5cm，宽5～15mm，先端具牙齿，中部以下渐狭或呈楔形；总苞叶5枚，倒卵状长圆形，长3～4cm，宽8～14mm，先端具牙齿，基部略渐狭，无柄；总伞幅5枚，长2～4cm；苞叶2枚，卵圆形，先端具牙齿，基部呈圆形。花序单生，有柄或近无柄；总苞钟状，高约2.5mm，直径约2mm，光滑无毛，边缘5裂，裂片半圆形，边缘和内侧具柔毛；腺体4，盘状，中部内凹，基部具短柄，淡褐色。雄花数枚，明显伸出总苞外；雌花1枚，子房柄略伸出总苞边缘。蒴果三棱状阔圆形，光滑，无毛；具明显的三纵沟，长2.5~3.0mm，直径3~4.5mm；成熟时分裂为3个分果片。种子卵状，长约2mm，直径约1.5mm，暗褐色，具明显的脊网；种阜扁平状，无柄。花果期4~10月[2]。见图1。

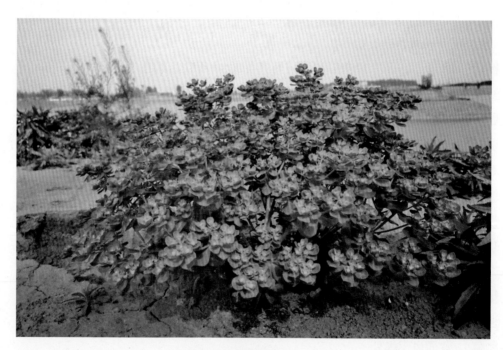

图1 泽漆植物图

【产地】 除新疆和西藏以外全国大部分地区均有分布，以江苏、浙江产量较多。河南各地均产。

【采收加工】 4~5月开花时收取地上部分，除去杂质，晒干。

【化学成分】 主要成分为萜类和黄酮类、泽漆内酯戊、对映-16β，17-二羟基-贝壳杉烷-3-酮、齐墩果酸、白桦脂酸、3′-甲氧基木犀草素、金丝桃苷及泽漆新苷（槲皮素-3-O-双半乳糖苷）等[3,4]。

【性状】 依据收集样品的性状而描述[5]。见图2。

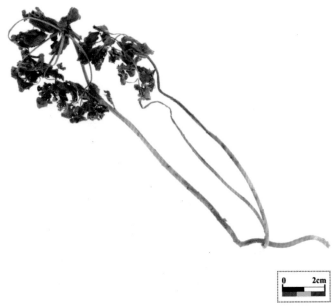

图2　泽漆药材图

【鉴别】（1）**显微鉴别**　根据实验样品观察拟定粉末显微特征。见图3。

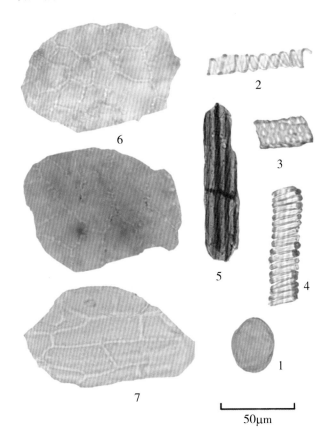

图3　泽漆粉末显微特征图

1.花粉粒；2-4.导管；5.纤维；6.上表皮细胞；7.下表皮细胞

（2）**薄层色谱鉴别**　以槲皮素为对照品，制定薄层色谱鉴别方法。考察了不同展开剂类型、比例和不同显色条件，并进行了耐用性试验考察，最终确定展开剂为甲苯－乙酸乙酯－甲酸（10∶9∶1），检视方法为喷以1%三氯化铝乙醇溶液，置紫外光灯（365nm）下，建立了泽漆的薄层色谱鉴别方法。该色谱条件斑点分离较好，方法可行。结果见图4。

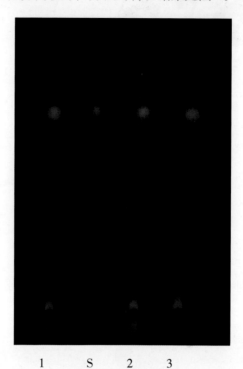

图 4　泽漆薄层色谱图

S. 槲皮素；1–3. 泽漆样品

【检查】　**水分**　按照《中国药典》2020 年版四部通则 0832 第二法烘干法测定，结果在7.4%～8.5% 之间，结合《中国药典》2020 年版四部通则 0212 药材和饮片检定通则，拟定限度为不得过 13.0%。

总灰分　按照《中国药典》2020 年版四部通则 2302 总灰分测定法测定，结果在 10.4%～12.3%之间，拟定限度为不得过 15.0%。

酸不溶性灰分　按照《中国药典》2020 年版四部通则 2302 酸不溶性灰分测定法测定，结果在1.1%～1.6% 之间，拟定限度为不得过 4.0%。

【浸出物】　按照《中国药典》2020 年版四部通则 2201 浸出物测定法项下的热浸法，以 70% 乙醇作为溶剂，测定结果在 8.9%~10.6% 之间，拟定限度为不得少于 7.0%。

【炮制】【性味与归经】【功能与主治】【用法与用量】【注意】【贮藏】　均参考《河南省中药饮片炮制规范》（2022 年版）拟定[6]。

参考文献

［1］马继兴 . 神农本草经辑注 ［M］. 北京：人民卫生出版社，2013：255-256.

［2］中国科学院植物研究所 . 中国高等植物图鉴（第一册）［M］. 北京：科学出版社，1972：502.

［3］查显进，石强，邵峰，等 . 泽漆化学成分研究 ［J］. 中草药，2021，52（2）：341-348.

［4］秦友沐，吴艳萍，欧杜哈，等 . 泽漆化学成分研究 ［J］. 中草药，2018，49（7）：1520-1524.

［5］南京中医药大学 . 中药大辞典 ［M］. 上海：上海科学出版社，1991：51-52.

［6］河南省药品监督管理局 . 河南省中药饮片炮制规范 ［S］. 郑州：河南科学技术出版社，2022：238-240.

九画

珍珠透骨草 Zhenzhutougucao
SPERANSKIAE HERBA

本品为大戟科植物地构叶 *Speranskia tuberculata*（Bge.）Baill. 的干燥全草。夏、秋二季采收，除去杂质，干燥。

【性状】 本品茎多分枝，呈圆形或微有棱，长 10～30cm，直径 1～4mm，表面淡绿色至灰绿色，被灰白色柔毛，质脆，易折断，断面黄白色，外圈有紫色环。叶互生，灰绿色，多卷曲皱缩，易破碎，完整叶片呈披针形至椭圆状披针形，叶上部全缘、下部多具缺刻状钝齿，两面均被白色柔毛，下表面叶脉凸起。有时可见总状花序或果序，花形小，蒴果三角状扁圆球形，被柔毛和疣状突起。气微，味淡而微苦。

【鉴别】 本品粉末淡灰绿色或黄绿色。非腺毛为单细胞，长 104～370μm，基部直径约 16～29μm，壁较厚，约 4μm，表面有显著疣状突起。草酸钙簇晶多见，棱角多尖锐，直径 14～45μm。纤维多见，壁厚，长梭形。叶肉组织碎片多见。导管主要为梯纹导管和螺纹导管。

【检查】 **水分** 不得过 13.0%（《中国药典》2020 年版四部通则 0832 第二法）。

总灰分 不得过 15.0%（《中国药典》2020 年版四部通则 2302）。

酸不溶性灰分 不得过 4.0%（《中国药典》2020 年版四部通则 2302）。

【浸出物】 照水溶性浸出物测定法（《中国药典》2020 年版四部通则 2201）项下的热浸法测定，不得少于 17.0%。

【炮制】 除去杂质，洗净，稍润，切断，干燥。

【性味与归经】 辛，温。归肝、肾经。

【功能与主治】 祛风湿，通经络，活血止痛。用于风湿痹痛，筋骨拘挛，疮痈肿毒。

【用法与用量】 6～15g。外用适量，煎水熏洗或捣敷。

【注意】 孕妇忌服。

【贮藏】 置通风干燥处，防霉。

· 起草说明 ·

【别名】 地沟叶、地沟菜、透骨草、山花椒[1]。

【名称】 因其珍珠状果实，故名珍珠透骨草。珍珠透骨草之名为全国所通用，也收载于《河南省中药材标准》（1993 年版），本标准沿用此名称。

【来源】 "透骨草"一名始见于《救荒本草》（1406年），其中载"透骨草一名大芝麻，生中牟荒野中，苗高三四尺；径方，而四楞，其茎脚紫。对节分生茎叉；叶似蒿而多花叉，叶皆对生；茎节间攒开粉红花，结实似胡麻子"。经确认系唇形科植物益母草 *Leonurus japonicus* Houtt. 的全草。《本草原始》（1593年）所载则完全不同，李中立曰："透骨草因春生田野间，高尺余；茎圆叶尖有齿，至夏抽三四穗；花黄色，结实三棱，类蓖麻子；五月采苗治风湿有透骨掺风之功。"经鉴定为大戟科植物地构叶 *Speranskia tuberculata* (Bge.) Baill. 的全草。《本草纲目拾遗》（1765年）引明代高镰《灵秘丹药笺》云"凤仙花亦名透骨草"。《医学指南》载铁线透骨草为毛茛科植物黄花铁线莲的全草 *Clematis intricata* Bunge. 的全草。《滇南本草》（1436年）所载透骨草为杜鹃花科植物滇白珠 *Caultheria yunanensis* (Franch) Rehd.。而近代《东北药植志》所载透骨草为豆科 Leguminosae 植物山野豌豆等同属多种植物的全草[2-4]。由此可见，透骨草的药材品种比较复杂，使用较广泛有两种[2]，即：珍珠透骨草，为植物地构叶的带有根茎的干燥全草，分布于山东、河南、江苏、甘肃、山西、陕西等地；凤仙透骨草，为植物凤仙的干燥茎，在安徽、江苏、浙江、江西、河北、新疆等地均有种植。本省是珍珠透骨草的主产地，其来源为大戟科植物地构叶 *Speranskia tuberculata* (Bge.) Baill. 的全草。

【原植物】 多年生草本，高15～50cm，全株密被白色卷曲毛茸。主根木质，外面灰白色。茎直立，多分枝。单叶互生，叶片披针形或椭圆形，先端渐尖，边缘有不规则的钝锯齿，基部阔楔形或近圆形，叶片上部全缘，下部具缺刻状锯齿，表面疏被短柔毛，背面密被白色柔毛；有短柄或近无柄。花单性，雌雄同株，总状花序顶生；雄花位于上端，花萼5片，花瓣5片，与萼片互生，花盘腺体5枚，与萼片对生，雄蕊10枚；雌花位于下方，花瓣极小，花盘壶形，子房3室，花柱3枚，2裂，柱头条裂呈流苏状。蒴果三角状扁球形，表面有疣状突起。种子卵圆形，黑色。花期4～5月，果期5～6月[2]（图1）。

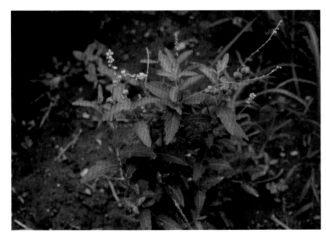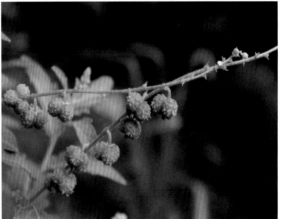

图1 地构叶植物图

起草标准共收集珍珠透骨草药材样品10批，相关信息见表1。

表 1　10 批珍珠透骨草样品来源信息

样品编号	产地	收集地点
1	山东	亳州中药材市场
2	山东	亳州中药材市场
3	山东	亳州中药材市场
4	山西	亳州中药材市场
5	山西	亳州中药材市场
6	河南镇平	镇平药材收购站
7	山西	亳州中药材市场
8	河南南召	南阳市仲景百信医药科技有限公司
9	洛阳	禹州中药材市场
10	河南	河南省寿康堂中药饮片有限公司

【产地】　主产于山东、河南、江苏、甘肃、山西、陕西等地。

【采收加工】　夏、秋季割取地上部分，除去杂质及泥土，晒干。

【化学成分】　主要包括生物碱、有机酸、甾醇、嘧啶类化合物、黄酮类、挥发油等[5]。

【性状】　根据收集的药材进行描述，见图 2。

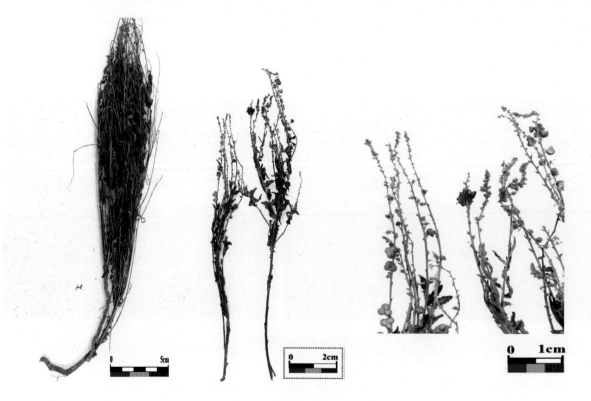

图 2　珍珠透骨草药材图

【鉴别】 **显微鉴别** 根据试验样品观察拟定粉末显微特征。见图 3。

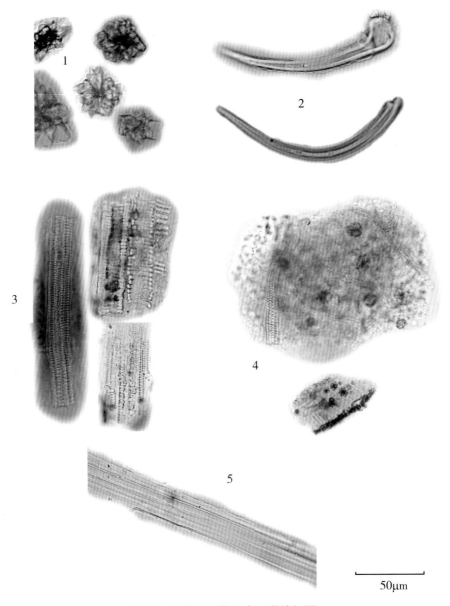

图 3 珍珠透骨草粉末显微特征图

1. 草酸钙簇晶；2. 非腺毛；3. 导管；4. 叶肉组织；5. 纤维

【检查】 **水分** 按照《中国药典》2020 年版四部通则 0832 第二法烘干法进行测定，10 批不同产地的珍珠透骨草水分测定值在 8.8% ～ 11.2% 之间，见表 2。根据测定结果，并参考其他省区地方药材标准，拟定本品水分限度为不得过 13.0%。

表 2 水分测定结果（%）

样品	1	2	3	4	5	6	7	8	9	10
水分	9.1	9.5	9.5	9.3	9.6	10.1	11.2	10.7	9.0	8.8

总灰分 按照《中国药典》2020 年版四部通则 2302 总灰分测定法进行检查，10 批不同产地的珍珠透骨草总灰分测定值在 8.3%～12.8% 之间，见表 3。根据测定结果，并参考其他省区地方药材标准，拟定本品总灰分限度为不得过 15.0%。

表 3　总灰分测定结果（%）

样品	1	2	3	4	5	6	7	8	9	10
总灰分	12.8	10.7	11.8	11.2	11.7	10.8	8.3	8.9	8.3	9.5

酸不溶性灰分 按照《中国药典》2020 年版四部通则 2302 酸不溶性灰分测定法进行检查，10 批不同产地的珍珠透骨草酸不溶性灰分测定值在 0.1%～3.0% 之间，见表 4。根据测定结果，并参考其他省区地方药材标准，暂定本品酸不溶性灰分限度为不得过 4.0%。

表 4　酸不溶性灰分测定结果（%）

样品	1	2	3	4	5	6	7	8	9	10
酸不溶性灰分	3.0	1.2	1.6	1.9	1.7	1.3	0.1	0.9	0.8	1.2

【浸出物】 综合考虑药材主要成分的溶解性及浸出效果，采用《中国药典》2020 年版四部通则 2201 项下水溶性浸出物测定法下的热浸法测定，10 批不同产地的珍珠透骨草浸出物测定值在 21.7%～35.5% 之间，见表 5。根据测定结果，并参考其他省区地方药材标准，暂定本品水溶性浸出物限度为不得少于 17.0%。

表 5　浸出物测定结果（%）

样品	1	2	3	4	5	6	7	8	9	10
浸出物	30.7	31.9	32.2	32.9	35.5	21.7	31.0	26.4	26.3	26.8

【性味与归经】【功能与主治】【用法与用量】【注意】【贮藏】 均参照《河南省中药饮片炮制规范》（2020 年版）拟定。

参考文献

[1] 杨瑞虹，王知平，李梅，等 . 珍珠透骨草药材的质量标准研究 [J]. 山西职工医学院学报，2018，28（4）：90-92.

[2] 江苏新医学院 . 中药大辞典（下）.[M]. 上海：上海人民出版社，1977：1878.

[3] 迟玉明，阎文玫，李家实 . 中药透骨草原植物初考 [J]. 中药材，1990，13（4）：43-44.

[4] 卜献夫 . 浅谈透骨草的药材品种 [J]. 时珍国药研究，1994，5（4）：21.

[5] 索金红，伊勋非 . 珍珠透骨草的化学成分及药理作用 [J]. 内蒙古民族大学学报，2009，24（5）：506-508.

荞麦叶大百合 Qiaomaiyedabaihe
CARDIOCRINI BULBUS

本品为百合科植物荞麦叶大百合 *Cardiocrinum cathayanum*（Wils.）Stearn 的干燥肉质鳞叶。夏季采挖，洗净，晒干。

【性状】 本品呈宽卵形或长卵形，长 3～8cm，宽 3～6cm，中部厚 1.8～2cm，表面黄白色或淡棕黄色，顶端稍尖，基部较宽，边缘薄，略向内弯曲，质地较硬，断面粉性，有纤维，气微，味微甜。

【鉴别】 取本品粉末 1g，加甲醇 10ml，超声处理 20 分钟，滤过，滤液浓缩至 1ml，作为供试品溶液。另取荞麦叶大百合对照药材 1g，同法制成对照药材溶液。照薄层色谱法（《中国药典》2020 年版四部通则 0502）试验，吸取上述两种溶液各 10μl，分别点于同一硅胶 G 薄层板上，以石油醚（60～90℃）－乙酸乙酯－甲酸（15 : 5 : 1）的上层溶液为展开剂，展开，取出，晾干，喷以 10% 磷钼酸乙醇溶液，加热至斑点显色清晰。供试品色谱中，在与对照药材色谱相应的位置上，显相同颜色的斑点。

【检查】 **水分** 不得过 13.0%（《中国药典》2020 年版四部通则 0832 第二法）。

总灰分 不得过 4.0%（《中国药典》2020 年版四部通则 2302）。

【浸出物】 照水溶性浸出物测定法（《中国药典》2020 年版四部通则 2201）项下的冷浸法测定，不得少于 13.0%。

【炮制】 除去杂质。

【性味与归经】 甘、淡，凉。归肺、肾经。

【功能与主治】 清肺止咳，解毒消肿。用于肺热咳嗽，咯血，中耳炎，鼻渊，乳痈等。

【用法与用量】 6～12g。

【贮藏】 置通风干燥处。

· 起草说明 ·

【别名】 大叶百合、山菠萝根、荞麦叶贝母。

【名称】 荞麦叶大百合是百合科大百合属的多年生草本植物，又因为叶子较大且长得像荞麦，所以称"荞麦叶大百合"。

【来源】 百合科大百合属全球共 3 种，荞麦叶大百合 *Cardiocrinum cathayatum*、大百合 *Cardiocrinum giganteum* 和日本大百合 *Cardiocrinum cordatum*，其中我国产前两种[1, 2]，该属因植株高大显著区别于百合属植物而得名[3]。荞麦叶大百合鳞茎是一种营养成分齐全、营养价值较高的野生营养蔬菜，属高纤维的可食蔬菜资源，富含淀粉和多种营养成分，在民间有食用习惯[4, 5]。荞麦叶大百合也可以药用，在《云南中草药》中有明确记载，中草药"山菠萝根"的基原为荞麦叶大百合的鳞茎[6]。据文献和现代资料记载，荞麦叶大百合性味甘、淡，凉[7]，不但具有清肺止咳，解毒消肿功能，主治感冒、肺热咳嗽、咯血、鼻渊、乳痈、无名肿毒，《贵州民间药物》记载其"消肿，去毒"，《云南中草药》曰"清热止咳，治肺结核咯血，小儿高热"。《全国中草药汇编》曰："清热止咳，解毒。主治肺结核咯血，鼻窦炎、中耳炎。"《浙江药用植物志》曰："主治感冒。"《湖北中草药志》曰："散瘀解毒，止咳，止呕。用于百日咳，呕吐，乳痈，无名肿痛。"20世纪80年代左右，在河南省嵩县白河一带山坡上发现荞麦叶大百合。当地居民通过培育繁殖技术开始自行种植该物种。并且将其鳞茎采收，去其杂质洗净，干燥打粉。已经有多年的习用历史，经使用证明，该药物具有清热止咳，宽胸利气作用。用于肺痨咯血、咳嗽痰喘、小儿高热、胃痛及反胃、呕吐等。

【原植物】 多年生草本。小鳞茎高2.5cm，直径1.2～1.5cm。茎高50～150cm，直径1～2cm[8, 9]。除基生叶外，约离茎基部25cm处开始有茎生叶，最下面的几枚常聚集在一处，其余散生；叶纸质，具网状脉，卵状心形或卵形，先端急尖，基部近心形，长10～22cm，宽6～16cm，上面深绿色，下面淡绿色；叶柄长6～20cm，基部扩大[10]。总状花序有花3～5朵；花梗短而粗，向上斜伸，每花具一枚苞片；苞片矩圆形，长4～5.5cm，宽1.5～1.8cm；花狭喇叭形，乳白色或淡绿色，内具紫色条纹[11]；花被片条状倒披针形，长13～15cm，宽1.5～2cm，外轮的先端急尖，内轮的先端稍钝；花丝长8～10cm，长为花被片的2/3，花药长8～9mm；子房圆柱形，长3～3.5cm，宽5～7mm；花柱长6～6.5cm，柱头膨大，微3裂。蒴果近球形，长4～5cm，宽3～3.5cm，红棕色。种子扁平，红棕色，周围有膜质翅。花期5～7月，果期8～9月[12]。见图1。

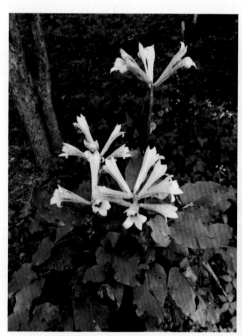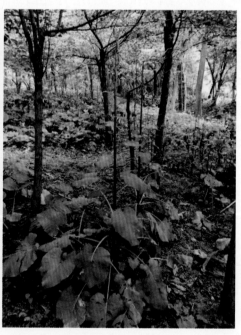

图1 荞麦叶大百合植物图

【产地】 产于河南、江苏、浙江、安徽、江西、湖北、湖南。

【采收加工】 夏季采挖，洗净晒干[13]。

【化学成分】 本品含有黄酮、多糖、皂苷、生物碱等[14, 15]。

【性状】 依据收集样品的性状而描述。见图2。

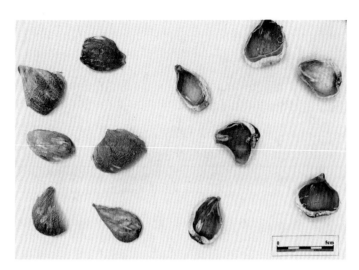

图 2　荞麦叶大百合药材图

【鉴别】　**薄层色谱鉴别**　以荞麦叶大百合为对照药材，制定薄层色谱鉴别方法。考察了不同展开剂类型、比例和不同薄层板类型，以及不同显色条件，并进行了耐用性试验考察，最终确定薄层板为硅胶 G，展开剂为石油醚（60～90℃）- 乙酸乙酯 - 甲酸（15：5：1）的上层溶液，检视方法为喷以 10% 磷钼酸乙醇溶液，加热至斑点显色清晰。该色谱条件专属性强，斑点清晰且分离度较好。结果见图 3。

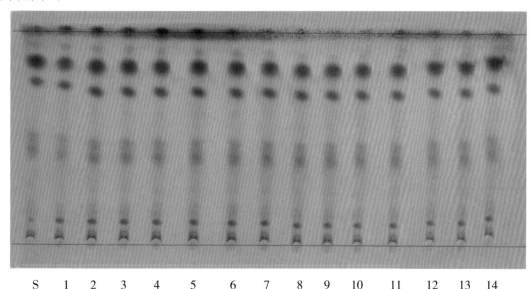

S　1　2　3　4　5　6　7　8　9　10　11　12　13　14

图 3　荞麦叶大百合薄层色谱图

S. 荞麦叶大百合对照药材；1-14. 样品

【检查】　**水分**　按照《中国药典》2020 年版四部通则 0832 第二法烘干法测定 14 批样品，结果在 9.7%～11.5% 之间，平均值为 10.5%，拟定限度为不得过 13.0%。结果见表 1。

总灰分　按照《中国药典》2020 年版四部通则 2302 总灰分测定法测定 14 批样品，结果在 2.1%～2.6% 之间，平均值为 2.4%，拟定限度为不得过 4.0%。结果见表 1。

【浸出物】　根据荞麦叶大百合所含成分，按照《中国药典》2020 年版四部通则 2201 浸出物测

301

定法项下的水溶性浸出物测定法，考察了不同温度水和不同的提取方法，最终确定采用冷浸法，以水作为溶剂。测定结果在17.3%～20.3%之间，平均值为18.7%，拟定限度为不得少于13.0%。结果见表1。

【炮制】 根据使用情况拟定为除去杂质。

【性味与归经】【功能与主治】【用法与用量】【贮藏】 均参考《云南中草药》拟定。

表1　样品测定结果

样品编号	水分（%）	总灰分（%）	浸出物（%）
1	10.1	2.4	18.6
2	10.1	2.4	17.8
3	10.2	2.5	18.3
4	10.1	2.5	19.7
5	10.5	2.4	17.9
6	9.9	2.3	19.1
7	10.3	2.5	18.4
8	10.1	2.6	20.3
9	11.2	2.1	18.7
10	11.2	2.1	20.1
11	9.7	2.4	18.3
12	10.6	2.2	17.3
13	11.5	2.4	17.4
14	11.0	2.3	19.5
平均值	10.5	2.4	18.7

参考文献

[1]中国科学院中国植物志编辑委员会.中国植物志［M］.北京：科学出版社，1980：157-159.

[2]Wu Z Y, Peter H. Flora of China［M］. Beijing: SciencePress, 2000：134-135.

[3]关文灵，李世峰，雷丽萍，等.大百合小孢子发生和雄配子体发育研究［J］.亚热带植物科学，2012，40（4）：12-15.

[4]关文灵，李世峰，李叶芳.大百合鳞茎营养成分分析与评价［J］.西部林业科学，2011，40（1）：8-11.

[5]王元忠，李淑斌，郭华春.大百合中微量元素测定的研究［J］.光谱学与光谱分析，2007，27（9）：1854-1857.

[6]云南中草药整理组.云南中草药［M］.昆明：云南人民出版社，2013：358.

[7]徐略前.陕西秦岭首次发现国家二级重点保护植物荞麦叶大百合［J］.高中生之友，2022（23）：45.

[8]王国强.全国中草药汇编［M］.北京：人民卫生出版社，2014：321.

[9]王健，杨秋生.河南植物志（第四册）［M］.郑州：河南科学技术出版社，2019.

[10]李合.荞麦叶大百合［J］.良种之窗杂志，2013：1142-1145.

[11] 汪小飞, 周志光, 王蕾. 荞麦叶大百合鳞茎大小与基生叶的生长关系 [J]. 东北林业大学学报, 2014, 42 (7): 36.

[12] 汪小飞, 赵昌恒, 刘茂辉, 等. 荞麦叶大百合鳞片扦插技术 [J]. 育苗技术, 2011 (1): 156-158.

[13] 李婷婷, 李娜, 李波, 等. 荞麦叶大百合组织培养初步研究 [J]. 赤峰学院学报 (自然科学版), 2021, 36 (9): 423-435.

[14] 秦晶晶, 钱慧琴, 赵媛, 等. 荞麦叶大百合总黄酮提取工艺及抗氧化活性研究 [J]. 食品研究与开发, 2019, 40 (13): 535-539.

[15] 中华人民共和国卫生部药政管理局. 中药材手册 [M]. 北京: 人民卫生出版社, 1959: 168-170.

茯神
Fushen
PORIA CUM PINI RADIX

本品为多孔菌科真菌茯苓 *Poria cocos* (Schw.) Wolf 抱有松根的干燥菌核, 多于 7~9 月采挖, 干燥。

【性状】 本品呈不规则圆柱形, 大小不一。表面粗糙, 多为棕色。切面中间可见棕黄色松根, 有圈状纹理 (年轮), 直径 0.5~2cm。质坚实, 具粉性。微有松节油气, 味淡, 嚼之粘牙。

【鉴别】 (1) 粉末灰黄白色。不规则颗粒状团块和分枝状团块无色, 遇水合氯醛试液渐溶化。管胞众多, 直径 35~90μm, 厚 8~15μm, 具缘纹孔呈两行相对排列或一行单列, 纹孔直径 20~30μm; 具单斜纹孔, 纹孔直径 15~30μm。射线薄壁细胞长条形。菌丝细长, 稍弯曲, 有分枝, 菌丝分有节菌丝和无节菌丝, 极少有棕色菌丝。

(2) 取本品粉末 1g, 加乙醚 50ml, 超声处理 10 分钟, 滤过, 滤液蒸干, 残渣加甲醇 1ml 使溶解, 作为供试品溶液。另取茯苓对照药材 1g, 同法制成对照药材溶液。照薄层色谱法 (《中国药典》2020 年版四部通则 0502) 试验。吸取上述两种溶液各 5μl, 分别点于同一硅胶 G 薄层板上, 以石油醚 (60~90℃)-乙酸乙酯-二氯甲烷-甲酸 (4:1:1:0.1) 为展开剂, 展开, 取出, 晾干, 喷以 2% 香草醛硫酸溶液-乙醇 (4:1) 混合溶液, 在 105℃加热至斑点显色清晰, 分别置日光及紫外光灯 (365nm) 下检视。供试品色谱中, 在与对照药材色谱相应的位置上, 显相同颜色的斑点或荧光斑点。

【检查】 **水分** 不得过 18.0% (《中国药典》2020 年版四部通则 0832 第二法)。

总灰分 不得过 3.0% (《中国药典》2020 年版四部通则 2302)。

【浸出物】 照醇溶性浸出物测定法项下的热浸法测定, 用稀乙醇作溶剂, 不得少于 3.0% (《中国药典》2020 年版四部通则 2201)。

【炮制】 取原药材, 大小个分开, 浸泡, 洗净, 润透, 稍蒸后趁热切厚片或块, 干燥。产地已加工切片者, 筛去灰屑即可。

【性味与归经】 甘、淡, 平。归心、肺、脾、肾经。

【功能与主治】 宁心, 安神, 利水。用于心虚惊悸, 健忘, 失眠, 惊痫, 小便不利。

【用法与用量】 10~15g, 煎汤; 或入丸、散。

【贮藏】 置干燥处, 防潮。

· 起草说明 ·

【**别名**】 伏神。

【**名称**】 沿用我省习用名称。

【**来源**】《名医别录》始添茯神，后人治心病必用茯神。《本草经疏》曰："茯神抱木心而生，以此别于茯苓。"《名医别录》谓："茯神平。"总之，茯神的性味和茯苓相同，茯苓入脾、肾之用多，茯神入心之用多。茯神干燥的菌核形态与茯苓相同，唯中间有一松树根贯穿。因此，本标准规定茯神为多孔菌科真菌茯苓 *Poria cocos*（Schw.）Wolf 抱有松根的菌核。

【**原植物**】 茯神是菌类茯苓的菌核中间抱有松根的部分。茯苓多寄生于马尾松或段木上，其生长发育可分为两个阶段：菌丝阶段和菌核阶段。菌丝生长阶段，主要是菌丝从木材表面吸收水分和营养，同时分泌酶来分解和转化木材中的纤维素，使菌丝蔓延，在木材中旺盛生长。第二阶段是菌丝至中后期聚结成团，逐渐形成菌核。多为不规则的块状、球形、扁形、长圆形或长椭圆形等，大小不一，小者如拳，大者直径达20～30cm或更大，表皮淡灰棕色或黑褐色，呈瘤状褶皱，内部白色稍带粉红。子实体伞形，直径0.5～2mm边缘稍有齿；有性世代不易见到，蜂窝状，通常附菌核的外皮而生，初白色，后逐渐转变为淡褐色，孔多角形，孢子棒状，担孢子椭圆形至圆柱形，稍屈曲，端尖，平滑，无色，有特殊臭气[1]。见图1。

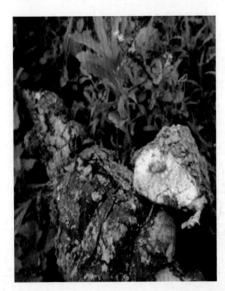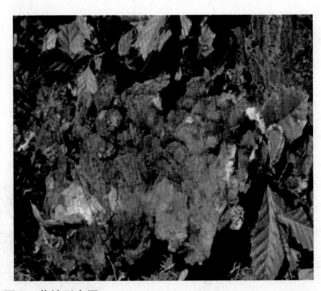

图1 茯神形态图

【**产地**】 河北、河南、山东、安徽、浙江、福建、广东、广西、湖南、湖北、四川、贵州、云南、山西等地[2]。

【**采收加工**】 全年均可采收，除去泥沙，切片，干燥。

【**化学成分**】 主要为多糖类、三萜类（如茯苓酸）、蛋白质、脂肪、卵磷脂、胆碱、组氨酸等[3]。

【**性状**】 根据收集药材的性状而描述。见图2。

【**鉴别**】（1）**显微鉴别** 根据实验样品观察拟定粉末显微特征。见图3。

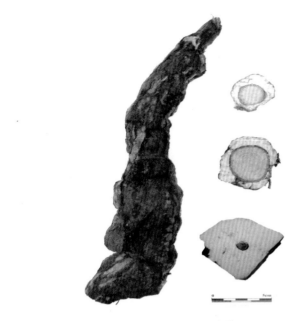

图2　茯神药材图

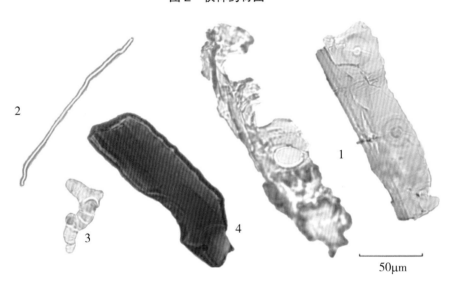

图3　茯神粉末显微特征图

1.管胞；2.菌丝；3.团块；4.射线薄壁细胞

（2）**薄层色谱鉴别**　取茯苓对照药材，照《中国药典》2020 年版四部通则 0502 薄层色谱法试验，参考《中国药典》2020 年版一部茯苓薄层鉴别色谱条件并进行优化，最终确定以石油醚（60～90 ℃）– 乙酸乙酯 – 二氯甲烷 – 甲酸（4∶1∶1∶0.1）为展开剂，以 2% 香草醛硫酸溶液 – 乙醇（4∶1）混合试液为显色剂，在 105℃加热至斑点显色清晰，分别置日光及紫外光灯（365nm）下检视。该色谱条件斑点分离较好，方法可行，结果见图4。

【检查】　**水分**　按照《中国药典》2020 年版四部通则 0832 第二法烘干法测定，结果在 13.5%～15.9% 之间，平均值为 13.6%，拟定限度为不得过 18.0%。

总灰分　按照《中国药典》2020 年版四部通则 2302 总灰分测定法测定，结果在 0.2%～2.0%

日光下 　　　　　　　　　　　　　　　紫外光灯（365nm）下

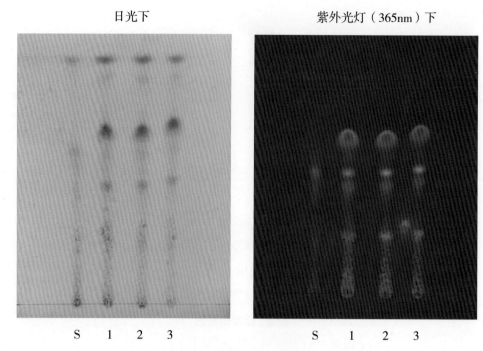

S　1　2　3　　　　　　　　S　1　2　3

图 4　茯神薄层色谱图

S. 茯苓对照药材；1-3. 茯神样品

之间，平均值为 0.27%，拟定限度为不得过 3.0%。

【浸出物】　按照《中国药典》2020 年版四部通则 2201 醇溶性浸出物测定法项下的热浸法，以稀乙醇作为溶剂，测定结果在 3.6%～6.1% 之间，平均值为 5.2%，拟定限度不得少于 3.0%。

【炮制】　参考《河南省中药饮片炮制规范》（2022 版）茯神的炮制方法[4]，并依据在使用地区调查情况，暂定为"取原药材，大小个分开，浸泡，洗净，润透，稍蒸后趁热切厚片或块，干燥。产地已加工片者，筛去灰屑即可"。

【性味与归经】【功能与主治】【用法与用量】【贮藏】　均参考《河南省中药饮片炮制规范》（2022 年版）拟定。

参考文献

［1］王晓霞 . 茯苓单孢菌株主要生物学特性的初步研究［D］. 武汉：华中农业大学，2012.

［2］芦笛 . 茯苓的段木栽培［J］. 食用菌，2009，31（6）：54.

［3］张雪，向瑞平，刘长河 . 茯神的化学成分和药理作用研究进展［J］. 郑州牧业工程高等专科学校学报，2009，29（4）：19-21.

［4］河南省药品监督管理局 . 河南省中药饮片炮制规范（2022 年版）［S］. 郑州：河南科学技术出版社，2022：408-409.

荠菜 Jicai
CAPSELLAE HERBA

本品为十字花科植物荠菜 *Capsella bursa-pastoris* (L.) Medic. 的干燥全草。春季采收，除去泥沙，洗净，晒干。

【性状】 本品主根呈圆锥形或圆柱形，长 4～18cm，有多数须状侧根，质较硬，断面黄白色。茎纤细，长 15～50cm，分枝，表面黄绿色，易折断。基生叶羽状分裂，皱缩，质脆易碎，常脱落；茎生叶互生，抱茎，灰绿色或黄绿色，叶片少见，皱缩，易碎，完整叶片湿润展平后呈窄披针形或披针形，全缘或具不规则锯齿。茎梢带有白色小花。果实为短角果，呈倒心状三角形，扁平，有细柄，淡黄绿色。种子细小，长椭圆形，淡褐色，着生于假隔膜上，排列成 2 行。气微，味淡。

【鉴别】 本品粉末黄绿色。非腺毛有两种：一种为单细胞非腺毛，长至 800μm；另一种为星状非腺毛，两者细胞壁均为疣状突起。叶表皮细胞壁波状弯曲。茎表皮细胞长方形或长多角形，壁平直，壁薄。纤维长梭形，胞腔较大。导管多为螺纹导管。

【检查】 **水分** 不得过 11.0%（《中国药典》2020 年版四部通则 0832 第二法）。

总灰分 不得过 15.0%（《中国药典》2020 年版四部通则 2302）。

酸不溶性灰分 不得过 3.5%（《中国药典》2020 年版四部通则 2302）。

【浸出物】 照醇溶性浸出物测定法（《中国药典》2020 年版四部通则 2201）项下的热浸法测定，用稀乙醇作溶剂，不得少于 17.0%。

【炮制】 除去杂质，洗净，切段，晒干。

【性味与归经】 甘、淡，凉。归肝、脾、膀胱经。

【功能与主治】 止血，和脾，明目，利水。用于吐血，衄血，咯血，尿血，崩漏，目赤疼痛，水肿，淋病。

【用法与用量】 5～9g；鲜品 30～60g。外用适量，捣汁。

【贮藏】 置阴凉干燥处，防霉。

·起草说明·

【别名】 菱角菜、地菜、鸡翼菜、榄豉菜、三角菜、荠菜花、荠。

【名称】 本品为十字花科（Cruciferae）植物荠菜 *Capsella bursa-pastoris* (L.) Medic. 的干燥全草，习称"荠菜花"，但实物为带根、花和果实的全草。本标准以荠菜为正名。

【来源】 荠始载于《名医别录》，列入上品。陶弘景谓："荠类甚多，此是今人所食者。"[1]李时珍曰："荠有大小数种，小荠叶花茎扁，味美。"并谓："以冬至后生苗，二三月起茎五六寸，开细白花，整整如一，结荚如小萍而有三角，荚内细子如葶苈子。"[2]与现今全省收购使用的荠菜 *Capsella bursa-pastoris* (L.) Medic. 相符。

【原植物】 一年或二年生草本，高 20～50cm。茎直立，有分枝，稍有分枝毛或单毛。基生叶丛生，呈莲座状，叶柄长 5～40mm；叶片大头羽状分裂，长可达 12cm，宽可达 2.5cm，顶生裂片较大，卵形至长卵形，长5～30mm，侧生者长2～20mm，裂片3～8对，较小，狭长，呈圆形至卵形，先端渐尖，浅裂或具有不规则粗锯齿；茎生叶狭披针形，长1～2cm，宽2～15mm，基部箭形抱茎，边缘有缺刻或锯齿，两面有细毛或无毛。总状花序顶生或腋生，果期延长达20cm；萼片长圆形；花瓣白色，匙形或卵形，长2～3mm，有短爪。短角果倒卵状三角形或倒心状三角形，长5～8mm，宽扁平，无毛，先端稍凹，裂瓣具网脉。种子2行，呈椭圆形，浅褐色。花果期4～6月。全国各地均有分布或栽培[3]。见图1。

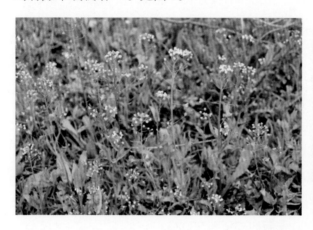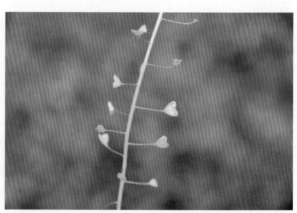

图1 荠菜植物图

【产地】 全国各地均有分布。

【采收加工】 一般在清明后，开花结果，植株繁茂时采收全草，洗净，晒干。

【化学成分】 经分析，全草含胆碱、胆素、乙酰胆碱、乙酰胆素、酪胺、香木别碱及肌醇等。含有草酸、酒石酸、原儿茶酸、苹果酸、枸橼酸、丙酮酸、磺胺酸、延胡索酸等有机酸；且多以钙盐、钾盐及钠盐的形式存在。含有天冬氨酸、精氨酸、丙氨酸、脯氨酸、甲硫氨酸、亮氨酸、谷氨酸、甘氨酸、胱氨酸、半胱氨酸等多种氨基酸，以及蔗糖、葡萄糖胺、山梨糖、乳糖、山梨糖醇、甘露醇及侧金盏花醇、肌醇等糖类；另含有钾、钙、钠、铁、氯、磷、锰等无机成分[4]。

【性状】 依据收集样品的性状而描述。见图2。

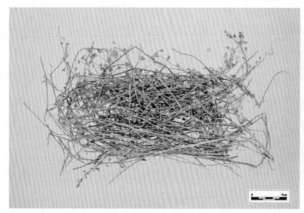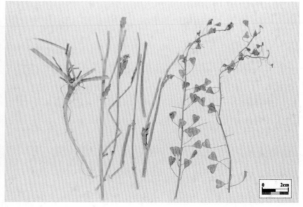

图2 荠菜药材图

【鉴别】 **显微鉴别** 根据试验样品观察拟定粉末显微特征。见图 3。

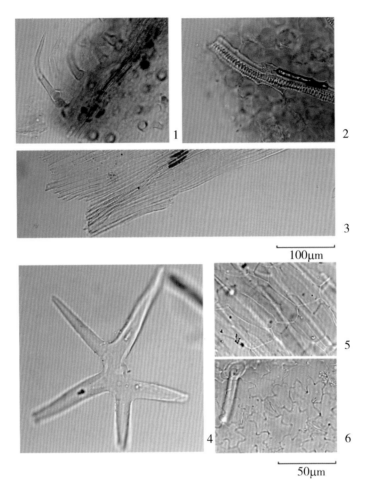

图 3　荠菜粉末显微特征图

1.非腺毛；2.螺纹导管；3.纤维；4.星状非腺毛；5.茎表皮细胞；6.叶表皮细胞

【检查】 **水分** 按照《中国药典》2020 年版四部通则 0832 第二法烘干法进行测定，结果在 6.9%～9.1% 之间，拟定限度为不得过 11.0%。

总灰分 按照《中国药典》2020 年版四部通则 2302 总灰分测定法，结果在 10.7%～12.5% 之间，拟定限度为不得过 15.0%。

酸不溶性灰分 按照《中国药典》2020 年版四部通则 2302 酸不溶性灰分测定法，结果在 2.3%～3.0% 之间，拟定限度为不得过 3.5%。

【浸出物】 按照《中国药典》2020 年版四部通则 2201 浸出物测定法项下的热浸法，以稀乙醇作溶剂，测定结果在 19.0%～20.4% 之间，拟定限度为不得少于 17.0%。

【炮制】【性味与归经】【功能与主治】【用法与用量】【贮藏】 均参考《河南省中药饮片炮制规范》（2022 年版）拟定。

参考文献

[1] 陶弘景. 名医别录 [M]. 北京：人民卫生出版社，1986：95.
[2] 李时珍. 本草纲目（校点本）[M]. 北京：人民卫生出版社，1982：1648.
[3] 南京中医药大学. 中药大辞典（下册）[M]. 2 版. 上海：上海科学技术出版社，2006：2165.
[4] 印万芬. 荠菜的利用与化学成分 [J]. 中国林副特产，1987（2）：20.

胡枝子 Huzhizi
LESPEDEZAE VIRGATAE HERBA

本品为豆科植物细梗胡枝子 Lespedeza virgata（Thunb.）DC. 的干燥全株。夏、秋茎叶茂盛时采收，除去杂质，晒干。

【性状】 本品根呈长圆柱形，具分枝，长 10～30cm，表面淡黄棕色，具细纵皱纹，皮孔呈点状或横向延长，呈疤状。茎圆柱形，较细，长为 30～70cm，基部分枝，表面灰黄色至灰褐色，干后黑紫色，木质。叶为三出复叶、顶生小叶较侧生小叶大，小叶片呈狭卵形、倒卵形或椭圆形，长 1～2.5cm，宽 0.5～1.5cm，先端圆形或微凹，稍具短尖，全缘，表面绿色或绿褐色，近无毛，脉纹明显，背面淡绿色，被白色伏贴毛，脉突出，叶缘微反卷，侧生小叶叶柄极短。有时可见腋生的总状花序，花梗纤细，花萼杯状，长 4～5mm，被疏毛，花冠蝶形。荚果斜倒卵形。气微，味淡，具豆腥气。

【鉴别】 取本品粉末 5g，加 70% 乙醇 50ml，再加盐酸 1ml，摇匀，超声（功率 250W，40kHz）处理 1 小时，滤过，滤液用二氯甲烷提取 3 次，每次 15ml，弃去二氯甲烷液，再用乙酸乙酯提取 3 次，每次 10ml，合并乙酸乙酯液，蒸干，残渣加甲醇 1ml 使溶解，作为供试品溶液。另取槲皮素对照品，加甲醇制成每 1ml 含 0.1mg 的溶液，作为对照品溶液。照薄层色谱法（《中国药典》2020 年版四部通则 0502）试验，吸取供试品溶液 10μl，对照品溶液 5μl，分别点于同一硅胶 G 薄层板上，以甲苯－乙酸乙酯－甲酸（6：4：1）为展开剂，展开，取出，晾干，喷以三氯化铝试液，晾干，置紫外光灯（365nm）下检视。供试品色谱中，在与对照品色谱相应位置上，显相同颜色的荧光斑点。

【检查】 水分 不得过 13.0%（《中国药典》2020 版四部通则 0832 第二法）。

总灰分 不得过 8.0%（《中国药典》2020 版四部通则 2302）。

【浸出物】 照醇溶性浸出物测定法项下的热浸法（《中国药典》2020 版四部通则 2201）测定，用 75% 乙醇作溶剂，不得少于 9.0%。

【炮制】 除去泥土和杂质，洗净，切段，干燥。

【性味与归经】 微苦、涩，平。归肺、肾、膀胱经。

【功能与主治】 清热解毒，利水通淋，润肺。用于肾炎，肺热咳嗽，百日咳，鼻衄，淋病等。

【用法与用量】 10～15g。

【贮藏】 置通风干燥处。

· 起草说明 ·

【别名】 随军茶、野花生、羊角梢、豆叶柴。

【名称】 沿用本省习用名称。

【来源】 本品为豆科植物细梗胡枝子 *Lespedeza virgata* (Thunb.)DC. 的干燥全株。胡枝子始载于《救荒本草》，称为随军茶，云其"生平泽中。有二种，叶形有大小，大叶者类黑豆叶，小叶者茎类耆草，叶似苜蓿叶而长大，花色有紫白，结子如粟粒大，气味与槐相类。性温"[1]。本品为民间习用药材，多用于治疗肾炎，中成药四味肾炎片（丸、颗粒、胶囊）以细梗胡枝子为主要原料药。胡枝子属植物种类较多，药用品种为细梗胡枝子，全株入药。本品饮片在《河南省中药饮片炮制规范》2022 年版有收载，为了更好地控制胡枝子的质量，故收入本标准。

【原植物】 小灌木，高 25～50cm，有时可达 1m。基部分枝，枝细，被白色伏毛；羽状复叶具 3 小叶；小叶椭圆形、或卵状长圆形，稀近圆形，长 1～2.5cm，宽 0.5～1.5cm，先端钝圆，或微凹，有小刺尖，基部圆形，边缘稍反卷，上面无毛，下面密被伏毛，侧生小叶较小；侧生小叶叶柄极短。总状花序腋生，通常具稀疏的花；总花梗纤细，被白色伏柔毛，显著超出叶；苞片及小苞片披针形，长约 1mm，被伏毛；花梗短；花萼杯状，长 4～5mm，旗瓣长约 6mm，基部有紫斑，翼瓣较短，龙骨瓣长于旗瓣或近等长；闭锁花簇生于叶腋，无梗，结实。荚果近圆形，通常不超出萼。花期 7～9 月，果期 9～10 月[2]。见图 1。

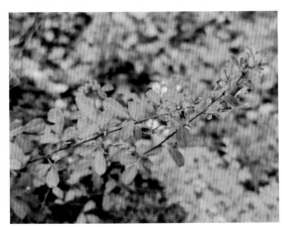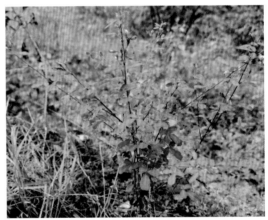

图 1　细梗胡枝子植物图

【产地】 主要分布于本省大别山和伏牛山等地。

【采收加工】 夏、秋茎叶茂盛时采收，除去杂质，晒干。

【化学成分】 主要成分为槲皮素、山柰酚、三叶豆苷、异槲皮苷、荭草素、异荭草苷等[3]。

【性状】 根据收集样品的性状描述。见图 2。

【鉴别】 **薄层色谱鉴别** 以槲皮素为对照品，制定薄层色谱鉴别方法。考察了不同展开剂类型、比例和不同显色条件，并进行了耐用性试验考察，最终确定展开剂为甲苯－乙酸乙酯－甲酸（6∶4∶1），检视方法为喷以三氯化铝试液，晾干，置紫外光灯（365nm）下检视。该色谱条件斑点分离较好，方法可行。结果见图 3。

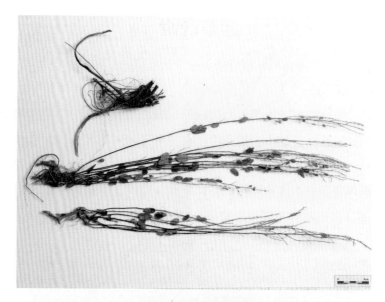

图 2　胡枝子药材图

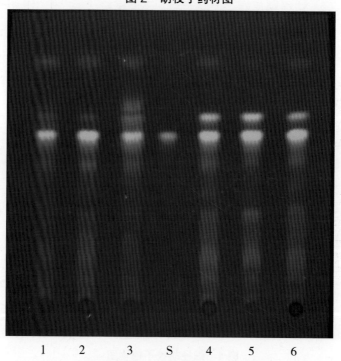

1　　2　　3　　S　　4　　5　　6

图 3　胡枝子薄层色谱图（紫外光灯 365nm 下）

S. 槲皮素；1-6. 胡枝子样品

【检查】　水分　按照《中国药典》2020 年版四部通则 0832 第二法烘干法测定，结果在 6.6%～9.8% 之间，结合《中国药典》2020 年版四部通则 0212 药材和饮片检定通则，拟定本品水分限度为不得过 13.0%。结果见表 1。

表 1　样品水分测定结果（%）

样品编号	1	2	3	4	5	6
测定结果	9.8	8.4	8.8	6.6	7.9	7.0

总灰分 按照《中国药典》2020 年版四部通则 2302 总灰分测定法测定，结果在 4.1%～6.5% 之间，拟定限度为不得过 8.0%。结果见表 2。

表 2 样品灰分测定结果（%）

样品编号	1	2	3	4	5	6
测定结果	4.8	5.6	4.8	6.5	4.1	5.3

【浸出物】 按照《中国药典》2020 年版四部通则 2201 浸出物测定法项下的热浸法，以 75% 乙醇溶液作为溶剂，测定结果在 9.6%～13.2% 之间，拟定限度为不得少于 9.0%。结果见表 3。

表 3 样品浸出物测定结果（%）

样品编号	1	2	3	4	5	6
测定结果	9.8	10.1	9.6	13.2	11.8	12.0

【炮制】【性味与归经】【功能与主治】【用法与用量】【贮藏】 均参考《河南省中药饮片炮制规范》（2022 年版）拟定。

参考文献

[1] 王家葵，张瑞贤，李敏.救荒本草校释与研究［M］.北京：中医古籍出版社，2007：178.
[2] 中国科学院中国植物志编辑委员会.中国植物志（第 41 卷）［M］北京：科学出版社，1995：148.
[3] 国家中医药管理局中华本草编委会.《中华本草》（第 11 卷）［M］.上海：上海科学技术出版社，1999：539.

南瓜子 Nanguazi
CUCURBITAE SEMEN

本品为葫芦科植物南瓜 *Cucurbita moschata*（Duch. ex Lam.）Duch. ex Poirte 的干燥成熟种子。夏、秋季收集成熟种子，除去瓤膜，洗净，干燥。

【性状】 本品呈扁椭圆形，一端略尖，边缘稍有棱，长 1.2～2.0cm，宽 0.6～1.2cm。表面白色或黄白色，微有光泽，近边缘有黄绿色环边，种脐呈点状，位于尖端。除去种皮，可见灰绿色薄膜状胚乳，子叶 2，黄色，肥厚，富油性。气香，味微甘。

【鉴别】 取本品粉末 2g，加石油醚（30～60℃）10ml，超声处理 10 分钟，弃去石油醚液，残渣加 70% 乙醇 10ml，超声处理 30 分钟，滤过，滤液作为供试品溶液。另取丙氨酸对照品适量，加 70% 乙醇制成每 1ml 含 0.5mg 的溶液，作为对照品溶液。照薄层色谱法（《中国药典》2020 年版四部通则 0502）试验，吸取供试品溶液 2μl、对照品溶液 1μl，分别点于同一硅胶 G 薄层板上，以正丁醇－无水乙醇－冰醋酸－水（8：2：2：3）为展开剂，展开，取出，晾干，喷以茚三酮试液，在 105℃加热至斑点显色清晰。供试品色谱中，在与对照品色谱相应的位置上，显相同颜色的斑点。

【检查】 **水分** 不得过 9.0%（《中国药典》2020 年版四部通则 0832 第二法）。

【浸出物】 照醇溶性浸出物测定法（《中国药典》2020 年版四部通则 2201）项下的热浸法，用乙醇作溶剂，不得少于 16.0%。

【炮制】 除去杂质。用时捣碎。

【性味与归经】 甘，温。归胃、大肠经。

【功能与主治】 杀虫。用于绦虫病，血吸虫病，蛔虫病，产后手足浮肿，百日咳，痔疮。

【用法与用量】 50～100g。

【贮藏】 置阴凉干燥处，防蛀，防泛油。

· 起草说明 ·

【别名】 南瓜仁、白瓜子、金瓜米、窝瓜子、倭瓜子。

【名称】 南瓜子之名为全国所熟悉，故仍沿用《河南省中药材标准》1993 年版"南瓜子"之名称。

【来源】 南瓜子首见于《本草纲目》，列入菜部。原产南洋，转入浙闽，现代我国各地都有栽培。本草以瓜入药，主补中益气，至于南瓜子杀虫，是近代之事。《中华本草》记载，南瓜子为葫芦科植物南瓜 *Cucurbita moschata*（Duch.ex Lam.）Duch.ex Poirte 的种子[1]。南瓜子的商品药材的品种单一，我省有产，故收入本标准。

【原植物】 南瓜为一年生蔓生本草，茎长达 2～5m。常节部生根，密被白色刚毛。单叶互生；叶柄粗壮，长 8～19cm，被刚毛；叶片宽卵形或卵圆形，有 5 角或 5 浅裂，长 12～25cm，宽 20～30cm，先端尖，基部深心形，上面绿色，下面淡绿色，两面均被刚毛和茸毛，边缘有小而密的细齿。卷须稍粗壮，被毛 3～5 歧。花单性，雌雄同株；雄花单生，花萼筒钟形，长 5～6mm，裂片条形，长 10～15mm，被柔毛，上部扩大成叶状，花冠黄色，钟状，长约 8cm，5 中裂，裂片边缘反卷，雄蕊 3，花丝腺体状，长 5～8mm，药室折曲；雌花单生，子房 1 室，花柱短，柱头 3，膨大，先端 2 裂，果梗粗壮，有棱槽，长 5～7cm，瓜蒂扩大成喇叭状。瓠果形状多样，外面常有纵沟。种子多数，长卵形或长圆形，灰白色。花期 6～7 月，果期 8～9 月[2]。见图 1。

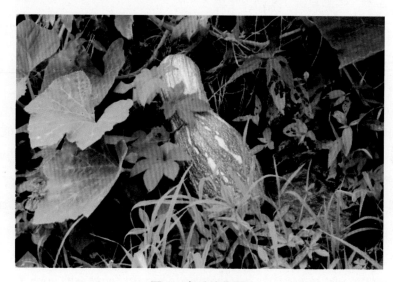

图 1 南瓜植物图

【产地】 全国各地均有栽培。

【采收加工】 秋季采摘成熟果实，取出种子，洗净晒干。

【化学成分】 南瓜子含有多种脂肪酸及氨基酸，其中主要脂肪酸为亚油酸（linoleic acid）、油酸（oleic acid）、棕榈酸（palmitic acid）、硬脂酸（stearic acid）、亚麻酸（linolenic acid）、肉豆蔻酸（myristic acid），氨基酸有异亮氨酸、亮氨酸、赖氨酸、色氨酸、精氨酸、组氨酸、特殊氨基酸（南瓜子氨酸）等，此外还含有类脂（如三酰甘油、二酰甘油）、维生素、矿物质等其他成分[3]。

【性状】 依据收集样品的性状而描述。见图 2。

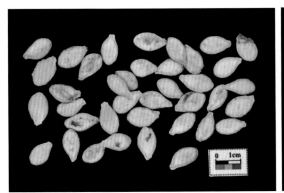 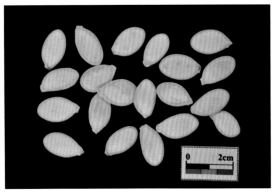

图 2　南瓜子药材图

【鉴别】 **薄层色谱鉴别** 以丙氨酸为对照品，制定薄层色谱鉴别方法。考察了不同展开剂类型、比例和不同显色条件，并进行了耐用性试验考察，最终确定展开剂为正丁醇－无水乙醇－冰醋酸－水（8：2：2：3），检视方法为喷以茚三酮试液，在105℃加热至斑点显色清晰，建立了南瓜子的薄层色谱鉴别方法。该色谱条件效果较好，方法可行。结果见图 3。

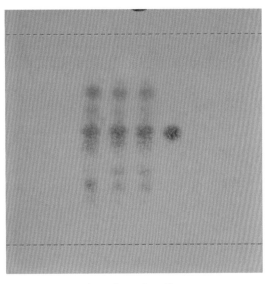

前沿

原点

1　2　3　S

图 3　南瓜子薄层色谱图

S. 丙氨酸对照品；1–3. 南瓜子样品

【检查】 水分　按照《中国药典》2020 年版四部通则 0832 第二法烘干法测定样品，结果在 6.7%～6.9% 之间，平均值为 6.8%，拟定限度为不得过 9.0%。

【浸出物】 按照《中国药典》2020 年版四部通则 2201 浸出物测定法项下的热浸法，以乙醇作为溶剂，测定样品，结果在 31.8%～39.4% 之间，拟定限度为不得少于 16.0%。

【炮制】【性味与归经】【功能与主治】【用法与用量】【贮藏】 参考《河南省中药饮片炮制规范》（2022 年版）拟定。

参考文献

［1］国家中医药管理局《中华本草》编委会 . 中华本草（第 9 册）［M］. 上海：上海科学技术出版社，1999：528.

［2］南京中医药大学 . 中药大辞典［M］.2 版 . 上海：上海科学技术出版社，2005：2196-2197.

［3］吴国欣，李永星，陈密玉，等 . 南瓜子的研究进展［J］. 海峡药学，2003，15（2）：11-13.

南瓜蒂 Nanguadi
CUCURBITAE PEDICELLUS

本品为葫芦科植物南瓜 *Cucurbita moschata*（Duch. ex Lam.）Duch. ex Poir. 的干燥瓜蒂。秋季采收老熟南瓜，切取瓜蒂，干燥。

【性状】 本品呈 5～6 角形的盘状，直径 2～6cm，上附残存的柱状果柄。外表淡黄色，微有光泽，具稀疏刺状毛及突起的小圆点。果柄略弯曲，粗为 1～2cm，纵向延伸至蒂端。质坚硬，断面黄白色，常有空隙可见。气微，味淡。

【鉴别】 本品粉末淡黄色。石细胞众多，类椭圆形、类方形或不规则形，孔沟明显，胞腔较大。导管多为网纹，少见具缘纹孔导管和螺纹导管。木纤维为长梭形，壁厚，细胞壁孔沟及纹孔明显。

【检查】 水分　不得过 12.0%（《中国药典》2020 年版四部通则 0832 第二法）。

总灰分　不得过 5.0%（《中国药典》2020 年版四部通则 2302）。

酸不溶性灰分　不得过 1.0%（《中国药典》2020 年版四部通则 2302）。

【浸出物】 照水溶性浸出物测定法（《中国药典》2020 年版四部通则 2201）项下的热浸法测定，不得少于 6.0%。

【炮制】 除去杂质。

【性味与归经】 苦、涩，平。归肝、脾、肾经。

【功能与主治】 解毒，敛疮，利水。用于痈疽肿毒、疔疮、烫伤，疮溃不敛，水肿腹水，胎动不安等证。

【用法与用量】 9～15g；或研末。外用适量，研末调敷。

【贮藏】 置干燥处，防蛀。

·起草说明·

【名称】 沿用我省习用名称。

【来源】 南瓜栽培历史悠久，全国作药用的南瓜有几十种不同植物。目前主要分为中国南瓜、印度南瓜和美洲南瓜。中国南瓜起源于墨西哥和中南美洲[1]。我国自明初引入南瓜品种，李时珍在《本草纲目》中记载南瓜"出南番，转入闽浙，今燕京诸处亦有之"[2]。南瓜蒂始载于《本草纲目拾遗》，"凡瓜熟皆蒂落，惟南瓜其蒂坚牢不可脱。昔人曾用以入保胎药用，大妙。盖东方甲乙木属肝，生气也，其味酸，胎必借肝血滋养，胎欲堕则腹酸，干气离也。南瓜色黄味甘，中央脾土之精，能生肝气，益肝血，固有保胎之效"[3]，对南瓜蒂进行了初步的叙述，为后续本草的收载及临床应用奠定了基础。《中药大辞典》[4]中记载南瓜蒂具有"排痰，安胎，治疮、疗疮、烫伤"之功效。《民间常用草药汇编》[6]等本草中对临床应用及功效进行了总结：具有利水、安胎之功效，用于痈疽肿毒、疗疮、烫伤，疮溃不敛，水肿腹水，胎动不安等症[4]。

【原植物】 一年生蔓生草本，茎条达 2～5m。常节部生根，密被白色刚毛。单叶互生；叶柄粗壮，长 8～19cm，被刚毛；叶片宽卵形或卵圆形，有 5 角或 5 浅裂，长 12～25cm，宽 20～30cm，先端尖，基部深心形，上面绿色，下面淡绿，两面均被刚毛和茸毛，边缘有小而密的细齿。卷须稍粗壮，被毛 3～5 歧。花单性，雌雄同株；雄花单生，花萼钟形，长 5～6mm，裂片条形，长 10～15mm，被柔毛，上部扩大成叶状，花冠黄色，钟状，长约 8cm，5 中裂，裂片边缘反卷，雄蕊 3，花丝腺体状，长 5～8mm，花室折曲；雌花单生，子房 1 室，花柱短，柱头 3，膨大，先端 2 裂，果梗粗壮，有棱槽，长 5～7cm，瓜蒂扩大成喇叭状。瓠果形状多样，外面常有纵沟。种子多数，长卵形或长圆形，灰白色。花期 6～7 月，果期 8～9 月[4]。见图 1。

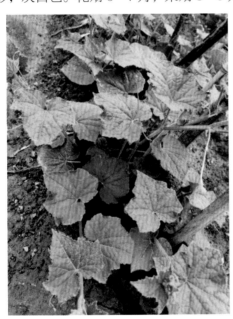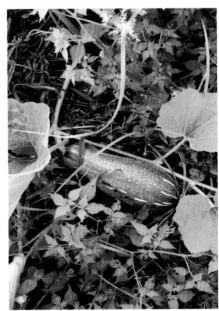

图 1 南瓜植物图

【产地】 主产于江苏、河南、安徽、浙江等地；其他地区亦有。

【采收加工】 秋季采收老熟南瓜，切取瓜蒂，干燥。

【化学成分】 主要药用成分有葫芦素 B、E、D 及异葫芦素 B、葫芦素 B 苷、喷瓜素等，以葫芦素 B 的含量最高[7,8]。

【性状】 根据收集样品的性状而描述。见图 2。

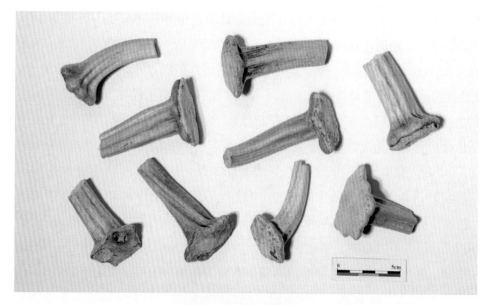

图 2 南瓜蒂药材图

【鉴别】 **显微鉴别** 根据实验样品观察拟定粉末显微特征。见图 3。

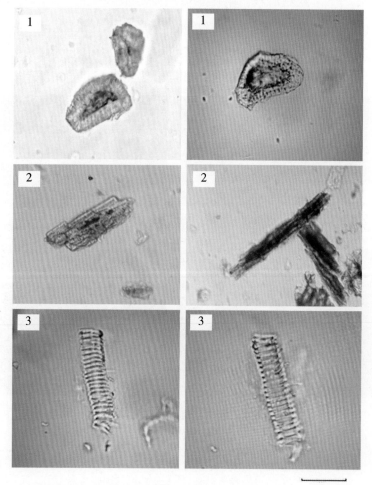

图 3 南瓜蒂粉末显微特征图

1. 石细胞；2. 木纤维；3. 导管

【检查】 **水分** 按照《中国药典》2020 年版四部通则 0832 第二法烘干法测定，结果在 5.5%～9.8% 之间，见表 1。据测定结果，拟定限度不得过 12.0%。

总灰分 按照《中国药典》2020 年版四部通则 2302 总灰分测定法测定，根据测定结果，结果在 3.2%～4.7% 之间，见表 1。据测定结果，拟定限度不得过 5.0%。

酸不溶性灰分 按照《中国药典》2020 年版四部通则 2302 酸不溶性灰分测定法测定，结果在 0.5%～0.9%，见表 1。拟定限度不得过 1.0%。

表 1 检查项测定结果（%）

样品编号	1	2	3	4	5	6	7	8	9	10	11	12
水分	6.8	5.5	6.0	6.2	6.6	5.9	5.9	9.8	5.9	5.5	5.7	5.9
总灰分	3.3	3.8	3.4	3.4	3.4	3.9	3.5	3.5	4.0	4.7	3.2	4.6
酸不溶性灰分	0.6	0.8	0.8	0.7	0.6	0.7	0.6	0.9	0.6	0.5	0.9	0.8

【浸出物】 按照《中国药典》2020 年版四部通则 2201 水溶性浸出物测定法项下的热浸法测定，结果在 6.2%～15.0% 之间，见表 2。拟定限度不得少于 6.0%。

表 2 浸出物测定结果（%）

样品编号	1	2	3	4	5	6	7	8	9	10	11	12
浸出物	7.0	6.3	9.7	9.5	8.2	9.0	8.1	8.3	6.3	15.0	9.9	6.2

【炮制】 依据本草资料，并依据在使用地区调查情况暂定为：除去杂质。

【性味与归经】 参考本草资料记述，如《浙江药用植物志》记载"苦、涩，凉[5]"，并依据当地临床使用实际，暂定为"苦、涩，凉。归脾、肾经。"

【功能与主治】【用法与用量】 依据本草资料及当地临床使用实际情况综合而定。

【贮藏】 依据在使用地区调查情况暂定为：置干燥处，防蛀。

参考文献

[1] 张前飞，李雪芹，连爽，等.南瓜蒂的研究进展 [J].微量元素与健康研究，2017，34（5）：64-65.

[2] 李时珍.本草纲目 [M].哈尔滨：黑龙江科学技术出版社，2011：399-400.

[3] 赵学敏.本草纲目拾遗 [M].北京：中国中医药出版社，2007：337.

[4] 南京中医药大学.中药大辞典 [M].2 版.上海：上海科学技术出版社，2006：2201.

[5]《浙江药用植物志》编写组.浙江药用植物志 [M].杭州：浙江科学技术出版社，1980：1-2200.

[6] 成都市卫生局.民间常用草药汇编 [M].成都：四川人民出版社，1959：1-1070.

[7] 李娜，高昂，巩江，等.瓜蒂类药材药学研究进展 [J].安徽农业科学，2011，39（14）：8369-8370.

[8] 郭梦琦，孙玉琦，刘影，等.Plackett-Burman 联合星点设计优选甜瓜蒂中葫芦素的提取工艺 [J].中成药，2015，37（9）：1937-1941.

柘木 Zhemu
CUDRANIAE TRICUSPIDATAE CAULIS

本品为桑科植物柘树 *Cudrania tricuspidata*（Carr.）Bur. ex lavallee 的干燥茎枝。秋、冬及春初采收，洗净，切段或块，晒干。

【性状】 本品为圆柱形、椭圆形段或不规则块，大小厚薄不一，有的略弯曲。表面灰褐色或灰黄色，具棕黄色或棕褐色点状或横长疤痕，多数具纵皱纹，栓皮菲薄，多成层状，极易脱落，脱落处显灰黄色或棕褐色，质坚硬，不易折断，切面淡黄色或黄棕色。皮部窄，色深，木部发达，具细小密集的导管孔。气微，味淡。

【鉴别】（1）本品粉末浅黄色至黄白色。纤维成束，壁厚。木栓细胞长椭圆形或椭圆形；石细胞单个或成群，类长方形、类圆形或不规则形，壁厚，孔沟明显，层纹清晰。导管多为螺纹导管，亦有具缘纹孔导管，直径 10～27μm。草酸钙方晶散在。

（2）取本品粉末 1g，加三氯甲烷 20ml，超声处理 30 分钟，滤过，滤液蒸至约 1ml，作为供试品溶液。另取柘木对照药材 1g，同法制成对照药材溶液。照薄层色谱法（《中国药典》2020 年版四部通则 0502）试验，吸取上述两种溶液各 10～15μl，分别点于同一硅胶 G 薄层板上，以环己烷 - 乙酸乙酯 - 丙酮 - 甲酸（6：2：1：0.2）为展开剂，展开，取出，晾干，喷以 10% 硫酸乙醇溶液，在 105℃加热至斑点显色清晰。分别置日光和紫外光灯（365nm）下检视，供试品色谱中，在与对照药材色谱相应的位置上，显相同颜色的斑点或荧光斑点。

【检查】 **水分** 不得过 12.0%（《中国药典》2020 年版四部通则 0832 第二法）。

总灰分 不得过 5.0%（《中国药典》2020 年版四部通则 2302）。

【浸出物】 照醇溶性浸出物测定法（《中国药典》2020 年版四部通则 2201）项下的热浸法测定，用 70% 乙醇作为溶剂，不得少于 4.0%。

【炮制】 除去杂质，稍润，切片，晒干。

【性味与归经】 甘，温。归肾、肝经。

【功能与主治】 滋养肝肾，舒筋活络。用于肝肾不足，月经量过多，崩漏，腰膝酸痛，跌打损伤。

【用法与用量】 15～60g。

【贮藏】 置干燥处，防蛀。

· 起草说明 ·

【别名】 柘、刺桑、柘桑、黄桑、奴柘、柞树。

【名称】 柘木之名收载于《河南省中药饮片炮制规范》（2022 年版），本标准沿用此名称。

【来源】 柘，宋《嘉祐本草》始载之，《本草纲目》云："处处山中有之，喜丛生，干疏而直。叶丰而厚，团而有尖，其叶饲蚕，取丝作琴瑟，清响胜常。……"《考工记》云："弓人取材以柘为上，其实如桑子，而圆粒如椒，名佳（佳音锥）子。其木染黄赤色，谓之柘黄……"[1] 柘木在本省多为野生状态，分布在遂平、伊集、泌阳、林州等地，为保护药用植物，采用其茎枝为药用部位。成方制剂有柘木糖浆、柘木注射液、柘木颗粒等，现临床应用于抗肿瘤辅助治疗。

【原植物】 落叶灌木或小乔木，高可达8m。树皮灰褐色或灰黄色，呈不规则薄片状剥落，小枝暗绿褐色，光滑无毛，具坚硬棘刺，刺长5～35mm，单叶互生，叶片近革质，卵圆形或倒卵形，长5～13cm，顶端钝或渐尖，基部楔形或圆形，全缘或3裂；叶柄长5～20mm，托叶侧生，分离；上面暗绿色，下面淡绿色，幼时两面均有毛，成长后下面主脉略有毛，余均光滑无毛；基部3出脉，侧脉4～5对；叶柄长约1cm，略有毛；托叶小，分离，侧生。花单性，雌雄异株，皆成头状花序，具短梗，单一或成对腋生；雄花被4裂，苞片2或4，雄蕊4，花丝直立；雌花被4裂，花柱1。聚花果近球形，直径约2.5cm，红色，有肉质宿存花被及苞片包裹瘦果。花期6月，果期9～10月[2]。见图1。

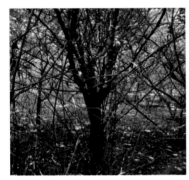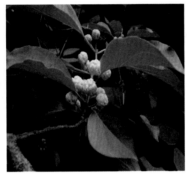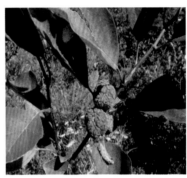

图1 柘树植物图

【产地】 我国华南、华东、西南至河北南部，朝鲜、日本等国也有分布[3]。生于常绿阔叶林或沟谷松林中。

【采收加工】 秋、冬及春初采收，洗净，切段或块，晒干。

【化学成分】 主要有氧杂蒽酮、黄酮、异黄酮、二苯酮，此外还有生物碱、木脂素、糖类等化合物[4]。

【性状】 依据收集样品的性状而描述。见图2。

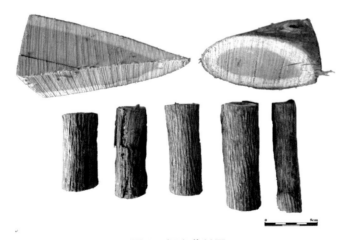

图2 柘木药材图

【鉴别】（1）**显微鉴别**　根据实验样品观察拟定粉末显微特征。见图 3。

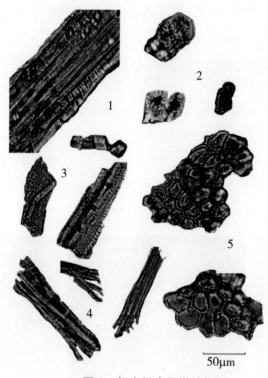

图 3　柘木粉末显微特征图

1. 草酸钙方晶；2. 石细胞；3. 导管；4. 纤维；5. 木栓细胞

（2）**薄层色谱鉴别**　以柘木为对照药材，建立了柘木的薄层色谱鉴别方法。考察了不同展开剂类型、比例和不同显色条件，并进行了耐用性试验考察，最终确定展开剂为环己烷－乙酸乙酯－丙酮－甲酸（6∶2∶1∶0.2），检视方法为喷以 10% 硫酸乙醇溶液，在 105℃加热至斑点显色清晰，分别置日光和紫外光灯（365nm）下。该色谱条件斑点分离较好，方法可行。结果见图 4。

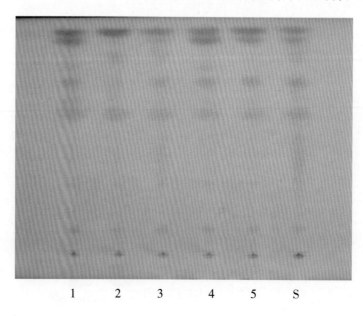

1　　　　2　　　　3　　　　4　　　　5　　　　S

A

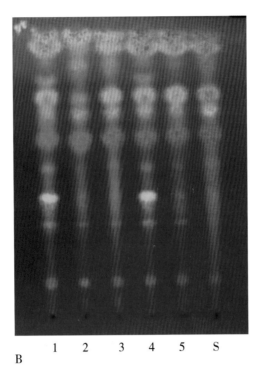

B

图 4　柘木薄层色谱图（A.日光下检视；B.紫外光灯 365nm 下检视）

1-5.样品；S.对照药材

【检查】　**水分**　按照《中国药典》2020 年版四部通则 0832 第二法烘干法测定，结果在 6.1%～8.6% 之间，拟定限度为不得过 12.0%。

总灰分　按照《中国药典》2020 年版四部通则 2302 总灰分测定法测定，结果在 1.2%～3.3% 之间，拟定限度为不得过 5.0%。

【浸出物】　按照《中国药典》2020 年版四部通则 2201 浸出物测定法项下的热浸法，以 70% 乙醇作为溶剂，测定结果在 4.7%～17.8% 之间，拟定限度为不得少于 4.0%。

【炮制】【性味与归经】【功能与主治】【用法与用量】【贮藏】　均参考《河南省中药饮片炮制规范》（2022 年版）拟定。

参考文献

［1］黄泰康，丁志遵，赵守训. 现代本草纲目［M］. 北京：中国医药科技出版社，2001：1868.

［2］南京中医药大学. 中药大辞典（下册）［M］. 2 版. 上海：上海科学技术出版社，2006：2220-2221.

［3］上海市药品监督管理局. 上海市中药饮片炮制规范（2018 年版）［S］. 上海：上海科学技术出版社，2018：492-493.

［4］石磊. 柘树化学成分及药理作用的研究进展［J］. 曲阜师范大学学报（自然科学版），2010，36（3）：88-94.

栀子根 Zhizigen
GARDENIAE RADIX ET RHIZOMA

本品为茜草科植物栀子 *Gardenia jasminoides* Ellis 的干燥根及根茎。秋、冬季果实成熟时采挖，除去泥沙，干燥。

【性状】 本品呈圆柱形，上粗下细，有分枝，长 5～35cm，直径 0.5～3cm。表面灰黄色至灰褐色，外层栓皮易呈片状剥落。质坚硬，断面皮部薄，木部发达，呈黄白色或灰白色，具放射状纹理。气微，味淡。

【鉴别】 取本品粉末 1g，加乙醇 25ml、盐酸 2ml，加热回流 1 小时，放冷，滤过，滤液蒸干，残渣加水 25ml 使溶解，用乙酸乙酯振摇提取 2 次，每次 25ml，合并乙酸乙酯液，蒸干，残渣加乙酸乙酯 2ml 使溶解，作为供试品溶液。另取齐墩果酸对照品，加甲醇制成每 1ml 含 1mg 的溶液，作为对照品溶液。照薄层色谱法（《中国药典》2020 年版四部通则 0502）试验，吸取上述两种溶液各 5μl，分别点于同一硅胶 G 薄层板上，以甲苯－乙酸乙酯－冰醋酸（14∶5∶0.3）为展开剂，展开，取出，晾干，喷以 10% 硫酸乙醇溶液，在 110℃加热至斑点显色清晰。供试品色谱中，在与对照品色谱相应的位置上，显相同颜色的斑点。

【检查】 水分　不得过 10.0%（《中国药典》2020 年版四部通则 0832 第二法）。

总灰分　不得过 4.0%（《中国药典》2020 年版四部通则 2302）。

酸不溶性灰分　不得过 1.5%（《中国药典》2020 年版四部通则 2302）。

【浸出物】 照醇溶性浸出物测定法（《中国药典》2020 年版四部通则 2201）项下的热浸法测定，用 50% 乙醇作溶剂，不得少于 6.0%。

【炮制】 除去杂质，洗净，切段，干燥。

【性味与归经】 苦，寒。归肝、胆、胃经。

【功能与主治】 清热利湿，凉血止血。用于湿热黄疸，痢疾，感冒高热，吐血，衄血，风火牙痛等。

【用法与用量】 15～30g。外用适量，捣敷。

【贮藏】 置干燥处。

· 起草说明 ·

【别名】 山里黄根、栀子花根、黄枝根、山枝根、三枝根等。

【名称】 沿用我省习用名称。

【来源】 栀子为茜草科植物栀子的干燥成熟果实，是我国原卫生部发布的第一批药食两用中药材[1]。栀子入药用始载于《神农本草经》[2]，被列为中品。栀子根为茜草科植物栀子的根及根茎，《中华本草》[3] 中记载栀子根有清热利湿、凉血止血功效，主治黄疸型肝炎、痢疾、胆囊炎、感冒高热、吐血、衄血、尿路感染、肾炎水肿、乳腺炎、风火牙痛、疮痈肿毒、跌打损伤等。《岭南草药志》[4] 记载："治黄疸，山栀根一至二两，煮瘦肉食。" 本品在《浙江省中药材标准》（第一册）和《湖南省中药材标准》（2009 年版）均有收载。

【原植物】 常绿灌木，高 1～2m。小枝绿色，幼时被毛，后近无毛。单叶对生，稀三叶轮生，叶柄短；托叶两片，生于叶柄内侧；叶片革质，椭圆形、阔倒披针形或倒卵形，长 6～14cm，宽 2～7cm，先端急尖或渐尖，基部楔形，全缘，上面光泽，仅下面脉腋内簇生短毛；侧脉羽状。花大，极芳香，顶生或腋生，具短梗；萼绿色，长2～3cm，线状披针形，通常比萼筒稍长；花冠高脚碟状，白色，后变乳黄色，基部合生成筒，上部6～7裂，旋转排列，先端圆；雄蕊与花冠裂片同数，着生于花冠喉部，花丝极短，花药线形，纵裂，2室；雌蕊1，子房下位，1室。果实深黄色，倒卵形或长椭圆形，长2～4cm，有5～9条翅状纵棱，先端有条状宿存之萼。种子多数，鲜黄色，扁椭圆形。花期5～7月，果期8～11月[5]。见图1。

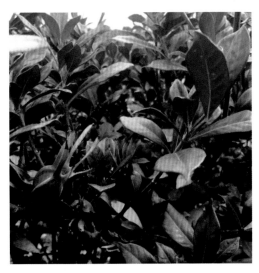

图1　栀子植物图

【产地】　主产于河南、福建、湖南、浙江、江西等地[6,7]。

【采收加工】　秋、冬季果实成熟时采挖，除去泥沙，干燥。

【化学成分】　本品含桦木酸、齐墩果酸、齐墩果酸-3-O-β-D-吡喃葡萄糖醛酸苷-6′-O-甲酯、常春藤皂苷元-3-O-β-D-吡喃葡萄糖醛酸苷-6-O-甲酯、竹节参苷、豆甾醇、β-谷甾醇、胡萝卜苷、香草酸、丁香酸等[8,9]。

【性状】　根据收集样品的性状而描述。见图2。

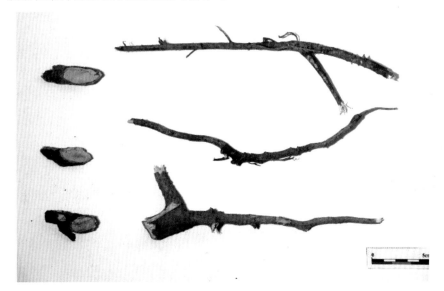

图2　栀子根药材图

【鉴别】　**薄层色谱鉴别**　以齐墩果酸为对照品，制定薄层色谱鉴别方法。考察了不同展开剂类型、比例和不同显色条件，并进行了耐用性试验考察，最终确定展开剂为甲苯－乙酸乙酯－冰醋酸（14∶5∶0.3），检视方法为喷以10%硫酸乙醇溶液，110℃加热至斑点显色清晰，置日光下，建立了栀子根的薄层色谱鉴别方法。该色谱条件斑点分离较好，方法可行。结果见图3。

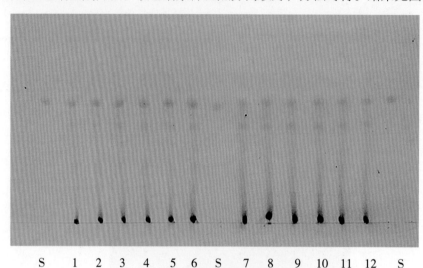

图3　栀子根薄层色谱图

S.齐墩果酸对照品；1-12.栀子根样品

【检查】　**水分**　按照《中国药典》2020年版四部通则0832第二法烘干法进行测定，结果在4.2%～6.5%之间，平均值为5.4%，拟定限度为不得过10.0%。见表1。

总灰分　按照《中国药典》2020年版四部通则2302总灰分测定法测定，结果在1.4%～3.2%之间，平均值为2.3%，拟定限度不得过4.0%。见表1。

表1　栀子根检查项测定结果（%）

样品	1	2	3	4	5	6	7	8	9	10	11	12
水分	6.2	6.3	6.5	6.2	4.2	4.3	4.7	4.5	5.5	5.3	5.2	5.5
总灰分	2.9	3.1	3.2	2.6	2.1	2.2	2.2	2.3	1.5	1.4	1.5	1.6

【浸出物】　按照《中国药典》2020年版四部通则2201醇溶性浸出物测定法测定，用50%乙醇作溶剂，结果在7.0%～9.6%之间，平均值为8.3%，拟定限度为不得少于6.0%。见表2。

表2　栀子根浸出物测定结果

样品	1	2	3	4	5	6	7	8	9	10	11	12
浸出物	9.1	9.4	7.1	9.5	9.6	7.2	9.5	7.0	7.3	7.6	7.9	8.8

【炮制】【性味与归经】【功能与主治】【用法与用量】【贮藏】　参考本草资料[3, 10]，并依据临床应用实际拟订。

参考文献

[1] 全国人大常委会法制工作委员会 . 食品卫生常用法律法规手册 [M]. 北京：中国民主法制出版社，2004：239.

[2] 佚名 . 神农本草经（卷二）[M]. 孙星衍，孙冯翼，辑 . 北京：人民卫生出版社，1982：79.

[3] 国家中医药管理局 . 中华本草 [M]. 上海：上海科学技术出版社，1999：428.

[4] 广东中医研究所，华南植物研究所 . 岭南草药志 [M]. 上海：上海科学技术出版社，1961：189.

[5] 杨雄志 . 三种栀子属植物根和茎形态组织学的比较鉴别 [J]. 中国现代应用药学，2005（4）：289-293.

[6] 费曜，段恒，王刚，等 . 不同产地栀子种质资源和药材品质的比较 [J]. 华西药学杂志，2016，31（1）：48-51.

[7] 付小梅，赖学文，葛菲，等 . 中药栀子类药材资源调查和商品药材鉴定 [J]. 中国野生植物资源，2002（5）：23-25.

[8] 曹百一，刘润祥，王晶，等 . 栀子根化学成分的分离与鉴定 [J]. 沈阳药科大学学报，2011，28（10）：784-787，817.

[9] 苏志坚，黄智锋，杨成梓，等 . 栀子根茎枝不同部位药效物质基础研究 [J]. 光明中医，2020，35（20）：3194-3197.

[10] 南京中医药大学 . 中药大辞典 [M].2 版 . 上海：上海科学技术出版社，2006：2244.

柿叶 Shiye
KAKI FOLIUM

本品为柿树科植物柿 *Diospyros kaki* Thunb. 的干燥叶。秋季采收，洗净，晒干。

【性状】 本品略皱缩或破碎，完整叶片展开后呈椭圆形或近圆形，长 6～15cm，宽 4～9cm，全缘，先端渐尖，基部楔形。上表面灰绿色至黄棕色，较光滑，下表面淡绿色至绿褐色，具短柔毛。叶脉突出，主脉两侧各有 4～7 条侧脉，侧脉向上斜生。叶柄长 0.8～2cm，部分扭曲，绿褐色至褐色。质脆。气微，味微苦。

【鉴别】（1）本品粉末灰绿色。不定式气孔长圆形，长约 30μm，副卫细胞 5～7 个；单细胞非腺毛完整者长 200～600μm，直径 20～40μm，胞腔内含黄棕色物；腺毛长 54～76μm，头部圆柱状，黄棕色，由 5～6 个细胞组成，腺柄单细胞或多细胞，无色；草酸钙方晶较多；网纹导管、螺纹导管多见。

（2）取本品粉末 5g，加甲醇 -25% 盐酸（4：1）20ml，加热回流 1 小时，放冷，滤过，滤液蒸干，残渣加甲醇 5ml 使溶解，作为供试品溶液。另取槲皮素对照品、山柰酚对照品，加甲醇制成每 1ml 各含 0.1mg 的混合溶液。照薄层色谱法（《中国药典》2020 年版四部通则 0502）试验，吸取上述两种溶液各 5～10μl，分别点于同一硅胶 G 薄层板上，以甲苯 - 乙酸乙酯 - 甲酸（5：2：0.5）为展开剂，展开，取出，晾干，喷以 1% 三氯化铝乙醇溶液，在 105℃加热数分钟，置紫外光灯（365nm）下检视。供试品色谱中，在与对照品色谱相应的位置上，显相同颜色的荧光斑点。

【检查】 水分 不得过 7.0%（《中国药典》2020 年版四部通则 0832 第二法）。

总灰分 不得过 14.0%（《中国药典》2020 年版四部通则 2302）。

酸不溶性灰分 不得过 1.0%（《中国药典》2020 年版四部通则 2302）。

【浸出物】 照醇溶性浸出物测定法（《中国药典》2020 年版四部通则 2201）项下的热浸法测定，

用 70% 乙醇作溶剂，不得少于 18.0%。

【含量测定】 照高效液相色谱法（《中国药典》2020 年版四部通则 0512）测定。

色谱条件与系统适用性试验 以十八烷基硅烷键合硅胶为填充剂；以甲醇 -0.1% 磷酸溶液（56∶44）为流动相；检测波长为 360nm。理论板数按槲皮素峰计算应不低于 2500。

对照品溶液的制备 精密称取槲皮素对照品、山奈酚对照品适量，加甲醇制成每 lml 含槲皮素 10μg、山奈酚 20μg 的混合溶液，即得。

供试品溶液的制备 取本品粉末（过四号筛）约 0.5g，精密称定，精密加入甲醇 -25% 盐酸溶液（4∶1）20ml，密塞，称定重量，加热回流 1 小时，放冷，再称定重量，用甲醇 -25% 盐酸溶液（4∶1）补足减失的重量，摇匀，滤过，取续滤液，即得。

测定法 分别精密吸取对照品溶液与供试品溶液各 10μl，注入液相色谱仪，测定，即得。

本品按干燥品计算，含槲皮素（$C_{15}H_{10}O_7$）和山奈酚（$C_{15}H_{10}O_6$）的总量不得少于 0.22%。

【炮制】 除去杂质及枝梗，洗净，润透，切宽丝，干燥。

【性味与归经】 涩、苦，凉。归肺、脾经。

【功能与主治】 凉血止血，清肺止咳，活血化瘀。用于咳喘，肺气胀，各种内出血、高血压、津少口渴。

【用法与用量】 6～15g。外用适量。

【贮藏】 置通风干燥处。

· 起草说明 ·

【别名】 柿子叶、柿树叶。

【名称】 沿用我省习用名称。

【来源】 柿叶为柿树科植物柿 *Diospyros kaki* Thunb. 的干燥叶。入药最早见于明《滇南本草》[1]"柿花"项下，曰"经霜叶敷臁疮"。《分类草药性》[2] 亦记载柿叶可"治咳嗽气喘，消肺气胀"。江西《中草药学》[3] 曰："治血小板减少症：干柿叶、马蓝、阿胶、侧柏叶。水煎服。"柿叶多用作中成药的原料。药材多采自栽培柿树，来源单一，不易混淆。民间常取秋季自然脱落之柿树叶，洗净晒干，研细过筛，内服用于止血。

【原植物】 落叶大乔木，通常高达 10～14m 以上，直径达 65cm；树皮深灰色至灰黑色，或者黄灰褐色至褐色，沟纹较密，裂成长方块状；树冠球形或长圆球形。枝开展，带绿色至褐色，无毛，散生纵裂的长圆形或狭长圆形皮孔；嫩枝初时有棱，有棕色柔毛或绒毛或无毛。叶纸质，卵状椭圆形至倒卵形或近圆形，通常较大，长 5～18cm，宽 2.8～9cm，先端渐尖或钝，基部楔形，钝，圆形或近截形，很少为心形，新叶疏生柔毛，老叶上面有光泽，深绿色，无毛，下面绿色，有柔毛或无毛，中脉在上面凹下，有微柔毛，在下面凸起，侧脉每边 5～7 条，上面平坦或稍凹下，下面略凸起，下部的脉较长，上部的较短，向上斜生，稍弯，将近叶缘网结，小脉纤细，在上面平坦或微凹下，连结成小网状；叶柄长 8～20mm，变无毛，上面有浅槽。花雌雄异株，但间或有雄株中有少数雌花，雌株中有少数雄花的，花序腋生，雄花序为聚伞花序，雌花单生叶腋。果实球形、扁球形、球形而略呈方形、卵形等[4, 5]。见图1。

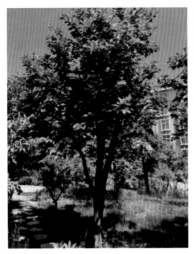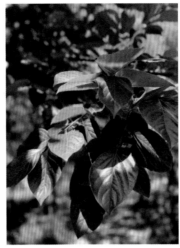

图 1　柿植物图

【产地】　主产于河南、山东等地。

【采收加工】　秋季采收，洗净，晒干。

【化学成分】　主要含有槲皮素、山柰酚及两者的氧糖苷类成分（如金丝桃苷、黄芪苷、异槲皮素、杨梅素、柚皮素、山柰酚 3-O-β-D- 吡喃葡萄糖苷、山柰酚 3-O-β-D- 吡喃半乳糖苷等），有机酸类成分主要有原儿茶酸、糠酸、琥珀酸、苹果酸等，三萜类成分主要有齐墩果酸、熊果酸等，还含有鞣质、酚类，以及丰富的维生素C、胡萝卜素等[6]。

【性状】　依据收集样品的性状而描述。见图2。

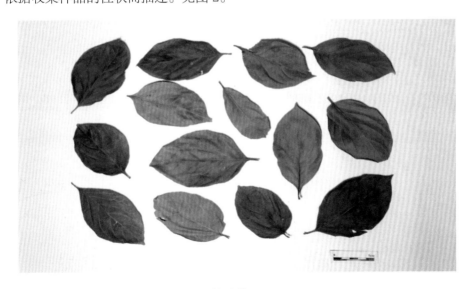

图 2　柿叶药材图

【鉴别】（1）显微鉴别　根据实验样品观察拟定粉末显微特征。见图3。

（2）薄层色谱鉴别　以槲皮素、山柰酚为对照品，制定薄层色谱鉴别方法。考察了不同展开剂类型、比例和不同显色条件，并进行了耐用性试验考察，最终确定展开剂为甲苯－乙酸乙酯－甲酸

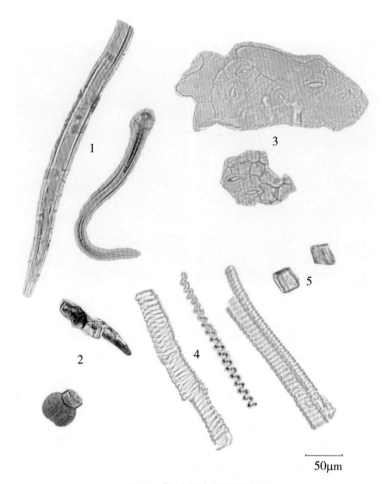

图3　柿叶粉末显微特征图

1.非腺毛；2.腺毛；3.气孔；4.导管；5.草酸钙方晶

（5：2：0.5）为展开剂，检视方法为喷以1%三氯化铝乙醇溶液，置紫外光灯（365nm）下检视，建立了柿叶的薄层色谱鉴别方法。该色谱条件斑点分离较好，方法可行。见图4。

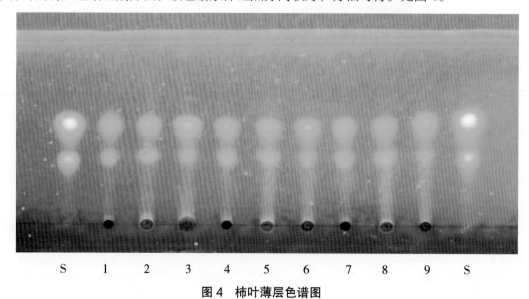

图4　柿叶薄层色谱图

S. 槲皮素、山柰酚混合对照品；1-9.柿叶样品

【检查】 水分 按照《中国药典》2020 年版四部通则 0832 第二法烘干法测定，结果在 5.0%～5.9% 之间，拟定限度为不得过 7.0%。见表 1。

总灰分 按照《中国药典》2020 年版四部通则 2302 总灰分测定法测定，结果在 9.0%～11.9% 之间，拟定限度为不得过 14.0%。见表 1。

酸不溶性灰分 按照《中国药典》2020 年版四部通则 2302 酸不溶性灰分测定法测定，结果在 0.2%～0.4% 之间，拟定限度为不得过 1.0%。见表 1。

表 1 检查项测定结果（%）

序号	1	2	3	4	5	6	7	8	9
水分	5.9	5.6	5.0	5.5	5.6	5.6	5.8	5.8	5.7
总灰分	11.9	11.9	11.8	9.0	9.1	9.1	10.2	10.3	10.2
酸不溶性灰分	0.4	0.4	0.4	0.2	0.3	0.2	0.3	0.4	0.3

【浸出物】 按照《中国药典》2020 年版四部通则 2201 浸出物测定法项下的热浸法，以 70% 乙醇作为溶剂，测定结果在 23.5%～41.2% 之间，拟定限度为不得少于 18.0%。见表 2。

表 2 浸出物测定结果（%）

序号	1	2	3	4	5	6	7	8	9
结果	23.5	24.0	25.2	26.1	26.6	41.2	24.6	39.4	37.8

【含量测定】 柿叶中主要含有黄酮类等成分，其中黄酮类以槲皮素、山柰酚为主，也是主要活性成分，故建立测定槲皮素和山柰酚的含量方法（表 3）。

经方法学验证，槲皮素在 0.1026～2.575μg 范围内呈良好的线性关系（R^2=0.9998），山柰酚在 0.2310～3.6125μg 范围内呈良好的线性关系（R^2=0.9998）；精密度试验中槲皮素和山柰酚 RSD 分别为 1.70%、1.71%（n=6）；重复性试验中槲皮素和山柰酚 RSD 分别为 1.10%、1.02%（n=6），槲皮素和山柰酚平均加样回收率分别为 96.3%、95.9%（n=6）；稳定性试验中 RSD 分别为 0.29%、0.29%，结果在 12 小时内基本稳定。

依法测定 9 批样品，结果槲皮素含量在 0.086%～0.206% 之间，山柰酚含量在 0.203%～0.289% 之间，两者总量在 0.29%～0.50%。根据测定结果，规定本品按干燥品计算，含槲皮素（$C_{15}H_{10}O_7$）和山柰酚（$C_{15}H_{10}O_6$）的总量不得少于 0.22%。见图 5、图 6。

表 3 柿叶样品含量测定（%）

样品	1	2	3	4	5	6	7	8	9
槲皮素	0.089	0.086	0.087	0.121	0.121	0.117	0.199	0.201	0.206
山柰酚	0.210	0.203	0.204	0.232	0.233	0.225	0.281	0.283	0.289
总量	0.30	0.29	0.29	0.35	0.35	0.34	0.48	0.49	0.50

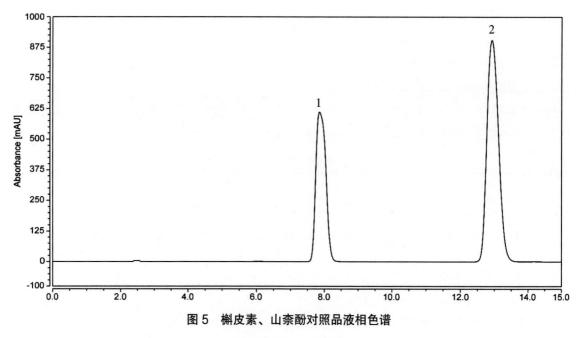

图5　槲皮素、山柰酚对照品液相色谱

1. 槲皮素；2. 山柰酚

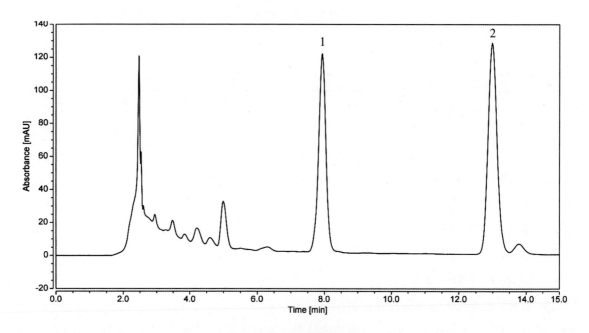

图6　柿叶样品液相色谱图

1. 槲皮素；2. 山柰酚

【炮制】【性味与归经】　参考《中华本草》[7]、《中药大辞典》[8]、《山东省中药材标准》（2012年版）、《辽宁省中药材标准第二册》（2019年版）拟定。

【功能与主治】《滇南本草》曰："经霜叶敷臁疮。"《分类草药性》曰："治咳嗽气喘，消肺气胀。"研究[9]表明柿叶的医疗保健作用主要有治疗心脑血管疾病、抗氧化、抗癌、活血止血等。

【用法与用量】【贮藏】　参考《陕西省药材标准》（2015年版）、山东省中药材标准（2012年版）

拟定。

参考文献

［1］兰茂.滇南本草［M］.昆明：云南人民出版社，2017：104.

［2］邬家林，谢宗万.分类草药性新编［M］.北京：中医古籍出版社，2007：103.

［3］上海中医学院.中草药学［M］.上海：上海人民出版社，1974；151.

［4］中国科学院中国植物志编辑委员会.中国植物志［M］.北京：科学出版社，2004：141.

［5］郭海彪，林娟，刘旻，等.脑心清片化学成分、药理作用与临床应用研究进展［J］.中南药学，2021，19（7）：1387-1392.

［6］周鑫堂，王丽莉，韩璐，等.柿叶化学成分和药理作用研究进展［J］.中草药，2014，45（21）：3195-3203.

［7］国家中医药管理局《中华本草》编委会.中华本草（第6册）［M］.上海：上海科学技术出版社，1999：5428-5430.

［8］南京中医药大学.中药大辞典［M］.2版.上海：上海科学技术出版社，2006：3387-3391.

［9］傅建敏，梁晋军，周道顺.柿叶有效成分研究综述［J］.中南林业科技大学学报，2013，33（11）：66-72.

柿饼 Shibing
KAKI FRUCTUS SICCUS

本品柿树科植物柿 *Diospyros kaki* Thunb. 的干燥成熟果实加工品。秋季果实成熟且质地尚未软化时采收，削去外皮，经多次日晒夜露，稍待干燥，再集放在席圈内出霜，即成柿饼。

【性状】 本品呈扁圆形或卵圆形。表面有白色至灰白色的柿霜。基部有残存的柿蒂。果肉质地柔软或稍硬，断面棕红色、棕黄色或棕黑色，透亮或半透亮。柿核0～2粒，椭圆形，扁平状。气微，味甜。

【鉴别】 取本品3g，剪碎，加10%盐酸的50%甲醇溶液25ml，加热回流2小时，放冷，滤过，滤液用盐酸饱和的乙醚振摇提取2次，每次25ml，合并乙醚液，挥干，残渣加甲醇1ml使溶解，作为供试品溶液。另取没食子酸对照品，加甲醇制成每1ml含1mg的溶液，作为对照品溶液。照薄层色谱法（《中国药典》2020年版通则0502）试验，吸取上述供试品溶液2～4μl、对照品溶液1～2μl，分别点于同一硅胶G薄层板上，以三氯甲烷－甲酸乙酯－甲酸（5：5：1）为展开剂，展开，取出，晾干，喷以1%三氯化铁乙醇溶液。供试品色谱中，在与对照品色谱相应的位置上，显相同颜色的斑点。

【检查】 **水分** 不得过35.0%（《中国药典》2020年版四部通则0832第二法）。

【炮制】 除去杂质、柿蒂及柿核。

【性味与归经】 甘、平，微温。归心、肺、大肠经。

【功能与主治】 润肺，涩肠，止血。用于喉干音哑，泄泻，痢疾，咯血，吐血，便血，尿血。

【用法与用量】 6～9g。

【贮藏】 置通风干燥处，防潮，防蛀。

· 起草说明 ·

【别名】 白柿、干柿、柿花。

【名称】 沿用我省习用名称。

【来源】 柿饼始载于《名医别录》[1]。《本草图经》[2]记载："干柿，火干者谓之乌柿，出宣州、越州。日干者为白柿。"《本草纲目》[3]记载："白柿，即干柿生霜者，其法用大柿去皮捻扁，日晒夜露至干，纳瓮中，待生白霜乃取出，今人谓之柿饼，亦曰柿花。其霜谓之柿霜"。古代使用的柿饼与现代柿饼一致，无品种改变。本标准规定柿饼来源为柿树科植物柿 *Diospyros kaki* Thunb. 的干燥成熟果实加工品。柿饼目前有食品标准《中华人民共和国国家标准》GB/T 20453—2006，属于传统年节食品之一。本品为中药制剂"噎膈丸"的原料药材之一，故收入本标准，以控制药材质量。

【原植物】 落叶大乔木，高达 14m。树皮深灰色至灰黑色，长方块状开裂；枝开展，有深棕色皮孔，嫩枝有柔毛。单叶互生；叶柄长 8～20mm；叶片卵状椭圆形至倒卵形或近圆形长 5～18cm，宽 2.8～9cm，先端渐尖或钝，基部阔楔形，全缘，上面深绿色，主脉生柔毛，下面淡绿色，有短柔毛，沿脉密被褐色绒毛。花杂性，雄花成聚伞花序，雌花单生叶腋；总花梗长约 5mm，有微小苞片；花萼下部短筒状，4 裂，内面有毛；花冠黄白色，钟形，4 裂；雄蕊在雄花中 16 枚，在两性花中 8～16 枚，雌花有 8 枚退化雄蕊；子房上位，8 室，花柱自基部分离。浆果，多为卵圆球形，直径3.5～8cm，橙黄色或鲜黄色，基部有宿存萼片。种子褐色，椭圆形。花期5月，果期9～10月[4]。见图1。

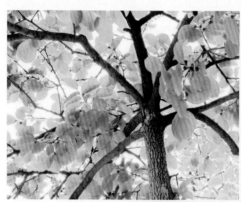
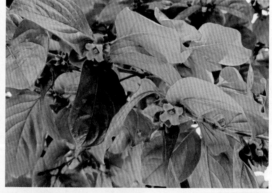
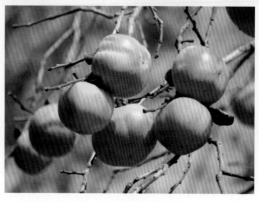

图 1　柿植物图

【产地】 产于河南、山东、陕西等地。

【采收加工】 秋季果实成熟且质地尚未软化时采收，削去外皮，经多次日晒夜露，稍待干燥，再集放在席圈内出霜，即成柿饼。

【化学成分】 本品含果糖、葡萄糖、蔗糖、没食子酸等成分，以及钙、碘、磷、镁、铁等元素。另含多种糖类化合物，如葡萄糖、果糖、蔗糖、淀粉和纤维素等[5]。

【性状】 依据收集样品的性状而描述。见图2。

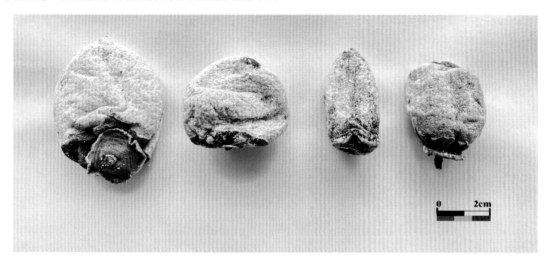

图2 柿饼药材图

【鉴别】 **薄层色谱鉴别** 以没食子酸为对照品，制定薄层色谱鉴别方法。考察了不同展开系统和不同点样条件，并进行了耐用性试验考察，最终确定展开剂为三氯甲烷－甲酸乙酯－甲酸（5∶5∶1），检视方法为喷以1%三氯化铁乙醇溶液，置日光下检视。该色谱条件斑点分离较好，方法可行。结果见图3。

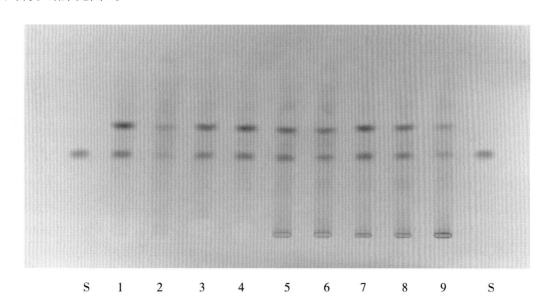

图3 柿饼薄层色谱图

S.没食子酸；1~9.柿饼样品

【检查】 水分　按照《中国药典》2020 年版四部通则 0832 第二法烘干法测定，结果在 24.7%～34.6% 之间，参考《中华人民共和国国家标准》GB/T 20453—2006 一级柿饼等级要求，拟定限度为不得过 35.0%。

【炮制】 除去杂质、柿蒂及柿核[3]。

【用法与用量】 参考《卫生部药品标准蒙药分册》柿子项下，用量为 6～9g。

【性味与归经】【功能与主治】【贮藏】 均参考《中药大辞典》（2006 年版）拟定[6]。

参考文献

[1]陶弘景.名医别录［M］.尚志钧，辑校.北京：人民卫生出版社，1986：198.

[2]苏颂.本草图经［M］.尚志钧，辑校.合肥：安徽科学技术出版社，1994：543-544.

[3]李时珍.本草纲目（第三册）［M］.北京：人民卫生出版社，1978：1778-1780.

[4]国家中医药管理局《中华本草》编委会.中华本草（第 6 册）［M］.上海：上海科学技术出版社，1999：139.

[5]尹娟娟，王君，赵旭艳，等.富平柿饼营养成分和活性成分的分析［J］.甘肃科学学报，2020，32（05）：37-41.

[6]南京中医药大学.中药大辞典［M］.2 版.上海：上海科学技术出版社，2006：2258-2260.

柿霜　Shishuang
KAKI MANNOSUM

本品为柿树科植物柿 *Diospyros kaki* Thunb. 的果实制成柿饼时析出的白色粉霜。秋季摘下成熟的柿子，削去外皮，日晒夜露，约经 1 个月后，放置席圈内，再经月余，在柿饼表面渗出白色粉霜，刮下即成柿霜。

【性状】 本品为白色或类白色粉末。质轻，易潮解。气微，味甜而凉。

【鉴别】（1）取本品 0.02g，加水 10ml 使溶解，滤过，取滤液 2ml，加碱性酒石酸铜试液 3 滴，加热，生成橘红色沉淀。

（2）取本品粉末 1g，加乙酸乙酯 10ml，超声处理 15 分钟，滤过，滤液蒸干，残渣加无水乙醇 0.5ml 使溶解，作为供试品溶液。另取熊果酸对照品，加无水乙醇制成每 1ml 含 1mg 的溶液，作为对照品溶液。照薄层色谱法（《中国药典》2020 年版四部通则 0502）试验，吸取供试品溶液 5～10μl、对照品溶液 2μl，分别点于同一硅胶 G 薄层板上，以甲苯－乙酸乙酯－甲酸（20∶4∶0.5）为展开剂，展开，取出，晾干，喷以 10% 硫酸乙醇溶液，在 105℃加热至斑点显色清晰。供试品色谱中，在与对照品色谱相应的位置上，显相同的紫红色斑点；置紫外光灯（365nm）下检视，显相同的橙黄色荧光斑点。

【检查】 淀粉　取本品 0.1g，置试管中，加水 2ml，振摇 1 分钟，加碘试液 3 滴，摇匀，不得显蓝色。

水分　不得过 13.0%（《中国药典》2020 年版四部通则 0832 第二法）。

总灰分　不得过 3.0%（《中国药典》2020 年版四部通则 2302）。

【炮制】 除去杂质。

【性味与归经】 甘，凉。归心、肺、胃、肝经。

【功能与主治】 清热，润燥，化痰。用于肺热咳嗽，咽干喉痛，口舌生疮，吐血，咯血，消渴。

【用法与用量】 9～15g。

【贮藏】 置阴凉干燥处，密闭，防潮。

· 起草说明 ·

【别名】 柿饼霜。

【名称】 "柿霜"在《河南省中药饮片炮制规范》（2022年版）有收载，本标准沿用此名称。

【来源】 柿树始载于《名医别录》，历代本草均有记载。《本草纲目》载"柿高树大，叶圆而光泽，四月开小花，黄白色，结实青绿色，八九月乃熟""柿霜，乃柿津液，入肺病上焦药尤佳"[1]。本标准规定柿霜为柿树科植物 *Diospyros kaki* Thunb. 的果实制成柿饼时析出的白色粉霜。本品为我省部分药品生产企业生产中药制剂的原料，其饮片在《河南省中药饮片炮制规范》（2022年版）有收载，为了更好地控制柿霜药材的质量，故收入本标准。

【原植物】 柿树为落叶乔木，高达15m。树冠圆形，树皮暗灰色，鳞片状开裂。单叶互生，柄长1～1.5cm，有毛；叶片椭圆状卵形至长圆状卵形或倒卵形，长6～8cm，宽3～9cm，先端短尖，基部宽楔形或近圆形，全缘，上面深绿色，有光泽，下面淡绿色，有褐色柔毛。5～6月开白黄色花，单性或杂性，雌雄异株或同株，花冠钟状有毛，4裂，雄花每1～3朵集生，长约1cm；雌花单生叶腋，长1.5～1.8cm，花萼在果实成熟时增大，退化雄蕊8。浆果卵圆形或扁球形，直径3.5～8cm，橙黄色或鲜黄色，基部有宿存萼[2]。见图1。

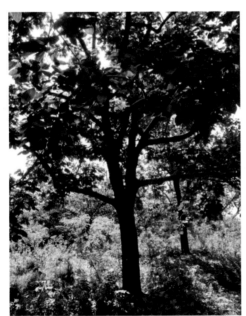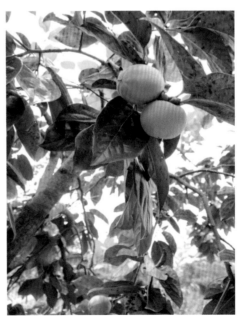

图1 柿植物图

【产地】 主产于河南、山东等地。各地普遍栽培，河南以荥阳、博爱为集中产区。

【采收加工】 秋季摘下成熟的柿子，削去外皮，日晒夜露，约经1个月后，放置席圈内，再经月余，在柿饼表面渗出白色粉霜，用洁净竹片刮下即成柿霜[3]。

【化学成分】 柿霜含甘露醇、葡萄糖、果糖及蔗糖[2]，以及熊果酸、齐墩果酸、白桦脂酸、三萜酸和柿萘醇酮[4]。

【性状】 依据收集样品的性状而描述。见图2。

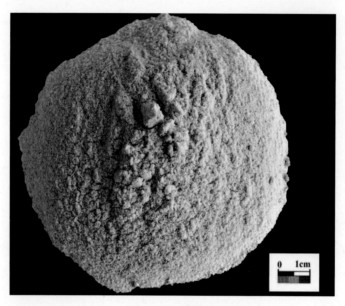

图2 柿霜药材图

【鉴别】（1）化学鉴别 柿霜主要成分为葡萄糖，根据所收集的样品按本化学鉴别方法操作，可鉴别出样品中是否含有葡萄糖。

（2）薄层色谱鉴别 以熊果酸为对照品，制定薄层色谱鉴别方法。比较不同生产厂家硅胶 G 薄层板、不同展开系统的展开效果，最终确定展开剂为甲苯－乙酸乙酯－甲酸（20：4：0.5），显色方法为喷以 10% 硫酸乙醇溶液，在 105℃加热至斑点显色清晰，分别置日光及紫外光灯（365nm）下检视，建立了柿霜药材的薄层色谱鉴别方法。该色谱条件分离效果好、斑点清晰、专属性强，方法可行。结果见图3、图4。

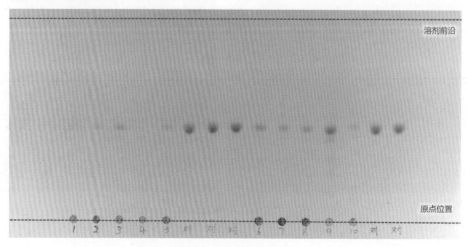

图3 柿霜薄层色谱图（日光下）

S. 熊果酸；1–10. 柿霜样品

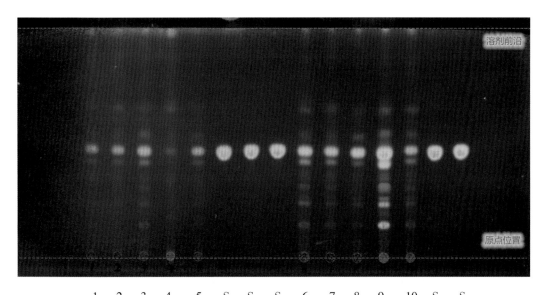

1　2　3　4　5　S　S　S　6　7　8　9　10　S　S

图4　柿霜薄层色谱图（365nm 紫外光下）

S.熊果酸；1-10.柿霜样品

【检查】　淀粉　柿霜不含淀粉，本方法可以用于柿霜中掺伪品淀粉的检查。

水分　按照《中国药典》2020 年版四部通则 0832 第二法烘干法测定，结果在 8.5%～10.5% 之间，结合《中国药典》2020 年版四部通则 0212 药材和饮片检定通则，拟定限度为不得过 13.0%。（注：柿霜中含糖量较高，烘干法实验过程中部分样品在 105℃干燥易熔化，宜先在 60℃低温干燥，再升温至 105℃干燥。）

总灰分　按照《中国药典》2020 年版四部通则 2302 总灰分测定法测定，结果在 0.01%～2.0% 之间，总灰分平均值 1.0%，拟定限度为不得过 3.0%。

【炮制】【性味与归经】【功能与主治】【用法与用量】【贮藏】　均参考《河南省中药饮片炮制规范》（2022 年版）拟定。

参考文献

［1］黄泰康，丁志遵，赵守训，等．现代本草纲目［M］.北京：中国医药科技出版社，2001：1905-1909.

［2］《全国中草药汇编》编写组．全国中草药汇编（下册）［M］.2 版.北京：人民卫生出版社，1996：408.

［3］叶定江，原思通.中药炮制学辞典［M］.上海：上海科学技术出版社，2005：491.

［4］南京中医药大学.中药大辞典（上下册）［M］.2 版.上海：上海科学技术出版社，2006：2262.

蚂蚁　Mayi
FORMICA

本品为蚁科昆虫丝光褐林蚁 *Formica fusca* Latreille. 或双齿多刺蚁 *Polyrhachis dives* Smith. 的干燥虫体。春、秋季捕捉，采集后处死，除去杂质，干燥。

【性状】　丝光褐林蚁　呈扁长条形，长约 13mm。全体黑色，平滑有光泽。头圆三角形。复眼一对，椭圆形，单眼 3 个，品字排列。触角屈膝状，12 节。前胸背板发达，中胸背板较小。足 3 对，胸部和腹部相接处缩小成细饼状，有向上的鳞片 1 枚。腹部 5 节。兵蚁与工蚁相似。雌蚁与雄蚁相似，均有翅，触角细长，不成屈膝状。质脆，易碎。头足常缺损，舔之有黏性。气特异刺鼻，味酸。

双齿多刺蚁　长约 6mm。全体黑色。前胸刺、后胸刺各 2 枚。柄腹结节左右两侧各具刺 1 枚。

【鉴别】　取本品粉末 1g，加水 10ml，超声处理 20 分钟，滤过，取滤液，作为供试品溶液。另取丙氨酸对照品，加 70% 乙醇制成每 1ml 含 0.5mg 的溶液，作为对照品溶液。照薄层色谱法（《中国药典》2020 年版四部通则 0502）试验，吸取上述两种溶液各 3μl，分别点于同一硅胶 G 薄层板上，以正丁醇 - 乙醇 - 水（2：1：1）为展开剂，展开，取出，晾干，喷以茚三酮试液，在 105℃加热至斑点显色清晰。供试品色谱中，在与对照品色谱相应的位置上，显相同颜色的斑点。

【检查】　**水分**　不得过 13.0%（《中国药典》2020 年版四部通则 0832 第二法）。

总灰分　不得过 10.0%（《中国药典》2020 年版四部通则 2302）。

酸不溶性灰分　不得过 6.0%（《中国药典》2020 年版四部通则 2302）。

【浸出物】　照醇溶性浸出物测定法（《中国药典》2020 年版四部通则 2201）项下的热浸法测定，用稀乙醇作溶剂，不得少于 15.0%。

【炮制】　除去杂质，干燥。

【性味与归经】　咸，平；有小毒。归肝、肾经。

【功能与主治】　补益肝肾，舒筋通络。用于类风湿关节炎，风湿性关节炎，肩周炎，阳痿，慢性肝炎，以及某些癌症的辅助治疗。

【用法与用量】　2～6g。

【贮藏】　置阴凉干燥通风处。

· 起草说明 ·

【别名】　蚁、玄驹、蚍蜉、马蚁。

【名称】　沿用我省习用名称。

【来源】　蚂蚁，原名蚁，始载于《本草纲目》，时珍曰："蚁处处有之。有大、小、黑、白、黄、赤数种。穴居卵生。其居有等，其行有队，能知雨候，春出冬蛰。壅土成封，曰蚁封，以及蚁垤、蚁蝼，蚁冢，状其如封、垤、蝼、冢也[1]。"与今蚁科多种蚂蚁习性一致。根据收集的样品和我省习用情况，本标准规定蚂蚁来源为蚁科昆虫丝光褐林蚁 *Formica fusca* Latreille. 或双齿多刺蚁 *Polyrhachis dives* Smith. 的干燥虫体。

【原动物】　**丝光褐林蚁**　工蚁长约 13mm。全体漆黑，平滑有光泽，头圆三角形。复眼一对，椭圆形，单眼 3 个，品字排列。触角屈膝状，12 节。前胸背板甚发达，中胸背板较小。足 3 对，胸部和腹部相接处缩小成细饼状，有向上的鳞片 1 枚；腹部 5 节。兵蚁与工蚁相似。雌蚁与雄蚁相似，均有翅，触角细长，不成屈膝状[2]。幼虫头胸部细小，腹部较宽，体黄白色，无足，蛹白色[3]。营群体生活，常筑巢于地下。

双齿多刺蚁　体形较丝光褐林蚁小，长约 6mm。全体黑色。前胸刺、后胸刺各 2 枚。柄腹结节左右两侧各具刺1枚。

【产地】 全国各地均产。

【采收加工】 多在春、秋季捕捉，采集后处死，除去杂质，干燥。

【化学成分】 本品含多巴胺类衍生物、生物碱类、有机酸类、氨基酸类等化学成分；含有多种微量元素硒、硅、锌、铁、镍、铬、钴、钒、碘、钼、铜、锡、锰、氟等14种人体必需的微量元素，其中锌元素含量最高；含有大量的维生素 A、B_1、B_2、B_{12}、C、E、D 等维生素类成分[4]。

【性状】 依据收集样品的性状而描述。见图1。

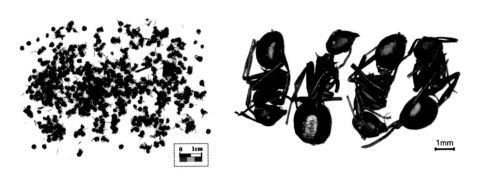

图 1　蚂蚁药材图

【鉴别】 薄层色谱鉴别 以丙氨酸为对照品，制定薄层色谱鉴别方法。考察了不同展开剂类型、比例和不同显色条件，并进行了耐用性试验考察，最终确定展开剂为正丁醇 – 乙醇 – 水（2∶1∶1），检视方法为喷以茚三酮试液，在105℃加热至斑点显色清晰。该色谱条件斑点分离良好，方法可行。结果见图2。

【检查】 水分 按照《中国药典》2020 年版四部通则 0832 第二法烘干法测定，结果在6.0%～10.7% 之间，结合《中国药典》2020 年版四部通则 0212 药材和饮片检定通则，拟定限度为

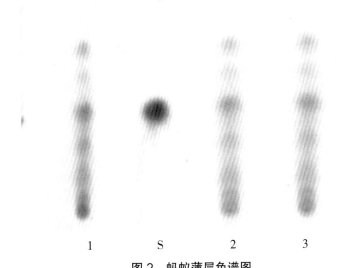

图 2　蚂蚁薄层色谱图

S. 丙氨酸；1–3. 蚂蚁样品

不得过 13.0%。

总灰分 按照《中国药典》2020 年版四部通则 2302 总灰分测定法测定，结果在 3.6%～7.8% 之间，拟定限度为不得过 10.0%。

酸不溶性灰分 按照《中国药典》2020 年版四部通则 2302 酸不溶性灰分测定法测定，结果在 0.9%～4.8% 之间，拟定限度为不得过 6.0%。

【浸出物】 按照《中国药典》2020 年版四部通则 2201 浸出物测定法项下的热浸法，以稀乙醇作为溶剂，测定结果在 18.9%～20.7% 之间，拟定限度为不得少于 15.0%。

【炮制】【性味与归经】【功能与主治】【用法与用量】【贮藏】 均参考《河南省中药饮片炮制规范》（2022 年版）拟定。

参考文献

［1］李时珍. 本草纲目（校点本）.［M］. 2 版. 北京：人民卫生出版社，1982：2288-2289.

［2］高士贤. 中国动物药志［M］. 长春：吉林科学技术出版社，1996：335-339.

［3］国家中医药管理局《中华本草》编委会. 中华本草（第 9 册）［M］. 上海：上海科学技术出版社，1999：231-232.

［4］杨志欣，刘慧，许贵军，等. 黑蚂蚁的化学成分、药理作用及临床应用研究进展［J］. 中国药房，2020，31（9）：1148-1152.

咽喉草 Yanhoucao
HYPECOI ERECTI HERBA

本品为罂粟科植物角茴香 *Hypecoum erectum* L. 的干燥全草。春季和初夏采收，晒干。

【性状】 本品多皱缩、破碎。根呈圆柱形，上粗下细，表面棕黄色，有细纵皱纹。叶基生，灰绿色，多卷曲或已破碎，展平后叶片轮廓倒披针形，长 1～4.5cm，宽 0.5～2cm，羽状全裂，小裂片条形，宽约 0.3mm。花葶 1～10 条，细圆柱形，长 5～20cm，直径 1～2mm，光滑或有细纵皱纹。聚伞花序具少数或多数分支。萼片 2 个，狭卵形，长约 3mm，花瓣黄色，外面两个较大，扇状倒卵形，里面两个较小，楔形，三裂。蒴果条形，长约 5cm，宽约 1mm。气微，味微苦。

【鉴别】 （1）本品粉末灰绿色。花茎中柱鞘纤维成束，壁厚，胞腔狭窄；束间薄壁细胞长方形，微木化，具纹孔；管胞单纹孔或具缘纹孔，导管多为网纹和螺纹导管，也可见环纹和梯纹导管；表皮细胞具气孔。叶薄壁组织中可见黄色油滴样物质、黄色团块物质和黄色分泌管；草酸钙方晶成片存在。内果皮薄壁细胞有的具纹孔，细胞壁念珠状增厚。

（2）取本品粉末 1g，加三氯甲烷 - 甲醇 - 浓氨试液（5∶1∶0.1）混合液 40ml，超声处理 30 分钟，滤过，滤液浓缩至干，残渣加甲醇 2ml 使溶解，作为供试品溶液。另取原阿片碱对照品，加三氯甲烷制成每 1ml 含 2mg 的溶液，作为对照品溶液。照薄层色谱法（《中国药典》2020 年版四部通则 0502）试验，吸取上述两种溶液各 2μl，分别点于同一硅胶 G 薄层板上，以环己烷 - 乙酸乙酯 - 二乙胺（16∶3∶1）为展开剂，预饱和 15 分钟，展开，取出，晾干，喷以稀碘化铋钾试液，日光下检视。供试品色谱中，在与对照品色谱相应的位置上，显相同颜色的斑点。

【检查】 **水分** 不得过 11.0%（《中国药典》2020 年版四部通则 0832 第二法）。

总灰分 不得过 16.0%（《中国药典》2020 年版四部 通则 2302）。

【炮制】 除去杂质，洗净，略润，切段，干燥。

【性味】 苦、辛，凉。

【功能与主治】 清热解毒，止痛，镇咳。用于咽喉肿痛，痰热咳嗽，目赤肿痛。

【用法与用量】 6～9g。

【贮藏】 置干燥处。

· 起草说明 ·

【别名】 角茴香、山黄连、野茴香、雪里青、黄花草、麦黄草、亮帽英、苦茵陈。

【名称】 咽喉草一名见于《河南中草药手册》，因治疗咽喉肿痛，故名咽喉草[1]，《河南省中药材标准》（1991 年版）亦以咽喉草为正名[2]，《河南省中药饮片炮制规范》（2022 年版）中也有收载，故本标准沿用咽喉草之名[3]。

【来源】 咽喉草为上世纪六七十年代发现的新草药。《河南中草药手册》《新编中药学》记述咽喉草的学名为 Hypecoum chinensis Fr.，《中药大辞典》记述的学名为 Hypecoum exectum L.。咽喉草又名角茴香[4]，而角茴香系藏药习惯用药，《卫生部药品标准藏药分册》WS$_3$-BC-0046-95 收载的角茴香来源有两种，分别为节裂角茴香（细果角茴香）Hypecoum leptocarpum Hook. f. et Thoms. 及直立角茴香 Hypecoum exectum L. 的干燥全草。综合文献所述及对原植物的比对，河南省所产角茴香其植物形态的描述均与《高等植物图鉴》角茴香 Hypecoum exectum L. 一致[5]。故本标准规定来源为罂粟科植物角茴香 Hypecoum erectum L. 的干燥全草。

【原植物】 一年生草本，高 5～30cm。茎圆柱形，二歧式分枝。基生叶多数，丛生；叶柄细长，基部扩大成鞘；叶片披针形，长 3～8cm，多回羽状分裂，末回裂片线形，茎生叶与基生叶同形，但较小，裂片丝状，无柄。二歧聚伞花序具多花，花大；苞片钻形；萼片 2，狭卵形；花瓣 4，淡黄色，外面 2 枚倒卵形或近楔形，先端宽，3 浅裂，内面 2 枚倒三角形，自中部以上 3 分裂，侧裂片宽，先端微缺，中裂片狭，匙形，先端圆；雄蕊 4，花丝宽线形，扁平，中部以下连合，膜质，上部分离，丝状，花药狭长圆形，黄色；雌蕊和雄蕊近等长，子房条形，花柱 2。蒴果长角果状，先端渐尖，两侧压扁，成熟时分裂成 2 果瓣，种子多数，近四棱形，两面具十字形突起，深褐色。花期 5～6 月，果期 7～8 月[4,5]。见图 1。

【产地】 主产于河南郑州、安阳、新乡、开封、商丘、许昌等地区。

【采收加工】 小满至芒种连根挖出，洗净泥土，晒干。

【化学成分】 主要为苯并菲烷类及异喹啉类生物碱，鉴定其结构为原阿片碱、角茴香碱、角茴香酮碱、别隐品碱、直立角茴香碱、异直立角茴香碱等；还有酚类化合物、糖类化合物、黄酮类化合物、香豆素及其糖苷类化合物、内酯类化合物、鞣质类化合物、蒽醌类化合物、甾体类化合物、萜类化合物及微量元素等成分[6,7]。

【性状】 依据收集样品的性状而描述。见图 2。

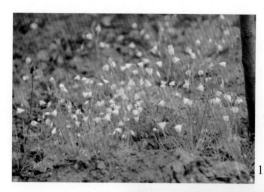
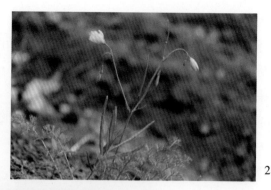
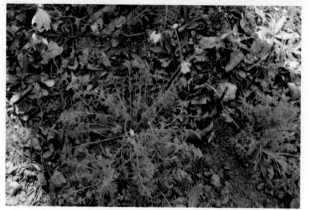

图 1　角茴香植物图

1. 生境；2. 花；3. 全株

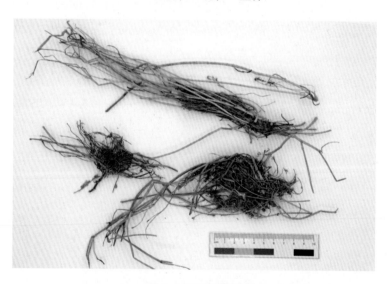

图 2　咽喉草药材图

【鉴别】（1）**显微鉴别**　根据试验样品观察拟定粉末显微特征。见图 3。

（2）**薄层色谱鉴别**　参照相关文献中报道的咽喉草主要化学成分及《中国药典》2020 年版一部中有关原阿片碱的薄层检测方法试验[6,7]，以原阿片碱为对照品，拟定咽喉草薄层色谱鉴别方法。考察了不同展开剂类型、比例和不同显色条件，并进行了耐用性试验考察，最终确定展开剂为环己烷－乙酸乙酯－二乙胺（16：3：1），检视方法为喷以稀碘化铋钾试液，置日光下，建立了咽喉

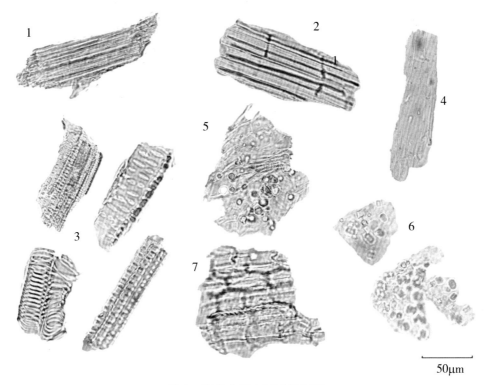

图 3 咽喉草粉末显微特征图

1. 花茎中柱鞘纤维束；2. 束间薄壁细胞；3. 管胞，导管；4. 气孔；5. 叶薄壁细胞；6. 草酸钙方晶；7. 内果皮细胞

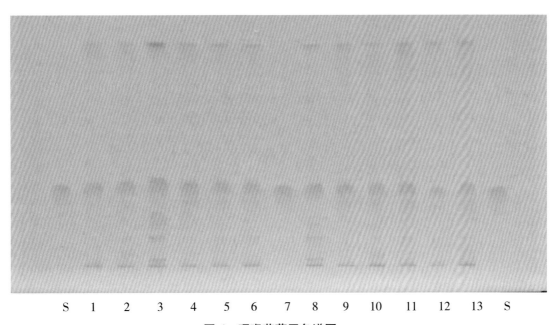

S   1   2   3   4   5   6   7   8   9   10   11   12   13   S

图 4 咽喉草薄层色谱图

S. 原阿片碱对照品；1–13. 咽喉草样品

草的薄层色谱鉴别方法。该色谱条件斑点分离较好，方法可行。结果见图 4。

【检查】 **水分** 按照《中国药典》2020 年版四部通则 0832 第二法烘干法测定，结果在 6.3%～10.8% 之间，拟定限度为不得过 11.0%。

总灰分 按照《中国药典》2020年版四部通则2302总灰分测定法测定，结果在11.0%～15.8%之间，拟定限度为不得过16.0%。

【炮制】【性味与归经】【功能与主治】【用法与用量】【贮藏】均参考《河南省中药饮片炮制规范》（2022年版）拟定。

参考文献

［1］河南省中药材调查组.河南中草药手册［M］.郑州：河南人民出版社，1970：167-169.

［2］河南省卫生厅.河南省中药材标准［S］.郑州：中原农民出版社，1991：65-67.

［3］河南省食品药品监督管理局.河南省中药饮片炮制规范［S］.郑州：河南科学技术出版社，2022：244-245.

［4］南京中医药大学.中药大辞典（上册）［M］.2版.上海：上海科学技术出版社，2006：1611-1612.

［5］中国科学院北京植物研究所.高等植物图鉴（第二册）［M］.北京：科学出版社，1972：9.

［6］陈礼玲.角茴香地上部化学成分的研究［D］.杨凌：西北农林科技大学，2010.

［7］特日查，特木儿.蒙药材角茴香的研究进展［J］.中国民族医药杂志，2015（1）：28-30.

信石 Xinshi
ARSENICUM

本品为氧化物类矿物砷华，或由硫化物类矿物毒砂（硫砷铁矿）、雄黄等含砷矿物加工制成，主含三氧化二砷（As_2O_3）。全年可采，除去杂质。

【性状】呈不规则的块状，大小不一。白色（白信石或白砒）或微红色（红信石或红砒），断面具灰色、黄色、白色、红色交错彩晕，略透明或不透明，具玻璃样或绢丝样光泽。质脆，易砸碎。气无，极毒，不能口尝。

【鉴别】（1）取本品适量，置闭口管中加热，产生白色结晶状升华物。

（2）取样品粉末少许置试管中，加水2ml，加10%氢氧化钠溶液4滴，煮沸溶解，冷后加硝酸银试液2滴，产生黄色沉淀。

【炮制】**信石** 除去杂质，碾细。

煅信石 取净信石，置适宜容器内，煅至红透，取出，晾凉，碾细。

砒霜 取净信石，置适宜容器内，上盖一个口径较小的容器，两容器接合处用盐泥封固，上压重物，上盖容器底部贴一白纸条或几粒大米，用文武火加热煅至白纸或大米成老黄色，离火待凉后，收集容器上的结晶。

【性味与归经】辛、酸，大热；有大毒。归肺、脾、胃、大肠经。

【功能与主治】祛痰，截疟，杀虫，蚀腐肉。用于寒痰哮喘，疟疾，休息痢；外治痔漏，瘰疬，走马牙疳，癣疮，溃疡腐肉不脱。

【用法与用量】0.002～0.004g。入丸、散。

【注意】有大毒，用时宜慎。体虚及孕妇禁用。按有关毒剧药品管理规定执行。

【贮藏】装缸或坛内，防尘，专柜保存。

·起草说明·

【别名】 白信、白砒、红砒、红信石、砒石、砒黄、人言。

【名称】 沿用我省习用名称。

【来源】 本品原名砒石，始载于《开宝本草》。苏颂曰："惟信州者佳。其块有甚大者，色如鹅子黄，明澈不杂。"[1]寇宗奭曰："生砒谓之砒黄，其色如牛肉，或有淡白路，谓石非石，谓土非土。……将生砒就置火上，以器覆之，令砒烟上飞，着覆器，遂凝结，累然下垂如乳尖。长者为胜，平短者次之。"[2]李时珍曰："砒，性猛如貔，故名。惟出信州，故人呼为信石，而又隐信字为人言。"[3]

本标准规定信石来源为氧化物类矿物砷华，或由硫化物类矿物毒砂（硫砷铁矿）、雄黄等含砷矿物加工制成，主含三氧化二砷（As_2O_3）。

【原矿物】 砷华属于等轴晶系，晶形为八面体，偶尔也有菱形十二面体。结晶为粒状、板柱状；微晶为星状、毛发状；集合体呈钟乳状、皮壳状和土状，无色至灰白色，多数带灰蓝、黄或红色色调。条痕白色或带黄色色调。玻璃至金刚光泽，无晶面可见为油脂、丝绢光泽。解理多组完全，交呈棱角。极脆，硬度1.5，相对密度3.7～3.9。于193℃升华。缓慢溶解于水，有剧毒[1, 4]。

毒砂属于单斜晶系，单晶体常呈柱状、棒状、针状，晶面上有条纹，双晶常呈十字形。集合体往往为粒状或致密块状。锡白色，表面常带浅黄的锈色。断面钢灰色；条痕灰黑色。金属光泽。硬度5.5～6。质脆，相对密度5.9～6.2。以铁锤击之，发生砷之蒜臭。毒砂是分布最广的含砷矿物。大多数的毒砂见于高温和中温热液矿床中[4]。

【产地】 主产于江西、湖南、广东、贵州等地。

【采收加工】 少数为选取天然的砷华矿石，多数为加工制成。目前较新的加工方法是：取纯净雄黄，砸成10cm的块状，燃之，使雄黄燃烧，生成气态的三氧化二砷及二氧化硫，通过冷凝管道，使三氧化二砷得到充分冷凝，即为信石。二氧化硫另从烟道排出[1]。

【化学成分】 主含三氧化二砷（As_2O_3），如含三价铁及硫化物则显红色；天然品经分析尚含少量锡、铁、锑、钙、镁、钛、铝、硅等元素；加工品的杂质成分取决于原料和加工过程[4]。

【性状】 依据收集样品的性状而描述。见图1。

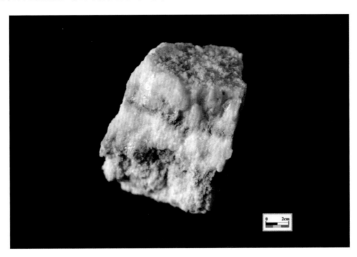

图1　信石药材图

【鉴别】（1）**理化鉴别** 为信石的升华反应。

（2）**理化鉴别** 为 As_2O_3 的理化反应。

$$As_2O_3+6NaOH = 2Na_3AsO_3+3H_2O$$

$$3AgNO_3+Na_3AsO_3 = Ag_3AsO_3 \downarrow +3NaNO_3$$

【炮制】【性味与归经】【功能与主治】【用法与用量】【注意】【贮藏】 均参考《河南省中药饮片炮制规范》（2022 年版）拟定。

参考文献

［1］张贵君. 现代中药材商品通鉴［M］. 北京：中国中医药出版社，2001：2784-2787.

［2］寇宗奭. 本草衍义［M］. 北京：人民卫生出版社，1990：43.

［3］李时珍. 本草纲目（校点本）［M］. 2 版. 北京：人民卫生出版社，1982：606-608.

［4］徐国钧，何宏贤，徐珞珊，等. 中国药材学［M］. 北京：中国医药科技出版社，1996：1893-1894.

姜皮 Jiangpi
ZINGIBERIS CORTEX

本品为姜科植物姜 *Zingiber officinale* Rosc. 的干燥根茎外皮。秋、冬二季采挖，洗净泥土，刮取其皮，晒干。

【性状】 本品呈不规则的卷缩状碎片，大小不一。外表面黄白色至灰黄色，有细皱纹，有的可见环节痕迹；内表面不平滑，可见黄色油点。体轻，质软。有生姜的特异香气，味微辛辣。

【鉴别】（1）本品粉末灰黄色。淀粉粒众多，长卵圆形、三角状卵形、椭圆形、类圆形或不规则形，直径 5～40μm，脐点点状，位于较小端，也有呈裂缝状者，有的层纹明显。木栓细胞多见，表面观多角形，壁薄，细胞间排列紧密无间隙。油细胞及树脂细胞散于薄壁组织中，内含淡黄色油滴或暗红棕色物质。纤维成束或散离，先端钝尖，有的一边呈波状或锯齿状，直径 15～40μm，壁稍厚，非木化，具斜细纹孔，可见菲薄的横隔。梯纹导管、螺纹导管及网纹导管可见，直径 15～70μm。

（2）取本品粉末 1g，加乙酸乙酯 20ml，超声处理 10 分钟，滤过，滤液挥干，残渣加乙酸乙酯 2ml 使溶解，作为供试品溶液。另取 6- 姜辣素对照品，加甲醇制成每 1ml 含 0.5mg 的溶液，作为对照品溶液。照薄层色谱法（《中国药典》2020 年版四部通则 0502）试验，吸取供试品溶液 6ml、对照品溶液 4ml，分别点于同一硅胶 G 薄层板上，以石油醚（60～90℃）- 三氯甲烷 - 乙酸乙酯（2：1：1）为展开剂，展开，取出，晾干，喷以香草醛硫酸试液，在 105℃加热至斑点显色清晰。供试品色谱中，在与对照品色谱相应的位置上，显相同颜色的斑点。

【检查】 **水分** 不得过 10.0%（《中国药典》2020 年版四部通则 0832 第二法）。

【炮制】 除去杂质，洗净，干燥。

【性味与归经】 辛，凉。归肺、脾经。

【功能与主治】 行水，消肿。用于水肿胀满。

【用法与用量】 1～1.5g。

【贮藏】 置阴凉干燥处。

· 起草说明 ·

【别名】 生姜皮、生姜衣。

【名称】 姜皮在《河南省中药饮片炮制规范》（2022年版）有收载，故本标准沿用此名称。

【来源】 始载于《神农本草经》，列为中品。谓："味辛温，主胸满，咳逆上气，温中止血，出汗，逐风湿痹，肠澼下痢，生者尤良。久服去臭气，通神明。生川谷。"赵学敏谓："川姜出川中，屈曲如枯枝，味最辛辣，绝不类姜形，亦可入食料。味辛性热，治胃寒，散冷积寒澼痰气。"[1]本标准规定姜皮来源为姜科植物姜*Zingiber officinale* Rosc.的干燥根茎外皮。

【原植物】 多年生宿根草本，高40～100cm。根状茎肉质，肥厚扁平，横走并分歧，表面淡黄色，里面黄色，有芳香和辛辣味。叶二列生，无柄，有抱茎叶鞘；叶片条状披针形，长15～30cm，宽约2cm，先端渐尖，基部渐窄，平滑无毛；叶舌长1～3mm，膜质。夏秋开花，花葶直立，从根状茎上生出，高15～25cm，被以覆瓦状疏离的鳞片；穗状花序卵形至椭圆形，花稠密；苞片卵形，长约2.5cm，先端具硬尖，绿白色，覆瓦状排列，边缘黄色；花冠裂片3，黄绿色，唇瓣较短，淡紫色带黄白色斑点。本种在栽培时很少开花[2]。见图1。

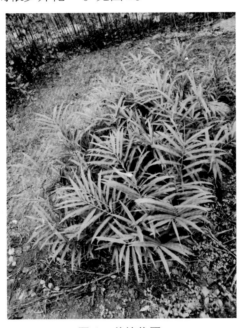

图1 姜植物图

【产地】 主产于四川、贵州、浙江、山东、安徽等地[3]。

【采收加工】 10～12月挖出根茎，用竹刀刮取外层栓皮，晒干[4]。

【化学成分】 关于姜皮中化学成分的研究较少。姜根状茎含挥发油0.25%～3%，油中主要成分为姜醇（1%～3%）、姜烯、莰烯、水芹烯、龙脑、枸橼醛、芳樟醇、桉油精等，尚含有辣味成分姜辣素、油状辣味成分姜烯酮、结晶性辣味成分姜酮[2]。

【性状】 依据收集样品的性状而描述。见图2。

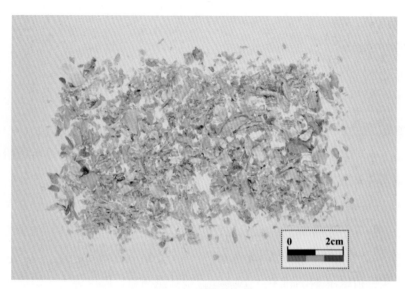

图2 姜皮药材图

【鉴别】（1）**显微鉴别** 根据实验样品观察拟定粉末显微特征。见图3。

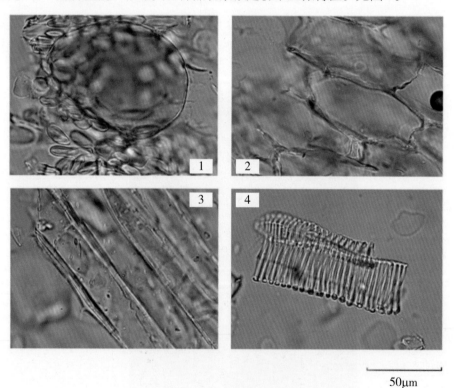

图3 姜皮粉末显微特征图

1.淀粉粒及油细胞；2.木栓细胞；3.纤维；4.导管

（2）**薄层色谱鉴别** 以6-姜辣素为对照品，制定薄层色谱鉴别方法。考察了不同展开剂类型、比例和不同显色条件，并进行了耐用性试验考察，最终确定展开剂为石油醚（60～90℃）-三氯甲烷-乙酸乙酯（2∶1∶1），检视方法为喷以香草醛硫酸试液，在105℃加热至斑点显色清晰，建立了姜皮的薄层色谱鉴别方法。该色谱条件斑点分离较好，方法可行。结果见图4。

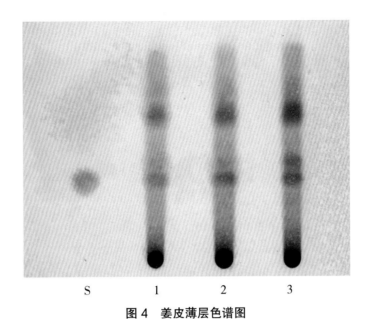

图 4　姜皮薄层色谱图

S.6– 姜辣素对照品；1–3. 姜皮样品

【检查】　**水分**　按照《中国药典》2020 年版四部通则 0832 第二法烘干法测定，结果在 7.9%～8.6% 之间，拟定限度为不得过 10.0%。

【炮制】【性味与归经】【功能与主治】【用法与用量】【贮藏】　均参考《河南省中药饮片炮制规范》（2022 年版）拟定。

参考文献

[1] 张贵君 . 现代中药材商品通鉴［M］. 北京：中国中医药出版社，2001：1290.

[2]《全国中草药汇编》编写组 . 全国中草药汇编（上册）［M］. 2 版 . 北京：人民卫生出版社，1996：580–581.

[3] 国家中医药管理局《中华本草》编委会 . 中华本草（第 8 册）［M］. 上海：上海科学技术出版社，1999：664–665.

[4] 南京中医药大学 . 中药大辞典（上册）［M］. 2 版 . 上海：上海科学技术出版社，2006：927–928.

十画

莱菔叶
Laifuye
RAPHANI SATIVI FOLIUM

本品为十字花科植物萝卜 *Raphanus sativus* L. 的干燥基生叶。秋、冬两季采收，除去杂质，干燥。

【性状】 本品常皱缩成不规则的条状或团块状，灰绿色至黄绿色。完整者叶片长可达 30cm，宽 2～15cm，展开呈琴形羽状分裂，向基部裂片渐小，小裂片 4～6 对或更多，中脉在背面突出，疏生粗毛。叶柄长 5～10cm，淡绿色或黄绿色。质脆，易碎。气微香，味略苦。

【鉴别】 本品粉末黄绿色或黄褐色。叶表皮细胞垂周壁略呈波状弯曲，气孔不等式，副卫细胞 3～4 个。非腺毛单细胞，平直，壁略厚，下端膨大，长 200～750μm，顶端锐尖。

【检查】 **水分** 不得过 10.0%（《中国药典》2020 年版四部通则 0832 第二法）。

总灰分 不得过 25.0%（《中国药典》2020 年版四部通则 2302）。

酸不溶性灰分 不得过 3.0%（《中国药典》2020 年版四部通则 2302）。

【浸出物】 照水溶性浸出物测定法（《中国药典》2020 年版四部通则 2201）项下的热浸法测定，不得少于 30.0%。

【炮制】 除去杂质，喷潮，润软，切长段，干燥，筛去灰屑。

【性味与归经】 辛、苦，平。归脾、胃、肺经。

【功能与主治】 消食，理气。用于胸膈痞满作呃，食滞不消，泻痢，喉痛，妇女乳肿，乳汁不通。

【用法与用量】 10～15g；外用适量。

【贮藏】 置干燥处，防霉、防蛀。

· 起草说明 ·

【别名】 萝卜叶、萝卜杆叶、莱菔菜、萝卜缨、莱菔甲、莱菔英、萝卜英。

【名称】 萝卜原名莱菔，药用其叶，故名莱菔叶。

【来源】 萝卜始载于《新修本草》[1]，仅记载根与种子。《本草纲目》记载："莱菔叶辛、苦，温，无毒。"并指出莱菔根、叶同功；亦曰："莱菔今天下通有之。圃人种莱菔，六月下种，秋采苗，冬掘根，春末抽高薹，开小花，紫碧色，夏初结角。其子大如大麻子，圆长不等，黄赤色。其叶有大者如芜菁，细者如花芥，皆有细柔毛。其根有红、白二色，其状有长、圆二类。"[2] 可见，莱菔在史上品种多，变异大，与现今栽培品种相符。萝卜在本省广泛种植，民间常将萝卜叶作为食物食用，民间药用也较为常见，为保证药材质量，故收入本标准。

【原植物】 一年生或二年生直立草本，高30~100cm。直根，肉质，长圆形、球形或圆锥形，外皮绿色、白色或红色。茎分枝，无毛，稍具粉霜。基生叶和下部茎生叶大头羽状半裂，长8~30cm，宽3~5cm，顶裂片卵形，侧裂片4~6对，长圆形，有钝齿，疏生粗毛；上部叶长圆形，有锯齿或近全缘。总状花序顶生或腋生；萼片长圆形；花瓣4，白色、紫色或粉红色，直径1.5~2cm，倒卵形，长1~1.5mm，具紫纹，下部有长5mm的爪；雄蕊6，4长2短；雌蕊1，子房钻状，柱头柱状。长角果圆柱形，长3~6cm，在种子间处缢缩，形成海绵质横隔，先端有喙长1~1.5mm；种子1~6颗，卵形，微扁，长约3mm，红棕色，并有细网纹，花期4~5月，果期5~6月[3]。见图1。

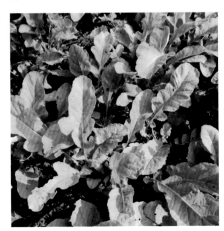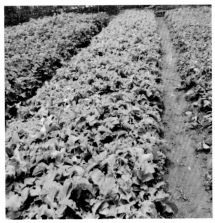

图 1　萝卜植物图

【产地】 全国各地均产；主产于河南、河北、黑龙江等地。

【采收加工】 秋、冬两季采收，除去杂质，晒干或风干[4]。

【化学成分】 本品含叶黄素、挥发油。油中含 α-己烯醛、β-己烯醛及 β-己烯醇、γ-己烯醇[3]。

【性状】 依据收集样品的性状而描述。见图2。

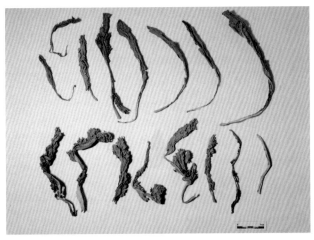

图 2　莱菔叶药材图

【鉴别】 **显微鉴别** 根据实验样品观察拟定粉末显微特征。见图3。

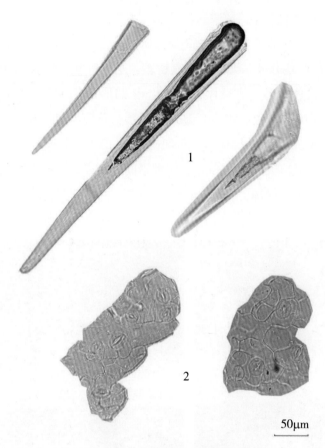

图3 莱菔叶粉末显微特征图

1.非腺毛；2.表皮细胞及气孔

【检查】 **水分** 按照《中国药典》2020年版四部通则0832第二法烘干法测定12批样品，结果在6.8%～8.6%之间，平均值为7.7%，拟定限度为不得过10.0%。见表1。

总灰分 按照《中国药典》2020年版四部通则2302总灰分测定法测定12批样品，测定结果在16.6%～23.9%之间，平均值为20.2%，拟定限度为不得过25.0%。见表1。

酸不溶性灰分 按照《中国药典》2020年版四部通则2302酸不溶性灰分测定法测定12批样品，测定结果在1.1%～2.8%之间，平均值为2.0%，拟定限度为不得过3.0%。见表1。

表1 莱菔叶样品检查项测定结果（%）

序号	1	2	3	4	5	6	7	8	9	10	11	12	平均值
水分	7.1	6.8	7.3	7.2	7.9	7.4	7.8	7.2	8.2	8.4	8.5	8.6	7.7
总灰分	23.3	22.8	22.8	23.9	16.6	16.8	16.9	17.5	20.4	20.0	20.2	21.2	20.2
酸不溶性灰分	2.7	2.8	2.7	2.5	1.4	1.3	1.4	1.1	2.4	1.9	2.1	2.1	2.0

【浸出物】 按照《中国药典》2020年版四部通则2201水溶性浸出物测定法项下的热浸法，测

定 12 批样品，结果在 31.2%～41.1% 之间，平均值为 36.4%，拟定限度为不得少于 30.0%。见表 2。

表 2　莱菔叶样品中水溶性浸出物含量（%）

序号	1	2	3	4	5	6	7	8	9	10	11	12	平均值
浸出物	37.0	36.0	36.0	36.0	40.2	39.4	41.1	40.3	34.4	32.0	32.6	31.2	36.4

【炮制】【贮藏】　参考《上海市中药饮片炮制规范》（2019 年版）[5] 拟定。

【性味与归经】【功能与主治】【用法与用量】　参考《中药大辞典》[3]、《江苏省中药材标准》（2016 年版）[6] 拟定。

参考文献

［1］尚志钧.唐·新修本草（辑复本）［M］.合肥：安徽科学技术出版社，1981：461-462.

［2］李时珍.本草纲目［M］.张守康，校注.北京：中国中医药出版社，1998：684-687.

［3］南京中医药大学.中药大辞典［M］.2 版.上海：上海科学技术出版社，2006：1800-1801.

［4］姜大成.中药鉴定学［M］.北京：中国农业大学出版社，2016：24.

［5］上海市药品监督管理局.上海市中药饮片炮制规范［S］.上海：上海科学技术出版社，2019：441.

［6］江苏省食品药品监督管理局.江苏省中药材标准［S］.南京：江苏凤凰科学技术出版社，2016：345-349.

莱菔根（地骷髅）Laifugen
RAPHANI RADIX

本品为十字花科植物萝卜 *Raphanus sativus* L. 的干燥老根。种子成熟后连根挖出，除去地上部分，洗净，晒干。

【性状】　本品呈圆柱形、圆锥形或类球形，略扭曲，长 5～25cm，直径 2～8cm。表面灰褐色、紫红色、黄白色或灰黄色，多具扭曲纵皱纹，有的交叉而成网状纹理，有横向皮孔及支根痕。顶端常残留中空的茎基。体轻，断面淡黄白色，中部疏松或呈小空洞状。气微，味甘、微辛。

【鉴别】　本品粉末黄白色或浅棕黄色。木栓细胞类多角形，壁厚或稍厚。导管多为网纹导管。木纤维长条形或长梭形，壁厚。

【检查】　水分　不得过 15.0%（《中国药典》2020 年版四部通则 0832 第二法）。

总灰分　不得过 20.0%（《中国药典》2020 年版四部通则 2302）。

酸不溶性灰分　不得过 2.0%（《中国药典》2020 年版四部通则 2302）。

【浸出物】　照水溶性浸出物测定法（《中国药典》2020 年版四部通则 2201）项下的热浸法测定，不得少于 13.0%。

【炮制】　洗净，稍润，切厚片，干燥。

【性味与归经】　甘，平。归肺经。

【功能与主治】　宣肺化痰，消食，利水。用于咳嗽痰多，食积气滞，脘腹痞闷胀痛，水肿喘满。

【用法与用量】　内服：15～30g，煎汤或入丸剂。外用：煎水洗。

【注意】 发黑、霉变者不可药用。

【贮藏】 置干燥通风处。

· 起草说明 ·

【别名】 仙人骨、出子萝卜、老萝卜头、地萝卜、气萝卜、枯萝卜。

【名称】 沿用我省习用名称。

【来源】 地骷髅之名始载于《本草纲目拾遗》，云："乃刈莱菔时偶遗未尽者，根入地，瘦而无肉，老而多筋，如骷髅然，故名。能大通肺气，解煤炭熏人毒，非干莱菔也。"[1]上述与现今地骷髅药材相符，植物来源为萝卜 *Raphanus sativus* L.。萝卜原名莱菔，始载于《新修本草》[2]，《本草纲目》记载："莱菔今天下通有之。圃人种莱菔，六月下种，秋采苗，冬掘根，春末抽高薹，开小花，紫碧色，夏初结角。其子如大麻子，圆长不等，黄赤色。其叶有大者如芜菁，细者如花芥，皆有细柔毛。其根有红、白二色，其状有长、圆二类。"[3]本标准规定莱菔根（地骷髅）来源为十字花科植物萝卜 *Raphanus sativus* L. 的干燥老根。

【原植物】 二年或一年生草本，高30～100cm。直根，肉质，长圆形、球形或圆锥形，外皮绿色、白色或红色。茎有分枝，无毛，稍具粉霜。基生叶和下部茎生叶大头羽状半裂，长8～30cm，宽3～5cm，顶裂片卵形，侧裂片4～6对，长圆形，有钝齿，疏生粗毛；上部叶长圆形，有锯齿或近全缘。总状花序顶生或腋生；萼片长圆形；花瓣4，白色、紫色或粉红色，倒卵形，具紫纹，下部有长5mm的爪；雄蕊6，4长2短；雌蕊1，子房钻状，柱头柱状。长角果圆柱形，在种子间处缢缩，形成海绵质横隔，先端有喙长1～1.5mm；种子1～6颗，卵形，微扁，长约3mm，红棕色，并有细网纹。花期4～5月，果期5～6月。原产于我国，全国各地均有栽培，且有许多栽培品种[4]。见图1。

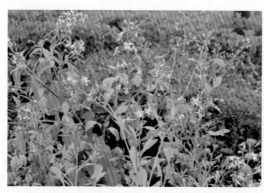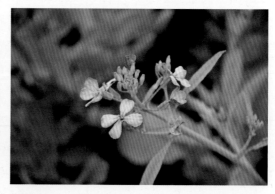

图1 萝卜植物图

【产地】 全国各地均产。

【采收加工】 待种子成熟后，连根拔起，剪除地上部分，将根洗净，晒干。

【化学成分】 本品含苷类：芥子油苷、葡萄糖莱菔素、莱菔苷。酚酸类：对香豆酸、咖啡酸、阿魏酸、苯丙酮酸、龙胆酸、对羟基苯甲酸、草酸、芥酸、亚油酸、亚麻酸。另含有微量甲硫醇、胡芦巴碱、胆碱、腺嘌呤、维生素C以及精氨酸、胱氨酸、半胱氨酸、天冬氨酸、谷氨酸、酪氨酸、缬氨酸、亮氨酸、甲硫氨酸、天冬素、谷酰胺[4]。

【性状】 依据收集样品的性状而描述。见图2。

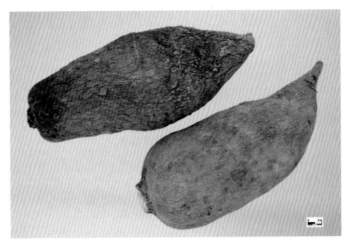

图2　莱菔根（地骷髅）药材图

【鉴别】 **显微鉴别** 根据实验样品观察拟定粉末显微特征。见图3。

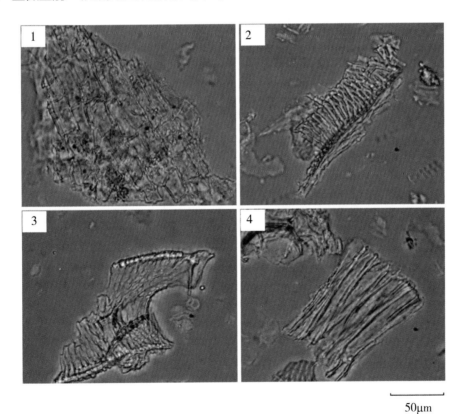

50μm

图3　莱菔根（地骷髅）粉末显微特征图

1. 木栓细胞；2、3. 网纹导管；4. 木纤维

【检查】 **水分** 按照《中国药典》2020年版四部通则0832第二法烘干法测定，结果在11.2%～12.8%之间，拟定限度为不得过15.0%。

总灰分 按照《中国药典》2020年版四部通则2302总灰分测定法测定，结果在15.3%～16.7%

之间，拟定限度为不得过 20.0%。

酸不溶性灰分 按照《中国药典》2020 年版四部通则 2302 酸不溶性灰分测定法测定，结果在 0.9%～1.3% 之间，拟定限度为不得过 2.0%。

【浸出物】 按照《中国药典》2020 年版四部通则 2201 水溶性浸出物测定法项下的热浸法测定，结果在 17.2%～24.4% 之间，拟定限度为不得少于 13.0%。

【炮制】【性味与归经】【功能与主治】【用法与用量】【注意】【贮藏】 均参考《河南省中药饮片炮制规范》（2022 年版）拟定。

参考文献

[1] 赵学敏. 本草纲目拾遗 [M]. 北京：中国中医药出版社，1998：336.
[2] 尚志钧. 唐·新修本草（辑复本）[M].2 版. 合肥：安徽科学技术出版社，2004：267.
[3] 李时珍. 本草纲目（校点本）[M]. 2 版. 北京：人民卫生出版社，1982：1615-1620.
[4] 南京中医药大学. 中药大辞典（下册）[M].2 版. 上海：上海科学技术出版社，2006：2493.

桃花 Taohua
PERSICAE FLOS

本品为蔷薇科植物桃 *Prunus persica*（L.）Batsch 或山桃 *Prunus davidiana*（Carr.）Franch. 的干燥花蕾。3 月间，桃花将开放时采收，阴干。

【性状】 本品呈卵圆形，有短梗或无。苞片鳞片状，棕褐色。萼片 5，灰绿色；花瓣 5，淡紫色或黄白色；雄蕊多数，花丝呈棕黄色，形态卷曲；子房卵圆形，着生在杯状花萼的基部。质轻。气清香，味淡、微苦。

【鉴别】 本品粉末淡棕色。花粉粒众多，近球形，极面观呈类圆三角形，3 孔沟。非腺毛无色或黄棕色，单细胞多见，平直或弯曲，长短不一。花冠表皮细胞类圆形，壁较厚，少见。导管多为螺纹导管，细小。

【检查】 **水分** 不得过 13.0%（《中国药典》2020 年版四部通则 0832 第二法）。

总灰分 不得过 10.0%（《中国药典》2020 年版四部通则 2302）。

【浸出物】 照醇溶性浸出物测定法（《中国药典》2020 年版四部通则 2201）项下的热浸法测定，用 50% 乙醇作溶剂，不得少于 30.0%。

【炮制】 除去杂质及枝梗。

【性味与归经】 苦，平；归心、肝、大肠经。

【功能与主治】 利水，活血，通便。用于水肿，脚气，痰饮，积滞，二便不利，经闭。

【用法与用量】 3～6g。外用捣敷或研末调敷。

【贮藏】 置阴凉干燥处。

· 起草说明 ·

【名称】 沿用本省习用名称。

【来源】 本品始载于《神农本草经》，桃花具有"令人好颜色"之功效[1]。《本草纲目》中记载：桃花可"利宿水痰饮积滞，治风狂。性走泄下降，利大肠甚快，用以治气实人病水饮肿满积滞、大小便闭塞者，则有功无害"。《名医别录》中记载桃花"主除水气，破石淋，利大小便，下三虫，悦泽人面"。《本草害利》中记载桃花"峻利通攻，泻痰饮滞血，下宿水"。《本草从新》中记载桃花"通、大泻、下宿水。除痰饮，消积聚，利二便"[2]。桃花可以消除积滞，导泻行水，常以白术桃花汤治疗老年习惯便秘[2]。桃花饮片在《河南省中药饮片炮制规范》（2022 年版）有收载，故收入本标准。

【原植物】 **桃** 落叶小乔木，高 3～8m，小枝绿色或半边红褐色，无毛。叶互生，在短枝上呈簇生状；叶柄长 1～2cm，通常有 1 至数枚腺体；叶片椭圆状披针形至倒卵状披针形，边缘具细锯齿，两面无毛。花通常单生，先于叶开放；萼片 5，基部合生成短萼筒，外被绒毛；花瓣 5，倒卵形，粉红色，罕为白色；雄蕊多数；子房 1 室，花柱细长，柱头小，圆头状。核果近球形，表面有短绒毛，果肉白色或黄色，离核或黏核。种子 1 枚，扁卵状心形。花期 3～4 月，果熟期 6～7 月。

山桃 落叶小乔木，高 5～9m。叶互生，托叶早落；叶柄长 1.5～3cm；叶片卵状披针形，长 4～8cm，宽 2～3.5cm。花单生，萼片 5，花瓣 5，阔倒卵形，粉红色至白色。核果近圆形，黄绿色，表面被黄褐色柔毛。果肉离核；核小，坚硬。种子 1 颗，棕红色。花期 3～4 月，果期 6～7 月[3]。见图 1。

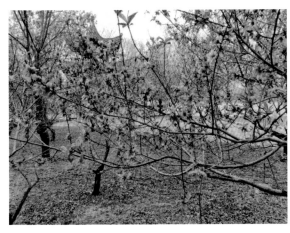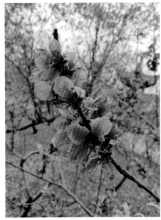

图 1 桃植物图

【产地】 全国各地均产。

【采收加工】 3 月间，桃花将开放时采收，阴干。

【化学成分】 山奈素 -3- 鼠李糖苷，槲皮苷，蔷薇苷 A、B，野蔷薇苷 A 及绿原酸，金丝桃苷，芦丁，异槲皮苷[4]。

【性状】 依据收集样品的性状而描述。见图 2。

【鉴别】 **显微鉴别** 根据实验样品观察拟定粉末显微特征。见图 3。

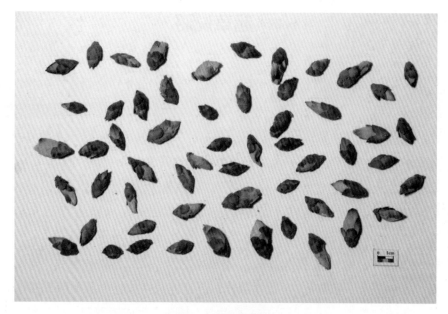

图2　桃花药材图

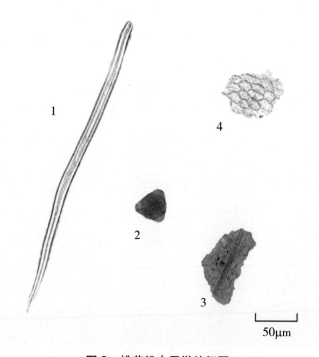

50μm

图3　桃花粉末显微特征图

1.非腺毛；2.花粉粒；3.导管；4.花冠表皮细胞

【检查】　**水分**　按照《中国药典》2020年版四部通则0832第二法烘干法测定，结果在10.8%～11.0%之间，拟定限度为不得过13.0%。

总灰分　按照《中国药典》2020年版四部通则2302总灰分测定法测定，结果在8.3%～8.5%之间，拟定限度为不得过10.0%。

【浸出物】　按照《中国药典》2020年版四部通则2201浸出物测定法项下的热浸法，以50%乙醇作为溶剂，测定 9 批样品，结果在 37.5%～45.4% 之间，拟定限度为不得少于 30.0%。

【炮制】【性味与归经】【功能与主治】【用法与用量】【贮藏】 均参考《河南省中药饮片炮制规范》（2022 年版）拟定[5]。

参考文献

［1］佚名.神农本草经［M］.孙星衍，孙冯翼，辑.北京：科学技术文献出版社，1996：118.

［2］留甜甜.桃花质量及利水通便功效研究［D］.郑州：河南中医药大学，2022.

［3］南京中医药大学.中药大辞典［M］.2 版.上海：上海科学技术出版社，2006：2544.

［4］罗晓，于新连，刘孟奇，等.山桃花挥发油的化学成分分析［J］.中国食品添加剂，2019，30（6）：114-116.

［5］河南省药品监督管理局.河南省中药饮片炮制规范［S］.郑州：河南科学技术出版社，2022：298-299.

钻地风 Zuandifeng
RUBI OBCORDATI RADIX

本品为蔷薇科植物栽秧泡 *Rubus elliptcus* Smith. var. *obcordatus*（Franch.）Focke 的干燥根。夏秋二季采挖，洗净，晒干。

【性状】 本品呈不规则的圆柱形，直径 1～6cm，表面灰棕色至灰褐色，具有明显纵皱纹，外皮易剥落，剥落后可见明显纵皱纹；质坚硬，不易折断，断面木部黄白色至黄棕色，具排列紧密的放射状纹理。气微，味淡。

【鉴别】 本品粉末淡棕色。淀粉粒众多，单粒呈圆形，直径 4～6μm，脐点人字形，层纹不明显，复粒由 2～3 分粒组成。草酸钙方晶众多，大小不一，长 10～40μm，宽 6～30μm。草酸钙簇晶直径 20～30μm。棕色分泌细胞形状不规则，内含棕色块状物，大小形状不一。纤维众多，细长稍弯曲，长 600～1400μm，两端尖，壁厚，具斜孔纹。具缘纹孔导管碎片众多。

【检查】 **水分** 不得过 15.0%（《中国药典》2020 年版四部通则 0832 第二法）。

总灰分 不得过 4.0%（《中国药典》2020 年版四部通则 2302）。

【浸出物】 照醇溶性浸出物测定法（《中国药典》2020 年版四部通则 2201）项下的热浸法测定，用稀乙醇作溶剂，不得少于 25.0%。

【炮制】 取药材，挑选，洗净，洗润至透心，切成厚片或块，干燥，筛去碎屑，即得。

【性味与归经】 涩、微苦，温。归肝、脾、大肠经。

【功能与主治】 舒筋活络，收涩止泻。用于腰腿酸痛，慢性腹泻，久痢，带下，黄水疮。

【用法与用量】 9～15g。外用适量。

【贮藏】 置干燥处。

· 起草说明 ·

【别名】 琐梅根、黄泡根、黄泡刺根、红锁梅、乌泡、黄泡等[1]，彝药名为皆节赛若[2]。

【名称】 千紫红胶囊的处方名为钻地风。

【来源】 钻地风载于《滇南本草》中，"即黄琐梅根"[3]。《云南省中药饮片炮制规范》（1974年版、1986年版）收载该品种，来源为蔷薇科植物黄锁梅的干燥根。《云南省中药材标准》（2005年版）（第四册·彝族药）对其进行了修订，明确其来源为蔷薇科植物栽秧泡 *Rubus elliptcus* Smith. var.*obcordatus*（Franch.）Focke 的干燥根。《贵州省中药材民族药材质量标准》（2003年版）亦以钻地风为正名收载该品种。本品为我省鹤壁中药有限公司所产千紫红胶囊的处方药材之一，故收载入地方标准，以控制药材质量，保证药品质量。

【原植物】 灌木，高1～3m；小枝紫褐色，被较密的紫褐色刺毛或有腺毛，并具柔毛和稀疏钩状皮刺。小叶3枚，长2～5.5cm，宽1.5～4（5）cm，倒卵形，顶端浅心形或近截形，顶生小叶比侧生者大得多；上面叶脉下陷，沿中脉有柔毛，下面密生绒毛，叶脉突起，沿叶脉有紫红色刺毛，边缘具不整齐细锐锯齿；叶柄长2～6cm，顶生小叶柄长2～3cm，侧生小叶近无柄，均被紫红色刺毛、柔毛和小皮刺；托叶线形，具柔毛和腺毛。花数朵至十几朵，密集成顶生短总状花序，或腋生成束，稀单生；花梗短，长4～6mm，具柔毛，几无刺毛；苞片线形，有柔毛；花直径1～1.5cm；花萼外面被带黄色绒毛和柔毛，几无刺毛；萼片卵形，顶端急尖而具短尖头，外面密被黄灰色绒毛，在花果期均直立；花瓣匙形，边缘啮蚀状，具较密柔毛，基部具爪，白色或浅红色；花丝宽扁，短于花柱；花柱无毛，子房具柔毛。果实近球形，直径约1cm，金黄色，无毛或小核果顶端具柔毛；核三角卵球形，密被皱纹。花期3～4月，果期4～5月[4]。见图1。

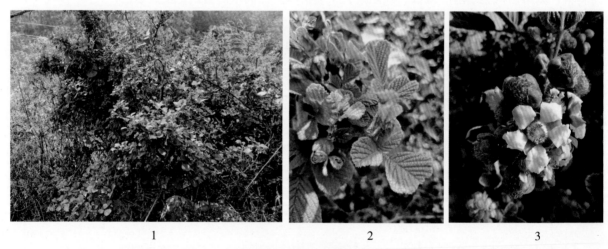

图1 栽秧泡植物图

1.原植物；2.叶；3.花与果

【产地】 产于广西、四川、云南、贵州。生于山坡、路旁或灌丛中，海拔300～2000m。印度、老挝、泰国、越南也有分布[5]。

【采收加工】 按《云南省中药饮片炮制规范》（1986年版），产地趁鲜时加工成片。

【化学成分】 钻地风中主要含有悬钩子苷A、悬钩子苷B、悬钩子苷C、悬钩子苷D、悬钩子苷E、悬钩子苷F、悬钩子苷G、悬钩子苷H等33种化合物[6]。

【性状】 根据采集到的样本描述。见图2。

【鉴别】 **显微鉴别** 根据实验样品观察拟定粉末显微特征。见图3。

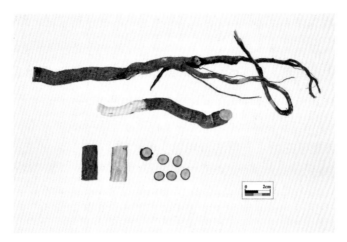

图 2　钻地风药材图

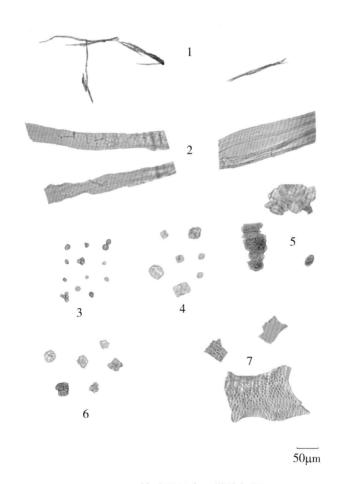

50μm

图 3　钻地风粉末显微特征图

1.纤维；2.纤维局部放大图；3.淀粉粒；4.草酸钙方晶；5.棕色块；6.草酸钙簇晶；7.具缘纹孔导管

【检查】　**水分**　按照《中国药典》2020 年版四部通则 0832 第二法烘干法进行测定，结果在 6.1%～12.5% 之间，拟定限度为不得过 15.0%。

　　总灰分　按照《中国药典》2020 年版四部通则 2302 总灰分测定法，结果在 2.2%～3.6% 之间，根据测定结果，拟定总灰分限量为 4.0%。

　　【浸出物】　按照《中国药典》2020 年版四部通则 2201 浸出物测定法项下的热浸法，以稀乙醇作溶剂，测定结果在 28.0%～43.0% 之间，拟定限度为不得少于 25.0%。

　　【炮制】　参考《云南省中药饮片标准》第一册（2005 年版）。

　　【性味与归经】【功能与主治】【用法与用量】【贮藏】　均参考《云南省中药材标准》第四册·彝族药（2005 年版）。

参考文献

［1］国家中医药管理局《中华本草》编委会.中华本草（第 10-12 册）［M］.上海：上海科学技术出版社，1999：257.
［2］王敏，朱琚元.楚雄彝州本草［M］.昆明：云南人民出版社，1998：192.
［3］《滇南本草》整理组.滇南本草（整理本·第 1 卷）［M］.昆明：云南人民出版社，1975：213-215.
［4］中国科学院中国植物志编辑委员会.中国植物志（第三十七卷）［M］.北京：科学出版社，1985：67.
［5］中国科学院昆明植物研究所.云南植物志（第 12 卷）［M］.北京：科学出版社，2010：454.
［6］付红伟.落花生枝叶和黄锁梅根的化学成分研究［D］.沈阳：沈阳药科大学，2007.

铁丝威灵仙 Tiesiweilingxian
SMILACIS RADIX ET RHIZOMA

　　本品为百合科植物短梗菝葜 *Smilax scobinicaulis* C.H.Wrigt. 或鞘柄菝葜 *Smilax stans* Maxim. 的干燥根及根茎。秋季采挖，除去茎、叶及泥土，捆成小把，晒干。

　　【性状】　**短梗菝葜**　根茎呈不规则块状，略横长而弯曲；表面灰褐色或棕褐色；顶端常有残留茎基；质坚硬，难折断，断面黄白色；下侧着生多数细根。根呈细长圆柱形，扭曲不顺直，长 10～20cm，有的达 50cm，直径 1～2mm，粗细均匀；表面灰褐色或棕褐色，平滑，具稀疏细小钩状刺及少数纤细须根；质坚韧，具弹性，不易折断，断面中部类白色，外围为浅棕色环，内有一圈环状排列的小孔。气微，味淡。

　　鞘柄菝葜　与短梗菝葜相似。根茎切面肉红色。

　　【鉴别】（1）本品根横切面：**短梗菝葜**　内皮层外侧组织多已脱落，有时可见残存的皮层细胞，内皮层由 1 列含棕色色素的厚壁细胞组成，细胞呈椭圆形，排列紧密，直径 40～60μm，细胞内壁及侧壁三面增厚，胞腔小，可见明显的层纹和孔沟；中柱鞘为 9～13 层木化厚壁纤维，细胞类圆形，直径 20～40μm；韧皮部由薄壁细胞和筛管群组成，与木质部相间排列，各 15～25 束呈辐射型，导管 2～3 个排成 1 列，导管直径 40～70～120μm，少数更大。中央髓部约占横断面 2/5，细胞类圆形，壁孔明显，内含淀粉粒及黄棕色块状物。

　　鞘柄菝葜　组织特征与短梗菝葜基本相同，中柱鞘纤维 7～9 层，纤维呈多角形，导管多单一排列成环状，偶见两个以上导管相聚存在。

　　（2）取本品粉末 1g，加水 10ml，用力振摇 1 分钟，产生持久性泡沫。

　　（3）取本品粉末 0.5g，加甲醇 5ml，温浸 30 分钟，滤过，滤液蒸干，加醋酐 1ml 与硫酸 1～2

滴，显黄色，渐变为红棕色、棕色、污绿色。

【检查】 **水分** 不得过 12.0%（《中国药典》2020 年版四部通则 0832 第二法）。

总灰分 不得过 8.0%（《中国药典》2020 年版四部通则 2302）。

酸不溶性灰分 不得过 3.0%（《中国药典》2020 年版四部通则 2302）。

【炮制】 除去杂质，洗净，润透；根茎切厚片；根切段，晾干。

【性味与归经】 辛、咸，温。归膀胱经。

【功能与主治】 祛风湿，通经络，消痰涎，散癖积。用于痛风顽痹，腰膝冷痛，脚气，疟疾，癥瘕积聚，破伤风，扁桃体炎，诸骨鲠喉。

【用法与用量】 6～9g。

【贮藏】 置通风干燥处，防蛀。

· 起草说明 ·

【别名】 威灵仙、灵仙、铁脚灵仙、铁灵仙。

【名称】 本品在《河南省中药材标准》（1991 年版）有收载，本标准沿用此名称。

【来源】 威灵仙始载于宋代《开宝本草》，马志曰："出商州上洛山及华山并平泽，不闻水声者良。生先于众草，茎方，数叶相对……"[1]。《本草图经》曰："茎梗如钗股，四棱，叶似柳叶，作层，每层六、七叶，如车轮，有六层至七层者。七月内生花六出，浅紫或碧白色，作穗似莆台子……"[2]《本草纲目》曰："其根每年旁引，年深转茂。一根丛须数百条，长者二尺许。初时黄黑色，干则深黑，俗称铁脚威灵仙以此。"[3] 以上对威灵仙的历史考证，应为玄参科植物草本威灵仙 *Veronicastrum sibikicum*（L.）Pennel1. 和毛茛科铁线莲属植物威灵仙 *Clematis chinensis* Osbeck 的根及根茎。我省所用的威灵仙除毛茛科的数种植物根和根茎外，尚使用白合科菝葜属数种植物的根及根茎作威灵仙，也称铁丝威灵仙。铁丝威灵仙之名在历代本草资料中均无记载。在《植物名实图考》威灵仙项下载"威灵仙有数种"[4]，即对当时所用威灵仙品种多给以说明，与现在所用威灵仙品种之多、南北之分相符。毛茛科植物威灵仙为南方多用的威灵仙，而百合科植物短梗菝葜等多在河南、山西、陕西、甘肃、山东、河北等北方各省使用，为北方习用的威灵仙，称铁丝威灵仙。我省所用的短梗菝葜别名亦称粘鱼须，在《救荒本草》中有记载[5]，参照其描述及插图与之相符，规定本品来源为百合科植物短梗菝葜 *Smilax scobinicaulis* C.H.Wright. 或鞘柄菝葜 *Smilax stans* Maxim. 的干燥根及根茎。

【原植物】 **短梗菝葜** 多年生攀缘状木质藤本。根茎粗大，木质，坚硬，棕褐色，具刺，其下丛生多数细长坚韧具稀疏钩状短刺的根。枝条绿色，具纵棱，茎或枝无刺或疏生黑褐色长 4～5mm 的刺。单叶互生，革质，叶片卵形或椭圆状卵形，干后有时变为黑褐色，长 4～13cm，宽 2.5～8cm，先端渐尖，基部钝圆或浅心形，全缘，通常具 3～5 条主叶脉，两面无毛，叶柄长 5～15mm，托叶窄狭，叶柄近中部着生卷须。伞形花序腋生，总花梗短，约为叶柄长的 1/2；花单性，雌雄异株，小花梗纤细，长 3～6mm，雌花具 3 枚退化雄蕊。浆果球形，直径 6～9mm，黑色。花期 5～6 月，果期 8～9 月[6-8]。见图 1。

鞘柄菝葜 落叶灌木或半灌木，直立或披散，高 0.3～3m，茎灰绿色，无刺，具纵棱。叶互生，纸质，叶片卵形，卵状披针形或近圆形，长 1.5～4～6cm，宽 1.2～3.5～5cm，先端锐尖，基部微心形，具 3～5 条主脉，表面绿色光滑，背面具灰粉，全缘或边缘稍呈波状；叶柄长 5～12mm，托叶通常与叶柄结合成鞘状；伞形花序多腋生，总花梗细，长 2～3cm，着生 2～3 朵或更多的花，小花梗不足 1cm；花绿黄色，有时呈淡红色，雄花外花被片长 2.5～3mm，宽约 1mm，内花被片稍狭；雌花较雄花略小，具 6 枚退化雄蕊。浆果黑色，被白粉，直径 6～10mm，内含种子 1～3 粒，种子球形，淡红色，直径 3～4mm。花期 5～6 月，果期 8～10 月[7-9]。

【产地】 河南省大别山、伏牛山、太行山等山区[10]。

【采收加工】 秋季采挖，除去茎、叶及泥土，捆成小把，晒干[6]。

【化学成分】 短梗菝葜含替告皂苷元、新替告皂苷元及拉肖皂苷元[8]；鞘柄菝葜含有皂苷类成分[7]。

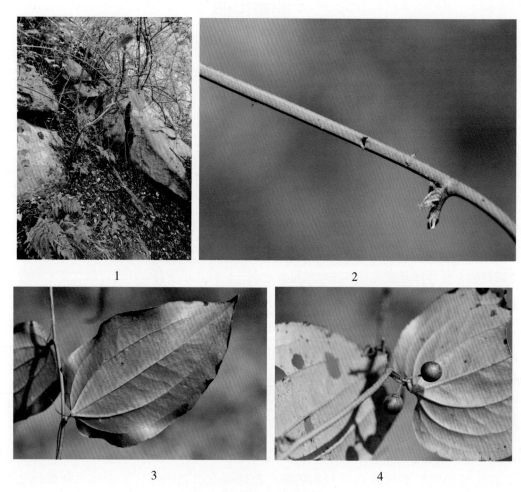

图 1 短梗菝葜植物图

1.生境；2.枝条；3.叶；4果实

【性状】 依据收集样品的性状并参考《河南省中药材标准》1991 年版描述[11]。见图 2。

【鉴别】（1）**显微鉴别** 根据实验样品观察拟定横切面特征。见图 3。

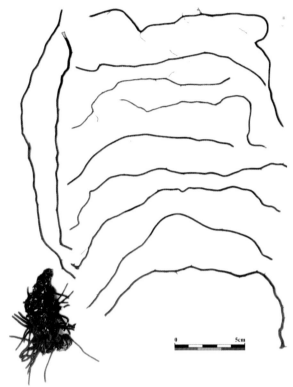

图2　铁丝威灵仙（短梗菝葜）药材图

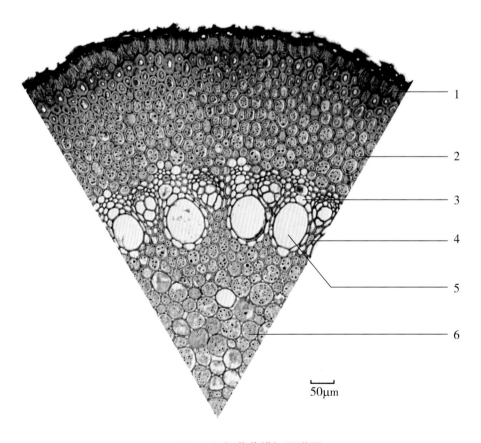

图3　短梗菝葜横切面详图

1.内皮层；2.中柱鞘；3.韧皮部；4.木质部；5.导管；6.髓部

（2）（3）**皂苷反应** 根据样品所含成分特性拟定。

【检查】 **水分** 按照《中国药典》2020 年版四部通则 0832 第二法测定 10 批样品，结果在7.6%～10.5% 之间。根据测定结果，拟定限度为不得过 12.0%。

总灰分 按照《中国药典》2020 年版四部通则 2302 总灰分测定法测定 10 批样品，结果在4.3%～7.2% 之间，根据测定结果，拟定限度为不得过 8.0%。

酸不溶性灰分 按照《中国药典》2020 年版四部通则 2302 酸不溶性灰分测定法测定 10 批样品，结果在 1.5%～2.2% 之间，根据测定结果，拟定限度为不得过 3.0%。

【炮制】【性味与归经】【功能与主治】【用法与用量】【贮藏】 均参考《河南省中药饮片炮制规范》（2022 年版）拟定。

参考文献

［1］卢多逊，李昉，等 . 开宝本草［M］. 尚志钧，辑校 . 合肥：安徽科学技术出版社，1998：253.

［2］苏颂 . 本草图经［M］. 尚志钧，辑校 . 合肥：安徽科学技术出版社，1994：312-313.

［3］李时珍 . 本草纲目（校点本上册）［M］. 2 版 . 刘衡如校点 . 北京：人民卫生出版社，2004：1307-1308.

［4］吴其濬 . 植物名实图考［M］. 侯士良校注 . 郑州：河南科学技术出版社，2015：522.

［5］王锦秀，汤彦承 . 救荒本草译注［M］. 上海：上海古籍出版社，2015：108-109.

［6］中国医学科学院药物研究所，北京医学院药学系，等 . 中药志（第一册）［M］. 北京：人民卫生出版社，1979：217-218.

［7］南京中医药大学 . 中药大辞典（下册）［M］. 2 版 . 上海：上海科学技术出版社，2006：2619-2621.

［8］中国药品生物制品检定所，中国科学院植物研究所 . 中药鉴别手册（第二册）［M］. 北京：科学出版社，1997：264-266.

［9］中国科学院植物研究所 . 中国高等植物图鉴（第 5 册）［M］. 北京：科学出版社，1994：535-537.

［10］河南省药品监督管理局 . 河南省中药饮片炮制规范［S］. 郑州：河南科学技术出版社，2022：100-101.

［11］河南省卫生厅 . 河南省中药材标准（一）.（1991 年版）［S］. 郑州：中原农民出版社，1991：69-70.

倒提壶 Daotihu
DELPHINII RADIX

本品为毛茛科植物云南翠雀花 *Delphinium yunnanense* Franch. 的干燥根。秋季采挖，除去茎叶，干燥。

【性状】 本品为圆柱形段状，略弯曲，有的有分枝，直径 0.5～1cm，长 1.4～8cm。表面浅黄色或黄褐色，具纵皱纹，间或有横皱纹，部分带有侧根痕。顶端有茎痕。质硬脆，易折断，断面黄白色，形成层不明显。气微，味微苦。

【鉴别】（1）本品粉末灰白色。淀粉粒极多，单粒圆形、卵圆形，直径 3～27μm；复粒由 2～4分粒组成。网纹导管直径 18～75μm。薄壁细胞类长方形或多角形，充满淀粉粒。

（2）取本品粉末 2g，加乙酸乙酯 20ml，超声处理（功率 500W，频率 80kHz）25 分钟，滤过，滤液作为供试品溶液。另取倒提壶对照药材 2g，同法制成对照药材溶液。照薄层色谱法（《中国药典》2020 年版四部通则 0502）试验，吸取上述两种溶液各 7μl，分别点于同一硅胶 G 薄层板上，以环己烷－乙醚－乙酸乙酯（40∶11∶5）为展开剂，展开，取出，晾干，喷以 10% 硫酸乙醇溶液，于 105℃ 加热至斑点显色清晰，置紫外光灯（365nm）下检视。供试品色谱中，在与对照药材色谱相应的位置上，显相同颜色的荧光斑点。

【检查】 **水分** 不得过 13.0%（《中国药典》2020 年版四部通则 0832 第二法）。

总灰分 不得过 5.0%（《中国药典》2020 年版四部通则 2302）。

【浸出物】 照水溶性浸出物测定法（《中国药典》2020 年版四部通则 2201）项下的热浸法测定，不得少于 30.0%。

【炮制】 取净倒提壶，取根放入石灰水中浸泡 1～2 天取出，洗净石灰，干燥。

【性味与归经】 辛、苦，温；有毒。归肝、肾、胃经。

【功能与主治】 驱风除湿，散寒止痛，补阴敛汗。用于风湿关节痛，胃寒疼痛，盗汗，跌打损伤。

【用法与用量】 3～6g。外用适量，研末调敷或浸酒搽。

【注意】 内服不宜过量，孕妇慎服。

【贮藏】 置干燥处。

· 起草说明 ·

【别名】 月下参、狗屎花、小草乌、鸡脚草乌、惊药、云南飞燕草。

【名称】 本品以倒提壶为名收载于《贵州省中药材、民族药材质量标准》2003 年版[1]，本次沿用倒提壶之名。

【来源】 本品为毛茛科植物云南翠雀花 *Delphinium yunnanense* Franch. 的干燥根。本品始载于《滇南本草》："一名倒提壶，一名一把抓。"[2]《全国中草药汇编》记载其"米源为毛茛科翠雀花属植物云南翠雀花，以根入药""秋季采挖，放入石灰水中浸泡一至二日取出，洗净石灰，晒干备用"[3]。在《四川中药志》中亦有本品记录[4]，其记载多引自前代的本草著作，并附有倒提壶原植物图，从图形来看与其他本草记载相一致。本品饮片在《河南省中药饮片炮制规范》（2020 年版）有收载，为了更好地控制倒提壶的质量，故收入本标准。

【原植物】 多年生草本。高 15～30cm。茎密生贴伏短柔毛。基生叶具长柄，长圆状披针形，侧脉极明显，长 10～20cm，宽 1.5～4cm，两面密生短柔毛；根茎较明显，表面细小突起，顶端密被浅黄色纤维状叶柄残基，须根较多。聚伞花序单一或锐角分叉，无苞片，花梗长 2～3mm；花萼长 2.5～3.5mm，外面密生短柔毛；花冠蓝色，漏斗状，长 5～6mm，檐部直径 8～16mm，裂片圆形，长 2.5mm，附属物梯形，花丝长 0.5mm，着生花筒中部；花药长圆形，长约 1mm；花柱线形，与花萼近等长，花期 4～8 月。小坚果卵形，长 3～4mm，密生锚状刺，果为 4 小坚果，果期 5～9 月。常生于海拔 1250～4565m 的山坡草地、山地灌丛、干旱路边及针叶林缘。见图 1[5, 6]。

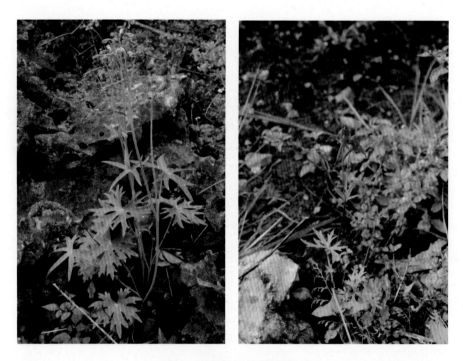

图 1　云南翠雀花植物图

【产地】　云南、四川、贵州等地。

【采收加工】　秋季采挖，除去茎叶，取根放入石灰水中浸泡 1～2 天取出，洗净石灰，干燥。

【化学成分】　云南翠雀花根含硬飞燕草碱、去铁素、云南翠雀、翠雀色明碱 A、翠雀色明碱 B[7, 8]。

【性状】　依据收集样品的性状而描述。见图 2。

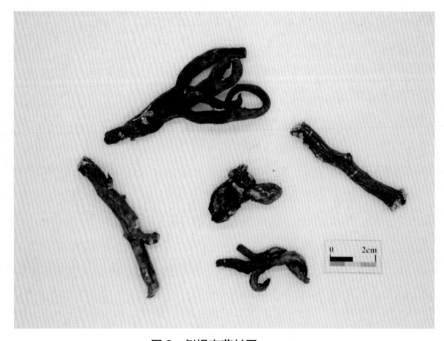

图 2　倒提壶药材图

【鉴别】 **显微鉴别** 根据实验样品观察拟定粉末显微特征。见图3。

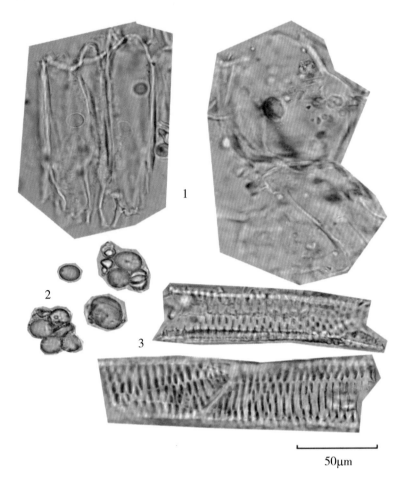

图3 倒提壶粉末显微特征图

1.薄壁细胞；2.淀粉粒；3.导管

薄层色谱鉴别 经条件优化后，以倒提壶为对照药材制定薄层色谱鉴别方法。考察了不同展开剂类型、比例和不同显色条件，并进行了耐用性试验考察，最终确定展开剂为环己烷 – 乙醚 – 乙酸乙酯（40∶11∶5），检视方法为喷以10%硫酸乙醇溶液，于105℃加热至斑点显色清晰，置紫外光灯（365nm）下检视。该色谱条件斑点分离较好，方法可行。结果见图4。

【检查】 **水分** 采用《中国药典》2020版四部通则0832第二法烘干法测定5批药材，其水分范围为9.1%～11.0%，根据实验测定结果拟定倒提壶水分为不得过13.0%。

总灰分 采用《中国药典》2020版四部通则2302总灰分测定法测定5批药材，其总灰分范围为3.0%～4.5%。根据实验测定结果拟定倒提壶总灰分为不得过5.0%。

【浸出物】 按照《中国药典》2020年版四部通则2201浸出物测定法项下的冷浸法，以水作为溶剂测定了5批药材，其水溶性浸出物范围为33.1%～49.0%。拟定倒提壶水溶性浸出物不得少于30.0%。

【炮制】【性味与归经】【功能与主治】【用法与用量】【注意】【贮藏】 均参考《河南省中药饮

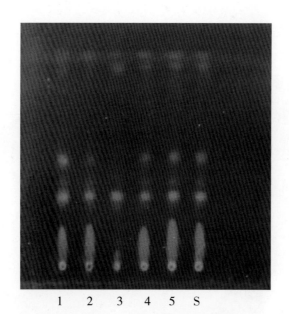

图4 倒提壶薄层色谱图

1-5.倒提壶样品；S.倒提壶对照药材

片炮制规范》（2022年版）拟定。

参考文献

［1］贵州省药品监督管理局.贵州省中药材、民族药材质量标准（2003年版）［S］.贵阳：贵州科技出版社，2003：309.

［2］兰茂.滇南本草［M］.于乃义，于兰馥，整理.昆明：云南科学技术出版社，2004：99，238，323，960.

［3］《全国中草药汇编》编写组.全国中草药汇编［M］.北京：人民卫生出版社，1975：752.

［4］《四川中药志》协作编写组.四川中药志（第一卷）［M］.成都：四川人民出版社，1979：2369-2432.

［5］南京中医药大学.中药大辞典［M］.上海：上海科学技术出版社，2006：3152.

［6］国家中医药管理局《中华本草》编委会.中华本草（第18册）［M］.上海：上海科学技术出版社，1999：5598.

［7］梁妍，郝小燕，杨小生.云南翠雀花中生物碱成分的研究［J］.中成药，2009，31（5）：795-796.

［8］李伟，赵翡翠.倒提壶药材质量标准研究［J］.新疆医科大学学报，2010，33（9）：1036-1038.

射干叶 Sheganye
BELAMCANDAE FOLIUM

本品为鸢尾科植物射干 *Belamcanda chinensis*（Linn.）DC. 的干燥叶。8~9月采收，干燥。

【性状】 本品为卷曲状粗丝，黄绿色至黄棕色。平行脉数条，分别在上下表面间隔突起。体轻，质韧，易纵向撕裂。气微，味淡。

【鉴别】 本品粉末黄褐色。表皮细胞类长圆形或长菱形，气孔平轴式。草酸钙柱晶为多面棱柱体，末端尖或平钝；导管多为螺纹或网纹导管。

【检查】 水分 不得过11.0%（《中国药典》2020年版四部通则0832第二法）。

【浸出物】 照水溶性浸出物测定法（《中国药典》2020年版四部通则2201）项下的热浸法测定，

不得少于 16.0%。

【炮制】 取原药材，除去杂质，干燥。

【性味与归经】 微苦、涩，凉。归肾、膀胱、肝、胆、肺经。

【功能与主治】 清火解毒，凉血止血，利胆退黄，利尿化石，收敛止汗。用于六淋证出现的尿频、尿急、尿痛、尿血、尿中夹有沙石、月经不调、崩漏，胆汁病出现的黄疸、消渴病、肺痨咳血。

【用法与用量】 15～30g。

【贮藏】 置干燥处。

· 起草说明 ·

【名称】 本品药用部位为叶，故名射干叶。

【来源】《证类本草》记载射干"叶似蛮姜，而狭长横张，疏如翅羽状，故一名乌，谓其叶耳"[1]。河南省洛宁县、卢氏县均有射干种植基地，且产量大，并且当地人常用射干叶晒干泡水喝，可止咳化痰、通肠胃，还具有抗炎、抗病毒的作用。

【原植物】 多年生草本。根状茎为不规则的块状，斜伸，黄色或黄褐色；须根多数，带黄色。茎高 1～1.5m，宽 2～4cm，基部鞘状抱茎实心。叶互生，嵌叠状排列，剑形，长 20～60cm，顶端渐尖，无中脉。花序顶生，叉状分枝，每分枝的顶端聚生有数朵花；花梗细，长约 1.5cm；花梗及花序的分枝处均包有膜质的苞片，苞片披针形或卵圆形；花橙红色，散生紫褐色的斑点，直径 4～5cm；花被裂片 6，2 轮排列，外轮花被裂片倒卵圆形或长椭圆形，长约 2.5cm，宽约 1cm，顶端钝圆或微凹，基部楔形，内轮较外轮花被裂片略短而狭；雄蕊 3，长 1.8～2cm，生于外花被裂片的基部，花药条形，外向开裂，花丝近圆柱形，基部稍扁而宽；花柱上部稍扁，顶端 3 裂，裂片边缘略向外卷，有细而短的毛，子房下位，倒卵形，3 室，中轴胎座，胚珠多数。蒴果倒卵形或长椭圆形，长 2.5～3cm，直径 1.5～2.5cm，顶端无喙，常残存有凋萎的花被，成熟时室背开裂，果瓣外翻，中央有直立的果轴；种子圆球形，黑紫色，有光泽，直径约 5mm，着生在果轴上。花期 6～8月，果期 7～9月[2]。见图 1。

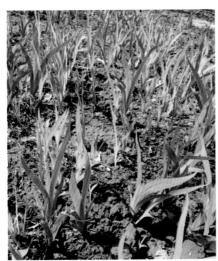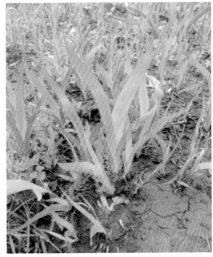

图 1　射干植物图

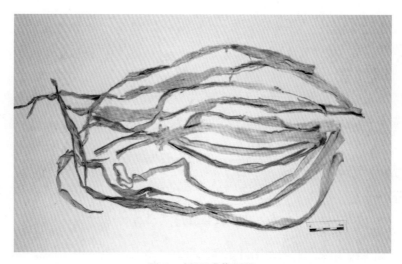

图 2　射干叶药材图

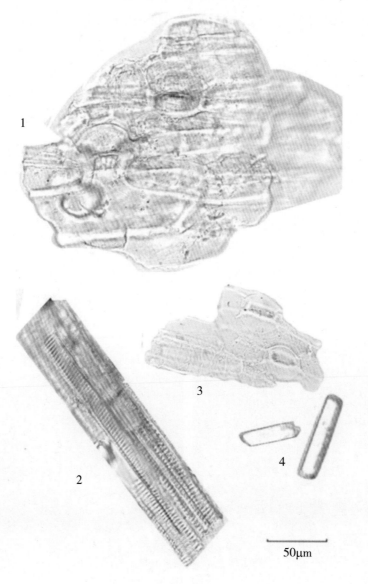

图 3　射干叶粉末显微特征图

1. 表皮细胞；2. 导管；3. 气孔；4. 草酸钙柱晶

【产地】 全国各地均产。

【采收加工】 8～9月采收，干燥。

【化学成分】 本品含5，7，4'-三羟基-6-甲氧基黄酮、金合欢素-7-O-β-D-葡萄糖苷、5-羟基-4'，7-二甲氧基异黄酮、射干苷、射干苷元、野鸢尾苷、二甲基射干苷元、染料木素、原儿茶酸、异鼠李素-7-O-β-D-葡萄糖苷、胡萝卜苷、十四酸[4]。

【性状】 依据收集样品的性状而描述。见图2。

【鉴别】 根据实验样品观察拟定粉末显微特征。见图3。

【检查】 水分　按照《中国药典》2020年版四部通则0832第二法烘干法测定，结果在7.8%～9.5%之间，平均值为8.8%，见表1。拟定限度为不得过11.0%。

表1　样品水分测定结果（%）

样品	1	2	3	4	5	6	7	8	9	10	11	12
水分	9.5	9.5	9.4	9.1	9.0	9.0	8.9	8.2	8.3	8.6	8.5	7.8

【浸出物】 按照《中国药典》2020年版四部通则2201水溶性浸出物测定法项下的热浸法，测定12批样品，结果在16.3%～32.0%之间，平均值为21.6%，结果见表2。拟定限度不得少于16.0%。

表2　样品浸出物结果（%）

样品	1	2	3	4	5	6	7	8	9	10	11	12
浸出物	16.5	16.3	16.4	17.4	17.2	17.9	17.0	16.7	31.8	29.5	30.7	32.0

【炮制】【性味与归经】【用法与用量】【功能与主治】【贮藏】 均参考《云南省中药材标准》[5]并结合文献[6]记载拟定。

参考文献

[1]唐慎微.证类本草（上）[M].王家葵，蒋淼，点评.北京：中国医药科技出版社，2021：712.

[2]中国科学院中国植物志编辑委员会.中国植物志（第十六卷第一分册）[M].北京：科学出版社，1985：131.

[3]康延国.中药鉴定学[M].北京：中国中医药出版社，2016：24.

[4]罗森，袁崇均，陈帅.川射干叶的化学成分研究[J].中国药房，2016，27（30）：4267-4269.

[5]云南省食品药品监督管理局.云南省中药材标准（第三册）[S].昆明：云南美术出版社，2005：77-78.

[6]张良，张玉奎，戴荣继，等.射干叶中黄酮碳苷类化合物的药理作用研究进展[J].天然产物研究与开发，2010（4）：728-730.

徐长卿草 Xuchangqingcao
CYNANCHI PANICULATI HERBA

本品为萝藦科植物徐长卿 *Cynanchum paniculatum*（Bge.）Kitag.的干燥全草。秋季采挖，除去泥沙，阴干。

【性状】 本品茎细而直，长 50~70cm，节间长，少分枝，根茎短而斜生，呈不规则柱状，有盘节，长 0.5~3.5cm，直径 0.2~0.4cm，四周着生多数细长须状根。叶具短柄或无柄，线状披针形，长 4~8cm，宽 3~6mm，先端渐尖，基部渐狭，全缘而稍反卷，中脉隆起。根呈细圆柱形，多弯曲，长 10~16cm，直径 1~1.5cm。表面黄白色至淡棕黄色或棕色，具微细纵皱纹，并有纤细的须根。质脆，易折断。断面粉性，皮部类白色或黄白色，形成层环淡棕色，木部细小。气香，味微辛凉。

【鉴别】 （1）根横切面：表皮为一列细胞，外壁稍增厚。皮层宽阔，约占根部断面 2/3，薄壁细胞中含淀粉粒和草酸钙簇晶。内皮层明显，可见凯氏点。中柱小，略呈类圆形；韧皮部狭窄；形成层不明显；木质部导管、木纤维、管胞均木化。

（2）取本品粉末 2g，加乙醚 10ml，密塞，振摇 20 分钟，滤过，滤液挥干，残渣加丙酮 1ml 使溶解，作为供试品溶液。另取丹皮酚对照品，加丙酮制成每 1ml 含 2mg 的溶液，作为对照品溶液。照薄层色谱法（《中国药典》2020 年版四部通则 0502）试验，吸取上述供试品溶液 5~15μl、对照品溶液 10μl，分别点于同一硅胶 G 薄层板上，以环己烷－乙酸乙酯（3：1）为展开剂，展开，取出，晾干，喷以盐酸酸性 5% 三氯化铁乙醇溶液，加热至斑点显色清晰。供试品色谱中，在与对照品色谱相应的位置上，显相同颜色的斑点。

【检查】 水分　不得过 13.0%（《中国药典》2020 年版四部通则 0832 第四法）。

总灰分　不得过 10.0%（《中国药典》2020 年版四部通则 2302）。

酸不溶性灰分　不得过 5.0%（《中国药典》2020 年版四部通则 2302）。

【浸出物】 照水溶性浸出物测定法（《中国药典》2020 年版四部通则 2201）项下的热浸法测定，不得少于 14.0%。

【炮制】 拣去杂质，清水洗净，捞出，润透后切段 1~1.2cm，阴干。

【性味与归经】 辛，温。归肝、胃经。

【功能与主治】 祛风化湿，行气通络。用于风湿痹痛，胃痛胀满，牙痛，痛经，跌打肿痛，毒蛇咬伤。

【用法与用量】 3~12g。不宜久煎。

【贮藏】 置阴凉干燥处。

· 起草说明 ·

【别名】 寮刁竹、柳叶细辛、一枝香、铜锣草、谷茬细辛。

【名称】 徐长卿草原收载于《河南省中药材标准》（1991 年版），名称为"徐长卿"，根据国家《食品药品监督管理总局办公厅关于加强地方药材标准管理有关事宜的通知》（食药监办药化管〔2015〕9 号）要求，由于《河南省中药材标准》（1991 年版）"徐长卿"药用部位与国家药品标准收载的同名品种药用部位不同，因此对该地方药材进行更名，更名为"徐长卿草"。

【来源】 本品始载于《神农本草经》，列为上品。本草中多有记载。李时珍曰："徐长卿，人名也。常以此药治邪病，人逐以名之。"苏恭云："叶似柳，两叶相应，有光泽，根如细辛，微粗长，黄色而有臊气……。"韩保昇曰："苗似小桑，两叶相对。三月苗青，七月八月著子，似萝摩子，而小，九月苗黄，十月凋，八月采根……。"从历代本草对徐长卿的记载来看[1]，与现今药用的徐长卿相符。徐长卿药用部位记载不一致，本草记载药用部位为根和根茎，而在现今的一些药物学书籍中记载用全草。本品在省内有产，有收购，同时亦有全草使用习惯，故收入本标准。

【原植物】 多年生草本，高 50～70cm。根茎短而斜生，四周着生多数细长须状根，土黄色，有香气。茎细而直，节间长，少分枝。叶对生，有短柄或无柄，线状披针形，长 4～8cm，宽 3～6mm，先端渐尖，基部渐狭，全缘而稍反卷，中脉隆起。圆锥聚伞花序顶生或腋生。花淡黄绿色，花萼 5，卵状披针形；花冠 5 深裂，广卵形，副花冠 5，裂片黄色，肉质，新月形，基部与雄蕊合生；雄蕊 5，花丝甚短连成筒状，花粉块纺锤形；心皮 2 枚，离生，花柱连合，柱头平扁，具 5 棱角。蓇葖果卵形，长渐尖，长 4～6cm，表面淡褐色。种子多数，卵形而扁，暗褐色，顶端有一簇白色细长毛。花期 7～8 月，果期 8～9 月[2, 3]。见图 1。

【产地】 主产省内嵩山、大别山及伏牛山。江苏、浙江、安徽、山东、湖北、湖南等地也产。

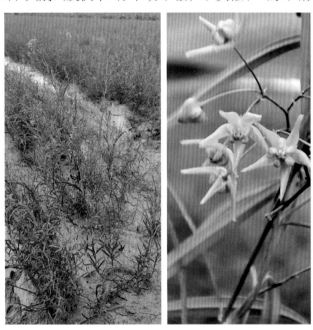

图 1　徐长卿植物图

【采收加工】 秋季采挖全草，扎成小把，晾干或阴干。药用根及根茎者，除去地上部分。

【化学成分】 含丹皮酚及微量生物碱[3]。

【性状】 沿用了我省 1991 年版中药材标准，同时参考《中华人民共和国药典中药材及原植物彩色图鉴》下册[2]，结合收集到的 12 批样品性状而描述。见图 2。

【鉴别】（1）显微鉴别 根据实验样品观察拟定根横切片特征。见图 3。

（2）薄层色谱鉴别 以丹皮酚为对照品，制定薄层色谱鉴别方法。考察了不同展开剂类型、比例和不同显色条件，并进行了耐用性试验考察，最终确定展开剂为环己烷－乙酸乙酯（3：1），检视方法为喷以盐酸酸性 5% 三氯化铁乙醇溶液，加热至斑点显色清晰，建立了徐长卿草的薄层色谱鉴别方法。该色谱条件斑点分离较好，方法可行[4, 5]。结果见图 4。

【检查】 水分 参照《中国药典》2020 版四部通则 0832，对收集的 12 批样品进行测定，比较

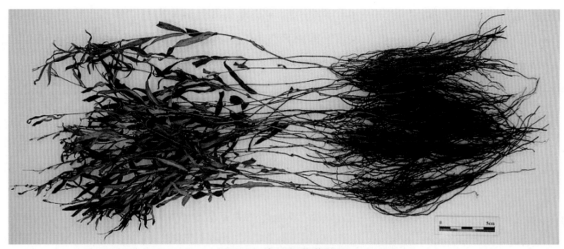

图 2　徐长卿草药材图

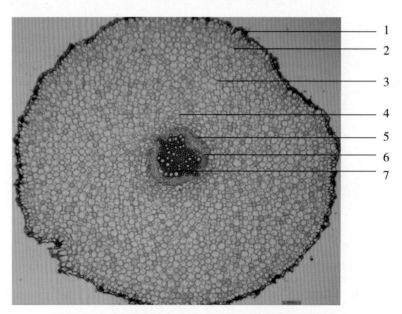

图 3　徐长卿根横切面详图

1. 表皮；2. 皮层；3. 草酸钙簇晶；4. 内皮层；5. 中柱鞘；6. 韧皮部；7. 木质部

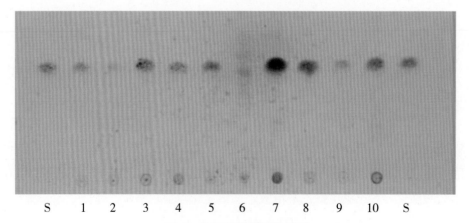

图 4　徐长卿草薄层色谱图

S. 牡丹皮对照品；1~10. 徐长卿草样品

了烘干法和甲苯法，发现甲苯法测试结果明显低于烘干法，说明样品中含有挥发性成分，根据实验结果选择甲苯法，测定结果见表 1。根据测定结果，甲苯法测定范围在 6.2%～8.5% 之间，平均值为 7.3%，拟定限度为不得过 13.0%。

表 1　样品水分测定结果（%）

样品	1	2	3	4	5	6	7	8	9	10	11	12
甲苯法	8.3	7.2	6.5	7.2	7.8	7.0	8.4	6.5	8.5	6.2	7.3	6.8
烘干法	9.1	8.9	9.1	9.7	9.0	9.7	10.1	9.4	10.4	9.4	8.6	8.4

总灰分　按照《中国药典》2020 版四部通则 2302 总灰分测定法测定，结果在 6.3%～9.3% 之间，见表 2。拟定限度为不得过 10.0%。

酸不溶性灰分　按照《中国药典》2020 版四部通则 2302 酸不溶性灰分测定法测定，结果在 2.8%～4.6% 之间，见表 2。拟定限度为不得过 5.0%。

表 2　样品总灰分及酸不溶性灰分测定结果（%）

样品	1	2	3	4	5	6	7	8	9	10	11	12
总灰分	6.3	7.5	7.2	8.5	8.1	8.5	9.2	8.9	8.5	6.9	7.9	9.3
酸不溶性灰分	2.8	3.2	3.7	4.6	3.9	4.3	3.3	3.9	4.0	4.5	4.4	4.5

【浸出物】　按照《中国药典》2020 年版四部通则 2201，分别进行热浸和冷浸两种方法，选择水、稀乙醇、乙醇三种溶剂分别对 12 批样品进行测定，结果热浸测定值明显高于冷浸，以水作溶剂明显高于稀乙醇和乙醇，因此，该浸出物测定选择水溶性热浸出物测定，其测定结果在 15.0%～32.8% 之间，拟定限度为不得少于 14.0%。

【炮制】【性味与归经】【功能与主治】【用法与用量】【贮藏】　均参考《河南省中药材标准》（1991 年版）及《中药大辞典》（第二版）下册[6]拟定。

参考文献

［1］国家中医药管理局《中华本草》编委会. 中华本草（第 6 册）［M］. 上海：上海科学技术出版社，1999：345.

［2］国家药典委员会，中国医学科学院药用植物研究所. 中华人民共和国药典中药材及原植物彩色图鉴（下册）［M］. 北京：人民卫生出版社，2010：916

［3］河南省卫生厅. 河南省中药材标准（1991 年版第一册）［S］. 郑州：中原农民出版社，1992：74.

［4］国家药典委员会. 中华人民共和国药典（2020 年版一部）［S］. 北京：中国医药科技出版社，2020：298.

［5］吕武清，龙新华. 中成药中的药材薄层色谱鉴别［M］. 北京：人民卫生出版社，1996：445-446.

［6］南京中医药大学. 中药大辞典（下册）［M］. 2 版. 上海：上海科学技术出版社，2006：2662-2663.

凉粉草 Liangfencao
MESONAE CHINENSIS HERBA

本品为唇形科植物凉粉草 *Mesona chinensis* Benth. 的干燥地上部分。夏、秋二季采收，除去杂质，晒干。

【性状】 本品茎呈方柱形，表面棕褐色，被灰棕色长毛；质脆易断，中心有髓。叶对生，多皱缩或破碎，完整叶片长圆形或卵圆形，先端钝圆，基部渐窄成柄，边缘有小锯齿；纸质，稍柔韧，两面皆被疏长毛。气微，味微甘，嚼之有胶性。

【鉴别】 （1）本品粉末棕黄色。叶上表皮细胞表面观为多角形或类圆形，垂周壁较平直，气孔稀疏，多为直轴式，偶见不等式；叶下表皮细胞垂周壁微波状弯曲，气孔多为直轴式，保卫细胞大小悬殊。非腺毛长锥形，2～9 个细胞组成，大小各异，有的表面有疣状突起，有的细胞中部缢缩。导管多为螺纹及网纹导管。纤维成束或单个散在。

（2）取本品粉末 1g，加乙酸乙酯 15ml，超声处理 15 分钟，滤过，低温蒸干，残渣加乙醇 1ml 使溶解，作为供试品溶液。另取凉粉草对照药材 1g，同法制成对照药材溶液。再取熊果酸对照品，加乙醇制成每 1ml 含 0.5mg 的溶液，作为对照品溶液。照薄层色谱法（《中国药典》2020 年版四部通则 0502）试验，吸取供试品溶液及对照药材溶液各 2μl、对照品溶液 1μl，分别点于同一硅胶 G 薄层板上，以甲苯－乙酸乙酯－甲酸（20∶4∶0.5）为展开剂，展开，取出，晾干，喷以 10% 硫酸乙醇溶液，在 105℃加热至斑点显色清晰，分别置日光及紫外光灯（365nm）下检视。供试品色谱中，在与对照药材色谱和对照品色谱相应的位置上，分别显相同颜色的斑点或荧光斑点。

【检查】 水分 不得过 13.0%（《中国药典》2020 年版四部通则 0832 第二法）。

【浸出物】 照水溶性浸出物测定法（《中国药典》2020 年版四部通则 2201）项下的热浸法测定，不得少于 18.0%。

【炮制】 除去杂质，洗净，切段，干燥。

【性味与归经】 甘、淡，凉。归肺、脾、胃经。

【功能与主治】 消暑清热，凉血解毒。用于中暑，消渴。

【用法与用量】 15～30g。

【贮藏】 置干燥处。

·起草说明·

【别名】 仙人草、仙人冻、仙草。

【名称】 凉粉草为《中华本草》《中药大辞典》收录名称及各地习用名称。

【来源】 本品始见于《本草纲目拾遗》："仙人冻，一名凉粉草。出广中，茎叶秀丽，香犹藿檀，以汁和米粉食之止饥，山人种之连亩，当暑售之。"又引《职方典》云："仙人草，茎叶秀丽，香似檀藿，夏取其汁和羹，其坚成冰，出惠州府。"[1] 现代文献《中药大辞典》《中华本草》均载有凉粉草。《全国中草药汇编》1996 年版有收载。地方标准中上海市及广东、广西等省市均有收载。本标准规定本品为唇形科植物凉粉草 *Mesona chinensis* Benth. 的干燥地上部分。本品饮片在《河南省中药饮片炮制规范》2022 年版中有收载，为了更好地控制凉粉草的质量，故收入本标准。

【原植物】 一年生草本，高 15～100cm。茎上部直立，下部伏地，四棱形，被脱落的长柔毛或细刚毛。叶对生；叶柄长 2～15mm，被柔毛；叶片狭卵形或宽卵圆形，长 2～5cm，宽 0.8～2.8cm，先端急尖或钝，基部楔形或圆形，边缘具锯齿，两面被细刚毛或柔毛。轮伞花序多花，组成总状花序，顶生或生于侧枝，花序长 2～10cm；苞片圆形或菱状卵圆形，具尾状突尖；花萼钟形，长 2～2.5mm，密被疏柔毛，上唇 3 裂，中裂片特大，先端尖，下唇全缘，偶有微缺；花冠白色或淡红色，长约 3mm，外被微柔毛，上唇宽大，具 4 齿，2 侧齿较高，中央 2 齿不明显，下唇全缘，舟状；雄蕊 4，前对较长，后对花丝基部具齿状附属器，其上被硬毛，花药汇合成一室；子房 4 裂，花柱较长，柱头 2 浅裂。小坚果长圆形，黑色。花期 7～10 月，果期 8～11 月[1]。见图 1。

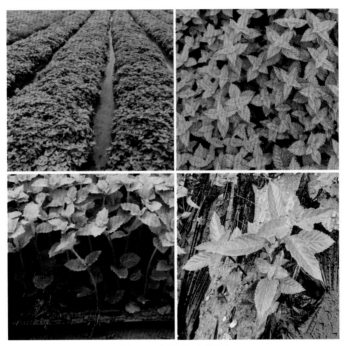

图 1　凉粉草植物图

【产地】 主产于浙江、江西、广东、广西、台湾等地。

【采收加工】 各标准中记载采收时间集中在夏、秋两季，也有春季采收。凉粉草种植季节弹性强，可错开农忙季节种植，早种早收、迟种迟收。生长周期 120 天至 150 天左右。综合考虑，确定为"夏、秋二季采收，除去杂质，晒干"。以下是各标准记载内容。《中药大辞典》曰："6～7 月收割地上部分，晒干，或晒至半干，堆叠闷之使发酵变黑，再晒至足干。"[2]《中华本草》曰："夏季收割地上部分，晒干。或晒至半干，堆叠闷之使发酵变黑，再晒至足干。"[1]《全国中草药汇编》（第二版）曰："春、夏采收，洗净，切段，鲜用或晒干备用。"[3]《上海市中药饮片炮制规范》2018 年版曰："夏季开花时采收，晒干。"[4]《广西壮族自治区壮药质量标准》（第二卷）2011 年版、《广东省中药材标准第三册》2019 年版曰："夏秋两季采收，除去杂质，晒干。"[5, 6]

【化学成分】 全草含凉粉草多糖，相对分子质量为 43 000，水解得葡萄糖、半乳糖、阿拉伯糖、木糖、鼠李糖和半乳糖醛酸等，还含五环三萜酸[2]。

【性状】 依据收集样品的性状而描述。见图 2。

【鉴别】（1）**显微鉴别** 根据实验样品观察拟定粉末显微特征。见图 3。

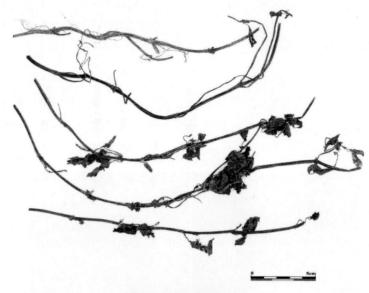

图 2 凉粉草药材图

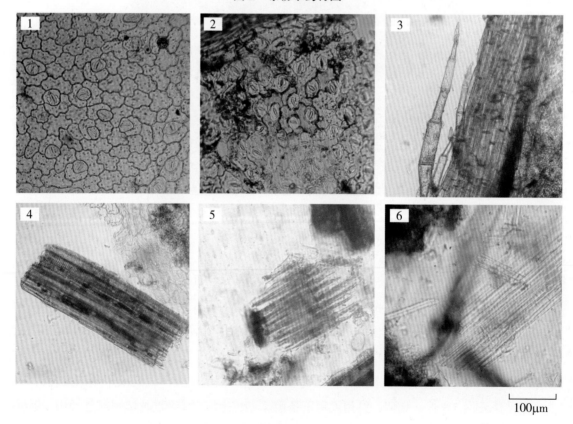

图 3 凉粉草粉末显微特征图

1.上表皮细胞；2.下表皮细胞；3.非腺毛；4.导管；5.纤维束；6.散在纤维

（2）**薄层色谱鉴别** 以凉粉草为对照药材、熊果酸为对照品，制定薄层色谱鉴别方法。考察了不同展开剂类型、比例和不同显色条件，并进行了耐用性试验考察，最终建立了凉粉草的薄层色谱鉴别方法。该色谱条件斑点分离较好，方法可行。结果见图4（山楂含熊果酸用于方法学专属性研究）。

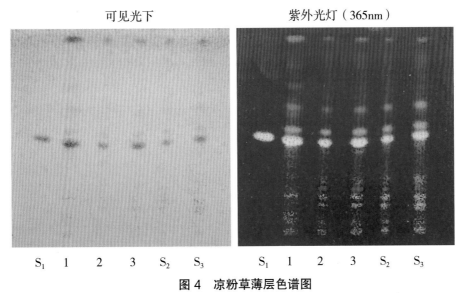

图 4　凉粉草薄层色谱图

S₁. 熊果酸；S₂–S₃. 凉粉草对照药材；1. 山楂样品；2–3. 凉粉草样品

【检查】　**水分**　按照《中国药典》2020 年版四部通则 0832 第二法烘干法测定，结果在 6.2%～11.4% 之间，结合《中国药典》2020 年版四部通则 0212 药材和饮片检定通则，拟定限度为不得过 13.0%。

【浸出物】　按照《中国药典》2020 年版四部通则 2201 水溶性浸出物测定法项下的热浸法，测定结果在 22.3%～26.8% 之间，并参考《广东省中药材标准第三册》2019 年版，拟定限度为不得少于 18.0%。

【炮制】【性味与归经】【功能与主治】【用法与用量】【贮藏】　均参考《河南省中药饮片炮制规范》（2022 年版）拟定。

参考文献

［1］国家中医药管理局《中华本草》编委会.中华本草（第7册）［M］.上海：上海科学技术出版社，1999：87-88.

［2］南京中医药大学.中药大辞典（下册）［M］.2版.上海：上海科学技术出版社，2006：2689-2690.

［3］《全国中草药汇编》编写组.全国中草药汇编（下册）［M］.2版.北京：人民卫生出版社，1996：468.

［4］上海市药品监督管理局.上海市中药饮片炮制规范（2018年版）［S］.上海：上海科学技术出版社，2019：371.

［5］广西壮族自治区食品药品监督管理局.广西壮族自治区壮药质量标准（第二卷）［S］.南宁：广西科学技术出版社，2011：240.

［6］广东省药品监督管理局.广东省中药材标准（第三册）［S］.广州：广东科技出版社，2019：380-385.

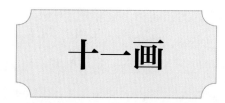

十一画

黄丹 Huangdan
PLUMBUM RUBRUM

本品为铅的氧化物四氧化三铅（Pb_3O_4）或用铅加工制成的四氧化三铅（Pb_3O_4）。

【性状】 本品为橙黄色或橙红色的粉末。光泽暗淡，不透明。质重，用手捻之先有砂性感，后觉细腻，能使手指染成橙黄色。气微，味淡。

【鉴别】 （1）本品粉末橙黄色或橙红色。置显微镜下观察见不规则细小颗粒橙黄色，有光泽。

（2）取本品粉末1g，加硝酸5ml，溶液变为棕褐色，静置，下部有棕褐色沉淀产生。

（3）取本品少许，置试管中加热，变为紫红色。

【炮制】 除去杂质。

【性味与归经】 辛、咸，微寒；有毒。归心、肝经。

【功能与主治】 解毒止痒，收敛生肌，坠痰镇惊，截疟。用于痈疽疮疡，溃不收口，目翳，疟疾，痢疾，惊痫癫狂，吐逆反胃。

【用法与用量】 0.3～0.6g；入丸、散。外用熬膏，研末撒、调敷。

【注意】 本品有毒，内服慎用；体虚者、孕妇、儿童禁用；外敷不宜大面积、长期使用。

【贮藏】 置干燥处，密闭。

· 起草说明 ·

【别名】 铅丹、朱丹、红丹、丹粉、朱粉、利日黑、混达。

【名称】 黄丹在《河南省中药饮片炮制规范》（2022年版）有收载，故本标准沿用此名称。

【来源】 《名医别录》记载："生蜀郡。一生铅华，生于铅。"[1]《本草纲目》记载："铅丹，体重而性沉，味兼盐、矾，走血分，能坠痰去怯，故治惊痫癫狂，吐逆反胃有奇功。"[2]《中华本草》蒙药卷收载的"黄丹"来源为用铅加工制成的四氧化三铅[3]。根据收集的样品和我省习用情况，本标准规定黄丹来源为铅的氧化物四氧化三铅（Pb_3O_4）或用铅加工制成的四氧化三铅（Pb_3O_4）。

【产地】 产于河南、广东、福建、湖南、云南等地[4]。

【采收加工】 1. 将铅加白矾熔化，搅拌，经8～10小时取出冷凝，生成氧化铅块，研末，倒缸内，加水搅动，取浮在水中的细末，另置一缸静沉。取静沉后的水飞末晒干，入铁锅内徐徐加热24小时，取出研细，过筛即成。

2. 将纯铅置铁锅中加热，炒动，使之氧化，再放入石臼中研成细粉。然后倒入缸内，加水漂洗，将粗细粉末分开，漂出的细粉，再氧化 24 小时，研成细粉，过筛即成[4]。

【化学成分】 本品主要成分为四氧化三铅（Pb_3O_4），或写为 $2PbO \cdot PbO_2$，理论上 PbO_2 的含量为 34.9%，但实际上优质品为 23%～25%。铅丹的红色也颇不相同，但与 Pb_3O_4 含量则无甚关系[4]。

【性状】 依据收集样品的性状而描述。见图 1。

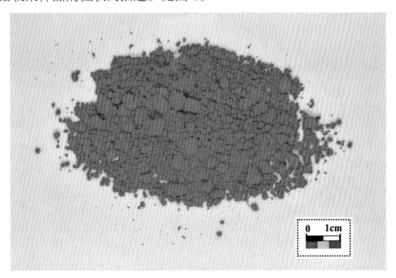

图 1　黄丹药材图

【鉴别】（1）**显微鉴别** 根据实验样品观察拟定粉末显微特征。见图 2。

（2）（3）**理化鉴别** 均为检查铅盐的化学反应。

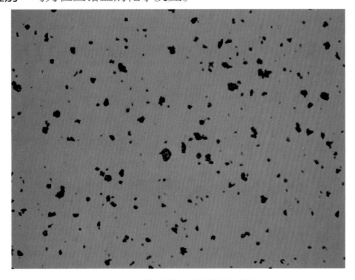

图 2　黄丹粉末显微特征图

【炮制】【性味与归经】【功能与主治】【用法与用量】【注意】【贮藏】 均参考《河南省中药饮片炮制规范》（2022 年版）拟定。

参考文献

［1］陶弘景.名医别录［M］.尚志钧，辑校.北京：人民卫生出版社，1986：109.

［2］李时珍.本草纲目（校点本）［M］.2 版.北京：人民卫生出版社，1982：477-479.

［3］国家中医药管理局《中华本草》编委会. 中华本草（蒙药卷）［M］. 上海：上海科学技术出版社，2004：47-48.

［4］南京中医药大学. 中药大辞典（下册）［M］. 2 版. 上海：上海科学技术出版社，2006：2627-2628.

黄荆子 Huangjingzi
VITICIS NEGUNDINIS FRUCTUS

【来源】 本品为马鞭草科植物黄荆 *Vitex negundo* L. 或牡荆 *Vitex negundo* L. var. *cannabifolia*（Sied. et Zucc.）Hand.-Mazz. 的干燥成熟果实。秋季果实成熟时采收，晾干。

【性状】 本品呈卵圆形。宿萼钟形，顶端 5 浅齿，紧抱果实的大部分，浅灰色，外密被灰白色短茸毛，并有纵脉纹 10 条，基部具短果柄。果实表面棕褐色，较光滑，微显细纵纹；顶端截形，有微凹的花柱痕。果皮质硬，不易破碎，内含黄白色种子数枚。气微，味微苦、涩。

【鉴别】（1）本品粉末灰褐色。花萼表皮细胞类长圆形，壁多弯曲，直径 10～22μm。中果皮细胞类圆形、长圆形或不规则形，直径 20～40μm，壁厚，木化，纹孔密集而大。内果皮石细胞类圆形、长条形、纺锤形或类三角形，直径 20～45μm，壁极厚，胞腔窄或不甚明显。

（2）取本品粉末 0.5g，加乙醇 20ml，超声处理 20 分钟，滤过，滤液蒸干，残渣加乙醇 1ml 使溶解，作为供试品溶液。另取黄荆子对照药材 0.5g，同法制成对照药材溶液。照薄层色谱法（《中国药典》2020 年版四部通则 0502）试验，吸取上述两种溶液各 2～5μl，分别点于同一硅胶 G 薄层板上，以乙酸乙酯 - 石油醚（60～90℃）- 甲醇（6∶4∶1）为展开剂，展开，取出，晾干，置紫外光灯（365nm）下检视。供试品色谱中，在与对照药材色谱相应的位置上，显相同颜色的荧光斑点。

【检查】 水分 不得过 13.0%（《中国药典》2020 年版四部通则 0832 第二法）。

总灰分 不得过 5.0%（《中国药典》2020 年版四部通则 2302）。

【浸出物】 照醇溶性浸出物测定法（《中国药典》2020 年版四部通则 2201）项下的热浸法测定，用乙醇作溶剂，不得少于 7.0%。

【炮制】 除去杂质、果梗。用时捣碎。

【性味与归经】 苦，温。归肺、胃经。

【功能与主治】 祛风除痰，行气止痛。用于伤风感冒，咳喘，食滞，胃痛，小肠岔气及痔漏。

【用法与用量】 5～9g。

【贮藏】 置通风干燥处，防潮。

· 起草说明 ·

【别名】 布荆子、黄金子、小荆实。

【名称】 本品国内现代文献[1-5]大多以黄荆子为名记载，本标准沿用此名。

【来源】 牡荆始载于《名医别录》，列为上品。陶弘景云："荆树必枝枝相对，此是牡荆，不对者即非牡荆。"苏敬曰："牡荆作树，不为蔓生，故称为牡，非无实之谓也。"《图经本草》始载黄荆一名，为牡荆条下之俗名。《本草纲目》中黄荆一名也列于牡荆条下，可见当时牡荆与黄荆两种植物尚不区分。李时珍谓："牡荆处处山野多有……其木心方，其枝对生，一枝五叶或七叶。叶如榆叶，长而尖，有锯齿。五月杪间开花成穗，红紫色，其子大如胡荽子，而有白膜皮裹之。"《本草纲目拾遗》引《玉环志》云："叶似枫而有杈，结黑子如胡椒而尖。"根据文献，应可明确本品来源于马鞭草科植物黄荆 *Vitex negundo* L. 或牡荆 *Vitex negundo* L.var. *cannabifolia*（Sieb. et Zucc.）Hand.-Mazz. 的果实[1]，故将黄荆和牡荆的果实均收入本标准。

【原植物】 灌木或小乔木。小枝四棱形，密生灰白绒短柔毛。掌状复叶，小叶 5，少有 3，小叶片长圆状披针形至披针形，顶端渐尖，基部楔形，全缘或每边有少数粗锯齿，表面绿色，背面密生灰白色绒毛；中间小叶长 4～13cm，宽 1～4cm，两侧小叶依次渐小，若具 5 小叶时，中间 3 片小叶有柄，最外侧的 2 片小叶无柄或近于无柄。聚伞花序排成圆锥花序状，顶生，长 10～27cm，花序梗密生灰白色绒毛；花萼钟状，顶端有 5 裂齿，外有灰白色绒毛；花冠淡紫色，外有微柔毛，顶端 5 裂，二唇形；雄蕊伸出花冠管外；子房近无毛。核果近球形，直径约 2mm；宿萼接近果实的长度。花期 4～6 月，果期 7～11 月。

牡荆 *Vitex negundo* L. var. *cannabifolia*（Sieb. et Zucc.）Hand. - Mazz. 与黄荆的主要区别：小叶边缘有多数锯齿，表面绿色，背面淡绿色，无毛或稍有毛[1,3]。见图 1、图 2。

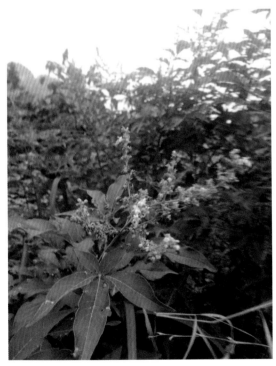

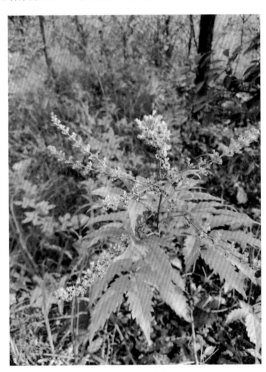

图 1　黄荆植物图　　　　　　　　　　图 2　牡荆植物图

为起草标准，共收集 10 批黄荆子样品，其中序号 1～8 样品为野外采集，于实验室自然晾干，参照《河南省中药材标准》（二）1993 年版方法，除去杂质、果梗；9～10 号样品为市场购买，详细信息见表 1。

表 1　黄荆子中药材样品信息一览表

序号	原植物	产地／采集地点	收集方式
1	黄荆	南阳市内乡县余关镇	采集自制
2	牡荆	南阳市镇平县杏花山庄	采集自制
3	黄荆	南阳市南召县四棵树乡	采集自制
4	黄荆	南阳市西峡县西峡恐龙园	采集自制
5	黄荆	南阳市方城县七峰山	采集自制
6	黄荆	南阳市桐柏县朱庄镇	采集自制
7	牡荆	南阳市桐柏县朱庄镇	采集自制
8	黄荆	广西壮族自治区桂林市平乐县	采集自制
9	／	安徽亳州药材市场	市场购买
10	／	安徽亳州药材市场	市场购买

备注：／为市场购买样品。

【产地】　全国大部分地区均产。

【采收加工】　秋季果实成熟时采收，晾干，除去杂质。

【化学成分】　黄荆子中主要含木脂素类、黄酮类、萜类等化学成分，如 6- 羟基 -4β-（4- 羟基 -3- 甲氧基苯基）-3α- 羟甲基 -7- 甲氧基 -3,4- 二氢 -2- 萘醛、6- 羟基 -4-（4- 羟基 -3- 甲氧基苯基）-7- 甲氧基 -3- 氨甲基 -2- 萘甲酸 -γ- 内酰胺、6- 羟基 -4β-（4- 羟基 -3- 甲氧基苯基）-3α- 羟甲基 -5- 甲氧基 -3，4- 二氢 -2- 萘醛、6，7- 二羟基 -4β-（4- 羟基 -3- 甲氧基苯基）-3α- 羟甲基 -3,4-二氢 -2- 萘醛、荭草素、异荭草素、牡荆苷、紫花牡荆素、木犀草素、正癸醇、β- 石竹烯、松柏醛、松脂素等[3]。

【性状】　依据收集样品的性状而描述。见图 3。

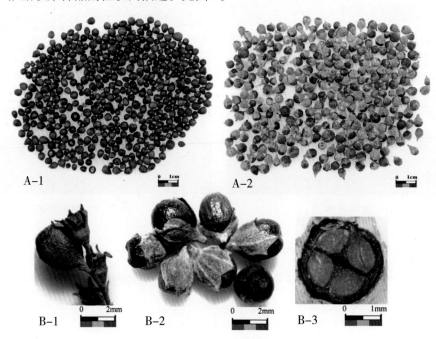

A-1　　　　　　　　　　　A-2

B-1　　　B-2　　　B-3

图 3　黄荆子药材图

A. 性状：A-1. 市售样品；A-2. 采集自制样品

B. 体视显微镜放大：B-1. 宿萼（×10）；B-2. 果实（×10）；B-3. 果实横切面（×20）

【鉴别】（1）**显微鉴别** 根据实验样品观察拟定粉末显微特征。见图4。

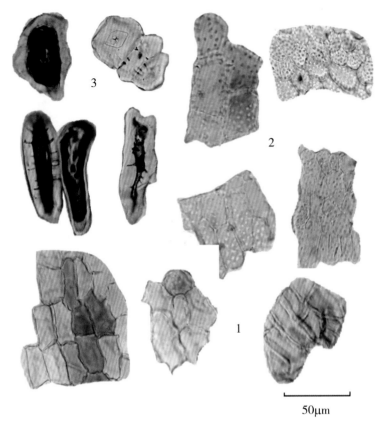

50μm

图4 黄荆子粉末显微特征图（×400）

1. 花萼表皮细胞；2. 中果皮细胞；3. 内果皮石细胞

（2）**薄层色谱鉴别** 参照《中国药典》2020年版一部[6]收载的"消炎止咳片"的薄层色谱鉴别方法、《江苏省中药材标准》（2016年版）[1]收载的黄荆子薄层色谱鉴别方法、《湖南省中药饮片炮制规范》（2010年版）[8]收载的黄荆子薄层色谱鉴别方法以及文献[7]的薄层色谱条件，以黄荆子对照药材作为对照，拟定黄荆子薄层色谱鉴别方法。结果文献收载的两个展开系统乙酸丁酯－甲醇－水（3：1：1）的上层溶液[1,6]、石油醚（60～90℃）－乙酸乙酯（3：1）[7,8]展开效果均不太理想，于是进行色谱条件优化，发现以乙酸乙酯－石油醚（60～90℃）－甲醇（6：4：1）为展开剂，斑点分离较好，方法可行。结果见图5。

在同一展开条件下，对不同温湿度试验环境（t：23℃，RH：50%；t：6℃，RH：48%；t：23℃，RH：25%；t：23℃，RH：75%）进行考察，结果温湿度环境对本薄层色谱鉴别影响不大。换不同厂家硅胶G薄层板进行试验，展开结果均可以重现。

【检查】 **水分** 照水分测定法（《中国药典》2020年版四部通则0832第二法）对收集的10批黄荆子样品进行水分检查，水分测定值在9.9%～11.2%之间，平均值为10.5%。根据测定结果，拟定水分限度为不得过13.0%。见表2。

总灰分 照灰分测定法（《中国药典》2020年版四部通则2302）对收集的10批黄荆子样品进

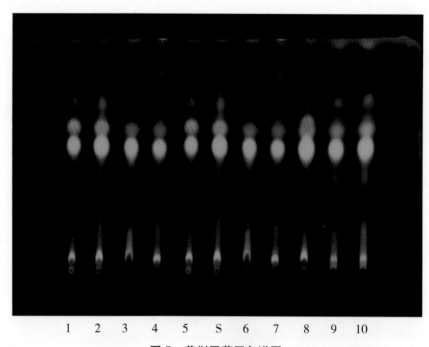

图 5 黄荆子薄层色谱图

1–10. 黄荆子样品 S. 对照药材

行总灰分检查，总灰分测定值在 3.1%～4.5% 之间，平均值为 4.0%。根据测定结果，拟定总灰分限度为不得过 5.0%。见表 2。

表 2 10 批样品检查项测定结果（%）

序号	1	2	3	4	5	6	7	8	9	10
水分	10.5	10.5	11.1	11.2	10.2	10.0	10.2	11.0	9.9	10.3
总灰分	3.9	4.3	4.3	4.5	4.2	4.2	4.2	4.3	3.1	3.1

【浸出物】 照《中国药典》2020 年版四部通则 2201 浸出物测定法，分别考察了不同浸出方法（冷浸法、热浸法），不同浸出溶剂（水、稀乙醇、乙醇、无水乙醇）的浸出效果。结果表明，采用热浸法，以乙醇为溶剂，得到的浸出物量高。故采用热浸法，以乙醇为溶剂，对收集的 10 批黄荆子样品进行测定，结果浸出物测定值范围为 8.5%～13.2%，平均值为 9.9%。根据测定结果，拟定浸出物限度为不少于 7.0%。见表 3。

表 3 10 批样品浸出物测定结果（%）

序号	1	2	3	4	5	6	7	8	9	10
测定结果	8.5	9.1	10.2	9.5	9.2	13.2	11.4	9.2	9.3	9.1

【炮制】【性味与归经】【功能与主治】【用法与用量】【贮藏】 均参考《河南省中药饮片炮制规范》（2022 年版）拟定。

参考文献

［1］江苏省食品药品监督管理局.江苏省中药材标准（2016年版）[S].南京：江苏凤凰科学技术出版社，2016：553-561.

［2］河南省食品药品监督管理局.河南省中药饮片炮制规范（2005年版）[S].郑州：河南人民出版社,2005：237.

［3］南京中医药大学.中药大辞典（下册）[M].2版.上海：上海科学技术出版社,2006：2852-2854.

［4］国家中医药管理局《中华本草》编委会.中华本草[M].上海：上海科学技术出版社,1999：596-598.

［5］黄泰康，丁志遵，赵守训，等.现代本草纲目（下册）[M].北京：中国医药科技出版社,2001：2420-2421.

［6］国家药典委员会.中华人民共和国药典（一部）[S].北京：中国医药科技出版社，2020：1528-1529.

［7］罗国良，汪洋，李华强，等.牡荆子和黄荆子的定性与定量鉴别研究[J].中草药，2017，48（17）：3624-3628.

［8］湖南省食品药品监督管理局.湖南省中药饮片炮制规范（2010年版）[S].长沙：湖南科学技术出版社，2010：246-247.

菊花叶 Juhuaye
CHRYSANTHEMI FOLIUM

本品为菊科植物菊 *Chrysanthemum morifolium* Ramat. 的干燥叶。初秋采摘，除去杂质，晒干。

【性状】　本品叶片多皱缩、易破碎，有短柄。长2～3cm，宽1～2cm，完整叶片展平后呈卵形披针形，羽状浅裂或半裂，基部楔形，下面被白色短柔毛。边缘有不规则钝齿。上表面深绿色或深黄绿色，下表面浅绿色。质柔软，气清香。

【鉴别】　本品粉末浅绿色。表皮细胞垂周壁深波状弯曲。气孔不定式，周围有副卫细胞3～4个。薄壁细胞呈类圆形。导管主要为螺纹导管。非腺毛众多，主要为单细胞，先端尖，壁稍厚，长100～180μm。纤维单根散在或成束。

【检查】　**水分**　不得过12.0%（《中国药典》2020年版四部通则0832第二法）。

总灰分　不得过15.0%（《中国药典》2020年版四部通则2302）。

【炮制】　除去杂质，筛去灰屑。

【性味与归经】　辛、甘，平。归肝经。

【功能与主治】　清肝明目，解毒消肿。用于头风，目眩，疔疮，痈肿。

【用法与用量】　6～15g；外用适量，捣敷。

【贮藏】　置阴凉干燥处。

· 起草说明 ·

【别名】　容成。

【名称】　参照《中华本草》[1]《中药大辞典》[2]以及《上海市中药饮片炮制规范》（2018版）[3]中菊花叶命名。

【来源】　本品为菊科植物菊 *Chrysanthemum morifolium* Ramat. 的干燥叶。《本草经集注》中记载菊花叶可作羹而食[4]。《本草纲目》关于菊花叶的记载有：菊花叶疗肿垂死，捣汁服，入口即活，神验方也[5]。《神农本草经》中也明确记载了菊花叶可与杂秫米酿酒，至次年九月始熟，用之[6]。《中药大辞典》中收载了菊花叶具有清肝明目、解毒消肿的功效，主治头风、目眩、疔疮、痈肿[2]。

【原植物】 多年生草本。茎直立，分枝或不分枝。被柔毛。叶互生；有短柄；叶片卵状披针形。羽状浅裂或半裂，基部楔形，下面被白色短柔毛。头状花序大小不一，单个或数个集生于茎枝顶端；总苞片多层，外层绿色，条形，边缘膜质，外面被柔毛；瘦果不发育。花期 9～11 月[5]。见图 1。

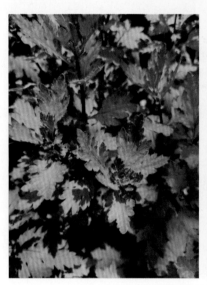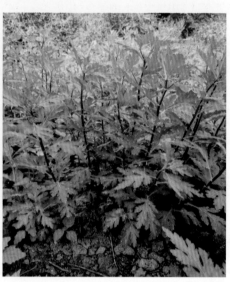

图 1　菊植物图

【产地】 主产于河南温县、武陟、修武、沁阳、孟州、博爱、获嘉、原阳、确山、内乡、济源等地；浙江、安徽等省。

【采收加工】 初秋采摘，除去杂质，晒干。

【化学成分】 本品含有挥发油、黄酮类、酚酸类、多糖类、多种游离氨基酸成分[7-9]。

【性状】 依据收集样品的性状而描述。见图 2。

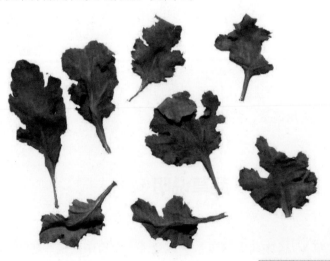

图 2　菊花叶药材图

【鉴别】　**显微鉴别**　根据实验样品观察拟定粉末显微特征。见图3。

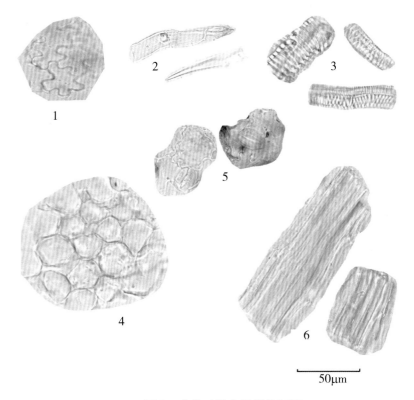

图3　菊花叶粉末显微特征图

1.表皮细胞；2.非腺毛；3.螺纹导管；4.薄壁细胞；5.气孔；6.纤维束

【检查】　**水分**　根据《中国药典》2020年版四部通则0832第二法烘干法测定，结果在7.5%～8.7%之间，见表1。拟定限度为不得过12.0%。

　　总灰分　根据《中国药典》2020年版四部通则2302总灰分测定法测定，结果在12.8%～14.3%之间，见表1。拟定限度为不得过15.0%。

表1　样品测定结果（%）

序号	1	2	3	4	5	6	7	8	9	平均值
水分	7.7	7.6	7.5	7.9	7.8	7.8	8.7	8.5	8.6	8.0
总灰分	13.0	12.8	13.0	13.3	13.4	13.1	14.3	14.2	14.2	13.4

【炮制】【性味与归经】【功能与主治】【用法与用量】　参照《中华本草》《中药大辞典》《上海市中药饮片炮制规范》（2018版）[1-3]拟定。

【贮藏】　参考《中国药典》菊花贮藏条件。

参考文献

［1］国家中医药管理局《中华本草》编委会.中华本草（第7册）[M].上海：上海科学技术出版社，1999：810.

［2］南京中医药大学 . 中药大辞典（下册）［M］. 2 版 . 上海：上海科学技术出版社，2006：2901.

［3］上海市药品监督管理局 . 上海市中药饮片炮制规范［S］. 上海：上海科学技术出版社，2018：635.

［4］陶弘景 . 本草经集注［M］. 尚志钧，尚元胜，辑校 . 北京：人民卫生出版社，1994：205.

［5］李时珍 . 本草纲目［M］. 北京：人民卫生出版社，1982：929-932.

［6］陈企望 . 神农本草经注（上）［M］. 北京：中医古籍出版社，2018：301.

［7］张敏，李军，李宝国 . 菊花茎叶化学成分及其抗菌抗氧化活性研究进展［J］. 山东中医药大学学报，2015,39（2）：193-195.

［8］刘东顺，陈春林，车晓航，等 . 菊花、叶、茎抗氧化活性比较［J］. 中国实验方剂学杂志，2016,22（18）：40-44.

［9］朱兆富，朱素梅，沈喜海 . 果树叶片黄酮抗氧剂的分离及其作用研究［J］. 西部粮油科技，2002（4）：48-50.

蛇莓 Shemei
DUCHESNEAE HERBA

本品为蔷薇科植物蛇莓 *Duchesnea indica*（Andr.）Focke 的干燥全草。夏、秋二季采收，干燥。

【性状】 本品有多数长而纤细的匍匐茎，全体有白色柔毛。茎、叶、花和果混合，绿褐色至棕褐色。茎细圆柱形，直径 1～2mm，具细纵纹，节处可见不定根，断面中空。叶互生，掌状复叶小叶 3 枚，罕有 5 枚，倒卵形，长 1.5～4cm，宽 1～3cm，无柄或具短柄，边缘有锯齿；托叶叶状，与叶柄分离；多皱缩或破碎。花单生叶腋，花柄通常长于叶柄，萼片卵形或披针形，小苞片阔，通常长于萼片，花瓣黄色，倒卵形。花托球形或长椭圆形，上覆小瘦果多数，并为宿萼所围绕。气微，味淡。

【鉴别】（1）茎横切面：表皮细胞 1 层，呈类圆形；皮层由 3～4 层薄壁细胞组成，细胞内偶见草酸钙簇晶。韧皮部外缘由数列纤维排列成环。维管束外韧型，7～8 个成环状排列，射线宽窄不一。形成层不明显。髓部宽广。

叶横切面：上、下表皮均为 1 列细胞，具腺毛与非腺毛。叶肉组织中，栅栏细胞长圆柱形，不通过主脉。海绵组织细胞排列疏松。主脉维管束外韧型。

（2）取本品粉末 1g，加甲醇 10ml，超声处理 15 分钟，滤过，滤液作为供试品溶液。另取蛇莓对照药材 1g，同法制成对照药材溶液，再取齐墩果酸对照品，加甲醇制成每 1ml 含 1mg 的溶液，作为对照品溶液。照薄层色谱法（《中国药典》2020 年版四部通则 0502）试验，吸取上述溶液各 5～10μl，分别点于同一硅胶 G 薄层板上，以二甲苯－乙酸乙酯－冰醋酸（14：4：0.5）为展开剂，展开，取出，晾干，喷以 10% 硫酸乙醇溶液，加热至斑点显色清晰，置紫外光灯（365nm）下检视。供试品色谱中，在与对照药材色谱和对照品色谱相应的位置上，显相同颜色的荧光斑点。

【检查】 杂质 不得过 2%（《中国药典》2020 年版四部通则 2301）。

水分 不得过 12.0%（《中国药典》2020 年版四部通则 0832 第二法）。

总灰分 不得过 15.0%（《中国药典》2020 年版四部通则 2302）。

酸不溶性灰分 不得过 5.0%（《中国药典》2020 年版四部通则 2302）。

【浸出物】 照醇溶性浸出物测定法（《中国药典》2020 年版四部通则 2201）项下的热浸法测定，

用乙醇作溶剂，不得少于 15.0%。

【炮制】 除去杂质，洗净，切段，干燥。

【性味与归经】 甘、苦，寒；归肺、肝、大肠经。

【功能与主治】 清热解毒，凉血止血，消肿散结。用于热病，惊痫，咳嗽，吐血，咽喉肿痛，痢疾，痈肿，疔疮，蛇虫咬伤。

【用法与用量】 10～15g，水煎服。外用适量，敷患处。

【注意】 孕妇及儿童慎服。

【贮藏】 置通风干燥处。

· 起草说明 ·

【别名】 龙吐珠、三点红、宝珠草、三叶莓、鸡冠果、小叶莓等。

【名称】 沿用习用名称蛇莓。

【来源】 蛇莓始载于《名医别录》，"蛇莓汁，大寒。主治胸腹大热不止"，列为下品。唐代《食疗本草》曰"蛇莓主胸、胃热气，有蛇残不得食。主孩子口噤，以汁灌口中，死亦再活。"明代《补遗雷公炮制便览》称："蛇莓汁，味甘、酸，冷。大寒。有毒。主腹胸大热不止。二月、八月采根。四月、五月收子。"[1, 2]《本草纲目》中称蛇莓，别名蛇泡草、蛇果草、龙吐珠、三叶莓、三爪龙、红顶果等。具有清热解毒，散瘀消肿的作用。用于感冒发热，咳嗽，小儿高热惊风，咽喉肿痛，白喉，黄疸型肝炎，细菌性痢疾，阿米巴痢疾，月经过多；外用治腮腺炎，蛇毒咬伤，眼结膜炎，疔疮肿毒，带状疱疹，湿疹等症[3, 4]。以上考证均与现今使用的蔷薇科植物蛇莓 *Duchesnea indica* (Andr.) Focke 相符。

【原植物】 多年生草本植物。匍匐茎多数，长 30～100cm，有柔毛。小叶片倒卵形至菱状长圆形，先端圆钝，边缘有钝锯齿，两面皆有柔毛，或上面无毛，具小叶柄；叶柄长 1～5cm，有柔毛；托叶窄卵形至宽披针形，长 5～8mm。花单生于叶腋；直径 1.5～2.5cm；花梗长 3～6cm，有柔毛；萼片卵形，长 4～6mm，先端锐尖，外面有散生柔毛；副萼片倒卵形，长 5～8mm，比萼片长，先端常具 3～5 锯齿；花瓣倒卵形，长 5～10mm，黄色，先端圆钝；雄蕊 20～30；心皮多数，离生；花托在果期膨大，海绵质，鲜红色，有光泽，直径 10～20mm，外面有长柔毛。瘦果卵形，长约 1.5mm。花期 6～8 月，果期 8～10 月。我国在辽宁以南各省区均有分布。生于山坡、河岸、草地、潮湿的地方，海拔 1800m 以下。蛇莓生境和植物照片见图 1。

【产地】 我国在辽宁以南各省区均有分布。

【采收加工】 花期前后采收，洗净，鲜用或晒干。

【化学成分】 蛇莓主含有三萜类、黄酮类、酚酸及酚酸酯类、鞣花酸类、甾醇类、其他类 6 种类型 110 多种化合物，具有抗炎、免疫调节、抑制中枢神经及降低胆固醇等作用。据相关研究显示，从蛇莓全草中提取到的三萜类化合物有熊果酸、19- 羟基乌苏酸、乌苏酸和齐墩果酸等；黄酮类主要成分有芦丁、金丝桃苷、异槲皮素、洋芹素、山柰酚；酚酸类成分有短叶苏木酚羧酸、没食子酸、咖啡酸甲酯、原儿茶酸等[5-8]。

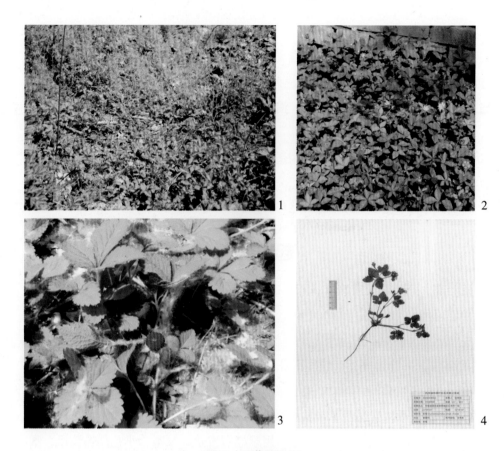

图 1　蛇莓植物图

1.生境；2.蛇莓原植物（全株和花）；3.果实；4.腊叶标本

【**性状**】　依据收集样品的性状而描述。见图 2。

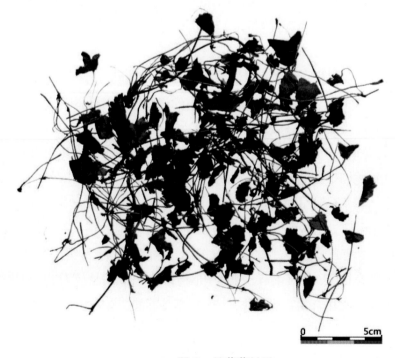

0　　　　　5cm

图 2　蛇莓药材图

【鉴别】（1）显微鉴别

茎横切面显微鉴别 根据实验样品观察拟定茎横切面显微特征。见图3。

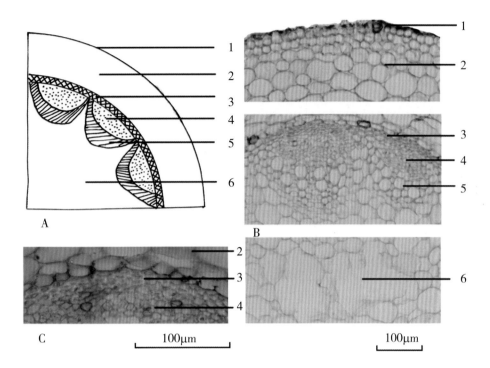

图3 蛇莓茎显微横切面图（A.简图；B、C.详图）

1.表皮；2.皮层；3.纤维；4.韧皮部；5.木质部；6.髓

叶横切面显微鉴别 根据实验样品观察拟定叶横切面显微特征。见图4。

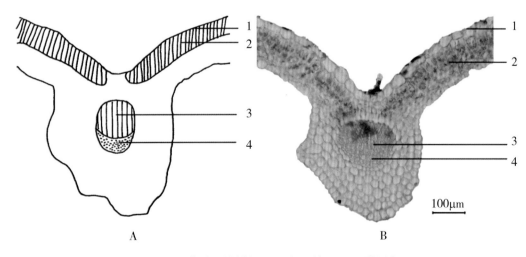

图4 蛇莓叶显微横切面图（A.简图；B.详图）

1.表皮；2.栅栏组织；3.木质部；4.韧皮部

（2）**薄层色谱鉴别** 以齐墩果酸对照品和蛇莓对照药材为对照，拟定蛇莓薄层色谱鉴别方法。实验中采用不同的展开剂，结果以二甲苯－乙酸乙酯－冰醋酸（14∶4∶0.5）显色清晰、色谱效果良好。显色条件为喷以10%硫酸乙醇溶液，加热至斑点显色清晰，置紫外光灯（365nm）下检视。见图5。

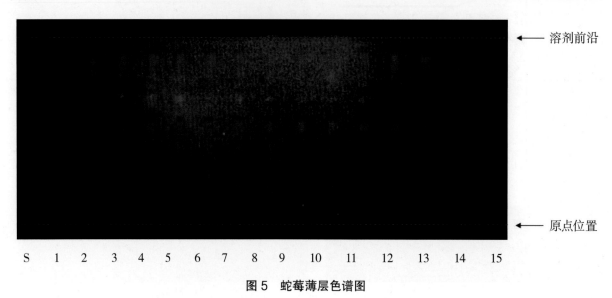

——← 溶剂前沿

——← 原点位置

S 1 2 3 4 5 6 7 8 9 10 11 12 13 14 15

图 5 蛇莓薄层色谱图

S.齐墩果酸对照品；1.蛇莓对照药材；2-15.蛇莓样品

【检查】 杂质、水分、总灰分、酸不溶性灰分 分别按《中国药典》2020 年版四部通则 2301、0832 第二法、2302[9]，对 15 批样品进行测定，结果见表1。

表 1 杂质、水分、总灰分、酸不溶性灰分测定结果

编号	杂质（%）	水分（%）	总灰分（%）	酸不溶性灰分（%）
1	0.8	10.2	11.6	2.5
2	1.2	10.0	12.0	2.7
3	1.3	9.2	13.0	4.4
4	0.9	9.3	12.8	2.8
5	1.4	9.3	12.1	3.2
6	1.0	10.5	11.8	2.5
7	0.8	10.0	13.1	3.5
8	1.1	10.1	12.9	4.0
9	1.0	10.1	13.0	3.5
10	0.9	9.0	11.9	3.8
11	0.8	8.7	12.7	3.6
12	1.1	8.9	12.1	2.5
13	1.2	8.8	11.9	2.4
14	1.4	8.8	13.5	4.2
15	1.0	10.0	12.8	3.7

根据检验结果，杂质测定值在 0.8%～1.4% 之间，拟定杂质限度不得过 2%；水分测定值在 8.7%～10.5% 之间，拟定水分限度不得过 12.0%；总灰分测定值为 11.6%～13.5%，拟定总灰分限度不得过 15.0%；酸不溶性灰分测定值为 2.4%～4.4%，拟定酸不溶性灰分限度不得过 5.0%。

【浸出物】 照醇溶性浸性物测定法（《中国药典》2020 年版四部通则 2201）项下的热浸法测定[9]，用乙醇作溶剂，测定 15 批样品，结果在 20.3%～26.5% 之间，拟定浸出物限度不得少于 15.0%。见表 2。

表 2　浸出物测定结果

编号	浸出物（%）	编号	浸出物（%）
1	22.8	9	24.8
2	21.0	10	20.8
3	21.6	11	23.8
4	22.8	12	24.8
5	22.6	13	21.9
6	20.6	14	20.7
7	20.3	15	26.5
8	20.3		

【炮制】【性味与归经】【功能与主治】【用法与用量】【注意】【贮藏】 均参考《河南省中药饮片炮制规范》（2022 年版）拟定。

参考文献

[1] 李小洪，焦文旭，吕居娴，等.蛇莓的生药学及生物活性研究[J].西北药学杂志，1996（3）：107-110.

[2] 张聪子，童巧珍.蛇莓的研究进展[J].中医药导报，2013，19（4）：86-88.

[3] 许文东.蛇莓的化学成分研究[D].沈阳：沈阳药科大学，2006.

[4] 王治阳，张峰，代震，等.HPLC 法同时测定 5 个采收期蛇莓中 5 种黄酮成分[J].中成药，2017，39（04）：786-789.

[5] 王予祺.蛇莓酚性成分及其抗氧化活性的研究[D].北京：中国协和医科大学，2008.

[6] 王玮，陈扣宝，胡云飞，等.蛇莓饮片质量标准研究[J].中南药学，2019，17（5）：730-733.

[7] 哈及尼沙，李改茹，马桂芝.榅桲委陵菜酸、熊果酸和齐墩果酸等三萜酸类薄层色谱分离鉴别[J].食品安全质量检测学报，2020，11（7）：2116-2121.

[8] 李晔，刘娜.蛇莓属植物的化学成分及其生物活性研究进展[J].中国卫生产业，2014，11（21）：194-195，198.

[9] 国家药典委员会.中华人民共和国药典（一部）[S].北京：中国医药科技出版社，2020：114，232，234.

银耳 Yin' er TREMELLA

本品为银耳科真菌银耳 *Tremella fuciformis* Berk. 的干燥子实体。春、秋二季采收，除去杂质，干燥。

【性状】 本品呈半圆形或不规则皱缩块片状，由众多细小波状皱褶的条片组成，外表黄白色或浅棕黄色，微有光泽，质硬而脆。遇水变软，易膨胀，透明，具黏性。有特殊气味，味淡。

【鉴别】 （1）本品粉末黄白色或浅棕黄色。菌丝散在或粘结成团，无色或浅棕色。长而稍弯曲，多无分枝。

（2）取本品粉末 0.5g，加 70% 乙醇 10ml，加热回流 15 分钟，放冷，滤过。取滤液 2ml，加茚三酮试液 3～5 滴，置水浴上加热 5 分钟，溶液显蓝紫色。

（3）取【鉴别】（2）项下的滤液 2ml，加 2%α-萘酚乙醇溶液 5 滴，摇匀，沿管壁缓缓加入硫酸 1ml，两液接界面显紫红色环。

【检查】 水分 不得过 16.0%（《中国药典》2020 年版四部通则 0832 第二法）。

总灰分 不得过 8.0%（《中国药典》2020 年版四部通则 2302）。

酸不溶性灰分 不得过 1.0%（《中国药典》2020 年版四部通则 2302）。

二氧化硫残留量 照二氧化硫残留量测定法（《中国药典》2020 年版四部通则 2331）测定，不得过 400mg/kg。

【浸出物】 照水溶性浸出物测定法（《中国药典》2020 年版四部通则 2201）项下的热浸法测定，不得少于 20.0%。

【炮制】 掏净，拣去杂质，晒干或烘干。

【性味与归经】 甘、淡，平。归肺、胃经。

【功能与主治】 滋阴，润肺，养胃，生津。用于虚痨咳嗽，痰中带血，虚热口渴。

【用法与用量】 3～10g。

【贮藏】 冷藏或贮藏于阴凉干燥处。

· 起草说明 ·

【别名】 白木耳、白耳子、雪耳。

【名称】 银耳之名为全国习用，故沿用"银耳"之名称[1]。

【来源】 银耳为银耳科真菌银耳 *Tremella fuciformis* Berk. 的干燥子实体。银耳始载于《名医别录》，清代的叶小峰在《本草再新》中对银耳又做了进一步的描述[2,3]。1866 年，清朝的杨延烈等在著作《房县志·物产》中第一次介绍了人工栽培银耳，文中写道："房东北有香耳山，鸷利者货山木伐至。权丫纵横，如结栅栏。阅岁五六月，霖雨既零，朽木余液，凝而生之，获数倍。"[4]《中国医学大辞典》记载："白木耳为木耳之白色者。"现代研究认为白木耳为银耳。本品在《河南省中药材标准》（1993 年版）有收载，为了更好地控制银耳质量，对原标准进行修订，收入本标准。

【原植物】 子实体呈白色或淡黄色，有平滑柔软的胶质皱襞，半透明，呈鸡冠状，分裂成扁薄而卷缩如叶状瓣片，灿然若花；用手指触碰，放出白色或黄色黏液。担子卵圆形或近球形，长 12～31μm，厚 10μm，透明；孢子近球形，长 6～8.5μm，宽 5～6μm。常生于阴湿的山地或寄生于栎及其他阔叶树腐木上，现多为人工培养。见图 1。

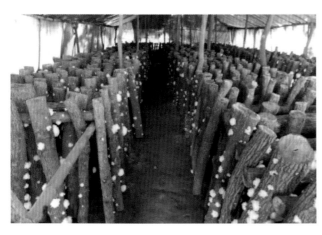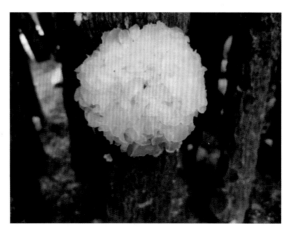

图 1　银耳形态图

【产地】　主要分布于四川、贵州、云南、福建、河南、陕西等地[5, 6]。

【采收加工】　4～9月间采收，采收的银耳去掉耳根发黄部分，用水漂洗，晒干或烘干。人工栽培品可视生长情况，随时采收、晾干。以身干、色白、朵大、肉厚、无杂质者为佳。

【化学成分】　银耳多糖是银耳中最主要的活性成分[7]，是以 α-（1→3）-D-甘露糖为主链的杂多糖，即由1→3连接甘露糖为主链，在其2位上具有分支点。主要存在于银耳的子实体、孢子、发酵液和细胞壁中。银耳多糖不仅在成分组成具有多样性，而且形成的多聚体构型和构象也具有多样性，银耳多糖主要分为五大类：酸性杂多糖、酸性低聚糖、中性杂多糖、胞壁多糖、胞外多糖。

【性状】　依据收集样品的性状而描述。见图2。

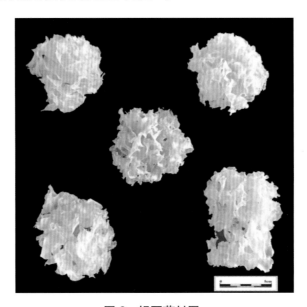

图 2　银耳药材图

【鉴别】　（1）显微鉴别　根据实验样品观察拟定粉末显微特征。见图3。

（2）理化鉴别　为蛋白质的化学反应。

（3）理化鉴别　为多糖的化学反应。

【检查】　水分　按照《中国药典》2020年版四部通则0832第二法烘干法测定，测定结果在

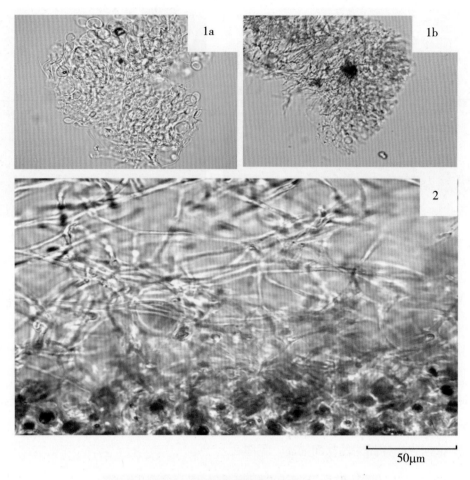

图 3　银耳粉末显微特征图

1a、1b. 菌丝团块；2. 菌丝

7.9%～14.9% 之间，拟定限度为不得过 16.0%。

总灰分　按照《中国药典》2020 年版四部通则 2302 总灰分测定法测定，测定结果在 4.4%～7.0% 之间，拟定总灰分限度为不得过 8.0%。

酸不溶性灰分　按照《中国药典》2020 年版四部通则 2302 项下的酸不溶性灰分测定法测定，测定结果在 0.1%～0.6% 之间，拟定酸不溶性灰分限度为不得过 1.0%。

二氧化硫残留量　按照二氧化硫残留量测定法（《中国药典》2020 年版四部通则 2331）测定，参照《中国药典》2020 年版一部类似药材拟定二氧化硫残留量限度。

【浸出物】　按照《中国药典》2020 年版四部通则 2201 浸出物测定法项下的热浸法，以水作为溶剂，测定结果在 20.8%～32.9% 之间，拟定限度为不得少于 20.0%。

【炮制】【性味与归经】【功能与主治】【用法与用量】【贮藏】　参考《河南省中药材标准》（1993 年版）和《河南省中药饮片炮制规范》（2022 年版）拟定。

参考文献

［1］徐碧茹 . 银耳生活史的研究［J］. 微生物学通报，1980，7（6）：3-4.

［2］杨世海，尹春梅.银耳多糖及其药理作用的研究进展［J］.中草药，1993（3）：153-157.

［3］姚淑先.银耳浴疗研究初探［J］.中国食用菌，1996（2）：32-33.

［4］陈士瑜.中国方志中所见古代菌类栽培史料［J］.中国科技史杂志，1992（3）：71-82.

［5］吕作舟.食用菌栽培学［J］.教育出版，2006.

［6］陈冉静.银耳功能性食品生产工艺及生物活性研究［D］.成都：西华大学，2015.

［7］袁思霓，张峰.银耳多糖的提取及其对小鼠免疫功能的影响［J］.安徽农业科学，2007（26）：8090-8091.

甜叶菊叶 Tianyejuye
STEVIAE FOLIUM

本品为菊科植物甜叶菊 *Stevia rebaudiana*（Bertoni）Hemsl. 的干燥叶。春、夏、秋季采摘叶片，晒干。

【性状】 本品多破碎或皱缩。完整叶片展平后呈倒卵形至宽披针形，长 4～10cm，宽 1～3cm；先端钝，基部楔形；中上部边缘有粗锯齿，下部全缘；叶脉三出，中央主脉明显；具短叶柄，叶片常下延至叶柄基部。表面草绿色或灰绿色，两面均有柔毛。薄革质，质脆易碎。气微，味极甜。

【鉴别】 （1）本品粉末绿色。非腺毛由多细胞组成，稍弯曲，长 35～250μm。导管螺纹或网纹，直径 100～150μm。下表皮有气孔，主为不定式，副卫细胞形状、大小相似。

（2）取本品粉末 0.5g，加甲醇 20ml，超声处理 30 分钟，滤过，滤液蒸干，残渣加甲醇 1ml 使溶解，作为供试品溶液。另取甜叶菊叶对照药材 1g，同法制成对照药材溶液。照薄层色谱法（《中国药典》2020 年版四部通则 0502）试验，吸取上述两种溶液各 2～5μl，分别点于同一硅胶 G 薄层板上，以三氯甲烷-甲醇-水（7：4：1）为展开剂，展开，取出，晾干，喷以 10% 硫酸乙醇溶液，加热至斑点显色清晰，置紫外光灯（365nm）下检视。供试品色谱中，在与对照药材色谱相应的位置上，显相同颜色的荧光斑点。

【检查】 **水分** 不得过 10.0%（《中国药典》2020 年版四部通则 0832 第二法）。

总灰分 不得过 12.0%（《中国药典》2020 年版四部通则 2302）。

酸不溶性灰分 不得过 4.0%（《中国药典》2020 年版四部通则 2302）。

【浸出物】 照醇溶性浸出物测定法（《中国药典》2020 年版四部通则 2201）项下的热浸法测定，用 70% 乙醇作溶剂，不得少于 40.0%。

【炮制】 除去杂质，晒干。

【性味与归经】甘，平。归胃、肺经。

【功能与主治】 清热利湿，生津止渴。用于消渴、肝阳上亢引起的眩晕等。

【用法与用量】 3～10g；或泡水，代茶饮。

【贮藏】 置干燥通风处。

·起草说明·

【别名】 甜茶、甜菊[1]。

【名称】 沿用本省习用名称。

【来源】 本品为菊科植物甜叶菊 *Stevia rebaudiana* （Bertoni）Hemsl. 的干燥叶。《中华本草》[2]《中华药海》（精华本）[3]中记载其叶有降血糖、降血压作用。本品在《北京市中药材标准》1998年版和《福建省中药材标准》2006年版中有收载。河南民间有习用，常用甜叶菊叶泡茶，以预防高血压、糖尿病。河南省已有邓州、新乡等多个甜叶菊叶产地，故将甜叶菊叶收入本标准，以控制药材质量。

【原植物】 多年生草本。高60～100cm。茎下部木质，坚硬，上部多分枝。叶对生，倒卵形至宽披针形，长4～10cm，宽1.5～3.5cm，光端钝，基部楔形；中上部边缘有粗锯齿，下部全缘；下部叶具短柄，叶片常下延至叶柄基部。头状花序多数排列成伞房花序，每1头状花序含4～6朵花；总苞筒状，总苞片5，线状披针形，外面被柔毛，与花等长；两性花筒状，花冠白色，5裂，被腺毛。瘦果略纺锤形，微小，具肋，被腺毛；冠毛淡黄色，刚毛状。花果期7～11月[4-6]。见图1。

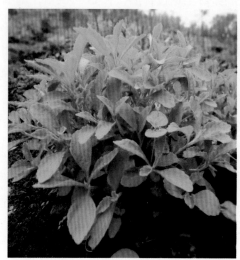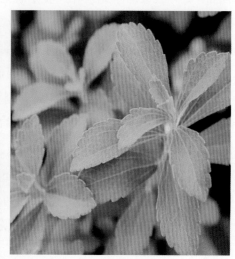

图1 甜叶菊植物图

【产地】 分布于北京、河北、陕西、江苏、福建、湖南、云南、河南等地。现多有栽培。

【采收加工】 春、夏、秋季均可采收，除去茎枝，摘取叶片，鲜用或晒干。

【化学成分】 本品叶含蛇菊苷，又稀斯替维亚苷，甜叶菊苷A、B、C、D、E，甜叶菊素A、B、C、D、E、F、G、H，卫矛醇苷A、B，还含蛇菊醇及其糖苷。此外，还含甾醇类[7]，有豆甾醇、β-谷甾醇、菜油甾醇、豆甾醇-β-D-葡萄糖苷、β-谷甾醇-β-D-葡萄糖苷；另含有黄酮类及其苷类成分：芹菜素-7-O-β-D-葡萄糖苷，芹菜素-4-O-葡萄糖苷，木犀草素-7-O-葡萄糖苷，山柰酚-3-O-鼠李糖苷，槲皮苷，槲皮素-3-O-葡萄糖苷，槲皮素-3-O-阿拉伯糖苷，5，7，3-三羟基-3，6，4-三甲氧基黄酮[8]。

【性状】 依据收集样品的性状而描述。见图2。

【鉴别】 （1）**显微鉴别** 根据实验样品观察拟定粉末显微特征。见图3。

（2）**薄层色谱鉴别** 以甜叶菊叶为对照药材，研究甜叶菊叶薄层色谱鉴别方法，考察了不同展开剂类型、比例和不同显色条件，并进行了耐用性试验考察，最终确定展开剂为三氯甲烷-甲醇-

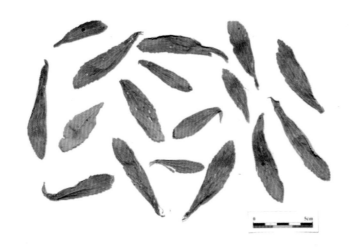

图2 甜叶菊叶药材图

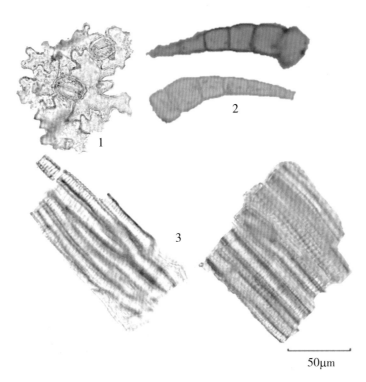

图3 甜叶菊叶粉末显微特征图

1.气孔；2.非腺毛；3.导管

水（7∶4∶1），喷以10%硫酸乙醇溶液，置紫外光灯（365nm）下检视，建立了甜叶菊叶的薄层色谱鉴别方法。该色谱条件斑点分离较好，方法可行。结果见图4。

【检查】**水分** 按照《中国药典》2020年版四部通则0832第二法烘干法测定12批样品，结果在6.0%～7.2%之间，平均值为6.6%。根据测定结果，拟定限度为不得过10.0%。见表1。

总灰分 按照《中国药典》2020年版四部通则2302总灰分测定法测定12批样品，结果在7.8%～11.5%之间，平均值为9.3%。根据测定结果，拟定限度为不得过12.0%。见表1。

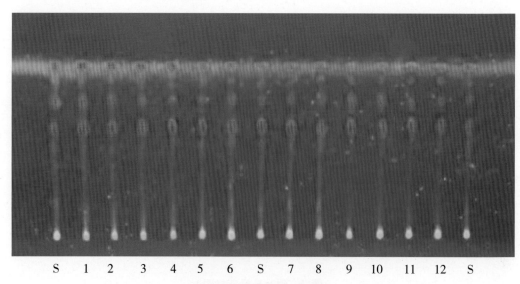

图 4　甜叶菊叶薄层色谱图

S. 甜叶菊叶对照药材；1–12. 甜叶菊叶样品

酸不溶性灰分　按照《中国药典》2020 年版四部通则 2302 酸不溶性灰分测定法测定 12 批样品，结果在 2.2%～3.1% 之间，平均值为 2.7%。根据测定结果，拟定限度为不得过 4.0%。见表 1。

表 1　样品检查项测定结果（%）

序号	1	2	3	4	5	6	7	8	9	10	11	12	平均值
水分	6.9	6.7	7.0	6.7	6.5	6.9	6.1	6.0	6.1	6.9	6.8	7.2	6.6
总灰分	10.3	9.0	8.0	7.8	9.9	9.1	10.0	9.9	9.0	8.7	11.5	8.4	9.3
酸不溶性灰分	2.6	3.0	2.7	2.8	2.5	3.1	2.8	2.5	2.2	3.1	2.6	2.6	2.7

【浸出物】　按照《中国药典》2020 年版四部通则 2201 浸出物测定法项下的热浸法，以 70% 乙醇作为溶剂对 12 批样品进行检测，测定结果在 37.0%～63.0% 之间，拟定限度为不得少于 40.0%。见表 2。

表 2　样品浸出物测定结果（%）

序号	1	2	3	4	5	6	7	8	9	10	11	12	平均值
浸出物	53.8	59.7	52.5	53.2	58.9	54.0	37.0	47.9	45.0	63.0	54.4	56.4	54.6

【炮制】　参照《中华本草》[2]《中药大辞典》[4] 和《漳州常用中草药图典》[9] 记载，拟定其炮制规范为：除去杂质，晒干。

【性味与归经】《800 种中草药彩色图鉴》[10] 中记载"叶：甘，平"；《实用临床中药手册》[11] 中记载"味甘，性平。归胃、肝经。"

【功能与主治】【用法与用量】　均参考《中华本草》[2]《中药大辞典》[4] 拟定。

【贮藏】　参照北京、福建等地的中药材标准，拟定甜叶菊贮藏方式为"置干燥通风处"。

参考文献

［1］刘合刚.药用植物优质高效栽培技术［M］.北京：中国医药科技出版社，2001：347-348.

［2］国家中医药管理局《中华本草》编委会.中华本草（第7册）［M］.上海：上海科学技术出版社，1999：980.

［3］冉先德.中华药海精华本［M］.北京：东方出版社，2010：1742.

［4］江苏新医学院.中药大辞典（上册）［M］.上海：上海人民出版社，1977：825.

［5］刘琼，潘芸芸，吴卫.甜叶菊化学成分及药理活性研究进展［J］.天然产物研究与开发，2018,30（6）：1085-1091.

［6］谢凤勋.中草药栽培实用技术［M］.北京：中国农业出版社，2001：305-307.

［7］李维林，郑汉臣.治疗糖尿病的中草药［M］.南京：东南大学出版社，2006：347-349.

［8］王静，高淑玉.甜菊叶的应用及鉴别研究［J］.中医药学报，1989,15（4）：35-36.

［9］蔡少杭，章骏德.漳州常用中草药图典［M］.福州：福建科学技术出版社，2020：252.

［10］陈虎彪，杨全.800种中草药彩色图鉴［M］.福州：福建科学技术出版社，2019：393

［11］郭建生，潘清平.实用临床中药手册［M］.长沙：湖南科学技术出版社，2016：710-711.

甜杏仁 Tianxingren
ARMENIACAE SEMEN DULCE

本品为蔷薇科李属植物杏 *Prunus armeniaca* L. 或山杏 *Prunus armeniaca* L. var. *ansu* Maxim. 及部分栽培种味甜的干燥种子。夏季采收成熟果实，除去果肉及核壳，取出种子，晒干。

【性状】 本品呈扁心形，长 1.0～2.1cm，宽 0.8～1.6cm，厚 0.5～0.8cm。表面淡棕色至暗棕色，一端尖，另端钝圆，肥厚，左右不对称，尖端一侧有短线形种脐，种嵴明显，自合点处向上发散多数深棕色脉纹，除去种皮，可见乳白色子叶 2 片，富油性。气微，味微甘。

【鉴别】 本品粉末黄白色或淡棕色。种皮外表皮细胞浅黄色至棕黄色，类圆形，壁常皱缩。种皮石细胞单个散在或多个相连，浅棕色至深黄棕色，表面观类多角形、类椭圆形或贝壳形。子叶细胞多呈类圆形、类椭圆形，油滴常见。

【检查】 杂质 不得过 1.5%（《中国药典》2020 年版四部通则 2301）。

水分 不得过 7.0%（《中国药典》2020 年版四部通则 0832 第二法）。

总灰分 不得过 5.0%（《中国药典》2020 年版四部通则 2302）。

过氧化值 不得过 0.11（《中国药典》2020 年版四部通则 2303）。

【炮制】 燀甜杏仁 取净甜杏仁投入沸水中，翻动片刻，种皮微膨起捞出，浸入凉水中，搓去种皮，干燥，除去杂质。用时捣碎。

炒甜杏仁 取净甜杏仁，置炒制容器内，用文火炒至微黄色，微具焦斑时，取出，放凉。用时捣碎。

【性味与归经】 甘，平。归肺、大肠经。

【功能与主治】 止咳化痰，润肺，润肠，益气和中。用于肺虚久咳，津伤便秘，脾虚不运，胃纳呆滞等症。

【用法与用量】 5～10g。

【贮藏】 置阴凉干燥处，防蛀，防泛油。

·起草说明·

【别名】 叭哒杏、巴旦杏。

【名称】 甜杏仁，沿用历史习用名称。

【来源】本品为蔷薇科李属植物杏 *Prunus armeniaca* L. 或山杏 *Prunus armeniaca* L. var. *ansu* Maxim. 及部分栽培种味甜的干燥种子。甜杏仁始载于《本草从新》，别名巴旦杏[1]。《本草纲目》已单列出"巴旦杏"，并描述其"甘、平、湿、无毒止咳下气，消心腹逆闷"[2]。《本草便读》曰："甜杏仁，可供果食，主治（与杏仁）亦皆相仿。用于虚劳咳嗽方中，无苦劣之性耳。"[3]《现代实用中药》曰："有滋润性，内服具轻泻作用，并有滋补之效。外用常用于表皮剥脱时作敷料，呈保护作用。"[4]《山东省中药材标准》曰："能润肺宽胃，祛痰止咳。治虚劳咳嗽气喘，心腹逆闷，尤以治干性、虚性之咳嗽最宜。"[5]

【原植物】 落叶乔木，高达 5～6m。树皮暗灰带红色、树枝略带亦褐色，叶呈阔卵形或圆卵形，长 5～10cm。先端急尖至短渐尖，基部广楔形或截行；叶缘有细锯齿；叶片两面有毛或无毛；叶柄多带红色，长 2～3cm，近叶基部有腺点，花单生，白色或粉色；萼片 5 枚，披针形。向下反卷；花瓣 5 枚；雄蕊多数，着生于萼缘，子房下位，花柱延长。核果，球形，黄红色，近光滑，直径约 3cm；核略扁，平滑，边缘锋利，内含种子 1 枚。种子表面有微细网纹，味甜。花期 3～4 月，果期 6 月[5]。见图 1。

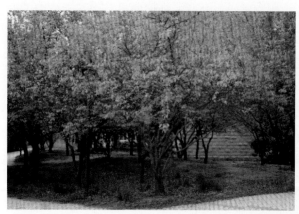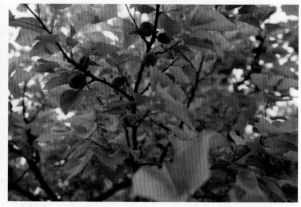

图 1 甜杏仁原植物图

【产地】 产于河南、河北、辽宁、新疆和甘肃等地。

【采收加工】 夏季采收成熟果实，除去果肉及核壳，取出种子，晒干。

【化学成分】 含脂肪油、糖类、蛋白质等[5]。

【性状】 根据采集到的样品描述。见图 2。

【鉴别】 显微鉴别 根据实验样品观察拟定粉末显微特征。见图 3。

【检查】 杂质 按《中国药典》2020 年版四部通则 2301 杂质检查法[6]进行测定，15 批样品测定值在 0.001%～0.4% 之间，拟定甜杏仁杂质限度为不得过 1.5%。

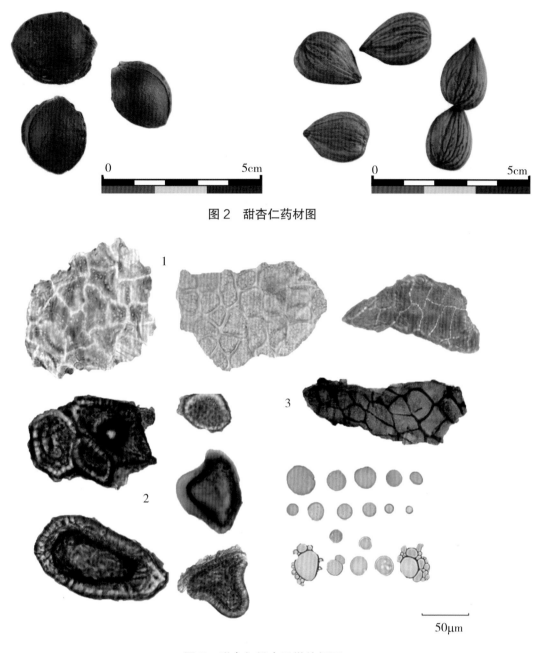

图 2　甜杏仁药材图

图 3　甜杏仁粉末显微特征图

1. 表皮细胞；2. 石细胞；3. 油滴

水分　按《中国药典》2020 年版四部通则 0832 第二法烘干法测定，结果 15 批样品水分在 4.1%～5.8% 之间，拟定甜杏仁水分限度为不得过 7.0%。

总灰分　按照《中国药典》2020 年版四部通则 2302 总灰分测定法对 15 批样品进行测定，结果总灰分测定值在 2.5%～3.9% 之间，拟定甜杏仁总灰分限度为不超过 5.0%。

过氧化值　按照《中国药典》2020 年版四部通则 2303 酸败度测定法中过氧化值测定，结果 15 批样品中过氧化值均未检出，参考《中国药典》2020 年版一部苦杏仁项下过氧化值限度标准，拟定甜杏仁过氧化值限度为不得过 0.11。

【炮制】【性味与归经】【功能与主治】【用法与用量】【贮藏】 均参考《河南省中药饮片炮制规范》（2022年版）拟定。

参考文献

［1］吴仪洛.本草从新［M］.上海：上海科学技术出版社，1982：36.

［2］李时珍.本草纲目［M］.北京：人民卫生出版社，1975：941.

［3］张秉成.本草便读［M］.北京：学苑出版社，2010：114.

［4］李橘泉.现代实用中药［M］.上海：上海科技卫生出版社，1958.

［5］山东省药品监督管理局.山东省中药材标准（2002年版）［S］.济南：山东友谊出版社，2002：62.

［6］国家药典委员会.中华人民共和国药典（四部）［S］.北京：中国医药科技出版社，2020：29.

猪胆汁 Zhudanzhi
SUIS FEL

本品为猪科动物猪 *Sus scrofa domestica* Brisson. 的胆汁。

【性状】 本品为黄棕色至棕色的半透明液体；贮存日久，有棕黄色固体沉淀生成。气略腥，味极苦。

【鉴别】 取本品 2ml，加 10% 氢氧化钠溶液 5ml，120℃加热 4 小时，放冷，滴加盐酸调节 pH 值至 2～3，摇匀，用乙酸乙酯振摇提取 3 次，每次 15ml，合并提取液，蒸干，残渣加乙醇 10ml 使溶解，作为供试品溶液。另取猪胆粉对照药材 0.1g，同法制成对照药材溶液。再取猪去氧胆酸对照品，加乙醇制成每 1ml 含 1mg 的溶液，作为对照品溶液。照薄层色谱法（《中国药典》2020 年版四部通则 0502）试验，吸取上述三种溶液各 2μl，分别点于同一硅胶 G 薄层板上，以异辛烷 - 乙醚 - 冰醋酸 - 正丁醇 - 水（10∶5∶5∶3∶1）的上层溶液为展开剂，展开，取出，晾干，喷以 10% 硫酸乙醇溶液，在 105℃加热至斑点显色清晰，分别置日光和紫外光灯（365nm）下检视。供试品色谱中，在与对照药材色谱和对照品色谱相应的位置上，显相同颜色的斑点或荧光斑点。

【检查】 **牛、羊胆** 取牛胆粉对照药材、羊胆粉对照药材各 0.1g，按【鉴别】项下的供试品溶液制备方法，自"加 10% 氢氧化钠溶液 5ml"起，同法制成对照药材溶液。照薄层色谱法（《中国药典》2020 年版四部通则 0502）试验，吸取【鉴别】项下的供试品溶液和上述对照药材溶液各 2μl，分别点于同一硅胶 G 薄层板上，同上述【鉴别】项下方法试验。供试品色谱中，不得显与对照药材完全相同的斑点。

还原糖 取本品 1g，加水 10ml，摇匀，取 1ml 置试管中，滴加 α - 萘酚乙醇溶液（1→50）数滴，摇匀，沿管壁缓缓加入硫酸约 0.5ml，两液相接界面不得显紫红色环。

脂肪油 取本品 1g，加水 10ml，摇匀，观察液面，不得有脂肪油滴漂浮。

【含量测定】 照高效液相色谱法（《中国药典》2020 年版四部通则 0512）测定。

色谱条件与系统适用性试验 以十八烷基硅烷键合硅胶为填充剂；以甲醇 -0.03mol/L 磷酸二氢钠溶液（60∶40）为流动相（用磷酸调节 pH 值为 4.0）；检测波长为 200nm。理论板数按牛磺猪去氧胆酸峰计算应不低于 3000。

对照品溶液的制备　取牛磺猪去氧胆酸对照品适量，精密称定，加甲醇制成每 1ml 含 0.12mg 的溶液，即得。

供试品溶液的制备　取本品 2g，精密称定，置 100ml 量瓶中，加甲醇适量，振摇使溶解，并稀释至刻度，摇匀，滤过，取续滤液，即得。

测定法　分别精密吸取对照品溶液与供试品溶液各 10μl，注入液相色谱仪，测定，即得。

本品含牛磺猪去氧胆酸（$C_{26}H_{45}O_6NS$）不得少于 0.20%。

【性味与归经】　苦，寒。归肝、胆、肺、大肠经。

【功能与主治】　清热润燥，止咳平喘，解毒。用于顿咳，哮喘，热病燥渴，目赤，喉痹，黄疸，泄泻，痢疾，便秘，痈疮肿毒。

【用法与用量】　3～6g。冲服，或入丸、散。外用适量，涂敷、点眼或灌肠。

【贮藏】　密封，冷藏。

· 起草说明 ·

【别名】猪胆。

【名称】沿用我省习用名称。拟定本品拉丁名称 SUIS FEL，根据猪胆粉拉丁名称"SUIS FELLIS PUL VIS"[2] 中将名词"SUS"变格为"SUIS"。

【来源】猪胆汁作为药用先后记载于《伤寒论》《名医别录》《本草纲目》《本草拾遗》《本草图经》等。其质量标准现收载于《湖南省中药材标准》2009 年版、《浙江省中药材标准》2017 年版、《湖北省中药材标准》2018 年版和《吉林省中药材标准》2019 年版；经过滤、干燥后制成的猪胆粉收载于《中国药典》2020 年版一部。本品为中药制剂"咳宁胶囊"原料药材之一，为了更好地控制猪胆汁的质量，故收入本标准。

【原动物】　为猪科动物猪 *Sus scrofa domestica* Brisson.。猪的品种繁多，达 150 多种，形态也有差异。其基本形态特征为：躯体肥胖、头大，鼻与口吻皆长，略向上屈。眼小，耳壳有的大而下垂，有的较小而前挺。四肢短小，4 趾，前 2 趾有蹄，后 2 趾有悬蹄。颈粗，项背疏生鬃毛。尾短小，末端有毛丛。毛色有纯黑、纯白、黑白混杂及棕红色等[1]。

【产地】　全国各地。

【采收加工】　屠宰猪时及时收集。

【化学成分】　猪胆汁中的主要化学成分为胆汁酸类、胆色素、黏蛋白、脂肪及无机物等。胆汁酸类包括水溶性结合型胆酸和脂溶性游离型胆酸。可分为 3 类：游离型胆酸、甘氨结合型胆酸、牛磺结合型胆酸。现已鉴定出 14 种：猪胆酸，猪去氧胆酸，鹅去氧胆酸，去氧胆酸，胆酸；甘氨猪胆酸，甘氨猪去氧胆酸，甘氨鹅去氧胆酸，甘氨胆酸，甘氨石胆酸；牛磺猪胆酸，牛磺猪去氧胆酸，牛磺鹅去氧胆酸，牛磺石胆酸[3]。

【性状】　依据收集样品的性状而描述。见图 1、图 2。

【鉴别】　**薄层色谱鉴别**　以猪胆粉为对照药材、猪去氧胆酸为对照品，制定薄层色谱鉴别方法

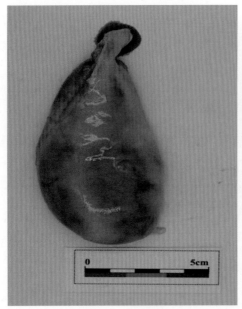

图1 猪胆囊

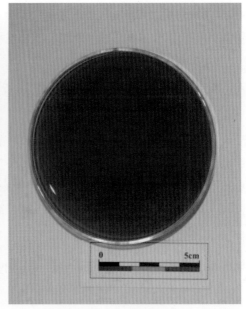

图2 猪胆汁药材图

[2]。对不同薄层色谱条件及耐用性试验考察，最终确定以新配制的异辛烷－乙醚－冰醋酸－正丁醇－水（10∶5∶5∶3∶1）的上层溶液为展开剂，喷以10%硫酸乙醇溶液，在105℃加热至斑点显色清晰，分别置日光和紫外光灯（365nm）下，建立了猪胆汁的薄层色谱鉴别方法。该色谱条件斑点分离较好，方法可行。结果见图3、图4。

【检查】　牛、羊胆　以牛胆粉、羊胆粉、猪胆粉为对照药材，参照上述【鉴别】项下方法，自"加10%氢氧化钠溶液5ml"起，同法制成对照药材溶液。照薄层色谱法（《中国药典》2020年版四部通则0502）试验，吸取【鉴别】项下的供试品溶液和上述对照药材溶液各2μl，分别点于同一硅胶G薄层板上，同上述【鉴别】项下方法试验。供试品色谱中，不得显与牛、羊胆对照药材完全

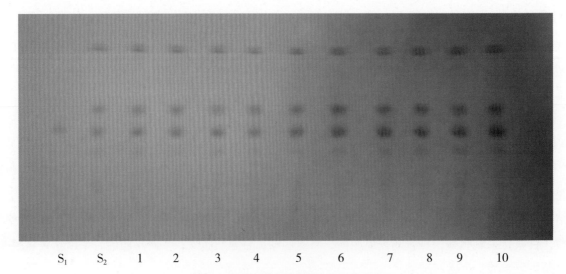

S₁　S₂　1　2　3　4　5　6　7　8　9　10

图3 猪胆汁薄层色谱图（日光下）

S₁. 猪去氧胆酸对照品；S₂. 猪胆粉对照药材；1-10. 猪胆汁样品

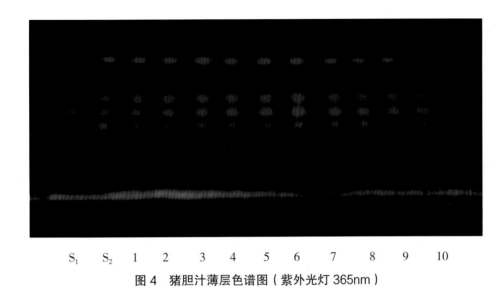

图4　猪胆汁薄层色谱图（紫外光灯365nm）

S₁. 猪去氧胆酸对照品；S₂. 猪胆粉对照药材；1–10. 猪胆汁供试品

相同的斑点。试验样品均符合规定，重现性较好，可有效控制猪胆汁中混入牛羊胆汁，故列入正文。见图5、图6。

还原糖　参照猪胆粉[2]中还原糖检查项与其他地方药材猪胆汁[4]中还原糖检查建立试验方法，收集的10批次样品在两液相接界面均未显紫红色环。

脂肪油　为控制脂肪油的混入，建立脂肪油检查试验方法[4]。该操作方法简便，现象易于观察。

【含量测定】　猪胆汁中主要含有胆汁酸类、胆色素、黏蛋白、脂肪及无机物等成分，其中胆汁酸类以猪去氧胆酸及牛磺猪去氧胆酸为主，也是主要活性成分，故建立测定牛磺猪去氧胆酸含量的方法。

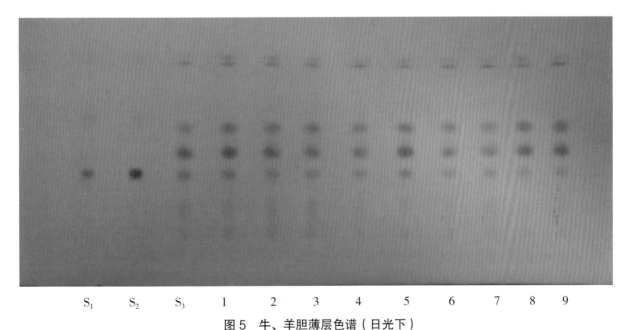

图5　牛、羊胆薄层色谱（日光下）

S₁. 牛胆粉对照药材；S₂. 羊胆粉对照药材；S₃. 猪胆粉对照药材；1–9. 供试品

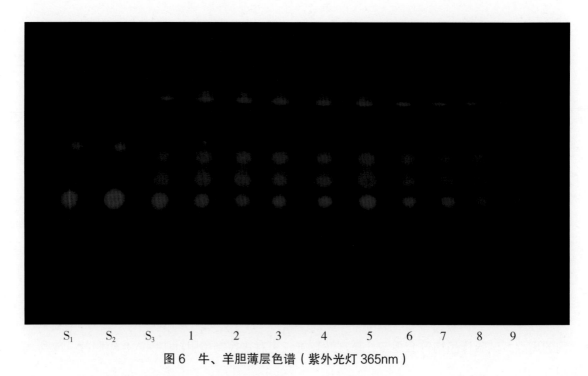

图6 牛、羊胆薄层色谱（紫外光灯 365nm）

S_1. 牛胆粉对照药材；S_2. 羊胆粉对照药材；S_3. 猪胆粉对照药材；1-9. 供试品

经方法学验证，牛磺猪去氧胆酸进样量在 0.3678～2.207μg 范围内，与峰面积呈良好的线性关系（r=0.9996）；精密度 RSD 为 0.20%（n=6）；重复性 RSD 为 0.65%（n=6）；平均加样回收率为 109.89%（RSD 为 3.8%；n=6）。经考察，供试品溶液在 24 小时内稳定性良好。

依法测定，结果样品中牛磺猪去氧胆酸含量在 0.23%～0.46% 之间，根据测定结果，规定本品含牛磺猪去氧胆酸（$C_{26}H_{45}O_6NS$）不得少于 0.20%。见图7、图8。

【**性味与归经**】均参考《中国药典》2020 年版一部猪胆粉拟定。

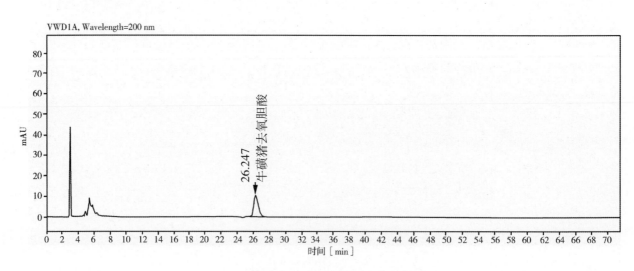

图7 牛磺猪去氧胆酸对照品液相色谱图

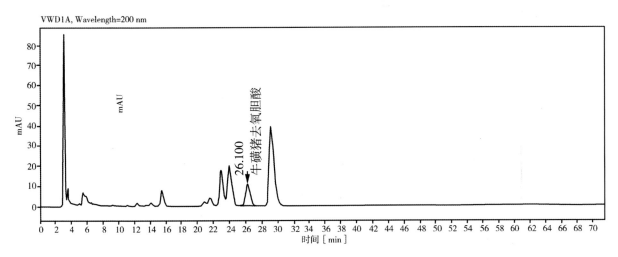

图8 猪胆汁样品液相色谱图

【功能与主治】【用法与用量】【贮藏】均参考《吉林省中药材标准》（2019年版）拟定。

参考文献

［1］南京中医药大学.中药大辞典（下册）［M］.2版.上海：上海科学技术出版社，2006：3064-3067.

［2］国家药典委员会.中华人民共和国药典（一部）［S］.北京：中国医药科技出版社，2020：332-333.

［3］李娅琦，王梓轩，肖治均，等.猪胆粉主要胆酸类成分的定性定量分析［J］.中国中药杂志，2019,44（9）：1842-1849.

［4］湖南省食品药品监督管理局.湖南省中药材标准［S］.长沙：湖南科学技术出版社，2009：46-47.

望月砂 Wangyuesha
LEPORI FAECES

本品为兔科动物蒙古兔 *Lepus tolai* Pallas 的干燥粪便。冬、秋季收集，除去杂质和泥沙，晒干。

【性状】 本品为圆球形而略扁，直径0.5～1.2cm。表面粗糙，夹有淡黄色草质纤维，内外均呈灰黄色或灰褐色。体轻，质松，易捻碎，断面乱草状。气微，味微苦而辛。

【检查】 杂质 不得过10%（《中国药典》2020年版四部通则2301）。

总灰分 不得过15.0%（《中国药典》2020年版四部通则2302）。

【炮制】 除去杂质，筛去灰屑。

【性味与归经】 辛，平。归肝、肺、脾经。

【功能与主治】 明目杀虫。用于目赤翳障，疳疾，痔漏。

【用法与用量】 3～6g。宜包煎。

【贮藏】 置通风干燥处，防潮。

· 起草说明 ·

【别名】 兔屎、兔粪、明月砂、玩月砂。

【名称】 望月砂在《河南省中药饮片炮制规范》（2022 年版）有收载，故本标准沿用此名称。

【来源】 始载于《本草纲目》，称为兔屎。李时珍谓："兔屎主治目中浮翳，劳瘵五疳，疳疮痔瘘，杀虫解毒。"[1] 现今全国野生兔有蒙古兔 *Lepus tolai* Pallas、东北兔 *L.mandschuricus* Radde、高原兔 *L.oiostolus* Hodgson 及华南兔 *L.sinensis* Gray 四种。本省商品望月砂主要来源于蒙古兔 *Lepus tolai* Pallas 的干燥粪便。

【原动物】 体型中等，长约 45cm，尾长约 9cm，体重在 2kg 以上。耳甚长，有窄的黑尖，向前折超过鼻端。尾连端毛略等于后足长。全身背部为沙黄色，杂有黑色。头部颜色较深，在鼻部两侧各有一圆形浅色毛圈。眼周围有白色窄环；耳内侧有稀疏的白毛。腹毛纯白色。臀部为沙灰色。颈下及四肢外侧均为浅棕黄色。尾背面中间为黑褐色，两边白色，尾腹面为纯白色。冬毛长而蓬松，有细长的白色针毛伸出毛被之外。夏毛色略深，为淡棕色。栖息于平原、荒草地、山坡灌木丛、丘陵平原、农田和苗圃等地，并因季节不同、食物条件的改变而有所迁移。常无固定的洞穴，白天常在较隐蔽的地方挖临时的卧穴。以青草、嫩枝、树皮、蔬菜及谷物、豆类等为食。分布于华北、东北及甘肃、宁夏等地[2]。见图 1。

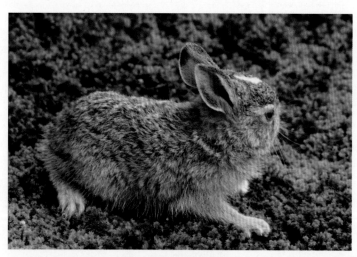

图 1　蒙古兔动物图

【产地】 主产于黑龙江、吉林、内蒙古、河北、江苏、浙江、福建等地，河南亦有分布。

【采收加工】 一般秋、冬季野草割除后，兔粪露在外面，扫取，筛去泥沙枝叶等杂质，晒干。

【化学成分】 含尿素、尿酸、甾类、维生素 A 类物质[3]。

【性状】 依据收集样品的性状而描述。见图 2。

【检查】 **杂质**　按照《中国药典》2020 年版四部通则 2301 杂质检查法测定，平均值为 9%，拟定限度为不得过 10%。

总灰分　按照《中国药典》2020 年版四部通则 2302 总灰分测定法测定 10 批样品，平均值为 11.2%，拟定限度为不得过 15.0%。

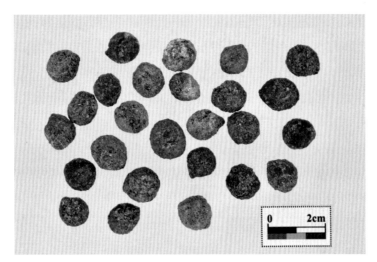

图 2　望月砂药材图

【炮制】【性味与归经】【功能与主治】【用法与用量】【贮藏】 均参考《河南省中药饮片炮制规范》（2022 年版）拟定。

参考文献

［1］李时珍 . 本草纲目（校点本）［M］. 2 版 . 北京：人民卫生出版社，1982：2890.

［2］南京中医药大学 . 中药大辞典［M］. 上海：上海科学技术出版社，2006：2009.

［3］山东省食品药品监督管理局 . 山东省中药材标准［S］. 济南：山东科学技术出版社，2012：286-288.

望江南　Wangjiangnan
CASSIAE SOPHERAE SEMEN

本品为豆科植物茳芒决明 *Cassia sophera* L. 的干燥成熟种子。秋季果实成熟时采收，晒干，打下种子，除去杂质。

【性状】 本品呈广卵形而扁，直径 3～4mm。表面黄绿色或绿褐色，微有光泽，两面中央各有一椭圆形凹斑，一端略尖，偏斜，旁有种脐。质坚硬。气微，味微苦。

【鉴别】（1）本品粉末绿黄色。种皮栅状细胞多成片，无色或淡黄色，侧面观由 1 列细胞组成，呈狭长形，排列稍不平整，壁较厚，光辉带 1 条；表面观呈类多角形，壁稍皱缩。种皮支持细胞侧面观哑铃状，两端略膨大；表面观类圆形，壁薄，可见两个同心圆圈。角质层碎片无色，多透明，表面观可见网络样纹理；侧面观长条形，有时弯曲。内胚乳细胞壁多黏液化，胞腔内含淡黄色物。

（2）取本品粉末 1g，加甲醇 20ml，超声处理 10 分钟，滤过，取滤液 5ml，蒸干，加水 10ml，加盐酸 1ml，超声 10 分钟，用乙醚振摇提取 2 次，每次 20ml，合并乙醚液，蒸干，加三氯甲烷 1ml 使溶解，作为供试品溶液。另取大黄素甲醚对照品，加甲醇制成每 1ml 含 0.5mg 的溶液，作为对照品溶液。照薄层色谱法（《中国药典》2020 年版四部通则 0502）试验，吸取上述两种溶液各 5μl，分别点于同一硅胶 G 薄层板上，以石油醚（30～60℃）－甲酸乙酯－甲酸（15：5：1）的上层溶液为展开剂，展开，取出，晾干，置紫外光灯（365nm）下检视。供试品色谱中，在与对照品色谱相应的位置上，显相同颜色的荧光斑点。

【检查】 **水分** 不得过 13.0%（《中国药典》2020 年版四部通则 0832 第二法）。

总灰分 不得过 5.0%（《中国药典》2020 年版四部通则 2302）。

【浸出物】 照水溶性浸出物测定法（《中国药典》2020 年版四部通则 2201）项下的热浸法测定，不得少于 24.0%。

【炮制】 除去杂质。

【性味与归经】 甘、苦，平。归胃、肝、大肠经。

【功能与主治】 清肝明目，健胃润肠，解毒止痛。用于目赤肿痛，头晕头胀，咽喉肿痛，口腔糜烂，痢疾腹痛，习惯性便秘等。

【用法与用量】 10～20g。

【贮藏】 置干燥处。

· 起草说明 ·

【别名】 茳芒决明、槐叶决明。

【名称】 望江南之名为全国习惯用名，故本标准仍沿用"望江南"之名。

【来源】 茳芒决明始载于《名医别录》[1]。李时珍《本草纲目》[2]曰："决明有二种，一种马蹄决明，……；一种茳芒决明，《救荒本草》谓山扁豆是也，苗茎似马蹄决明，但本小末尖，正似槐叶，夜亦不合，秋开深黄花五出，结角大如小指，长二寸许。"明代《救荒本草》[3]谓："望江南，其名茶花儿，人家园圃多种，高三尺许，茎微淡赤华，叶似槐叶而肥大微尖，又似胡苍耳叶颇大，又似槐角叶亦大，开五瓣金黄色花，结角三寸许。"因茳芒决明在本省种植多见，其种子作望江南入药，已形成习惯，《河南省中药材标准》（二）1993 年版、《河南省中药饮片炮制规范》2022 年版收载有望江南，故仍收入本标准。

【原植物】 为豆科植物茳芒决明 *Cassia sophera* L.，半灌木状草本，高 1m 左右[4]。羽状复叶有小叶 3～6 对[5]，成披针形或椭圆状披针形，先端尖锐，长 2.5～8cm，宽 1～3cm，叶边缘疏生粗毛；叶柄近基部有 1 个腺体。伞房状总状花序顶生或腋生；花瓣 5 个，黄色；萼片 5 个，绿色；雄蕊 7 个发育，上 3 个退化，中间 4 个等长，下面的 2 个雄蕊花药较大。荚果扁而肥厚，近圆筒形，膨胀。种子广卵形而扁，直径 3～4mm，表皮黄绿色或绿褐色。花期 9～11 月，果期 10～12 月。见图 1。

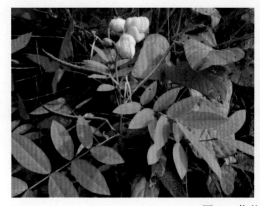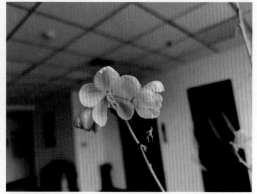

图 1 茳芒决明植物图

【产地】 产于河南、河北、山东、江苏、安徽、广西等地。

【采收加工】 秋季果实自然成熟时采收，晒干，打下种子，除去杂质。

【化学成分】种子中含大黄素甲醚、大黄酚、茳芒决明皂苷等成分[6]。

【性状】 依据收集样品的性状而描述。见图2。

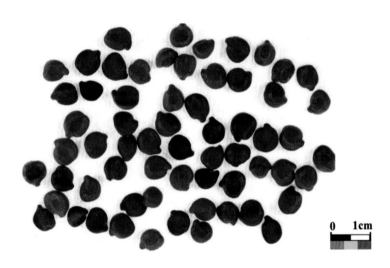

图2 望江南药材图

【鉴别】（1）显微鉴别 根据实验样品观察拟定粉末显微特征。见图3。

（2）薄层色谱鉴别 以大黄素甲醚为对照品，制定薄层色谱鉴别方法。考察了不同展开剂类型、比例和不同显色条件，并进行了耐用性试验考察，最终确定展开剂为石油醚（30～60℃）–甲酸乙酯–甲酸（15：5：1）的上层溶液为展开剂，置紫外光灯（365nm）下，建立了望江南的薄层色谱鉴别方法。该色谱条件斑点分离较好，方法可行。结果见图4。

【检查】 水分 按照《中国药典》2020年版四部通则0832第二法烘干法测定，结果在8.1%～12.9%之间，结合《中国药典》2020年版四部通则0212药材和饮片检定通则，拟定限度为不得过13.0%。

总灰分 按照《中国药典》2020年版四部通则2302总灰分测定法测定，结果在3.8%～4.6%之间，拟定限度为不得过5.0%。

【浸出物】 按照《中国药典》2020年版四部通则2201浸出物测定法项下的热浸法，以水作为溶剂，测定结果在33.9%～47.9%之间，结合《河南省中药饮片炮制规范》（2022年版）收载的本品饮片的浸出物限度，拟定限度为不得少于24.0%。

【炮制】【性味与归经】【功能与主治】【用法与用量】【贮藏】均参考《河南省中药饮片炮制规范》（2022年版）拟定。

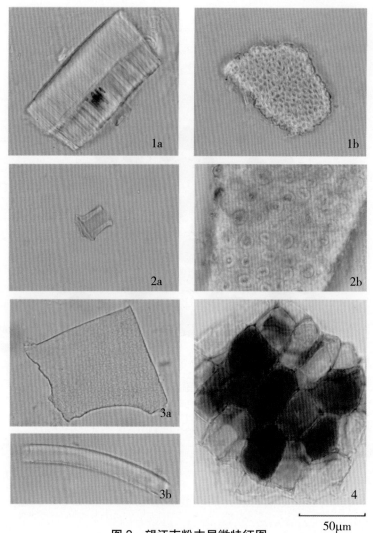

图3 望江南粉末显微特征图

1.种皮栅状细胞（a.侧面观；b.表面观）；2.种皮支持细胞（a.侧面观；b.表面观）；3.角质层碎片（a.表面观；b.侧面观）；4.内胚乳细胞

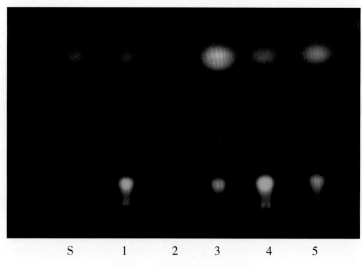

图4 望江南薄层色谱图

S.大黄素甲醚对照品；1-5.望江南样品

参考文献

[1] 张蕾蓉.简述决明属中草药 [J].中草药,2005,36(6):955.

[2] 李时珍.本草纲目 [M].北京:人民卫生出版社,1975:1057.

[3] 卢其亮,吕归宝.中药决明子的本草考证 [J].河南科学,1999,17(6):156.

[4] 丁宝章,王遂义.河南植物志(第二册)[M].郑州:河南科技技术出版社,1988:290.

[5] 佚名.望江南与茳芒决明 [J].上海农业科技,1978:21.

[6] 赵岩.茳芒决明化学成分及其生物活性研究 [D].长春:吉林大学,2005.

绿豆衣 Lüdouyi
VIGNAE RADIATAE TESTA

本品为豆科植物绿豆 *Vigna radiata*(L.)Wilczek 的干燥种皮。收集绿豆加工时的种皮,除去杂质,干燥。

【性状】 本品形状不规则,多向内卷曲。外表面黄绿色至暗棕色,具致密的纹理,微有光泽。种脐呈长圆形,槽状,其上常有残留黄白色株柄。内表面色较淡。体轻,质脆易碎。气微,味淡。

【鉴别】 本品粉末黄绿色至棕绿色。种皮栅状细胞成片,横断面观细胞1列(种脐处2列),狭长,稍不平整,长 36~94μm,宽 7~11μm,侧壁上部显著增厚,中部及下部稍厚,下部胞腔明显;顶面观呈多角形。种皮支持细胞1列,侧面观呈哑铃状,长 18~67μm;表面观呈类圆形或长圆形,直径 14~32μm,可见环状增厚壁。

【检查】 **水分** 不得过13.0%(《中国药典》2020年版四部通则0832第二法)。

总灰分 不得过7.0%(《中国药典》2020年版四部通则2302)。

【浸出物】 照水溶性浸出物测定法(《中国药典》2020年版四部通则2201)项下的热浸法测定,不得少于3.0%。

【炮制】 除去杂质。

【性味与归经】 甘,寒。归心、胃经。

【功能与主治】 清热解毒,明目退翳。用于暑热疖肿,目赤翳障,解毒。

【用法与用量】 5~12g。

【贮藏】 置干燥处,防霉,防蛀。

· 起草说明 ·

【别名】 绿豆皮。

【名称】《河南省中药材标准》(二)1993年版[1]、《河南省中药饮片炮制规范》2022年版[2]名为绿豆衣,《中华本草》[3]和《中药大辞典》[4]以绿豆皮名收载。本标准仍沿用"绿豆衣"名称。

【来源】 本品为豆科植物绿豆 *Vigna radiata*(L.)R.Wilczek 的干燥种皮。始载于《本草纲目》[5],《河南省中药材标准》(二)1993年版、《中华本草》和《中药大辞典》均有记载,无品种改变的情况。

【原植物】 一年生直立或顶端微缠绕草本。高约 60cm，被短褐色硬毛。三出复叶，互生；叶柄长 9～12cm；小叶 3，阔卵形至菱状卵形，侧生小叶偏斜，长 6～10cm，宽 2.5～7.5cm，先端渐尖，基部圆形、楔形或截形，两面疏被长硬毛；托叶阔卵形，小托叶线形。总状花序腋生，总花梗短于叶柄或近等长；苞片卵形或卵状长椭圆形，有长硬毛；花绿黄色；萼斜钟状，萼齿 4，最下面 1 齿最长，近无毛；旗瓣肾形，翼瓣有渐窄的爪，龙骨瓣的爪截形，其中一片龙骨瓣有角；雄蕊 10，二体；子房无柄，密被长硬毛。荚果圆柱形，长 6～8cm，成熟时黑色，被疏褐色长硬毛。种子绿色或暗绿色，长圆形。花期 6～7 月，果期 8 月[3]。原植物见图 1。

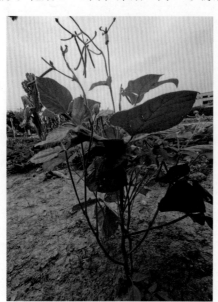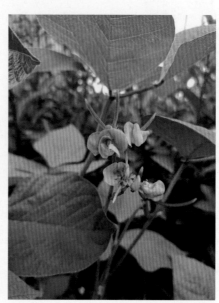

图 1　绿豆植物图

【产地】 全国各地均产。

【采收加工】 收集绿豆加工时的种皮，除去杂质，干燥。

【化学成分】 主含黄酮类化合物[6,7]。

【性状】 依据收集样品的性状而描述。见图 2。

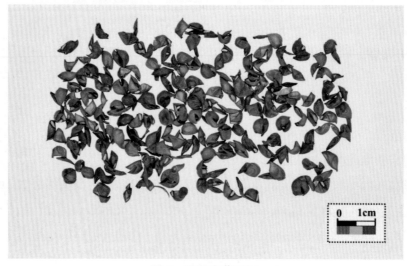

图 2　绿豆衣药材图

【鉴别】 **显微鉴别** 根据实验样品观察拟定粉末显微特征。见图 3。

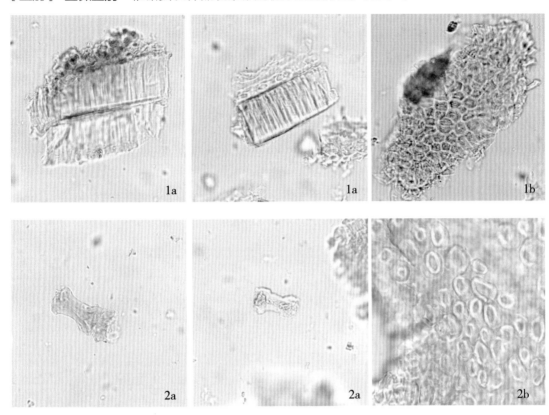

$50\mu m$

图 3 绿豆衣粉末显微特征图

1a. 栅状细胞侧面观；1b. 栅状细胞顶面观；2a. 种皮支持细胞侧面观；2b. 种皮支持细胞表面观

【检查】 **水分** 按照《中国药典》2020 年版四部通则 0832 第二法烘干法测定 10 批样品，结果在 8.4%～12.1% 之间，平均值为 10.7%。根据测定结果，并结合《中国药典》2020 年版四部通则 0212 药材和饮片检定通则，将其限度拟定为不得过 13.0%。

总灰分 按照《中国药典》2020 年版四部通则 2302 总灰分测定法测定 10 批样品，结果在 2.7%～6.1% 之间，平均值为 4.1%。根据测定结果，将其限度拟定为不得过 7.0%。

【浸出物】 按照《中国药典》2020 年版四部通则 2201 水溶性浸出物测定法项下的热浸法测定 10 批样品，结果在 3.3%～9.7% 之间，平均值为 5.1%。根据测定结果，将其限度定为"不得少于 3.0%"。

【炮制】【性味与归经】【功能与主治】【用法与用量】【贮藏】 均参考《河南省中药饮片炮制规范》2022 年版[2]拟定。

参考文献

[1] 河南省卫生厅.河南省中药材标准（1993 年版）[S].郑州：中原农民出版社，1993：93.

[2] 河南省药品监督管理局.河南省中药饮片炮制规范（2022 年版）[S].郑州：河南科学技术出版社，2022：200.

［3］国家中医药管理局《中华本草》编委会．中华本草（第 4 册）［M］. 上海：上海科学技术出版社，1999：694-698.
［4］南京中医药大学．中药大辞典（下册）［M］. 上海：上海科学技术出版社，2005：3182.
［5］李时珍．本草纲目（校点本下册）［M］．2 版．北京：人民卫生出版社，2004：1516.
［6］李侠，邹基豪，王大为．响应面试验优化超声波－酶法提取绿豆皮黄酮类化合物工艺［J］. 食品科学，2017，38（8）：206-212.
［7］卫莉，钟秀珍，张宝才，等．绿豆皮中黄酮类化合物的提取及定量测定［J］. 郑州轻工业学院学报（自然科学版），2001，16（1）：59-62.

绿茶 Lücha CAMELLIAE SINENSIS FOLIUM

本品为山茶科植物茶 *Camellia sinensis*（L.）O. Ktze. 的干燥嫩叶，春至秋季采收，经杀青、揉拧、干燥等工艺而成。

【性状】 本品为卷曲或破碎片状，深绿色。完整者展平后呈椭圆形或广披针形，长 2～10cm；顶部尖，叶基匙形，叶缘钝锯齿状。叶上表面光滑无毛，下表面略带毛茸。近革质。气清香，味微苦、涩，回甜。

【鉴别】（1）本品叶横切面：上、下表皮均一层细胞，叶肉组织中可见大型分枝状石细胞。主脉上、下表皮内侧有数列厚角组织，其内侧的薄壁组织中亦有分枝状石细胞散在。主脉维管束外韧型，木质部导管径向排列成行；韧皮部不发达；具束鞘纤维。

粉末灰绿色。分枝状石细胞呈不规则分枝状，分枝长短不一，有一端呈叉状，直径 18～48μm，壁厚 5～12μm。单细胞非腺毛多碎断，有的基部弯曲，偶见螺状纹理，直径 10～20μm，壁厚 2～9μm。下表皮细胞垂周壁稍厚，有的呈连珠状增厚；气孔多见，略高于表皮，副卫细胞 3～5 个，环式。螺纹、梯纹导管多见。

（2）取本品粉末 2g，加 75% 乙醇 40ml，超声处理 30 分钟，滤过，取滤液 25ml，蒸干，残渣加甲醇 1ml 溶解，作为供试品溶液。另取儿茶素对照品，加甲醇制成每 1ml 含 1mg 的溶液，作为对照品溶液。照薄层色谱法（《中国药典》2020 年版四部通则 0502）试验，吸取供试品溶液 10μl、对照品溶液 5μl，分别点于同一硅胶 G 薄层板上，以二氯甲烷－甲醇－甲酸（13：2.5：1）为展开剂，展开，取出，晾干，喷以 5% 香草醛硫酸溶液，在 105℃加热至斑点显色清晰。供试品色谱中，在与对照品色谱相应的位置上，显相同颜色的斑点。

【检查】 **水分** 不得过 10.0%（《中国药典》2020 年版四部通则 0832 第二法）。

总灰分 不得过 8.0%（《中国药典》2020 年版四部通则 2302）。

酸不溶性灰分 不得过 1.0%（《中国药典》2020 年版四部通则 2302）。

【浸出物】 照水溶性浸出物测定法（《中国药典》2020 年版四部通则 2201）项下的热浸法测定，不得少于 25.0%。

【炮制】 除去杂质、枝梗。

【性味与归经】 苦、甘，微寒。归心、肺、胃经。

【功能与主治】 清利头目，清心除烦，化痰消食，利尿解毒。用于头痛，目昏，心烦口渴，食积痰滞，泻痢。

【用法与用量】 3～9g。泡服或入丸、散。

【贮藏】 密闭，置阴凉干燥处，防霉。

· 起草说明 ·

【别名】 茶叶、芽茶、茶芽[1]。

【名称】 沿用我省习用名称。

【来源】 为山茶科植物茶 *Camellia sinensis* (L.) O. Ktze. 的干燥嫩叶。本品载于《本草经集注》的菜部，且陶弘景将茶列为上药，即"为君，主养命以应天。无毒，多服、久服不伤人"。唐代《新修本草》把茶叶收入本草中，将其由上药降为中药，即"为臣，主养性以应人，无毒、有毒斟酌其宜"。唐代陆羽所著的《茶经》载有"茶之为饮，发乎神农氏，闻于鲁周公"。在 2000 多年前的《神农本草经》中就有"神农尝百草，日遇七十二毒，得茶而解之"的记载，这里的"茶"就是茶[2]。

【原植物】 灌木或小乔木，嫩枝无毛。叶革质，长圆形或椭圆形，长 4～12cm，宽 2～5cm，先端钝或尖锐，基部楔形，上面发亮，下面无毛或初时有柔毛，侧脉 5～7 对，边缘有锯齿，叶柄长 3～8mm，无毛。花 1～3 朵腋生，白色，花柄长 4～6mm，有时稍长；苞片 2 片，早落；萼片 5 片，阔卵形至圆形，长 3～4mm，无毛，宿存；花瓣 5～6 片，阔卵形，长 1～1.6cm，基部略连合，背面无毛，有时有短柔毛；雄蕊长 8～13mm，基部连生 1～2mm；子房密生白毛；花柱无毛，先端 3 裂，裂片长 2～4mm。蒴果 3 球形或 1～2 球形，高 1.1～1.5cm，每球有种子 1～2 粒。花期 10 月至翌年 2 月。

野生种遍见于长江以南各省的山区，为小乔木状，叶片较大，常超过 10cm 长。长期以来，经广泛栽培，毛被及叶型变化很大。见图 1。

【产地】 我省信阳市有分布。河南、贵州、江西、安徽、浙江、江苏、四川、陕西、湖南、湖北、广西、福建是我国绿茶的主产地。

【采收加工】 春至秋季采收，新鲜时杀青、揉捻、干燥用。

【化学成分】 主要为生物碱、多酚类化合物、多种维生素及矿物质等。

【性状】 依据收集样品的性状而描述。见图 2。

【鉴别】（1）**横切面显微鉴别** 根据实验样品观察拟定横切面显微特征。见图 3。

粉末显微鉴别 根据实验样品观察拟定粉末显微特征。见图 4。

（2）**薄层色谱鉴别** 以儿茶素作为对照品，制定薄层色谱鉴别方法。实验中采用不同的展开剂，结果以二氯甲烷 - 甲醇 - 甲酸（13：2.5：1）为展开剂，显色清晰，色谱效果良好。显色条件为喷以 5% 香草醛硫酸溶液，加热至 105℃。结果见图 5。

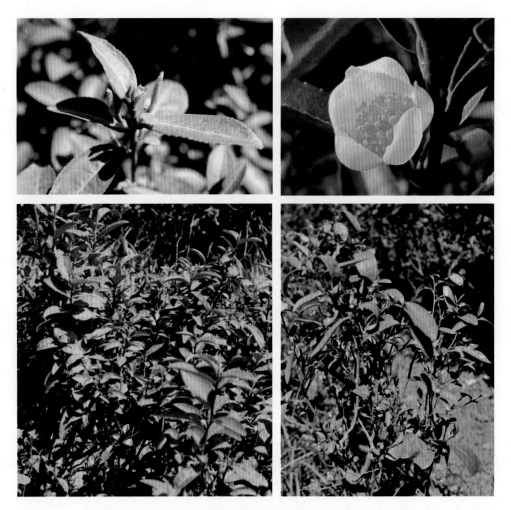

图 1　绿茶植物图

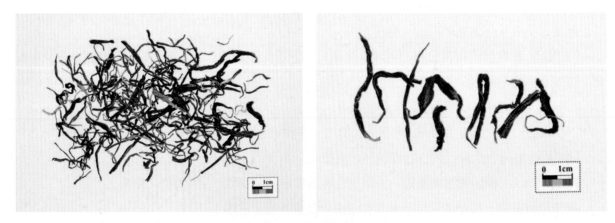

图 2　绿茶药材图

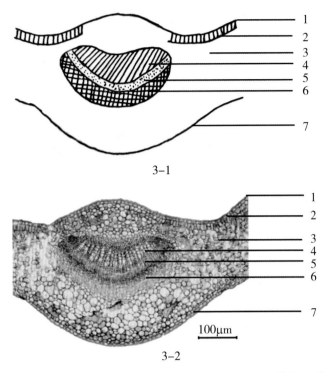

3-1

3-2

图3　绿茶显微横切面图（3-1. 横切面简图；3-2. 横切面详图）

1. 上表皮；2. 栅栏组织；3. 海绵组织；4. 木质部；5. 韧皮部；6. 维管束纤维；7. 下表皮

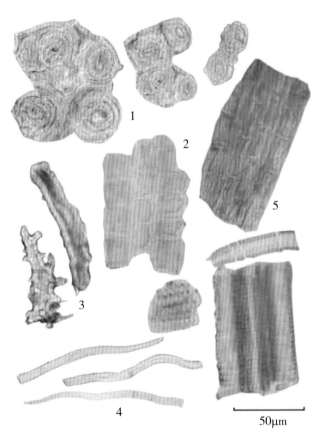

图4　绿茶粉末显微特征图

1. 气孔；2. 表皮细胞；3. 石细胞；4. 非腺毛；5. 导管

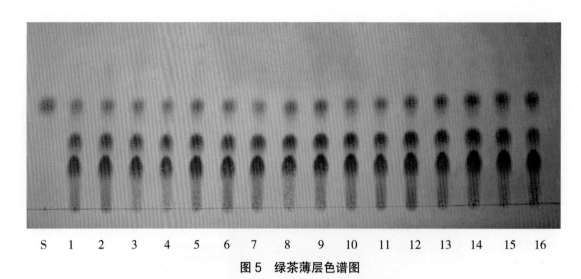

图 5　绿茶薄层色谱图

S. 儿茶素对照品；1–16. 绿茶样品

【检查】 **水分、总灰分、酸不溶性灰分**　分别按《中国药典》2020 年版四部通则 0832 第二法、2302，对 16 批样品进行测定，结果见表 1。

表 1　样品水分、总灰分、酸不溶性灰分测定结果

序号	水分（%）	总灰分（%）	酸不溶性灰分（%）
1	7.3	4.8	0.3
2	7.4	4.7	0.4
3	7.4	4.8	0.4
4	7.4	4.8	0.4
5	7.4	4.8	0.4
6	7.0	5.0	0.4
7	7.0	5.0	0.6
8	7.1	5.0	0.5
9	7.0	5.0	0.5
10	7.0	5.0	0.5
11	6.0	5.4	0.5
12	6.2	5.3	0.5
13	6.0	5.3	0.3
14	6.2	5.1	0.4
15	6.1	5.2	0.4
16	6.7	5.4	0.4

　　根据测定结果，水分范围为 6.0%～7.4%，拟定水分限度为不得过 10.0%；总灰分范围为 4.7%～5.4%，拟定总灰分限度为不得过 8.0%；酸不溶性灰分范围为 0.3%～0.6%，拟定酸不溶性灰分限度为不得过 1.0%。

　　【浸出物】 绿茶中主含嘌呤类生物碱及多酚类物质，该类成分在水中溶解度较大，因此用水作溶剂，照水溶性浸出物测定法（《中国药典》2020 年版四部通则 2201）项下的热浸法，对 16 批样品进行测定，结果见表 2。根据测定结果，浸出物测定值在 29.4%～44.4% 之间，拟定浸出物限度为不得少于 25.0%。

表 2　样品浸出物测定结果

序号	测定结果（%）	序号	测定结果（%）
1	40.4	9	40.5
2	40.3	10	41.1
3	37.4	11	44.4
4	29.4	12	40.0
5	38.4	13	39.3
6	32.8	14	37.1
7	38.7	15	34.5
8	36.5	16	36.9

　　【炮制】【性味与归经】【功能与主治】【用法与用量】【贮藏】 均参考《河南省中药饮片炮制规范》（2022 年版）拟定。

参考文献

［1］江苏新医学院.中药大辞典（下册）［M］.上海：上海人民出版社，1977：1915.

［2］高树慧.茶叶药用的文献研究［D］.济南：山东中医药大学，2015.

十二画

喜树果 Xishuguo
CAMPTOTHECAE ACUMINATAE FRUCTUS

本品为蓝果树科植物喜树 *Camptotheca acuminata* Decne. 的干燥成熟果实。秋季果实成熟尚未脱落时采收，晒干。

【性状】 本品呈长圆形，长 2～2.5cm，宽 5～7mm，先端尖，有柱头残基；基部变狭，可见着生在花盘上的椭圆形凹点痕，两边有翅。表面棕色至棕黑色，微有光泽，有纵皱纹，有时可见数条角棱和黑色斑点。质韧，不易折断，断面纤维性，内有种子1粒，干缩成细条状。气微，味苦。

【鉴别】 （1）粉末淡棕色。石细胞多成群，类长方形、类方形、类椭圆形或不规则形，交错排列，直径 20～40μm，壁略增厚，孔沟明显。纤维多成束，长条形或长梭形，直径 13～30μm。草酸钙簇晶单个或成行存在中果皮薄壁细胞中，直径 8～34μm。螺纹导管直径 7～18μm。胚乳细胞类方形或类多角形，直径 22～30μm，胞腔充满颗粒状物。子叶薄壁细胞含有脂肪油滴。

（2）取本品粗粉 2g，加 80% 乙醇 30ml，加热回流 30 分钟，放冷，滤过，滤液蒸干，残渣加三氯甲烷 - 乙醇（10：1）20ml 使溶解，滤过，滤液浓缩至 2ml，作为供试品溶液。另取喜树碱对照品，加三氯甲烷制成每 1ml 含 0.2mg 的溶液，作为对照品溶液。照薄层色谱法（《中国药典》2020 年四部通则 0502）试验，吸取上述两种溶液各 5μl，分别点于同一硅胶 G 薄层板上，以三氯甲烷 - 丙酮（7：8）为展开剂，展开，取出，晾干，置紫外光灯（365nm）下检视。供试品色谱中，在与对照品色谱相应的位置上，显相同颜色的荧光斑点。

【检查】 **水分** 不得过 12.0%（《中国药典》2020 年版四部通则 0832 第二法）。

【炮制】 除去杂质。

【性味与归经】 苦，寒；有毒。归脾、胃、肝经。

【功能与主治】 消肿散结，破血化瘀。用于癥瘕积聚，胁下痞块，恶疮等。现代用于各种肿瘤，如胃癌、肠癌、慢性粒细胞白血病、绒毛膜上皮癌、恶性葡萄胎、淋巴肉瘤，以及血吸虫病引起的肝脾大。

【用法与用量】 3～6g。

【注意】 本品含有喜树碱，有毒，慎用。

【贮藏】 置干燥处。

· 起草说明 ·

【别名】 旱莲果、野芭蕉果。

【名称】 喜树果在《河南省中药饮片炮制规范》(2022年版)有收载,故本标准沿用此名称。

【来源】 喜树原名旱莲,始载于《植物名实图考》木类:"秋结实作齐头筒子,百十攒、聚如毯;大如莲实。"并附果枝图。据其图文分析,所述旱莲与本种一致[1]。本标准规定喜树果来源为蓝果树科植物喜树 *Camptotheca acuminata* Decne. 的干燥成熟果实。

【原植物】 落叶乔木,高20~25m。树皮灰色。叶互生,纸质,长卵形,长12~28cm,宽6~12cm,先端渐尖,基部宽楔形,全缘或微呈波状,上面亮绿色,下面淡绿色,疏生短柔毛,脉上较密。花单性同株,头状花序近球形,常由2~9个头状花序组成圆锥花序,顶生或腋生,通常上部为雌花序,下部为雄花序;苞片3,两面被短柔毛;花萼5裂,边缘有纤毛;花瓣5,淡绿色,外面密被短柔毛;花盘微裂;雄花有雄蕊10,两轮,外轮较长;雌花子房下位,花柱2~3裂。瘦果窄长圆形,长2~2.5cm,先端有宿存花柱,有窄翅。花期4~7月,果期10~11月[2]。见图1。

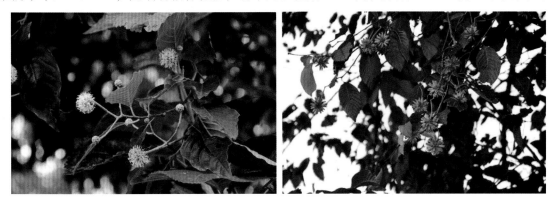

图1 喜树植物图

【产地】 产于江苏、浙江、福建、江西、湖北、湖南等地。

【采收加工】 10~11月果实成熟时采收,晒干。

【化学成分】 含喜树碱、10-羟基喜树碱、11-甲氧基喜树碱、去氧喜树碱、喜树次碱、白桦脂酸、长春花苷内酰胺等[1]。

【性状】 依据收集样品的性状而描述。见图2。

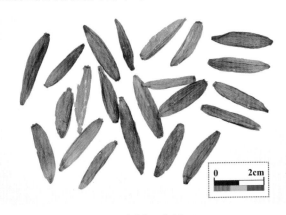

图2 喜树果药材图

【性状】 依据收集样品的性状而描述。见图2。

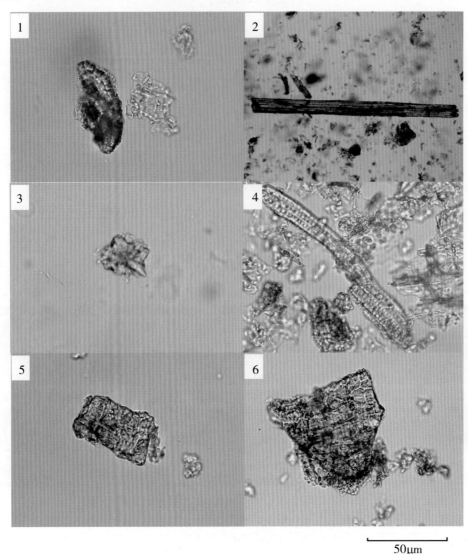

50μm

图3 喜树果粉末显微特征图

1.石细胞；2.纤维；3.草酸钙簇晶；4.导管；5.胚乳细胞；6.子叶薄壁细胞

【鉴别】 （1）**显微鉴别** 粉末显微特征根据实验样品观察拟定。见图3。

（2）**薄层色谱鉴别** 以喜树碱为对照品，制定薄层色谱鉴别方法。考察了不同展开剂类型、比例和不同显色条件，并进行了耐用性试验考察，最终确定展开剂为三氯甲烷-丙酮（7∶8），检视方法为置紫外光灯（365nm）下观察，建立了喜树果的薄层色谱鉴别方法。该色谱条件斑点分离较好，方法可行。结果见图4。

【检查】 **水分** 按照《中国药典》2020年版四部通则0832第二法烘干法测定，结果在8.5%~9.6%之间，拟定限度为不得过12.0%。

【炮制】【性味与归经】【功能与主治】【用法与用量】【注意】【贮藏】 均参考《河南省中药饮片炮制规范》（2022年版）拟定。

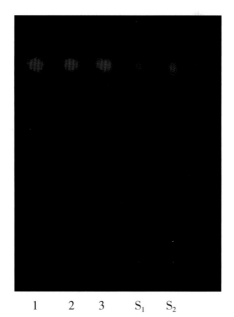

图4　喜树果的薄层色谱图

1–3.喜树果样品；S_1–S_2.喜树果碱对照品

参考文献

［1］国家中医药管理局《中华本草》编委会.中华本草（第5册）［M］.上海：上海科学技术出版社，1999：730-733.

［2］中国医学科学院药物研究所等.中药志（第三册）［M］.北京：人民卫生出版社，1979：631-634.

葎草　Lücao
HUMULI HERBA

　　本品为桑科植物葎草 *Humulus scandens*（Lour.）Merr. 的干燥地上部分。夏、秋二季茎叶茂盛时采割，干燥。

【性状】 本品多呈卷曲状。茎和叶柄均密生倒钩刺。茎呈圆柱形略扁，粗糙，有纵棱，表面灰绿色或灰褐色，易折断，断面不平坦，多中空。叶对生，叶片皱缩或破碎，完整者展平后掌状5～7深裂，稀为3裂，裂片卵状三角形，先端急尖或渐尖，基部心形，边缘具粗锯齿，两面均有粗糙毛茸；叶柄长5～20cm，有的带花序或果穗，腋生。花小，单性异株，雄花排成圆锥花序，雌花集成短穗状花序。瘦果淡黄色，扁圆形。气微，味微苦。

【鉴别】（1）本品茎横切面：表皮细胞1列，类方形或切向延长，可见非腺毛、腺毛和倒刺；可见单细胞非腺毛，多弯曲。中柱鞘纤维束断续排列成环。韧皮部较窄，有分泌管散在，内含黄棕色物。形成层不明显。木质部较宽，导管多单个排列；木部薄壁细胞多木化，壁厚，淡黄色。薄壁细胞含草酸钙簇晶。

　　（2）粉末黄绿色。草酸钙簇晶较多，存在于薄壁细胞中。纤维成束或单个散在，两端较平截。钟乳体类圆形。非腺毛多为单细胞。可见螺纹导管、网纹导管及具缘纹孔导管。

【检查】 **水分** 不得过 10.0%（《中国药典》2020 年版四部通则 0832 第二法）。

总灰分 不得过 17.0%（《中国药典》2020 年版四部通则 2302）。

酸不溶性灰分 不得过 5.0%（《中国药典》2020 年版四部通则 2302）。

【浸出物】 照醇溶性浸出物测定法（《中国药典》2020 年版四部通则 2201）项下的热浸法测定，用 70% 乙醇作溶剂，不得少于 5.0%。

【炮制】 除去杂质，洗净，切段，干燥。

【性味与归经】 甘、苦，寒。归肺、大肠经。

【功能与主治】 清热，利尿，消瘀，解毒。用于淋病，小便不利，疟疾，腹泻，痢疾，肺结核，肺炎痈毒等。

【用法与用量】 10～20g。外用鲜品适量，捣烂敷或煎水熏洗患处。

【贮藏】 置通风干燥处。

· 起草说明 ·

【别名】 拉拉秧、拉拉藤、涩拉秧。

【名称】 沿用我省习用名称。

【来源】 葎草始载于《名医别录》[1]。《本草纲目》云："此草茎有细刺，善勒人肤，故名勒草。讹为葎草。别录勒草即此，合并为一。"[2] 古人对葎草形态做了描述："二月生苗，茎有细刺。叶对节生，一叶五尖，微似蓖麻而有细齿。八九月开始细紫花成簇，结子状如黄麻子。"此述与现今使用葎草 *Humulus scanclens*（Lour.）Merr. 一致。本品饮片在《河南省中药饮片炮制规范》（2022 年版）有收载，为了更好地控制葎草的质量，故收入本标准。

【原植物】 一年生草本。茎缠绕，有倒生短刺。叶肾状五角形，掌状 5～7 深裂，稀 3 裂，基部心形，裂片边缘有粗锯齿，两面有粗糙刺毛，背面有黄色小腺点；叶柄长 5～20 cm，有倒生短刺。花单性，雌雄异株；雄花小，淡黄绿色，排列成圆锥花序，萼片与雄蕊各 5；雌花呈近圆形短穗状花序，萼片有白色刺毛和黄色腺点，萼膜质，全缘。瘦果淡黄色，扁圆形。花期 6～8 月，果熟期 7～9 月[3]。见图 1。

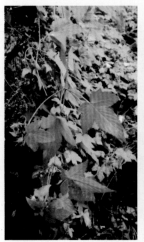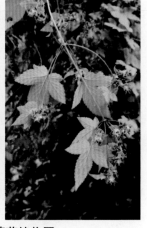

图 1　葎草植物图

【产地】 除新疆、青海外，分布于全国南北各省，河南省各地区均有分布。

【采收加工】 苘草以地上部分入药，夏、秋二季茎叶茂盛时采割，除去杂质，晒干。

【化学成分】 苘草全草中主成分为黄酮类化合物，已分离出木犀草苷、大波斯菊苷、秋英苷及牡荆素等。其他还有苘草多糖类、挥发油类、生物碱类、多种氨基酸和微量元素等[4]。

【性状】 依据收集样品的性状而描述。见图2。

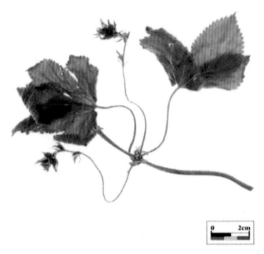

图2 苘草药材图

【鉴别】 根据实验样品观察及有关文献[5]拟定横切面显微特征和粉末显微特征。见图3、图4。

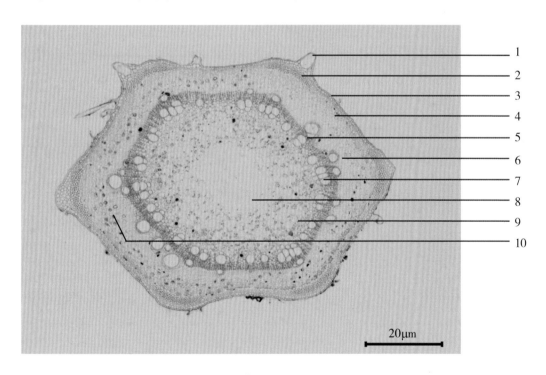

图3 苘草茎横切面详图

1.非腺毛；2.皮层厚角组织；3.表皮；4.中柱鞘纤维；5.木部薄壁细胞；6.韧皮部；7.木质部；
8.髓部；9.髓部薄壁细胞；10.韧皮部分泌物

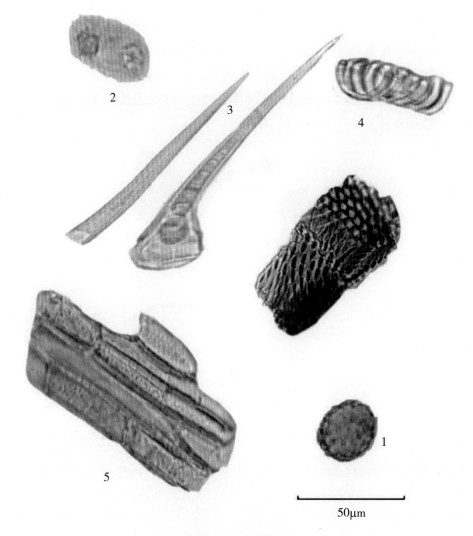

图4　葎草粉末显微特征图

1. 钟乳体；2. 簇晶；3. 非腺毛；4. 导管；5. 纤维

【检查】　**水分**　按照《中国药典》2020年版四部通则0832第二法烘干法测定，结果在5.9%～7.9%之间，拟定限度为不得过10.0%。

　　总灰分　按照《中国药典》2020年版四部通则2302总灰分测定法测定，结果在13.3%～15.0%之间，拟定限度为不得过17.0%。

　　酸不溶性灰分　按照《中国药典》2020年版四部通则2302酸不溶性灰分测定法测定，结果在1.1%～3.2%之间，拟定限度为不得过5.0%。

【浸出物】　按照《中国药典》2020年版四部通则2201浸出物测定法项下的热浸法，以70%乙醇作为溶剂，测定结果在9.3%～11.6%之间，拟定限度为不得少于5.0%。

【炮制】【性味与归经】【功能与主治】【用法与用量】【贮藏】　均参考《河南省中药饮片炮制规范》（2022年版）拟定[6]。

参考文献

［1］陶弘景.名医别录［M］.尚志钧，辑校.北京：人民卫生出版社，1986：165.

［2］李时珍.本草纲目（校点本）［M］.2 版.北京：人民卫生出版社，1982：1327.

［3］丁宝章，王遂义，高增义.河南植物志［M］.郑州：河南人民出版社，1981：274.

［4］陈再兴，孟舒.葎草研究进展［J］.中国药事，2011，25（2）：175.

［5］何燕宁.河北葎草药材的质量研究［D］.承德：承德医学院，2016：14-15.

［6］河南省药品监督管理局.河南省中药饮片炮制规范［S］.郑州：河南科学技术出版社，2022：251-253.

落花生枝叶 Luohuashengzhiye
ARACHIDIS HYPOGAEAE HERBA

本品为豆科植物落花生 *Arachis hypogaea* L. 的干燥地上部分。秋季采收，除去杂质及枯黄枝叶，阴干或晒干。

【性状】 本品茎长 10～70cm，质脆，易折断，表面绿色至绿黄色，具纵棱，被黄色长柔毛。偶数羽状复叶互生，小叶 4 枚，皱缩，倒卵形，长 2.5～5cm，宽 1.5～3cm，先端圆形，基部渐狭，脉纹明显；叶柄被棕色长柔毛；托叶披针形，基部与叶柄基部连生长 2～3.5cm，疏生长柔毛。叶腋偶见残留的未成熟小果。气微，味淡。

【鉴别】（1）本品粉末黄绿色。纤维多成束，直径 10～42μm，微木化或木化。有的纤维周围薄壁细胞中含有草酸钙方晶，形成晶纤维。草酸钙方晶较多，多存在于薄壁细胞中，直径 9～30μm。具缘纹孔导管及螺纹导管，直径 20～45μm。茎表皮细胞呈类方形或多角形，壁较厚。非腺毛为单细胞组成，长达 500μm。可见黄色或橙红色块状物散在。气孔类圆形，副卫细胞 3～6 个，平轴式。

（2）取本品粉末 0.5g，加甲醇 10ml，超声 20 分钟，滤过，滤液蒸干，残渣加甲醇 1ml 使溶解，作为供试品溶液。另取落花生枝叶对照药材 0.5g，同法制成对照药材溶液。照薄层色谱法（《中国药典》2020 年版四部通则 0502）试验，吸取上述两种溶液各 5μl，分别点于同一硅胶 G 薄层板上，以三氯甲烷－丙酮（9∶1）为展开剂，展开，取出，晾干。置紫外光灯（365nm）下检视。供试品色谱中，在与对照药材色谱相应的位置上，显相同颜色的荧光斑点。

【检查】 水分　不得过 12.0%（《中国药典》2020 年版四部通则 0832 第二法）。

总灰分　不得过 12.0%（《中国药典》2020 年版四部通则 2302）。

酸不溶性灰分　不得过 2.0%（《中国药典》2020 年版四部通则 2302）。

【浸出物】 照醇溶性浸出物测定法（《中国药典》2020 年版四部通则 2201）项下的热浸法测定，用 50% 乙醇作溶剂，不得少于 16.0%。

【炮制】 除去杂质，切段，干燥。

【性味与归经】 甘，平。归脾、肺经。

【功能与主治】 清热宁神，活血化瘀。用于跌打损伤，痈肿疮毒，失眠，高血压。预防动脉粥样硬化，改善血液循环，降低血液黏稠度，对动脉粥样硬化所致的心脑血管疾病有康复保健作用。

【用法与用量】 9～30g。外用适量。

【贮藏】 置通风干燥处，防霉变。

· 起草说明 ·

【别名】 花生枝叶、落花参枝叶。

【名称】 本品在我省习称为落花生，因药用其枝叶，故称落花生枝叶。

【来源】 本品始载于《滇南本草》，"治跌打损伤，敷伤处"。《滇南本草图说》言其"治疮毒"。《河南省中药材标准》1993 年版收载本品，为了更好地控制药材的质量，对标准进行修订。

【原植物】 一年生草本。根部多根瘤。茎高 10～70cm，匍匐或直立，茎枝具棱纹，被黄色长柔毛。偶数羽状复叶互生，小叶 4，长圆形或倒卵形，长 2.5～5cm，宽 1.5～3cm，先端钝圆或有凸细尖，基部渐狭，全缘；叶柄长 2～5cm，被棕色长柔毛，托叶基部与叶柄基部连生，呈披针形，长1.5～3.5cm，叶脉明显。花黄色，单生或簇生叶腋，开花期几无花梗；萼管细长，萼齿上面 3 个合生，下面呈二唇形；花冠蝶形，旗瓣近圆形，宽大，翼瓣与龙骨瓣分离，雄蕊 9 枚合生，1 枚退化；花柱细长，柱头甚小，疏生细毛；子房内有一至数个胚珠，胚珠受精后，子房柄伸长至地下，发育为荚果。荚果长椭圆形，种子间常缢缩，果皮厚，具突起网脉，长 1～5cm，内含种子 1～3 颗。花期 6～7 月，果期 9～10 月[1]。见图 1。

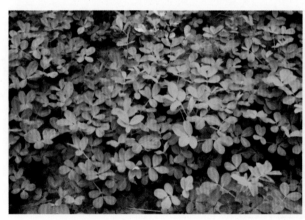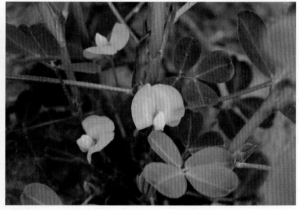

图 1 落花生植物图

【产地】 现我国广泛栽培。主要产于河南、山东。

【采收加工】 秋季采收地上部分，或收获后除去根、枯黄枝叶及杂质，晒干或阴干[2]。

【化学成分】 主要含黄酮、氨基酸、香豆素、蒽醌、有机酸、多糖、嘌呤类（如花生嘌呤以及多种挥发性成分），已确证的挥发性成分有己醇、1- 戊烯 -3- 醇、芳樟醇、α - 松油醇、牻牛儿醇等[3]。

【性状】 根据收集药材的性状而描述。见图 2。

【鉴别】（1）<u>显微鉴别</u> 根据实验样品观察拟定粉末显微特征。见图 3。

（2）<u>薄层色谱鉴别</u> 以落花生枝叶对照药材为对照，按照《中国药典》2020 年版四部通则0502 薄层色谱法进行试验，同时参考文献报道[4]，对落花生枝叶药材的薄层鉴别色谱条件进行优化，最终确定以三氯甲烷 - 丙酮（9：1）为展开剂，置紫外光灯（365nm）下检视，建立了落花生

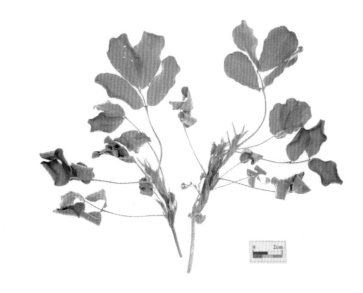

图2 落花生枝叶药材图

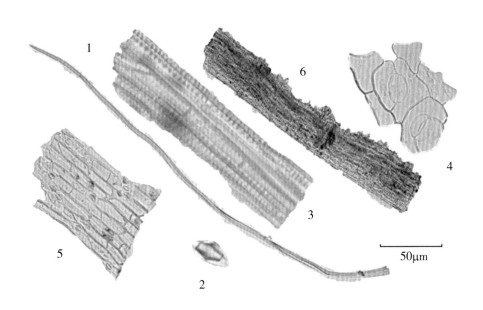

图3 落花生枝叶粉末显微特征图

1.非腺毛；2.方晶；3.导管；4.气孔；5.茎表皮细胞；6.纤维

枝叶药材薄层色谱鉴别方法。该色谱条件斑点分离较好，方法可行，结果见图4。

【检查】 **水分** 按照《中国药典》2020年版四部通则0832第二法烘干法测定，结果在9.5%～10.2%之间，平均值为9.8%，拟定限度为不得过12.0%。

总灰分 按照《中国药典》2020年版四部通则2302总灰分测定法测定，结果在6.5%～9.7%之间，平均值为8.3%，拟定限度为不得过12.0%。

酸不溶性灰分 按照《中国药典》2020年版四部通则2302酸不溶性灰分测定法测定，测定值结果在0.03%～0.90%之间，拟定限度为不得过2.0%。

图 4　落花生枝叶薄层色谱图

S.落花生枝叶对照药材；1-3.样品

【浸出物】　按照《中国药典》2020年版四部通则 2201 醇溶性浸出物测定法项下的热浸法，用 50% 乙醇作溶剂，测定结果在 21.7%～29.0% 之间，平均值为 26.4%，拟定限度为不得少于 16.0%。

【炮制】【性味与归经】【功能与主治】【用法与用量】【贮藏】　均参照《河南省中药饮片炮制规范》2022年版及《河南省中药材标准》1993年版拟定[5]。

参考文献

[1]河南省卫生厅.河南省中药材标准（二）（1993年版）[S].郑州：中原农民出版社，1993：102-104.

[2]王国华，张晓峰.HPLC测定落花生枝叶不同生长时期的花生嘌呤含量研究[C].中医对睡眠疾病的机理探讨和辨证论治新进展会议，2015：132-134.

[3]高聪，付红伟，裴月湖，等.落花生枝叶化学成分的分离与鉴定[J].中国药学杂志，2016，51（14）：1176-1178.

[4]王翘楚.落花生枝叶药材标准研究[C].上海：上海市中医院，2004-07-06.

[5]河南省药品监督管理局.河南省中药饮片炮制规范[S].郑州：河南科学技术出版社，2022：253-254.

椒目 Jiaomu
ZANTHOXYLI SEMEN

本品为芸香科植物青花椒 *Zanthoxylum schinifolium* Sieb. et Zucc. 或花椒 *Zanthoxylum bungeanum* Maxim. 的干燥成熟种子。秋季采收成熟果实，晒到果实开裂，打下种子，筛去果壳及杂质。

【性状】　本品呈卵圆形或类球形，直径 3～5mm。表面黑色，有光泽，有时表皮已脱落，露出黑色网状纹理。种皮质坚硬，剥离后，可见乳白色的胚乳及子叶。气香，味辛辣。

【鉴别】（1）本品粉末红棕色。种皮表皮细胞多角形，壁连珠状增厚，呈红棕色或棕黑色。种皮网纹细胞多角形，壁木质化，具明显的网状纹理，呈淡黄色。胚乳细胞多角形，内含糊粉粒及油滴，油滴淡黄色。石细胞成群或散在，呈方形、类圆形或多角形，直径10～82μm，孔沟及纹孔明显。

（2）取本品粉末2g，加0.5mol/L氢氧化钾乙醇溶液10ml，回流提取30分钟，放冷，滤过，滤液加酚酞指示液3滴，加0.5mol/L盐酸溶液至红色恰好褪去，作为供试品溶液。取α－亚麻酸对照品适量，加乙醇制成每1ml含1mg的溶液，作为对照品溶液。照薄层色谱法（《中国药典》2020年版四部通则0502）试验，吸取上述两种溶液各2μl，分别点于同一硅胶G薄层板上，以环己烷－乙酸乙酯－冰醋酸（10∶2∶0.1）为展开剂，展开，取出，晾干，喷以5%香草醛硫酸溶液，在105℃加热至斑点显色清晰。供试品色谱中，在与对照品色谱相应的位置上，显相同颜色的斑点。

【检查】水分　不得过13.0%（《中国药典》2020年版四部通则0832第四法）。

总灰分　不得过8.0%（《中国药典》2020年版四部通则2302）。

【浸出物】照醇溶性浸出物测定法（《中国药典》2020年版四部通则2201）项下的热浸法测定，用乙醇作溶剂，不得少于12.0%。

【炮制】除去杂质，筛去灰屑。用时捣碎。

【性味与归经】苦，寒。归脾、膀胱经。

【功能与主治】行水消肿。用于水肿胀满，痰饮喘逆。

【用法与用量】3～9g。

【注意】阴虚火旺者忌服。

【贮藏】置阴凉干燥处。

· 起草说明 ·

【别名】花椒目、川椒目。

【名称】本品在《河南省中药材标准》（1993年版）有收载，本标准沿用此名称。

【来源】本品为非常用中药，始载于《本草经集注》："椒目冷利去水，则入药不得相杂尔。"《本草纲目》载："蜀椒肉厚皮皱，其子光黑，如人之瞳目，故谓之椒目。他子虽光黑，亦不似之。"河南省中药材标准（二）（1993年版）收载椒目来源为芸香科植物花椒的干燥成熟种子，但市场上亦将青花椒种子作为椒目使用，根据历史沿革并参考有关地方标准[1-5]，本标准规定椒目来源为芸香科植物青花椒 *Zanthoxylum schinifolium* Sieb. et Zucc. 或花椒 *Zanthoxylum bungeanum* Maxim. 的干燥成熟种子[6]。

【原植物】青花椒　通常为高1～2m的灌木；茎枝有短刺，刺基部两侧压扁状，嫩枝暗紫红色。叶有小叶7～19片；小叶纸质，对生，位于叶轴基部的常互生，椭圆状披针形，长1.5～4.5cm，宽7～15mm，先端渐尖、急尖或狭尖而钝头，基部略呈楔形或歪斜而不整齐，边缘有细锯齿，齿缝间有油点。伞房状圆锥花序，顶生，萼片5，花瓣5，长圆形，雄花雄蕊5，雌花心皮3，柱头头状。蓇葖果，紫红色，成熟心皮1～3，果瓣近球形，内有种子1；种子蓝黑色，有光泽。花期6～7月，果期 9~10 月[7]。见图 1。

　　花椒 为落叶灌木或小乔木，高 1～3m，干、枝外皮灰色或紫褐色，茎枝有短刺或脱落。单数羽状复叶互生，叶有小叶 5～11 片，纸质或厚纸质，近无柄，卵形至长卵圆形，长 1.5～10cm，宽 1～3cm，叶缘有细裂齿或近于全缘，叶脉稍凹陷。聚伞状圆锥花序顶生或生于侧枝顶端，花单性，雌雄异株，花被片 4～8，雄的雄蕊 5～7 枚，雌花有心皮 2～4 个。蓇葖果球形，红色、紫红色或红褐色，密生突出的腺点，直径 3～5mm，种子类圆形，直径 3～4mm，黑色，有光泽。花期 3～5 月，果期 7～10 月[7]。见图 2。

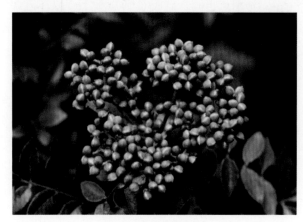
图 1　青花椒植物图

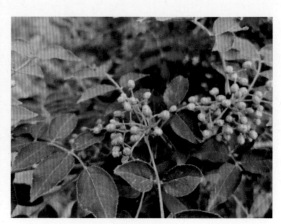
图 2　花椒植物图

　　【**产地**】 青花椒主产于内蒙古、江苏、浙江、湖南等地。花椒主产于四川、河南（林州市）等地。全国各地均有栽培。

　　【**采收加工**】 秋季采收成熟果实，晒到果实开裂，打下种子，筛去果壳及杂质。

　　【**化学成分**】 花椒种籽油由棕榈酸、棕榈油酸、硬脂酸、油酸、亚油酸、亚麻酸及十七碳烯酸组成。主要成分油酸、亚油酸、亚麻酸的混合含量高达 57.549%～87.907%[8, 9]。

　　【**性状**】 依据收集样品的性状而描述。见图 3。

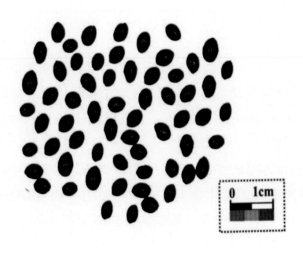
图 3　椒目药材图

【鉴别】（1）**显微鉴别** 根据实验样品观察拟定粉末显微特征[10]。见图4。

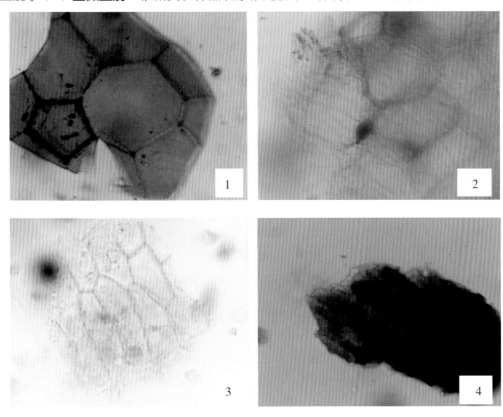

100μm

图4 椒目粉末显微特征图

1.种皮表皮细胞；2.种皮网纹细胞；3.胚乳细胞；4.石细胞

（2）**薄层色谱鉴别** 参照相关文献中报道的椒目主要化学成分及《中国药典》2020年版一部中有关 α-亚麻酸的薄层检测方法试验[8, 9, 11]，供试品溶液及对照品溶液的制备、吸附剂、显色剂及检视方法同标准正文。在选择展开剂时，比较了文献中的环己烷-乙酸乙酯-冰醋酸（10∶2∶0.1）、环己烷-乙酸乙酯-乙酸（10∶1∶0.1）、甲苯-乙酸乙酯-甲酸（5∶4∶1）三种展开剂，三者均能检出相同颜色的斑点，其中以环己烷-乙酸乙酯-冰醋酸（10∶2∶0.1）展开 R_f 值适中，且斑点无拖尾，拟定其为标准展开剂。在选择显色剂时，考察了10%磷钼酸乙醇溶液和5%香草醛硫酸溶液，5%香草醛硫酸溶液显色效果更好，斑点更清晰，所以标准拟选用5%香草醛硫酸溶液作为显色剂。见图5。

【检查】 **水分** 按照《中国药典》2020年版四部通则0832第四法甲苯法测定10批样品，结果在5.3%～11.0%之间，结合《中国药典》2020年版四部通则0212药材和饮片检定通则，拟定限度为不得过13.0%。见表1。

总灰分 按照《中国药典》2020年版四部通则2302总灰分测定法测定10批样品，结果在5.3%～6.3%之间，拟定限度为不得过8.0%。见表1。

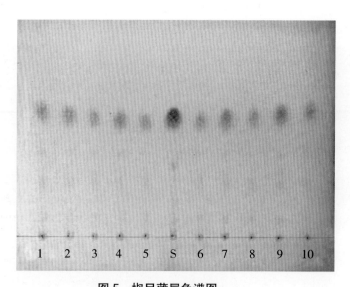

图 5　椒目薄层色谱图

S.α－亚麻酸；1–10. 椒目样品

表 1　椒目水分、总灰分及浸出物测定结果表

编号	水分（%）	灰分（%）	浸出物（%）
1	8.8	5.7	26.9
2	9.3	6.2	25.7
3	7.0	6.3	26.4
4	11.0	6.1	12.8
5	5.3	6.2	17.9
6	8.1	5.4	30.5
7	8.7	5.6	26.2
8	9.2	5.8	24.5
9	8.9	5.5	18.2
10	9.0	5.3	24.7
平均	8.5	5.8	23.4

【浸出物】　按照《中国药典》2020 年版四部通则 2201 浸出物测定法项下的热浸法，以乙醇作为溶剂测定 10 批样品，结果在 12.8%～30.5% 之间，拟定限度为不得少于 12.0%。

【炮制】【性味与归经】【功能与主治】【用法与用量】【注意】【贮藏】　均参考《河南省中药饮片炮制规范》（2022 年版）拟定[6]。

参考文献

［1］陕西省食品药品监督管理局 . 陕西省药材标准（2015 年版）［S］. 西安：陕西科学技术出版社，2016：62-63.

［2］四川省食品药品监督管理局 . 四川省中药材标准（2010 年版）［S］. 成都：四川科学技术出版社，2011：596-597.

［3］贵州省药品监督管理局．贵州省中药材民族药材质量标准（2019年版第一册）［S］．北京：中国医药科技出版社，
2020．

［4］湖南省食品药品监督管理局．湖南省中药材标准（2009年版）［S］．长沙：湖南科学技术出版社，2010：144．

［5］甘肃省食品药品监督管理局．甘肃省中药材标准（2009年版）［S］．兰州：甘肃文化出版社，2009：184．

［6］河南省药品监督管理局．河南省中药饮片炮制规范（2022年版）［S］．郑州：河南科学技术出版社，2022：202-203．

［7］辽宁药品监督管理局．辽宁省中药材标准（2019年版第二册）［S］．沈阳：辽宁科学技术出版社，2019：115-
120．

［8］王少苹．椒目质量标准研究及椒目脂肪酸SFODLPME-GC测定方法的建立［D］．太原：山西医科大学，2017．

［9］李卿，秦剑，欧燕．椒目化学成分及药理作用研究进展［J］．中国中医急症，2012，21（5）：762-764．

［10］曹蔚，薛美玲，谢艳华，等．椒目种皮的石蜡切片制备方法及显微鉴别研究［J］．陕西中医，2012，33（3）：352-
354．

［11］国家药典委员会．中华人民共和国药典（2020年版四部）［S］．北京：中国医药科技出版社，2020：230．

酢浆草 Cujiangcao
OXALIDIS CORNICULATAE HERBA

本品为酢浆草科植物酢浆草 *Oxalis corniculata* L. 的干燥全草。夏秋有花果时采收，除去杂质，洗净，阴干。

【性状】 本品常互相缠绕成束状或团状，根呈圆柱形，略扭曲，具纵纹。茎呈扁圆柱形，上部呈黄绿色或黄棕色，下部呈红棕色，直径1～2mm，有纵棱及柔毛，质轻、脆。三出复叶基生或茎上互生，小叶三片，完整者展开后呈倒心形，两面被有柔毛，黄绿色或浅棕色，多皱缩破碎；叶柄细长，1～14cm。花单生或伞形花序腋生，萼片、花瓣均5，黄色，多已干缩。蒴果近圆柱形，具5棱。气微，味酸涩。

【鉴别】 （1）本品粉末黄绿色至黄褐色。纤维成束，长梭形。草酸钙方晶多见，成片分布于薄壁细胞中或散在，直径15～35μm。非腺毛主要为单细胞，先端尖，壁稍厚，平直或弯曲，有的表面有疣状突起，直径18～75μm。淀粉粒呈圆多角形。环纹及螺纹导管，直径15～55μm。薄壁细胞不规则，波状弯曲。

（2）取本品粉末2g，加甲醇20ml，超声处理20分钟，滤过，滤液蒸干，残渣加甲醇1ml使溶解，作为供试品溶液。另取酢浆草对照药材2g，同法制成对照药材溶液。照薄层色谱法（《中国药典》2020年版四部通则0502）试验，吸取上述两种溶液各2μl，分别点于同一硅胶G薄层板上，以二氯甲烷－甲醇－甲酸（7∶1∶0.1）为展开剂，展开，取出，晾干，置紫外光灯（365nm）下检视。供试品色谱中，在与对照药材色谱相应的位置上，显相同颜色的荧光斑点。

【检查】 水分 不得过12.0%（《中国药典》2020年版四部通则0832第二法）。

【浸出物】 照水溶性浸出物测定法（《中国药典》2020年版四部通则2201）项下的热浸法测定，不得少于16.0%。

【炮制】 除去杂质，洗净，切段，干燥。

【性味与归经】 酸，寒。归肝、肺、膀胱经。

【功能与主治】 清热利湿，凉血散瘀，消肿解毒。用于淋证，跌打损伤，恶疮，咽喉肿痛，泄泻，痢疾，黄疸，赤白带下，麻疹，吐血，衄血，疔疮，痈肿，疥癣，痔疾，脱肛及烫火伤等。

【用法与用量】 9～15g。外用适量，煎水洗、捣敷、捣汁涂、调敷或煎水漱口。

【贮藏】 置干燥处。

· 起草说明 ·

【别名】 黄花酢浆草、酸浆草、三叶酸、斑鸠酸、酸酸草。

【名称】 沿用本省习用名称。

【来源】 本品为酢浆草科植物酢浆草 *Oxalis corniculata* L. 的干燥全草，始载于《新修本草》："酢浆草，叶如细萍，丛生，茎头有三叶。一名醋母草，一名鸠酸草。"[1]《医学入门》记载："三叶酸浆，又名酢浆草。生道傍下湿地，叶如水萍丛生，茎端三叶，叶间生细黄花，俗名酸车草。"[2]《女科证治准绳》载："《本草衍义》误人苦耽条。即曰三叶酸浆草，岂苦耽即酸浆欤？（苦耽有子，大如金柑，味酸可食，故亦名酸浆，非三叶也。三叶酸浆，小草布地而生，叶皆三瓣，惟开黄花，其茎叶皆酸者）。"[3]经本草考证及现代文献研究，历代本草和医书中记载的酢浆草均为黄花酢浆草，另有变种红花酢浆草，但多作为观赏植物，不入药。《救荒本草》记载："旧不着所出州土，今处处有之。生道傍砂湿地……"[4]酢浆草在全国大部分地区均有分布，生于路边、家圃田园、砂湿地等，本省乡村野地常见酢浆草，民间也常将其用于跌打损伤、蛇虫咬伤、烧烫伤等病症的治疗。

【原植物】 多年生草本，全草有酸味，茎匍匐或斜生，多分枝，全株被疏毛。三小叶复叶互生，小叶倒心形，无柄；总叶柄纤细而曲折，被毛。伞形花序腋生；萼片5；花瓣5，黄色；雄蕊10，5长5短，花丝基部合生成筒；子房上位，5室，柱头5裂。蒴果近圆柱形，有5棱，被短柔毛，熟时自行裂开，弹出种子。花期5～7月，果期6～9月[5,6]。见图1。

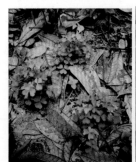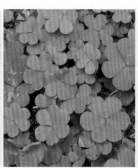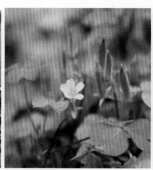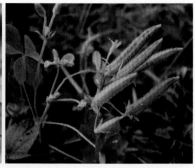

图 1 酢浆草植物图

【产地】 全国大部分地区均有分布，主产于华北、华中、华南及西南等地[7]。

【采收加工】 以夏、秋有花果时采收药效较好。除去杂质，洗净，阴干。

【化学成分】 本品含有黄酮类、酚酸类、生物碱类、萜类、皂苷类、挥发油等多种化学成分，包括槲皮素、槲皮素D、牡荆素、异牡荆素、木犀草素、反式-4-羟基-2-壬烯酸、正二十八烷醇、棕榈酸、胸腺嘧啶、6，7，10-3羟基-8-十八烯酸、没食子酸乙酯、香草酸、原儿茶酸、葡萄球菌苷 D、L- 鼠李糖和芹菜素 -7-O-β-D- 葡萄糖苷等[8, 9]。

　　【**性状**】 依据收集样品的性状而描述。见图 2。

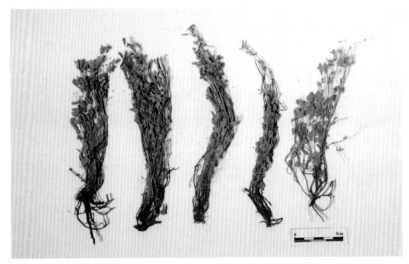

图 2　酢浆草药材图

　　【**鉴别**】（1）**显微鉴别**　根据实验样品观察拟定粉末显微特征。见图 3。

　　（2）**薄层色谱鉴别**　以酢浆草作为对照药材，研究制定酢浆草薄层色谱鉴别方法，考察了不同展开剂类型、比例和不同显色条件，并进行了耐用性试验考察，最终确定展开剂为二氯甲烷 – 甲醇 – 甲酸（7∶1∶0.1），在硅胶 G 薄层板上展开，置紫外光灯（365nm）下检视。本鉴别方法斑点清晰，分离效果较好，纳入本标准。见图 4。

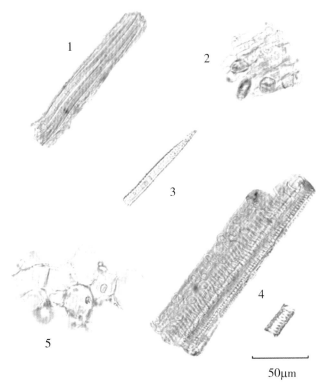

图 3　酢浆草粉末显微特征图

1. 纤维；2. 草酸钙方晶；3. 非腺毛；4. 导管；5. 薄壁细胞

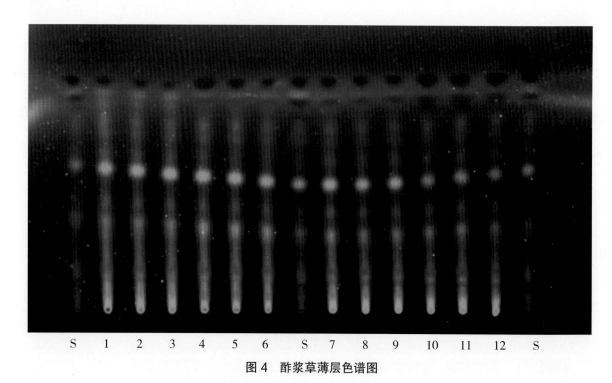

图 4　酢浆草薄层色谱图

S.酢浆草对照药材；1–12.酢浆草样品

【检查】　水分　按照《中国药典》2020 年版四部通则 0832 第二法烘干法测定 12 批样品，结果在 6.4%～7.4% 之间，平均值为 7.0%。根据测定结果，拟定限度为不得过 12.0%。见表 1。

表 1　样品水分测定结果（%）

序号	1	2	3	4	5	6	7	8	9	10	11	12	平均值
水分	7.4	7.3	7.2	7.3	7.2	6.9	7.0	6.4	6.8	6.8	6.8	6.7	7.0

【浸出物】　按照《中国药典》2020 年版四部通则 2201 水溶性浸出物测定法项下的热浸法，对 12 批样品进行测定，结果在 20.7%～33.3% 之间，平均值为 27.0%。根据测定结果，拟定限度为不得少于 16.0%。见表 2。

表 2　样品浸出物测定结果（%）

序号	1	2	3	4	5	6	7	8	9	10	11	12	平均值
浸出物	24.1	26.5	27.4	25.5	28.3	25.7	29.3	31.1	26.2	25.6	20.7	33.3	27.0

【炮制】　除去杂质，洗净，切段，干燥。

【性味与归经】《中华本草》[10] 及清代《得配本草》[11] 记载其"酸，寒。入手阳明，兼太阳经"；云南省、湖南省、湖北省及广东省中药材标准，均记载其归肝经，且有文献记载其对肝损伤具有保护作用[12]。

【功能与主治】《中药大辞典》[13] 载其"清热利湿，凉血散瘀，消肿解毒。主治湿热泄泻，痢疾，黄疸，淋证，带下，吐血，衄血，尿血，月经不调，跌打损伤，咽喉肿痛，痈肿疔疮，丹毒，湿疹，疥癣，痔疮，麻疹，烫火伤，蛇虫咬伤"。《中华本草》[10]及文献记载其具有清热利湿、凉血消肿、解毒散瘀等功效，用于治疗炎症、湿疹、麻疹、腹泻、咽喉肿痛、跌打损伤等，且在抑菌、抗肿瘤、抗焦虑、抗癫痫、抗炎镇痛、抗氧化、肝肾保护、促进骨形成等方面均表现出一定的活性[14-19]。

【用法与用量】《中华本草》[10]记载："内服：煎汤，9~15g，鲜品 30~60g；或研末；或鲜品绞汁饮。外用：适量，煎水洗、捣烂敷、捣汁涂或煎水漱口"。

【贮藏】 参考《湖北省中药材质量标准》2018 年版[20]确定。

参考文献

［1］唐·苏敬.新修本草［M］.尚志钧辑校.合肥：安徽科学技术出版社，1981：435.

［2］明·李梴.医学入门［M］.金嫣莉等校注.北京：中国中医药出版社，1995：214.

［3］王肯堂.女科证治准绳［M］.太原：山西科学技术出版社，2012：106.

［4］朱橚.救荒本草［M］.苏州：苏州大学出版社，2019：22.

［5］林余霖.本草纲目原色图谱 800 例［M］.北京：华龄出版社，2020：181.

［6］中国科学院中国植物志编辑委员会. 中国植物志（第四十三卷）［M］. 北京：科学出版社，2013：11.

［7］马雪，李小双，李银，等.酢浆草的化学成分研究（Ⅱ）［J］.中药材，2020，43（4）：853-857.

［8］雷艳，张宝，马雪，等.酢浆草的化学成分研究［J］.中国药学杂志，2021，56（17）：1378-1383.

［9］张宝，李勇军，马雪，等.酢浆草的化学成分及药理活性研究进展［J］.中药材，2020，43（10）：2585-2593.

［10］国家中医药管理局《中华本草》编委会，中华本草（第 4 册）［M］.上海：上海科学技术出版社，1999：717-719.

［11］严西亭.得配本草［M］.上海：上海科学技术出版社，1958：76.

［12］陈春，陈毅飞，曹后康，等.酢浆草对四氯化碳致急性肝损伤大鼠的保护作用及机制［J］.中国实验方剂学杂志，2018，24（16）：141-145.

［13］江苏新医学院.中药大辞典（下册）［M］.上海：上海人民出版社，1977：2298-2300.

［14］李小双，李银，刘文静，等.酢浆草的 HPLC 指纹图谱建立及 2 种有效成分的含量测定［J］.中国药房，2020，31（6）：656-660.

［15］Mukherjee S，Koley H. Barman S，et al.Oxalis corniculata（Oxalidaceae）leaf extract exerts in vitro antimicrobial and in vivo anticolonizing activities against Shigella dysenteriae 1（NT4907）and Shigella flexneri 2a（2457T）in induced diarhea in suckling miceJl.J Med Food，2013，16（9）：1-9.

［16］Santosh Bhausaheb Dighe，et al. Analgesic and anti-inflammatory activity of β-sitosterol isolated from leaves of Oxalis corniculata［J］. Int J Pharmacol Res，2016，6（3）：109-113.

［17］刘晓艳，董莉，刘亭，等.酢浆草提取物对成骨细胞增殖及分化的影响［J］.中国实验方剂学杂志，2015，21（1）：117-120.

［18］Sreejith G，Jayasree M，Latha P G，et al. Hepatoprotective activity of Oxalis corniculata L. ethanolic extract against paracetamol induced hepatotoxicity in Wistar rats and its in vitro antioxidant effects［J］. Indian J Exp Biol，2014，52（2）：147-152.

［19］Kathiriya A，Das K，Kumar E P，et al.Evaluation of antitumor and antioxidant activity of Oxalis corniculata Linn.against ehrlich ascites carcinoma on mice［J］.Iranian J Cancer Prev，2010，3（4）：157-165.

［20］湖北省药品监督管理局.湖北省中药材质量标准（2018 年版）［S］.北京：中国医药科技出版社，2018：230-231.

硝石 Xiaoshi
NITRUM

本品为硝酸盐类硝石族矿物钾硝石经加工精制而成的结晶体或人工制品。主含硝酸钾（KNO_3）。

【性状】 本品为六角斜方形的柱状晶体或晶状粉末。白色、淡黄色或淡灰色，半透明。质脆易碎，断面呈玻璃样光泽。无臭，味苦，微有凉舌感。

【鉴别】 本品水溶液显钾盐与硝酸盐的鉴别反应（《中国药典》2020 年版四部通则 0301）。

【检查】 **重金属** 取本品 2.0g，加稀盐酸 2ml 与适量的水溶解使成 25ml，依法检查（《中国药典》2020 年版四部通则 0821 第一法），含重金属不得过 10mg/kg。

砷盐 取本品 1.0g，加水 23ml 溶解后，加盐酸 5ml，依法检查（《中国药典》2020 年版四部通则 0822 第一法），含砷量不得过 2mg/kg。

【含量测定】 取本品 0.72g，精密称定，置 100ml 量瓶中，加水至 60ml，超声处理（功率 250W，频率 40kHz）15 分钟使溶解，用水稀释至刻度，摇匀，滤过，弃去初滤液，滤液备用。精密量取以上滤液 10ml，加水 40ml，加 4.0% 乙二胺四乙酸二钠溶液 10ml，加酚酞指示液 2 滴，摇匀，逐滴加入 20% 氢氧化钠溶液至溶液显红色，再加 1.0ml。加热微沸 15 分钟，使氨（NH_3）蒸气挥发，补加适量水使溶液液面高度保持不变，溶液应始终保持红色，如褪色，适量补加 20% 氢氧化钠溶液。放冷，在不断搅拌下，缓慢滴加 1.5% 四苯硼钠溶液 25ml，继续搅拌 1 分钟，静置 15 分钟。以预先在 120℃ ±5℃ 下恒重的 4 号垂熔玻璃漏斗滤过，以 60ml 0.15% 四苯硼钠溶液分 3 次洗涤沉淀，以 5ml 水洗涤沉淀一次。将盛有沉淀的 4 号垂熔玻璃漏斗于 120℃ ±5℃ 下干燥 90 分钟，取出，置干燥器内冷却 30 分钟，称重，并将结果用空白试验校正。每 1mg 沉淀相当于 0.2821mg KNO_3。

本品按干燥品计算，含硝酸钾（KNO_3）不得少于 80.0%。

【炮制】 取原药材，除去杂质，用时打碎。

【性味与归经】 苦、咸，温，有毒。归脾、肺经。

【功能与主治】 润燥软坚，通五淋。用于五脏积热，胃胀，便结尿闭，瘰疬。

【用法与用量】 1.5～3g。外用适量。

【注意】 体弱者及孕妇禁用。

【贮藏】 置阴凉干燥处，防潮，防火。

· 起草说明 ·

【别名】 消石、芒消、苦消、北帝玄珠、化金石、水石、地霜、生消、焰消、火消、银消。

【名称】 各本草中多称为消石。已知现代地方标准中多以硝石载之，故本标准以硝石之名收载。

【来源】 本品始载于《神农本草经》，列为上品[1]。其后在《本草经集注》《新修本草》《证类本草》《本草经典补遗》中均有记载。《中药大辞典》有消石词条记载其基原为："硝酸盐类硝石族矿物钾硝石经加工精制成的结晶体或人工制品。"[2]《中华本草》中记载："药用消石则来自化工制品，多是以氧化钾或氯化钾及钠硝石为原料制得，仍含杂质如氯化钾等。"[3] 现代已经证明硝石主要成分为硝酸钾，但是来源不同会带有不同的杂质。本标准规定硝石来源为硝酸盐类硝石族矿物钾硝石经加工精制而成的结晶体或人工制品。本品在湖南、湖北、福建、山东等多省的中药材标准及炮制规范中有收载，在我省有一定应用，为了更好地控制硝石的质量，故收入本标准。

【原矿物】 钾硝石，又名印度硝石。晶体结构数斜方晶系。晶体为粒状、针状、毛发状或束状的集合体，或呈皮壳状、盐华状产出。人工制品呈假六方板柱状、粒块状。白色、浅灰色，或无色透明，常因含杂质而呈青白、黄、黑等色调。有玻璃状或丝绢状光泽[2,3]。见图1。

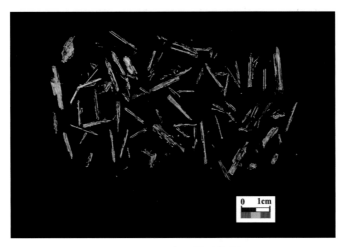

图 1 硝石原矿物图

【产地】 主产区在西北、西南地区，河北、山西、江苏、安徽、福建、山东、湖南、湖北等地也有产出。

【采收加工】 取硝石矿或含硝酸钾盐卤，加水熬制，放冷后取其结晶体。

【化学成分】 主要成分为硝酸钾（KNO_3）。因产地及提炼方法不同，纯度不一，常含有量比不等的杂质，如氯化钠（$NaCl$）、氯化钾（KCl）、水等[2,3]。

【性状】 依据收集样品的性状而描述。见图2。

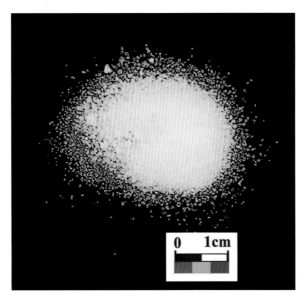

图 2 硝石药材图

【鉴别】 **化学鉴别** 本品主含硝酸钾（KNO_3），故显钾盐与硝酸盐的鉴别反应。

【检查】 **重金属** 按照《中国药典》2020 年版四部通则 0821 第一法测定，拟定限度为不得过 10mg/kg，经验证结果符合规定。

砷盐 按照《中国药典》2020 年版四部通则 0822 第一法测定，拟定限度为不得过 2mg/kg，经验证结果符合规定。

【含量测定】 硝石主含硝酸钾（KNO_3），选定测定成分为硝酸钾（KNO_3）。根据来源不同，硝酸钾含量有一定区别，人工制品含量能达到 99%，熬制结晶制品含量不一，通常能达到 80% 以上。

硝酸钾的含量测定方法，在国家标准 GB 1918—2011 工业硝酸钾、GB/T 20784—2013 农业用硝酸钾、GB 29213—2012 食品添加剂硝酸钾、GB/T 22783—2008 烟花爆竹用硝酸钾关键指标的测定等四个标准中有记载，分别为四苯硼钾沉淀法、定氮－氢氧化钠滴定法、硝酸盐法。因为后两个只检测硝酸根，专属性不强，而四苯硼钾沉淀法检测的是钾盐，专属性强，故选择四苯硼钾沉淀法。测定条件参考 GB 1918—2011 工业硝酸钾、GB/T 20784—2013 农业用硝酸钾中硝酸钾的含量测定相关内容确定，对比以上两个标准，药用硝酸钾成分更接近农业用硝酸钾，故主要按照 GB/T 20784—2013 农业用硝酸钾确定。

原理：在碱性条件下加热消除试样溶液中铵离子的干扰，加入乙二胺四乙酸二钠以掩蔽其他微量阳离子，钾与四苯硼酸钠反应生成四苯硼酸钾沉淀，过滤，干燥后称量[4]。

经方法学验证，硝酸钾（KNO_3）含量在 60%～99% 范围内，与沉淀重量呈良好的线性关系（$r=0.9999$）；精密度 RSD ≤ 1.0%；重复性 RSD ≤ 1.0%；按照硝酸钾浓度 100%、90%、80% 三个水平制作样品，测得回收率符合要求。

专属性试验：硝石中通常含有硫酸根、氯离子、钠离子及铵盐。试制样品按照可能的比例，掺入硝酸钠、硫酸钠、氯化钠等杂质，并在检验过程中赶氨步骤前加入少量氨水以试验测试结果是否受干扰。经试验其回收率符合规定。

【炮制】 硝石粗品经炼制后其原药材较为纯净，常有板结现象。用时除去机械杂质，打碎即可。

【性味与归经】 依据《中华本草》、地方炮制规范，并结合当地临床使用实际情况综合而定。以下为各标准记载：

《中华本草》："味苦、微咸，性温，小毒。归心、脾、肺经。"[3]

《天津市中药饮片炮制规范》2018 年版："苦、咸，温，有毒。归脾、肺经。"[5]

《浙江省中药饮片炮制规范》2015 年版："甘、咸，温，有毒。归脾、肺经。"[6]

《湖南省中药饮片炮制规范》2010 年版："甘、咸，温，有毒。归心、脾、肺经。"[7]

【功能与主治】 依据《中华本草》、地方炮制规范，并结合当地临床使用实际情况综合而定。以下为各标准记载：

《中华本草》："攻坚破积，利尿泻下，解毒消肿。主治中暑伤冷，痧胀吐泻，心腹疼痛，黄疸，癥积，诸淋涩痛，喉痹，目赤，痈肿疔毒。"[3]

《天津市中药饮片炮制规范》2018 年版："润燥软坚，通五淋。用于五脏积热，胃胀，便结尿闭，霍乱，瘰疬。"[5]

《浙江省中药饮片炮制规范》2015 年版："润燥软坚，通五淋。用于五脏积热，胃胀，便闭，瘰疬。"[6]

【用法与用量】 根据实际应用情况，参考《天津市中药饮片炮制规范》2018 年版制订。

【注意】 根据实际应用情况，参考《中华本草》制订。

【贮藏】 根据硝石性质及实际贮藏情况制订。

参考文献

[1] 佚名. 神农本草经 [M]. 顾观光，辑. 杨鹏举，校注. 北京：学苑出版社，2007：18-19.

[2] 南京中医药大学. 中药大辞典（下册）[M]. 2 版. 上海：上海科学技术出版社，2006：2715-2716.

[3] 国家中医药管理局《中华本草》编委会. 中华本草（第 1 册）[M]. 上海：上海科学技术出版社，1999：279-280.

[4] 中国国家标准化管理委员会. GB/T 20784—2013 农业用硝酸钾 [S]. 北京：中国标准出版社，2014.

[5] 天津市市场和质量监督管理委员会. 天津市中药饮片炮制规范（2018 年版）[S]. 天津：天津市市场和质量监督管理委员会，2018：215.

[6] 浙江省食品药品监督管理局. 浙江省中药饮片炮制规范（2015 年版）[S]. 北京：中国医药科技出版社，2016：420.

[7] 湖南省食品药品监督管理局. 湖南省中药饮片炮制规范（2010 年版）[S]. 长沙：湖南科学技术出版社，2010：491.

雄蚕蛾 Xiongcan'e
ANTHEREA SEU BOMBYX

本品为大蚕蛾科昆虫柞蚕 *Antherea pernyi* Guerin-Meneville 或蚕蛾科桑蚕 *Bombyx mori* Linaeus 的雄性虫体。夏季取雄性蚕蛾，以沸水烫死，晒干。

【性状】 本品全体呈黄棕色，密被白色鳞片。头部小，复眼 1 对，黑色，半圆形。腹部较狭窄，末端稍尖。质脆，易碎。气腥。

【鉴别】 取本品粉末 1g，加 80% 甲醇 10ml，超声处理 30 分钟，放冷，滤过，取滤液作为供试品溶液。另取亮氨酸、缬氨酸对照品，加 80% 甲醇制成每 1ml 各含 1mg 的溶液，作为对照品溶液。照薄层色谱法（《中国药典》2020 年版四部通则 0502）试验，吸取供试品溶液 2μl、对照品溶液各 1μl，分别点于同一硅胶 G 薄层板上，以正丁醇 - 冰醋酸 - 水（4∶1∶2）为展开剂，展开，取出，晾干，喷以茚三酮试液，105℃加热至斑点显色清晰。供试品色谱中，在与对照品色谱相应的位置上，显相同颜色的斑点。

【检查】 水分 不得过 10.0%（《中国药典》2020 年版四部通则 0832 第二法）。

【浸出物】 照醇溶性浸出物测定法（《中国药典》2020 年版四部通则 2201）项下的热浸法测定，用稀乙醇作溶剂，不得少于 15.0%。

【炮制】 雄蚕蛾 除去杂质及足、翅。

炒雄蚕蛾 取净雄蚕蛾，置炒制容器内，文火炒至带火色时，取出，放凉。

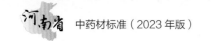

【**性味与归经**】 咸，温。归肝、肾经。

【**功能与主治**】 补肝益肾，壮阳涩精。用于阳痿，遗精，白浊，尿血，创伤，溃疡及烫伤。

【**用法与用量**】 3～9g；或入丸、散。外用适量，研末调敷患处。

【**贮藏**】 置阴凉干燥处。

· 起草说明 ·

【**别名**】 蚕蛾、原蚕蛾、天蛾。

【**名称**】 雄蚕蛾在《河南省中药饮片炮制规范》（2022年版）有收载，故本标准沿用此名称。

【**来源**】 始载于陶弘景《名医别录》："原蚕蛾，雄者有小毒，主益精气，强阴道，交接不倦，亦止精。"[1] 后历代本草均有记载。本标准规定雄蚕蛾来源为大蚕蛾科昆虫柞蚕 *Antherea pernyi* Guerin-Meneville 或蚕蛾科桑蚕 *Bombyx mori* Linaeus 的雄性虫体。

【**原动物**】 家蚕蛾 *Bombyx mori* L.。雌、雄蛾全身均密被白色鳞片。体长1.6～2.3cm，翅展3.9～4.3cm。体翅黄白色至灰白色。前翅外缘顶角后方向内凹切，各横线色稍暗，不甚明显，端线与翅脉灰褐色，后翅较前翅色淡，边缘鳞毛稍长。雌蛾腹部肥硕，末端钝圆；雄蛾腹部狭窄，末端稍尖。幼虫即家蚕，体色灰白至白色，胸部第2、第3节稍见膨大，有皱纹。腹部第8节背面有一尾角[2]。

【**产地**】 河南鲁山、南召、方城等地。

【**采收加工**】 夏季取雄性蚕蛾，以沸水烫死，晒干[2]。

【**化学成分**】 含蛋白质及游离氨基酸，后者有20种之多，但无 α-氨基异丁酸、脯氨酸及胱氨酸。只有雌蛾有鸟氨酸。还含脂肪油，雄蛾的脂肪油性质与蚕蛹油极相似。从蛾翅曾分离出三种荧光物质，其中主要者为青荧光物质，它是一种蝶呤，定名为荧光青，据称与鱼类组织中的荧光青是同一物质。蚕蛾又含细胞色素C，初生蚕蛾1kg可分离出细胞色素C结晶70mg。蚕蛾（及蚕蛹）含变态激素 α-蜕皮素（α-ecdysone）及 β-蜕皮素，其中主要是 α-蜕皮素[3]。

【**性状**】 依据收集样品的性状而描述。见图1。

【**鉴别**】 **薄层色谱鉴别** 以亮氨酸、缬氨酸为对照品，制定薄层色谱鉴别方法。考察了不同展开剂类型、比例和不同显色条件，并进行了耐用性试验考察，最终确定展开剂为正丁醇-冰醋酸-水（4：1：2），检视方法为喷以茚三酮试液，105℃加热至斑点显色清晰。该色谱条件斑点分离良好，方法可行。结果见图2。

【**检查**】 **水分** 按照《中国药典》2020年版四部通则0832第二法烘干法测定，结果在4.2%～8.0%之间，拟定限度为不得过10.0%。

【**浸出物**】 按照《中国药典》2020年版四部通则2201浸出物测定法项下的热浸法，以稀乙醇作为溶剂，测定结果在18.9%～22.2%之间，拟定限度为不得少于15.0%。

【**炮制**】【**性味与归经**】【**功能与主治**】【**用法与用量**】【**注意**】【**贮藏**】 均参考《河南省中药饮片炮制规范》（2022年版）拟定。

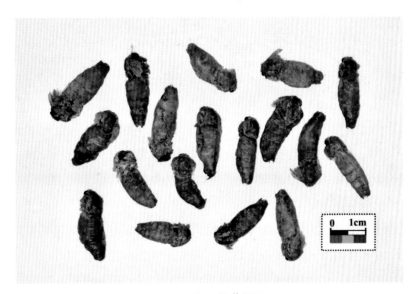

图 1　雄蚕蛾药材图

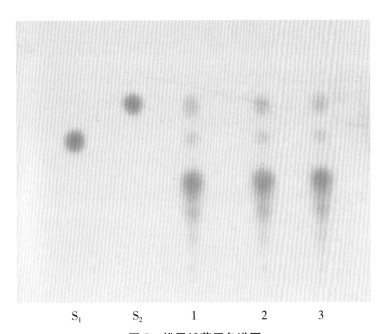

S₁　　　S₂　　　1　　　2　　　3

图 2　雄蚕蛾薄层色谱图

S₁. 缬氨酸；S₂. 亮氨酸；1–3. 雄蚕蛾样品

参考文献

［1］陶弘景. 名医别录［M］. 尚志钧, 辑校. 北京：人民卫生出版社，1986：196.

［2］国家中医药管理局《中华本草》编委会. 中华本草（第9册）［M］. 上海：上海科学技术出版社，1999：177-179.

［3］江苏新医学院. 中药大辞典（下册）［M］. 上海：上海科学技术出版社，1977：1831.

紫地榆 Zidiyu
GERANII STRICTIPIS RADIX

本品为牻牛儿苗科植物紫地榆 *Geranium strictipes* R.Knuth 的干燥根。秋季采挖，除去须根，洗净，干燥。

【性状】 本品呈不规则圆柱形，稍弯曲，少分支，长 4～13cm，直径 0.5～2cm，表面暗紫红色或棕黑色，栓皮易剥离，有纵皱纹及横向裂纹，顶端有时具环纹；少数有圆柱状根茎；质坚硬，不易折断，断面棕黄色至紫红色，形成层环纹明显，木部放射状。气微，味涩微苦。

【鉴别】 取本品粉末 1g，加乙酸乙酯 20ml，超声处理 30 分钟，滤过，滤液蒸干，残渣加乙酸乙酯 1ml 使溶解，作为供试品溶液。另取紫地榆对照药材 1g，同法制成对照药材溶液。照薄层色谱法（《中国药典》2020 年版四部通则 0502）试验，吸取上述供试品溶液和对照药材溶液各 5～10μl，分别点于同一硅胶 G 薄层板上，以甲苯－丙酮（8：2）为展开剂，展开，取出，晾干，喷以 10% 硫酸乙醇溶液，在 105℃加热至斑点显色清晰，置紫外光灯（365nm）下检视。供试品色谱中，在与对照药材色谱相应的位置上，显相同颜色的荧光斑点。

【检查】 **水分** 不得过 13.0%（《中国药典》2020 年版四部通则 0832 第二法）。

总灰分 不得过 8.0%（《中国药典》2020 年版四部通则 2302）。

酸不溶性灰分 不得过 2.0%（《中国药典》2020 年版四部通则 2302）。

【浸出物】 照醇溶性浸出物测定法（《中国药典》2020 年版四部通则 2201）项下的热浸法测定，用稀乙醇作溶剂，不得少于 40.0%。

【炮制】 除去杂质，洗净，切片，干燥。

【性味与归经】 涩、微苦，寒。归胃、大肠经。

【功能与主治】 清热止血，收敛止泻。用于胃脘疼痛，便血，腹泻，痢疾，月经不调，崩漏，产后流血，鼻衄，痔疮出血，创伤出血，水火烫伤。

【用法与用量】 9～15g；外用适量。

【贮藏】 置阴凉干燥处。

· 起草说明 ·

【别名】 赤地榆、红地榆、隔山消、万两金[1, 2]。

【名称】 沿用《中国药用植物志》[3]使用名称。

【来源】 赤地榆始载于《滇南本草》[2]。《植物名实图考》蔓草类载有紫地榆，曰："紫地榆生云南山中，非地榆类也。圆根横纹，赭褐色。细蔓缭绕，一茎一叶。叶如五叶草而杈歧不匀，多锯齿。蔓梢开五瓣粉白花，微红，本尖末齐，绿萼五出，长于花瓣，托衬瓣隙。结角长寸许，甚细而弯如牛角。考《滇南本草》有赤地榆，与本草治症同。"根据以上记载及附图考证，古代本草记载的赤地榆其原植物与现代紫地榆相符[4]。本品为我省企业生产的中成药"千紫红胶囊"的原料之一，为了更好地控制紫地榆质量，故收入本标准。

【原植物】 紫地榆为多年生草本，高 20～30cm。根状茎粗壮或块茎状，木质化，粗 1～2cm。茎直立或基部仰卧，具明显棱角，被倒向短柔毛和开展的多细胞透明腺毛，腺头常早落，通常从基部开始假二叉状分枝。叶基生和茎上对生；托叶钻状披针形或钻形，长 5～6mm，宽约 1.5mm；基生叶和茎下部叶具长柄，柄长为叶片的 2～3 倍，被倒向短柔毛和开展的腺毛，向上叶柄渐短或不明显；叶片五角状圆肾形，长 3～4cm，宽 4～5cm，5 深裂至 4/5 处，裂片宽楔形、倒卵圆形或倒卵状菱形，先端齿状羽裂，裂齿先端钝圆，具不明显短尖头，表面被多细胞棒状透明伏毛，背面通常仅沿脉被糙毛。总花梗腋生和顶生，明显长于叶，被倒向短柔毛和腺毛；花梗与总花梗相似，长为花的 1.5～2 倍，花、果期皆直立；苞片钻状，长 5～6mm；萼片长圆状椭圆形或卵状长圆形，长 6～7mm，宽 2～3mm，先端具长约 1.5mm 的尖头，外面沿脉和边缘具腺毛；花瓣紫红色，倒卵形，长为萼片的 1.5 倍或更长，先端圆形，基部具短柄，被糙毛；雄蕊与萼近等长，花丝下部扩展，被疏柔毛，花药棕褐色；雌蕊与雄蕊近等长，密被糙柔毛。蒴果长 2.5～3cm，被短柔毛。花期 7～8月，果期 8～9 月[3]。见图 1。

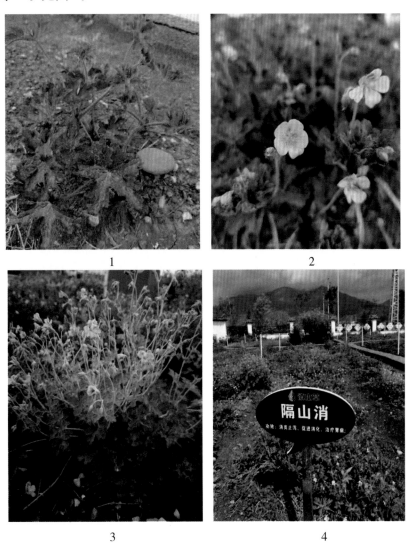

图 1　紫地榆植物图

1. 原植物；2、3. 花；4. 人工种植情况

【产地】 分布于四川、云南等地[4]。生于海拔 2600～3800m 的向阳山坡、草丛或和灌丛中。

【采收加工】 秋季采挖，除去须根，洗净，干燥。

【化学成分】 本品种主要含有黄酮类，还含有鞣质类、酚酸类等[5,6]。

【性状】 依据收集样品的性状而描述。见图 2。

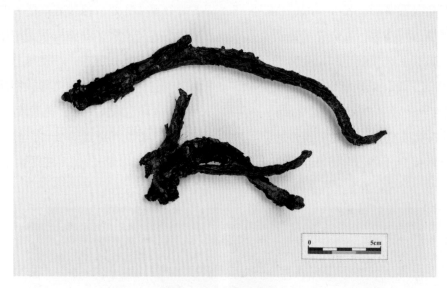

图 2 紫地榆药材图

【鉴别】 **薄层色谱鉴别** 以紫地榆为对照药材，制定薄层色谱鉴别方法。考察了不同的样品提取方法、不同展开剂类型、比例和不同显色条件，并进行了耐用性试验考察，最终确定展开剂为甲苯－丙酮（8：2），检视方法为喷以 10% 硫酸乙醇溶液，在 105℃加热至斑点显色清晰，置紫外光灯（365nm）下检视。该色谱条件斑点分离较好，方法可行。结果见图 3。

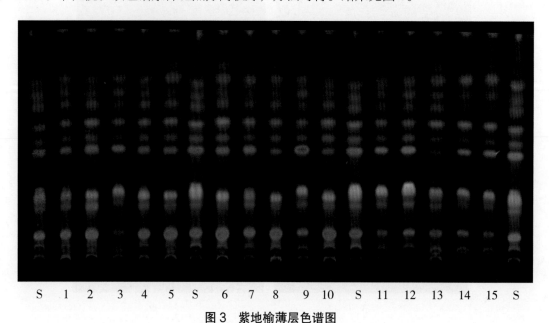

S 1 2 3 4 5 S 6 7 8 9 10 S 11 12 13 14 15 S

图 3 紫地榆薄层色谱图

S.紫地榆对照药材；1–15.紫地榆样品

【检查】 **水分** 按照《中国药典》2020 年版四部通则 0832 第二法烘干法测定，结果在 7.9%～11.6% 之间，结合《中国药典》2020 年版四部通则 0212 药材和饮片检定通则，拟定限度为不得过 13.0%。

总灰分 按照《中国药典》2020 年版四部通则 2302 总灰分测定法测定，结果在 3.6%～7.2% 之间，拟定限度为不得过 8.0%。

酸不溶性灰分 按照《中国药典》2020 年版四部通则 2302 酸不溶性灰分测定法测定，结果在 0.1%～1.0% 之间，拟定限度为不得过 2.0%。

【浸出物】 按照《中国药典》2020 年版四部通则 2201 浸出物测定法项下的热浸法，以稀乙醇作为溶剂，测定结果在 43.5%～60.2% 之间，拟定限度为不得少于 40.0%。

【炮制】【性味与归经】【功能与主治】【用法与用量】【贮藏】 参考文献[1, 2, 7-10]拟定。

参考文献

[1]《全国中草药汇编》编写组.全国中草药汇编（下册）[M].北京：人民卫生出版社，1996：613-614.

[2]《滇南本草》整理组.滇南本草（整理本·第二卷）[M].昆明：云南人民出版社，1977：110-112.

[3]《中国药用植物志》编委会.中国药用植物志（第五卷上册）[M].北京：北京大学医学出版社，2016：890.

[4]国家中医药管理局《中华本草》编委会.中华本草（第4册）[M].上海：上海科学技术出版社，1999：728-729.

[5]蓝海，李龙星，杨永寿.隔山消的化学成分研究[J].大理医学院学报，2001，10（4）：13-14.

[6]陈玉武，李克明，李药兰，等.犊牛儿苗化学成分研究[J].中草药，2007，38（8）：1148-1150.

[7]国家药典委员会.中华人民共和国药典（2020年版四部）[S].北京：中国医药科技出版社，2020.

[8]云南省食品药品监督管理局.云南省中药材标准（2005年版）[S].昆明：云南科技出版社，2010：89-90.

[9]云南省卫生局革命委员会.云南中草药[M].昆明：云南人民出版社，1971：796.

[10]黎光南.云南中药志（Ⅰ）[M].昆明：云南科技出版社，1990：508-509.

紫荆皮 Zijingpi
CERCIDIS CHINENSIS CORTEX

本品为豆科植物紫荆 *Cercis chinensis* Bunge. 的干燥树皮。7～8 月采收树皮，刷去泥沙，晒干。

【性状】 本品呈筒状、槽状或不规则的块片状。外表面灰棕色至棕黑色，粗糙，有皱纹，有的可见椭圆形横向皮孔。内表面淡黄棕色或黄白色，较光滑，有细纵纹理。切面淡黄棕色或黄白色。质坚实。气微，味微苦涩。

【鉴别】 本品横切面：木栓层为数列棕色细胞。皮层中散有石细胞群和纤维束，断续排列成环；纤维束周围薄壁细胞常含草酸钙方晶，形成晶纤维。韧皮部射线 1～3 列细胞。薄壁细胞含淀粉粒。

【检查】 **水分** 不得过 13.0%（《中国药典》2020 年版四部通则 0832 第二法）。

【炮制】 除去杂质，洗净，润透，切丝或切片，干燥。

【性味与归经】 苦，平。归肝、脾经。

【功能与主治】 活血通经，消肿解毒。用于风寒湿痹，妇女闭经，血气疼痛，喉痹，淋疾，痈肿，癣疥，跌打损伤，蛇虫咬伤。

【用法与用量】 6～15g。外用适量，研末调敷患处。

【贮藏】 置通风干燥处。

·起草说明·

【别名】 肉红、内消、紫荆木皮、白林皮。

【名称】 沿用我省习用名称。

【来源】 清代《植物名实图考》（卷三十五）云："紫荆，《开宝本草》始著录，处处有之，又《本草拾遗》有紫荆子，圆紫如珠，别是一种，湖南亦呼为紫荆，《梦溪笔谈》未能博考，李时珍并为一条，亦踵误。"[1]并绘有紫荆图，与豆科植物紫荆完全吻合。本标准规定紫荆皮为豆科植物紫荆 *Cercis chinensis* Bunge. 的干燥树皮。本品在《河南省中药饮片炮制规范》（2022 年版）有收载，为了更好地控制其质量，故收入本标准。

【原植物】 落叶小乔木或大灌木，栽培的常呈灌木状，高可达 15m。树皮幼时暗灰色而又光滑，老时粗糙而作片裂。幼枝有细毛。单叶互生；叶柄长达 3cm；叶片近圆形，长 6～14cm，宽 5～14cm，先端急尖或骤尖，基部深心形，上面无毛，下面叶脉有细毛，全缘。花先叶开放，4～10 朵簇生于老枝上；小苞片 2，阔卵形，长约 2.5mm；花梗细，长 6～15mm；花萼钟状，5 齿裂；花玫瑰红色，长 1.5～1.8cm，花冠蝶形，大小不等；雄蕊 10，分离，花丝细长；雌蕊 1，子房无毛，具柄，花柱上部弯曲，柱头短小，呈压扁状。荚果狭长方形，扁平，长 5～14cm，宽 1～1.5cm，沿腹缝线有狭翅，暗褐色。种子 2～8 颗，扁，近圆形，长约 4mm。花期 4～5 月，果期 5～7 月[1]。见图 1。

【产地】 全国大部分地区均产。

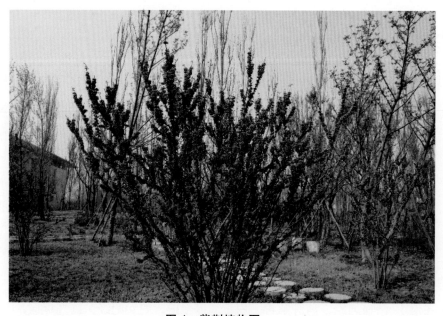

图 1　紫荆植物图

【**采收加工**】 7～8月剥取树皮，晒干。

【**性状**】 依据收集样品的性状而描述。见图2。

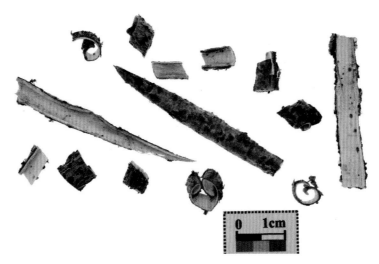

图2 紫荆皮药材图

【**鉴别**】 **显微鉴别** 根据实验样品观察横切面显微特征。结果见图3。

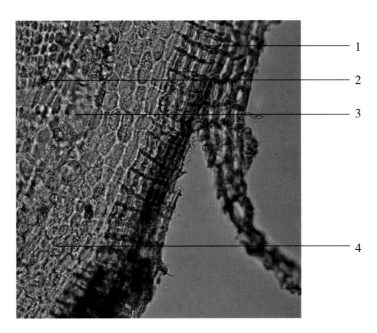

图3 紫荆皮横切面详图

1.木栓层；2.韧皮射线；3.纤维束；4.含淀粉粒薄壁细胞

【**检查**】 **水分** 按照《中国药典》2020年版四部通则0832第二法烘干法测定，结果在6.2%～10.8%之间，结合《中国药典》2020年版四部通则0212药材和饮片检定通则，拟定限度为不得过13.0%。

【**炮制**】【**性味与归经**】【**功能与主治**】【**用法与用量**】【**贮藏**】 均参考《河南省中药饮片炮制规范》（2022年版）拟定。

参考文献

[1] 国家中医药管理局《中华本草》编委会 . 中华本草（第 1 册）[M]. 上海：上海科学技术出版社，1999：413-414.

紫硇砂 Zinaosha
HALITUM VIOLACEUM

本品为等轴晶系卤化物类矿物紫色石盐。主含氯化钠（NaCl）。采收后除去杂质及泥沙。

【性状】 为不规则的块状结晶体，大小不等，有棱角或凹凸不平，表面暗红色或紫红色，稍有光泽。体重，质坚而脆，易打碎。气臭，味咸。

【鉴别】 本品水溶液显钠盐和氯化物（《中国药典》2020 年版四部通则 0301）的鉴别反应。

【炮制】 **紫硇砂** 除去杂质，打成碎块。

醋紫硇砂 取紫硇砂块，置沸水中溶化，滤过，将滤液置适宜容器内，加入醋，隔水加热蒸发，随时捞取液面上析出的结晶，直至无结晶为止，干燥；或将滤液置适宜容器中，加入醋，加热蒸发至干，取出。

每 100kg 紫硇砂用醋 50kg。

【性味与归经】 咸、苦、辛，温；有毒。归肺、胃经。

【功能与主治】 破瘀消积，软坚蚀腐。用于治疗癥瘕积聚，噎膈反胃，鼻生息肉，喉痹目翳，痈肿瘰疬，恶疮赘疣。

【用法与用量】 0.3～0.9g。外用适量。

【注意】 孕妇禁服。

【贮藏】 密闭，置通风干燥处，防潮。

· 起草说明 ·

【别名】 红硇砂、藏硇砂、咸硇砂。

【名称】 沿用我省习用名称。紫硇砂和白硇砂在《河南省中药材标准》（1993 年版）中统称为硇砂，但是二者的性状、成分、功能均不相同，故本标准将紫硇砂单独收载。

【来源】 硇砂始载于《新修本草》[1]，原为白硇砂。清代《本草纲目拾遗》开始记载"硇砂有二种，一种盐硇，出西戎，……得湿即化为水或渗失。一种番硇，出西藏，……以大红者为上，质如石，并无卤气。"后者所指当为紫硇砂，即含有微量硫及锂元素的大青盐[2, 3]，紫硇砂为近代才出现的药名，首见于《中药志》里大青盐项下记载："有时石盐因含有少量的硫和锂元素而现暗红色，即商品中药紫硇砂。"《中国矿物药》记载："据药材经营部门介绍，紫硇砂来自印度，过去在西藏集散，今由青海省收购供全国。"[4]《河南省中药材标准》（1993 年版）收载的硇砂项下包含白硇砂和紫硇砂，因白硇砂已经被国家标准收载，本标准将紫硇砂单列为一个标准。

【原矿物】 晶体结构属等轴晶系。多为致密块状集合体。有棱角或凹凸不平。暗紫色或紫红色，解理面呈油脂光泽。硬度 2～2.5，性脆，断口贝壳状，相对密度 2.73，具吸湿性，可溶于水。形成于浅海海湾和潟湖地带。由于海水受热蒸发、盐分浓缩而沉淀析出。在干旱地区闭流的内陆盐湖中也有大量沉积[5]。

【产地】 主产于青海、甘肃、新疆、西藏等地。

【采收加工】 全年可采，采收后除去杂质及泥沙。

【化学成分】 主含氯化钠（NaCl），尚含少量 Fe^{3+}、Fe^{2+}、Mg^{2+}、S^{2-}、SO_4^{2-} 等[5]。

【性状】 根据对收集样品的实际观察进行描述。见图 1。

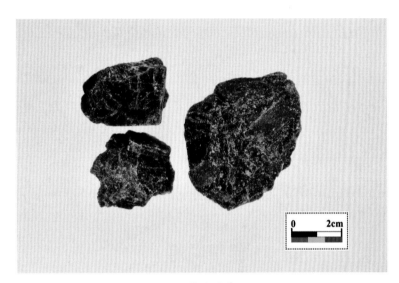

图 1　紫硇砂药材图

【鉴别】 **理化鉴别** 为钠盐和氯化物的鉴别反应。

【炮制】【性味与归经】【功能与主治】【用法与用量】【注意】【贮藏】 参照《河南省中药饮片炮制规范》（2022 年版）及《河南省中药材标准》（1993 年版）拟定。

参考文献

[1]苏敬，等.新修本草［M］.尚志钧，辑校.2 版.合肥：安徽科学技术出版社，2004：80.

[2]赵学敏.本草纲目拾遗［M］.北京：中国中医药出版社，1998.

[3]山东省药品监督管理局.山东省中药材标准（2002 年版）［S］.济南：山东友谊出版社，2002：238-240.

[4]张凡，曹艳.白硇砂与紫硇砂的研究概况［J］.中国民族民间医药，2016，25（20）：71-75.

[5]南京中医药大学.中药大辞典（下册）［M］.2 版.上海：上海科学技术出版社，2006：3299.

蛴螬 Qicao HOLOTRICHIA

本品为金龟子科昆虫朝鲜黑金龟子 *Holotrichia diomphalia* Bates 或其他同属近缘昆虫的干燥幼虫。5～8 月捕捉，捕捉后用沸水烫死，晒干。

【性状】 本品呈长圆形或弯曲成扁肾形。表面棕黄色、棕褐色或黄白色。全体有环节。头部小，棕褐色，胸部有足 3 对，短而细，多数脱落。体壳较硬而脆，体内呈空泡状。气腥，味微咸。

【鉴别】 取本品粉末 0.5g，加稀乙醇 10ml，超声处理 30 分钟，滤过，滤液作为供试品溶液。另取亮氨酸对照品、缬氨酸对照品适量，加稀乙醇制成每 1ml 各含 0.5mg 的混合溶液，作为对照品溶液。照薄层色谱法（《中国药典》2020 年版四部通则 0502）试验，吸取上述对照品溶液 2μl、供试品溶液 2～5μl，分别点于同一硅胶 G 薄层板上，以正丁醇 – 冰醋酸 – 水 –0.5% 茚三酮乙醇溶液（3：1：1：1）为展开剂，展开，取出，晾干，在 105℃加热至斑点显色清晰。供试品色谱中，在与对照品色谱相应的位置上，显相同颜色的斑点。

【检查】 水分　不得过 15.0%（中国药典 2020 年版四部通则 0832 第二法）。

酸不溶性灰分　不得过 12.0%（中国药典 2020 年版四部通则 2302）。

【炮制】 除去杂质，洗净，晒干。

【性味与归经】 咸，微温；有毒。归肝经。

【功能与主治】 破血行瘀，散结通乳，明目。用于胸胁瘀血疼痛，丹毒，疮疡，痔瘘，目中翳膜。

【用法与用量】 3～6g，或遵医嘱；外用适量，捣敷。

【注意】 孕妇禁用。

【贮藏】 置通风干燥处。

· 起草说明 ·

【别名】 蟦、蟦蛴、应条、地蚕、土蚕。

【名称】 参考《河南省中药饮片炮制规范》（2020 年版）及我省命名习惯。

【来源】 蛴螬入药始载于汉代《神农本草经》[1]，《名医别录》记载，蛴螬"生河内及人家积粪草中。取无时，反行者，良"[2]。《本草纲目》记载，"状如蚕而大，身短节促，足长有毛，生树根下及粪土中者，外黄内黑；生旧茅屋上着，外白内黯，皆湿热之气熏蒸而化"[3]。据上述记载及考证，本品为金龟子科昆虫朝鲜黑金龟子或其他同属近缘昆虫的干燥幼虫。

【原动物】 体呈长椭圆形，长 16～21mm，8～11mm。黑褐色，有光泽，被有黄褐色的细毛。触角黄褐色，10 节，呈膝状弯曲。前胸背板有刻点；翅鞘上有数条隆起的暗纹。足 3 对，甚长。幼虫（蛴螬）长约 35mm，乳白色，体常弯曲，密生黄白色细毛，胸部 3 节，各有发达的胸足 1 对，足上密生棕褐色细毛[1]。

【产地】 江苏、安徽、四川、河北、山东、河南和东北等地均产。

【采收加工】 5～8 月间翻土捕捉，洗净，用沸水烫死，晒干或烘干。

【化学成分】 蛴螬含有脂肪酸（油酸、棕榈酸和棕榈油酸）、氨基酸（谷氨酸、甘氨酸）、多肽、蛋白质、糖类、维生素（维生素 A、维生素 B_6、维生素 E、维生素 K）、生物碱、有机酸盐及甾体化合物等[4]。

【性状】 依据收集样品的性状而描述，见图 1。

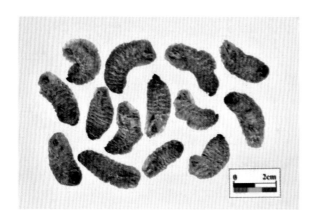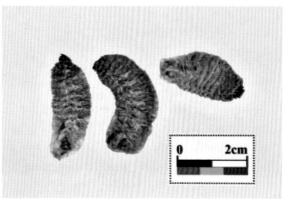

图 1　蛴螬药材图

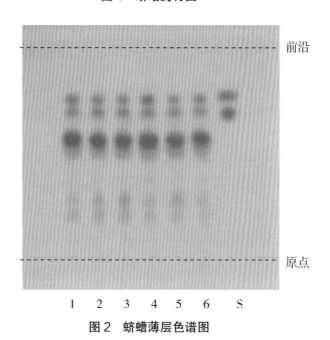

图 2　蛴螬薄层色谱图

S.亮氨酸、缬氨酸混合对照品；1–6.蛴螬样品

【鉴别】　以亮氨酸、缬氨酸为对照品。制定薄层色谱鉴别方法。考察了不同展开剂种类、比例，并进行了耐用性实验，最终确定展开剂为正丁醇－冰醋酸－水－0.5%茚三酮乙醇溶液（3∶1∶1∶1），在105℃加热至斑点显色清晰。该色谱条件斑点分离良好，方法可行。薄层色谱条件同鉴别项下。结果见图2。

【检查】　水分　按照《中国药典》2020年版四部通则0832第二法烘干法测定，结果在9.6%～12.0%之间，拟定限度为不得过15.0%。

　　酸不溶性灰分　按照《中国药典》2020年版四部通则2302总灰分测定法测定，结果在2.0%～9.5%之间，拟定限度为不得过12.0%。

【性味与归经】　参考本草资料记述，《神农本草经》："味咸，微温。"《名医别录》："微寒，有毒。"《本草汇言》："味咸微甘，有毒。可升可降，入足厥阴肝经。"

【功能与主治】【用法与用量】【注意】【贮藏】　均参考《河南省中药饮片炮制规范》（2022年

465

版）拟定。

参考文献

[1] 国家中医药管理局《中华本草》编委会. 中华本草 [M]. 上海：上海科学技术出版社，1999：208-210.

[2] 陶弘景. 名医别录 [M]. 尚志钧，辑校. 北京：人民卫生出版社，1986：190.

[3] 李时珍. 本草纲目（校点本）[M]. 2版. 北京：人民卫生出版社，1982：2297.

[4] 陈智，郑学燕，朱荣刚，等. 蛴螬化学成分及药理作用研究进展 [J]. 食品与药品，2014，16（1）：62-64.

黑豆衣 Heidouyi
SOJAE NIGRI TESTA

本品为豆科植物大豆 *Glycine max* (L.) Merr. 的干燥黑色种皮。收集成熟的黑色大豆脱下的种皮，除去杂质，干燥。

【性状】 本品呈不规则卷曲状碎片，厚约 0.1mm。外表面黑色或棕黑色，微具蜡样光泽，有的碎片可见色泽稍淡的长椭圆形种脐；内表面浅灰黄色至浅灰棕色，平滑。体轻质脆，易破碎。气微，味淡，嚼之具豆腥气。

【鉴别】 （1）本品粉末灰褐色。种皮栅状细胞表面观呈多角形，壁厚，孔沟明显，侧面观呈长柱形，长 35～90μm，直径 3～15μm，有的胞腔内含紫红色或红棕色物质。种皮支持细胞单个散在或数个并列，两端膨大，侧面观呈哑铃状或骨状，长 50～160μm，中部直径 10～30μm。星状细胞呈星芒状或不规则形，有分枝状突起，壁厚，有的胞腔内含红棕色物质。

（2）取本品粉末 2g，加甲醇 25ml，超声处理 30 分钟，滤过，滤液蒸干，残渣加甲醇 1ml 使溶解，作为供试品溶液。另取黑豆衣对照药材 2g，同法制成对照药材溶液。再取大豆苷对照品及大豆苷元对照品，加甲醇制成每 1ml 各含 1mg 的溶液，作为对照品溶液。照薄层色谱法（《中国药典》2020 年版四部通则 0502）试验，吸取供试品溶液和对照药材溶液各 5μl、对照品溶液各 2μl，分别点于同一硅胶 GF$_{254}$ 薄层板上，以甲苯－甲醇－甲酸（14∶6∶0.1）为展开剂，展开 12～15cm，取出，晾干，置紫外光灯（254nm）下检视。供试品色谱中，在与对照药材色谱和对照品色谱相应的位置上，显相同颜色的斑点。

【检查】 水分 不得过 14.0%（《中国药典》2020 年版四部通则 0832 第二法）。

总灰分 不得过 6.0%（《中国药典》2020 年版四部通则 2302）。

【浸出物】 照水溶性浸出物测定法（《中国药典》2020 年版四部通则 2201）项下的热浸法测定，不得少于 13.0%。

【炮制】 除去杂质，筛去灰屑。

【性味与归经】 甘，凉。归肝、肾经。

【功能与主治】 养血平肝，明目益精，止汗。用于血虚，头晕目眩，阴虚肾亏，烦热盗汗。

【用法与用量】 15～25g。

【贮藏】 置干燥处，防蛀。

· 起草说明 ·

【别名】 黑豆皮、黑大豆皮、黑大豆衣、橹豆衣。

【名称】 本品在《河南省中药材标准》（1993年版）中有收载，原名"黑大豆衣"，考虑到全国大多数习用名称为"黑豆衣"，本标准名称修订为"黑豆衣"。

【来源】 黑豆衣系黑大豆的干燥种皮，在我省民间使用较多，也有入中成药使用者。黑大豆之名首见于《本草图经》，云"大豆有黑白二种，黑者入药，白者不用"[1]。李时珍《本草纲目》载有"黑大豆"和"大豆皮"，云"大豆有黑、白、黄、褐、青、斑数色。黑者名乌豆，可入药，及充食，作豉。黄者可作腐、榨油、造酱，余但可作腐及炒食而已。皆以夏至前后下种，苗高三四尺，叶团有尖，秋开小白花成丛，结荚长寸余，经霜乃枯"[2]。《本草纲目》所载大豆皮是否指黑豆衣虽仍有待考证，但现代较多的资料记述黑豆衣入药是无疑的。本标准规定黑豆衣来源为豆科植物大豆 *Glycine max*（L.）Merr. 的干燥黑色种皮。

【原植物】 一年生草本。高可达2m。茎粗壮，多分枝，通常直立或上部蔓生，密生黄褐色长硬毛。三出复叶，叶柄长达20cm，密生黄色长硬毛；托叶小，披针形或宽卵形，中间小叶卵形或广卵形，两侧小叶通常为狭卵形，长5～15cm，宽3～8.5cm，先端钝或急尖，有时渐尖，基部圆形或宽楔形，全缘或呈微波状，两面均被黄色或白色长硬毛。总状花序腋生，苞片及小苞片披针形，被毛；花萼绿色，钟形，先端5齿裂，被黄色或白色长茸毛；花冠蝶形，白色，淡红色或紫色；二体雄蕊；子房线状椭圆形，被黄色硬毛，基部有不发达的腺体，花柱短，微弯曲。荚果带状矩形，具短柄，微弯，下垂，黄绿色，密生黄色长硬毛。种子2～5粒，卵圆形至近球形，直径5～7mm，种皮黄色、绿色、褐色、黑色等。花期6～7月，果期7～9月[3, 4]。现多为栽培品。见图1。

【产地】 全国大部分省区都有栽培。

【采收加工】 药材多为加工豆腐时脱下的种皮，也有用生产豆芽漂出来的黑豆皮。由于其药效

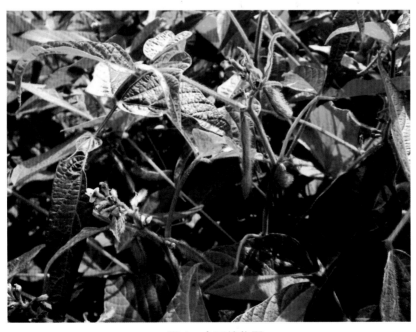

图1 大豆植物图

成分主要为水溶性成分，宜用加工豆制品脱下的种皮入药。

【化学成分】 本品主要含矢车菊素、飞燕草素 –3– 葡萄糖苷、乙酰丙酸、纤维素类、果胶及各种糖类[4]。

【性状】 依据收集样品的性状而描述。见图 2。

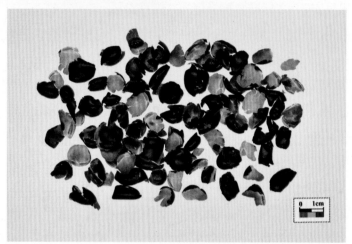

图 2　黑豆衣药材图

【鉴别】（1）显微鉴别　根据实验样品观察拟定粉末显微特征。见图 3。

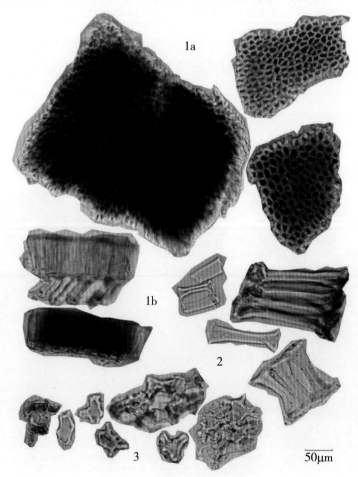

图 3　黑豆衣粉末显微特征图

1. 种皮栅状细胞（a. 表面观，b. 侧面观）；2. 种皮支持细胞；3. 星状细胞

（2）**薄层色谱鉴别** 以黑豆衣为对照药材、大豆苷和大豆苷元为对照品，按照《中国药典》2020 年版四部通则 0502 薄层色谱法试验，参考《中国药典》2020 年版一部黑豆薄层鉴别色谱条件并进行优化，建立黑豆衣的薄层色谱鉴别方法。该色谱条件斑点分离较好，方法可行。结果见图 4。

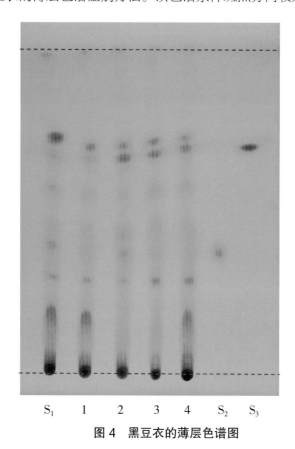

图 4 黑豆衣的薄层色谱图

S_1. 黑豆衣对照药材；S_2. 大豆苷；S_3. 大豆苷元；1-4. 黑豆衣样品

【检查】 **水分** 按照《中国药典》2020 年版四部通则 0832 第二法烘干法测定，结果在 11.0%～12.2% 之间，拟定限度为不得过 14.0%。

总灰分 按照《中国药典》2020 年版四部通则 2302 总灰分测定法测定，结果在 3.9%～4.5% 之间，拟定限度为不得过 6.0%。

【浸出物】 按照《中国药典》2020 年版四部通则 2201 水溶性浸出物测定法项下的热浸法测定，结果在 16.5%～23.0% 之间，拟定限度为不得少于 13.0%。

【炮制】【性味与归经】【功能与主治】【用法与用量】【贮藏】 均参考《河南省中药饮片炮制规范》（2022 年版）拟定。

参考文献

［1］国家中医药管理局《中华本草》编委会 . 中华本草（第 4 册）［M］. 上海：上海科学技术出版社，1999：487.

［2］李时珍 . 本草纲目（校点本）［M］. 北京：人民卫生出版社，1978：1499-1506.

［3］中国医学科学院药物研究所等 . 中药志（第三册）［M］. 北京：人民卫生出版社，1984：131.

［4］南京中医药大学 . 中药大辞典（下册）［M］. 2 版 . 上海：上海科学技术出版社，2006：3326，3339.

鹅管石 Eguanshi
BALANOPHYLLIA

本品为腔肠动物树珊瑚科动物栎珊瑚 *Balano phyllia* sp. 或笛珊瑚 *Sysingora* sp. 的石灰质骨骼。全年均可采收，除去杂质，洗净，干燥。

【性状】 本品呈不规则圆管形，有的稍弯曲，一端较细而尖，状如鹅毛管，长 3～5cm，直径 0.4～0.7cm。表面白色、乳白色或灰白色，集合体表面有轮节，具纵直细纹。质硬脆，易折断，断面多空隙，形成菊花样的花纹。气微，味微咸。

【鉴别】（1）取本品粉末 10g，加水 50ml，加热微沸 30 分钟，放冷，滤过，滤液加草酸铵试液，即生成白色沉淀；沉淀不溶于醋酸，但可溶于稀盐酸。

（2）取本品粉末，加稀盐酸，即泡沸，产生大量气体，导入氢氧化钙试液中，即生成白色沉淀。

【炮制】 **鹅管石** 洗净，干燥，打成碎块。

煅鹅管石 取净鹅管石，置适宜的容器内，煅至红透时，取出，放凉，碾碎或捣碎。

【性味与归经】 甘，温。归肺、肾、肝经。

【功能与主治】 温肺，壮阳，通乳。用于肺痨咳喘，胸闷，阳痿，腰膝无力，乳汁不通。煅鹅管石便于煎服。

【用法与用量】 9～15g。

【贮藏】 置干燥处。

· 起草说明 ·

【别名】 珊瑚鹅管石。

【名称】 沿用我省习用名称。

【来源】 药用鹅管石常分为两类，一类为钟乳石之细如笔管者，商品名滴乳石或钟乳鹅管石，始载于《本草纲目》，列入金石部石类石钟乳项下；一类为海产腔肠动物珊瑚的石灰质骨骼，可称珊瑚鹅管石。我省现一般用后一类，即腔肠动物树珊瑚科动物栎珊瑚 *Balano phyllia* sp. 或笛珊瑚 *Sysingora* sp. 的石灰质骨骼[1, 2]。

【原动物】 栎珊瑚 *Balano phyllia* sp. 单体或微弱的群体。个体呈长柱状，个体内部的隔壁有三列以上，轴部微呈海绵状构造。生活于暖海浅水中[3]。

【产地】 主产于广东、广西。

【采收与加工】 全年均可采收，采得后除去杂质，取条状物，洗净，干燥。

【化学成分】 主含碳酸钙。

【性状】 依据收集样品的性状而描述。见图 1。

【鉴别】 鉴别（1）（2）均为碳酸钙的化学反应[4]。

【炮制】【性味归经】【功能与主治】【用法与用量】【注意】【贮藏】 均参考《河南省中药饮片炮制规范》（2022 年版）拟定。

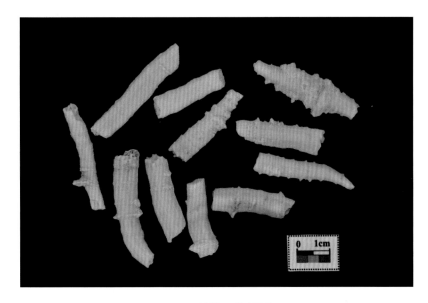

图 1　鹅管石药材图

参考文献

［1］河南省药品监督管理局.河南省中药饮片炮制规范［S］.郑州：河南科学技术出版社，2022：74.

［2］中国药品生物制品检定所.中药材手册［M］.北京：人民卫生出版社，1990：738.

［3］江苏新医学院.中药大辞典（下册）［M］.上海：上海人民出版社，1977：2399.

［4］山东省食品药品监督管理局.山东省中药材标准［S］.济南：山东科学技术出版社，2012：311.

十三画

墓头回
Mutouhui
PATRINIAE RADIX

本品为败酱科植物糙叶败酱 *Patrinia scabra* Bunge. 或异叶败酱 *Patrinia heterophylla* Bunge. 的干燥根。秋季采挖，去净茎苗、晒干。

【性状】 **糙叶败酱** 呈不规则圆柱形，长短不一，常弯曲，直径 0.4～5cm。根头部粗大，有的分枝。表面粗糙，棕褐色，皱缩，有的具瘤状突起。栓皮易剥落，脱落后呈棕黄色。折断面纤维性，具放射状裂隙。体轻，质松。具特异臭气，味微苦。

异叶败酱 呈细圆柱形，有分枝。表面黄褐色，有细纵纹及点状支根痕，有的具瘤状突起。质硬，断面黄白色，呈破裂状。

【鉴别】 本品粉末灰棕色至深棕色。木栓细胞长方形、黄棕色，切向排列整齐。网纹导管多见，少见螺纹导管。草酸钙簇晶常见，呈类圆形或不规则形，晶瓣粗而钝尖。

【检查】 **水分** 不得过 13.0%（《中国药典》2020 年版四部通则 0832 第二法）。

总灰分 不得过 11.0%（《中国药典》2020 年版四部通则 2302）。

酸不溶性灰分 不得过 4.0 %（《中国药典》2020 年版四部通则 2302）。

【浸出物】 照醇溶性浸出物测定法（《中国药典》2020 年版四部通则 2201）项下的热浸法测定，用乙醇作溶剂，不得少于 16.0%。

【炮制】 **墓头回** 除去杂质，洗净，润透，切厚片，干燥。

墓头回炭 取墓头回片，置炒制容器内，用武火炒至表面呈黑色，内呈黑褐色时，喷淋清水少许，熄灭火星，取出，晾干。

【性味与归经】 辛、苦，微寒。归心、肝经。

【功能与主治】 顺气，解郁，活血，止痛。用于崩漏，赤白带下及跌打损伤等症。

【用法与用量】 6～15g。外用适量，煎汤洗患处。

【贮藏】 置阴凉干燥处。

· 起草说明 ·

【别名】 木头回、墓头灰、箭头风、见肿消、臭脚根。

【名称】 本品为我省习用药，《河南省中药材标准》（1993 年版）[1] 收载本品名称为"墓头回"，本标准沿用此名。

【**来源**】 为败酱科植物糙叶败酱 *Patrinia scabra* Bunge. 或异叶败酱 *Patrinia heterophylla* Bunge. 的根。墓头回之名本草记载始见于《本草纲目》的草部目录第二十一卷"草之十一有名未用"项下[2]。明《本草原始》载有墓头回,曰:"山谷处处有之,根如地榆,长条黑色,闻之极臭,俗名鸡粪草。"[3]《本草药名汇考》中对收录的墓头回释名进行了考订:"书中记载墓头回治妇女崩中带下有卓效,故名血晕草。"[4]《植物名实图考》[5]卷八亦有墓头回记载,谓"生山西五台山。绿茎肥嫩,微似水芹,叶歧细齿,梢际结实,攒簇如椒,有毛"并有附图。从上述文献记载可以确定其为败酱科败酱属(*Patrinia*)植物,与我省使用的糙叶败酱和异叶败酱相同。

【**原植物**】 **糙叶败酱** 多年生草本,高达 30～60cm,根状茎粗短,根粗壮圆柱形。茎多分枝,被短毛。叶对生,全部羽状深裂,裂片披针形至条形,先端常稍呈镰状,上面粗糙,两面全被短毛,苞片线形,较花序为短;花淡黄色,直径约 7mm,花冠管状钟形。果实具类圆形膜质翅状苞片,直径 6～7mm,常带紫褐色。见图 1。

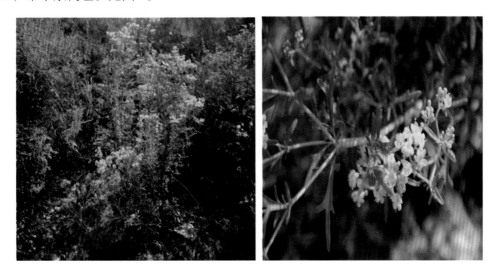

图 1　糙叶败酱植物图

异叶败酱 多年生草本,高达 80cm。根状茎横走,黄白色,有少数粗须根,具特异臭气。茎直立,节明显,幼枝被短柔毛。基生叶成丛,有长柄,叶片卵形或 3 裂;茎生叶多变,对生,3 全裂至羽状全裂,长 3～8cm,顶端裂片最大,卵形或窄卵形,上面沿脉有细毛;茎上部叶常不裂。秋季开黄色花,聚伞圆锥花序伞房状,多花,直径达 10cm;苞片叶状,条形,与花序近等长:花径约 5mm,萼齿细小;花冠漏斗管状,管基有小偏突;雄蕊 4 个,外露;子房下位,基部有小苞片 1 片。果实卵圆形,背部有一片倒卵形的膜质翅状苞片[6]。见图 2。

【**产地**】 糙叶败酱主产于山西、河南、河北等地;异叶败酱主产于山西、河北、广西等地。

【**采收与加工**】 秋季采挖,去净茎苗及泥土,晒干。

【**化学成分**】 主要含皂苷和挥发油类化学成分。其中以三萜皂苷为主,其次是环烯醚萜苷、倍半萜烯类、倍半萜醇类、有机酸和醛、酮、醇等含氧化合物及单萜烯类[4]。

【**性状**】 根据对收集样品的实际观察,并参考《中华本草》[7]、《中药大辞典》[8]、《河南省中药材标准》(二)1993 年版进行描述。见图 3。

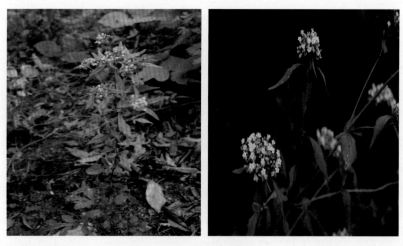

图2　异叶败酱植物图

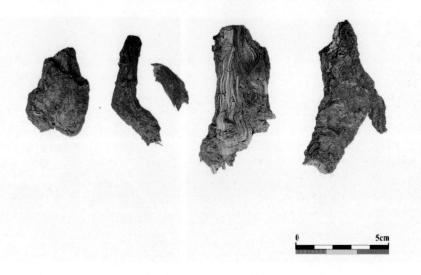

图3　墓头回（糙叶败酱）药材图

【鉴别】　显微鉴别　取10批墓头回药材粉末，用水合氯醛试液装片，分别对木栓细胞、导管、草酸钙簇晶的特征进行描述。见图4。

【检查】　水分　按照《中国药典》2020年版四部通则0832第二法烘干法测定10批药材，结果在8.2%～11.8%之间。结合《中国药典》2020年版四部通则0212药材和饮片检定通则，拟定限度为不得过13.0%。见表1。

表1　墓头回样品水分测定结果

样品编号	水分（%）	样品编号	水分（%）
M-1	10.6	M-6	10.1
M-2	10.4	M-7	10.8
M-3	10.4	M-8	9.9
M-4	11.8	M-9	10.5
M-5	8.2	M-10	9.2

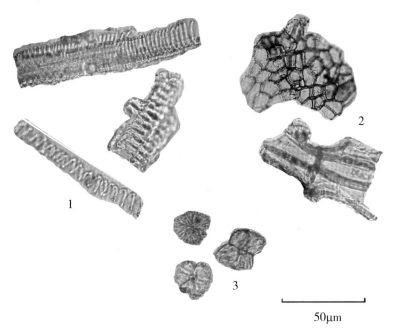

图 4 墓头回粉末显微特征图

1. 导管；2. 木栓细胞；3. 草酸钙簇晶

总灰分 按照《中国药典》2020 年版四部通则 2302 总灰分测定法测定 10 批药材，结果在 3.7%～9.6% 之间。根据测定结果，拟定限度为不得过 11.0%。见表 2。

表 2 墓头回样品总灰分测定结果

样品编号	总灰分（%）	样品编号	总灰分（%）
M-1	8.9	M-6	9.4
M-2	9.6	M-7	5.9
M-3	8.6	M-8	8.9
M-4	3.7	M-9	4.4
M-5	6.6	M-10	6.5

酸不溶性灰分 按照《中国药典》2020 年版四部通则 2302 酸不溶性灰分测定法测定 10 批药材，结果在 1.6%～2.7 % 之间。根据测定结果，拟定限度为不得过 4.0% 。见表 3。

表 3 墓头回样品酸不溶性灰分测定结果

样品编号	酸不溶性灰分（%）	样品编号	酸不溶性灰分（%）
M-1	2.0	M-6	2.2
M-2	2.7	M-7	1.8
M-3	1.8	M-8	1.9
M-4	1.6	M-9	1.7
M-5	1.9	M-10	1.8

【浸出物】 按照《中国药典》2020 年版四部通则 2201 浸出物测定法项下的热浸法，用乙醇作溶剂，测定 10 批药材，结果在 16.0%～25.5% 之间，拟定限度为不得少于 16.0 %。见表 4。

表 4 墓头回样品浸出物测定结果

样品编号	浸出物（%）	样品编号	浸出物（%）
M-1	19.7	M-6	17.6
M-2	18.0	M-7	25.1
M-3	18.6	M-8	16.0
M-4	25.5	M-9	22.5
M-5	18.2	M-10	20.3

【炮制】【性味与归经】【功能与主治】【用法与用量】【贮藏】 均参考《河省中药饮片炮制规范》（2022 年版）和《河南省中药材标准》（1993 年版）拟定。

参考文献

［1］河南省卫生厅.河南省中药材标准（1993 年版）［S］.郑州：中原农民出版社，1993：108.

［2］李时珍.本草纲目［M］.北京：人民卫生出版社，1982：302.

［3］李中立.本草原始［M］.北京：人民卫生出版社，2007：205.

［4］程超寰，杜汉阳.本草药名汇考［M］.上海：上海古籍出版社，2004：665.

［5］张瑞贤.植物名实图考校释［M］.北京：中国古籍出版社，2008：268.

［6］山东省食品药品监督管理局.山东省中药材标准［S］.济南：山东科学技术出版社，2012：324.

［7］国家中医药管理局《中华本草》编委会.中华本草（第 7 册）［M］.上海：上海科学技术出版社，1999：567.

［8］南京中医药大学.中药大辞典［M］.2 版.上海：上海科学技术出版社，2006：3405

蒺藜草 Jilicao
TRIBULI HERBA

本品为蒺藜科植物蒺藜 *Tribulus terrestris* L. 的干燥地上部分。秋季果实成熟时采割，除去杂质，晒干。

【性状】 本品呈卷折团状或绑扎成捆。茎呈扁圆柱形，基部多分枝，较完整者，数茎水平展开聚生于一根，长 20～200cm，直径 0.1～0.8cm，近中空，灰绿色或灰黄色，被短柔毛，具平行纵棱纹，节部稍膨大，有分枝。叶多脱落、破碎，完整叶片展开为偶数羽状复叶，小叶斜长卵形，长 0.5～1.7cm，宽 0.1～0.5cm，背面被密毛。果实脱落，成熟或未成熟，直径 0.7～1.2cm，由 5 个分果瓣组成，呈放射状排列，分果瓣呈斧状，长 0.3～0.6cm，背部黄绿色，隆起，有纵棱及多数小刺，并有对称的长刺和短刺各 1 对，分别与相邻者靠接呈五角星状，分果瓣侧面粗糙，有网纹，灰白色，刺坚硬。体轻。气微，味微苦。

【鉴别】 本品粉末灰绿色或灰黄色。淀粉粒类圆形或椭圆形，直径 4～30μm。草酸钙方晶成片存在或散在，呈类方形、菱形或薄片状。花粉粒类圆形，淡黄色，萌发孔不明显。非腺毛单细胞，较长，细胞壁多为波状弯曲。果皮石细胞长方形或长条形，直径15~40μm，细胞壁薄厚不匀。纤维淡黄色或黄色，细长，多成束。导管为螺纹导管和具缘纹孔导管，直径14~30μm。

【检查】 **水分** 不得过12.0%（《中国药典》2020年版四部通则0832第二法）。

总灰分 不得过15.0%（《中国药典》2020年版四部通则2302）。

酸不溶性灰分 不得过6.0%（《中国药典》2020年版四部通则2302）。

【浸出物】 照醇溶性浸出物测定法（《中国药典》2020年版四部通则2201）项下的热浸法测定，用75%乙醇作溶剂，不得少于12.0%。

【炮制】 除去杂质，切段，晒干。

【性味与归经】 苦、辛，微温。归肝、肺经。

【功能与主治】 平肝解郁，活血祛风，明目止痒。用于头痛眩晕，胸胁胀痛，乳癖乳痈，目赤翳障，风疹瘙痒。

【用法与用量】 5~10g。

【贮藏】 置干燥处。

· 起草说明 ·

【别名】 蒺藜苗、蒺藜蔓、蒺藜秧。

【名称】 本品为蒺藜科植物蒺藜 *Tribulus terrestris* L. 的干燥地上部分。为与《中国药典》收载的传统中药材蒺藜（果实）相区别，本标准采用蒺藜草之名。

【来源】 蒺藜始载于《神农本草经》，曰"生冯翊平泽"[1]。明代《救荒本草》对其产地除著录为"生冯翊"外，另记载曰"今处处有之"[2]。清代《植物名实图考》载蒺藜曰"北方至多，车辙中皆有之……此物盛于西北。今南方间有之，亦不甚茂"[3]。蒺藜全株果实、根、茎、叶、花都可入药，被誉为"草中名药"[4]。《千金翼方》记载"蒺藜蔓净洗三寸截之……下取涂疮肿上，大良"[5]。《本草纲目》记载蒺藜苗"煮汤，洗疥癣风疮作痒"[6]。蒺藜是河南农村常见的野草，老百姓都叫它蒺藜秧，民间常用蒺藜泡脚治疗小儿腹泻。

【原植物】 一年生草本。茎由基部分枝，平卧，全株密生白色柔毛。偶数羽状复叶，对生或互生，长1.5~6cm；具小叶5~8对，小叶对生，长圆形，长6~17mm，宽2~5mm，顶端锐尖或钝，基部稍偏斜，近圆形，全缘。花黄色，单生于叶腋；萼片5，宿存；花瓣5；雄蕊10，生于花盘基部，5个较短雄蕊的花丝基部有鳞片状腺体，子房5棱，柱头5裂。果由5个分果瓣组成，每果瓣具长短棘刺各1对；背面有短硬毛及瘤状突起。花期6~7月，果期7~8月。原产我国，全国各地均有生长[7]。见图1。

【产地】 主产于河南、河北、山东、安徽、江苏、四川、山西、陕西。

【采收加工】 秋季果实成熟时采割，除去杂质，晒干[8]。

【化学成分】 本品含甾体皂苷类、黄酮类、生物碱类、多糖类等[9, 10]。甾体皂苷类主要皂苷元有薯蓣皂苷元、吉托皂苷元、替告皂苷元、鲁斯克皂苷元、海柯皂苷元等[11]；黄酮类主要包括槲皮素、山奈酚及异鼠李素等[12]；生物碱类化合物主要包括β-卡波林生物碱和酰胺类生物碱[13]。

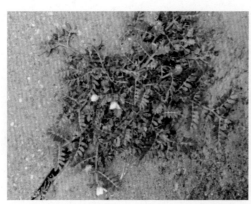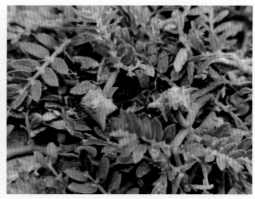

图 1　蒺藜植物图

【性状】　依据收集样品的性状而描述。见图 2。

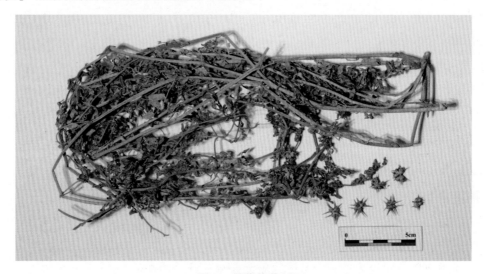

图 2　蒺藜草药材图

【鉴别】　显微鉴别　根据实验样品观察拟定粉末显微特征。见图 3。

【检查】　水分　按照《中国药典》2020 年版四部通则 0832 第二法烘干法测定，结果在 6.3%～9.0% 之间，见表 1。拟定限度为不得过 12.0%。

总灰分　按照《中国药典》2020 年版四部通则 2302 总灰分测定法测定，结果在 10.3%～14.1% 之间，见表 1。拟定限度为不得过 15.0%。

酸不溶性灰分　按照《中国药典》2020 年版四部通则 2302 酸不溶性灰分测定法测定，结果在 1.2%～5.1% 之间，见表 1。拟定限度为不得过 6.0%。

表 1　检查项测定结果（%）

样品	1	2	3	4	5	6	7	8	9	10	11	12	平均值
水分	6.6	6.5	6.9	6.5	6.3	6.3	7.4	7.3	7.4	7.0	7.0	9.0	7.0
总灰分	11.6	12.1	12.9	13.1	12.0	12.8	10.3	12.9	13.2	12.9	14.1	13.4	12.7
酸不溶性灰分	5.1	4.2	2.6	4.8	1.2	3.2	4.9	3.5	3.1	4.9	3.4	3.2	3.7

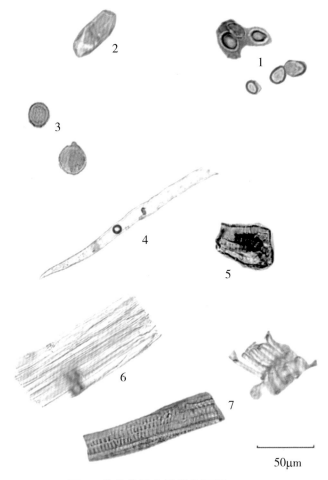

图 3　蒺藜草粉末显微特征图

1.淀粉粒；2.草酸钙方晶；3.花粉粒；4.非腺毛；5.石细胞；6.纤维；7.导管

【浸出物】　按照《中国药典》2020 年版四部通则 2201 浸出物测定法项下的热浸法，以 75% 乙醇作为溶剂，测定结果在 12.8%～21.4% 之间，拟定限度为不得少于 12.0%。

表 2　样品浸出物测定结果（%）

样品	1	2	3	4	5	6	7	8	9	10	11	12	平均值
浸出物	14.5	14.1	14.0	18.7	15.1	14.1	17.5	12.8	20.0	14.5	17.9	21.4	16.2

【炮制】　除去杂质，切段，晒干[14]。

【性味与归经】　参考《中药大辞典》及相关古籍文献。

【功能与主治】　现代药理学表明蒺藜草与其果实含有极其近似的化学成分，与传统中药蒺藜的中医学理论与用药经验颇相吻合[11, 15]，故采用《中国药典》蒺藜项下功能与主治[16]。

【用法与用量】　参考《中华本草》[17]。

【贮藏】　置干燥处。

参考文献

[1] 佚名.神农本草经［M］.森立之，辑.柳长华，主编.罗琼，赵永亮，点校.北京：北京科学技术出版社，2016：20，129.

[2] 朱橚.救荒本草［M］.北京：中医古籍出版社，2007：154.

[3] 吴其濬.植物名实图考［M］.北京：中医古籍出版社，2008：201.

[4] 李春娜，范冰舵，刘洋洋，等.蒺藜茎叶的化学成分研究［J］.中华中医药杂志，2015，30（09）：3294-3297.

[5] 孙思邈.千金翼方［M］.北京：人民卫生出版社，1955：318.

[6] 李时珍.本草纲目［M］.太原：山西科学技术出版社，2014：508，509.

[7] 石开玉.《五十二病方》中的"疾黎"考证［J］.陕西中医药大学学报，2021，44（06）：49-54.

[8] 中国科学院中国植物志编辑委员会.中国植物表（第四十三卷）［M］.北京：科学出版社，1998：142.

[9] 王芳旭，王镇方，康利平，等.不同产地蒺藜及其不同药用部位化学成分的比较研究［J］.中草药，2016，47（06）：897-904.

[10] 范冰舵.蒺藜地上部分化学成分研究［D］.北京：北京中医药大学，2014.

[11] 赵外荣，施雯婷，郁丘婷，等.蒺藜化学成分分析及其皂苷类成分对心血管疾病作用的实验研究进展［J］.上海中医药大学学报，2018，32（4）：105-108.

[12] 李春娜，范冰舵，时晓娟，等.HPLC-DAD 法测定蒺藜茎叶 3 种酸水解黄酮苷元的含量［J］.中医药导报，2015，21（1）：33-36.

[13] 桂海水.蒺藜茎叶化学成分及含量测定研究［D］.北京：北京中医药大学，2013.

[14] 李瑞海，冯琳，马欣悦，等.炮制对蒺藜皂苷类成分的影响［J］.中成药，2015，37（7）：1526-1529.

[15] 张素军.蒺藜果实、茎叶不同采收期总皂苷含量分析［J］.中国实验方剂学杂志，2010，16（13）：80-81.

[16] 国家药典委员会.中华人民共和国药典（一部）［S］.北京：中国医药科技出版社，2020：367.

[17] 国家中医药管理局《中华本草》编委会.中华本草（第 9 册）［M］.上海：上海科学技术出版社，1999：1843.

槐枝
Huaizhi
SOPHORAE RAMULUS

本品为豆科植物槐 *Sophora japonica* L. 的干燥嫩枝。春至秋季采收一二年生嫩枝，除去叶，晒干或低温干燥。

【性状】 本品呈长圆柱形，有的略扁，长短不一，直径 0.2～1cm。表面绿色至灰绿色，具较大灰白色至淡灰棕色点状皮孔，可见明显的叶痕或枝痕。质硬而脆，断面不整齐，具纤维性，皮部与木部易分离，皮部、髓部淡绿色或浅灰绿白色，木部浅黄白色。气微，味微苦、涩。

【鉴别】（1）本品横切面：表皮细胞为 1 列切向延长的长方形细胞，外侧具较薄的角质层。皮层由数列薄壁细胞组成，中柱鞘部位有石细胞群及纤维束相间排列成环，有的纤维周围薄壁细胞中含有草酸钙方晶形成晶鞘纤维。韧皮部有时可见纤维束或纤维散在。形成层环明显。木质部射线宽1～2 列细胞；导管常单个散列。髓部细胞壁稍厚。

粉末淡绿黄白色。非腺毛单细胞，壁厚，无色或淡棕色，先端渐尖。纤维较多，成束，有的周围薄壁细胞含草酸钙方晶，形成晶纤维。石细胞单个散在或数个成群，呈长方形或类圆形，壁较厚，木化，孔沟及纹孔明显。薄壁细胞类长方形，有的可见草酸钙方晶。导管多为具缘纹孔。

（2）取本品粉末 2g，加 80% 乙醇 20ml，超声处理 30 分钟，滤过，取滤液作为供试品溶液。另取芦丁对照品，加甲醇制成每 1ml 含 0.5mg 的溶液，作为对照品溶液。照薄层色谱法（《中国药典》2020 年版四部通则 0502）试验，吸取上述样品 10μl，对照品溶液 2μl，分别点于同一硅胶 G 薄层板上，以乙酸乙酯－丁酮－甲酸－水（5：3：1：1）为展开剂，展开，取出，晾干，喷以三氯化铝试液，热风吹干，置紫外光灯（365nm）下检视。供试品色谱中，在与对照品色谱相应的位置上，显相同颜色的斑点。

【检查】 **水分** 不得过 13.0%（《中国药典》2020 年版四部通则 0832 第二法）。

【浸出物】 照醇溶性浸出物测定法（《中国药典》2020 年版四部通则 2201）项下的热浸法测定，用 90% 乙醇作溶剂，不得少于 6.0%。

【炮制】 闷润，切厚片。

【性味与归经】 苦，平。归心、肝经。

【功能与主治】 活血止血，祛风杀虫，清热燥湿。用于崩漏，带下，痔疮，阴囊湿痒，心痛，目赤，疥癣。

【用法与用量】 15～30g。外用适量，煎水熏洗。

【贮藏】 置阴凉干燥处，防蛀。

· 起草说明 ·

【别名】 豆槐、白槐、细叶槐、槐嫩蘖。

【名称】 沿用本省习用名称。

【来源】 槐枝在《中药大辞典》和《中华本草》中均有记载，生于山坡、平原或植物庭院、路边[1, 2]。全国各地均栽培。近现代医药文献及药典均明确记载"槐枝"的来源植物为槐 *Sophora japonica* L. 的嫩枝。本品为中药制剂"紫槐烧伤膏"的处方药材之一，故收入本标准以控制药材质量。

【原植物】 落叶乔木，高 8～25m。树皮灰棕色，具不规则的纵裂纹，内皮鲜黄色，具臭味；嫩枝暗绿褐色，近光滑或有短细毛，皮孔明显。奇数羽状复叶，互生，长 15～25cm，叶轴有毛，叶柄基部膨大；托叶形状多变，早落；小叶 7～15，柄长约 2mm，密生白色短柔毛；小叶片卵状长圆形，长 2.5～7.5cm，宽 1.5～3cm，先端渐尖，基部宽楔形，全缘，上面绿色，微亮，背面伏生白色短毛。圆锥花序顶生，长 15～30cm；萼钟状，5 浅裂；花冠蝶形，乳白色，旗瓣阔心形，有短爪，脉微紫，翼瓣和龙骨瓣均为长圆形；雄蕊 10，分离，不等长；子房筒状，有细长毛，花柱弯曲。荚果肉质，串珠状，长 2.5～5cm，黄绿色，无毛，不开裂，种子间极细缩。种子 1～6 粒，肾形，深棕色。花期 7～8 月，果期 8～10 月[1, 3]。见图 1。

【产地】 原产中国，现南北各省区广泛栽培，华北和黄土高原地区尤为多见。罕见野生。

【采收加工】 主要为春季发芽抽绿后到夏季生长旺期采收翌年的绿枝，至秋季采收当年春季新发的幼嫩枝。采收后应及时干燥，防止堆闷使嫩枝变色而降低药材质量。据研究报道，不同生长年限的槐枝的芦丁含量以当年生最高[4]，二年生次之，三年生最低。因此正文拟定"春至秋季采收一二年生嫩枝，除去叶，晒干或鲜用"。

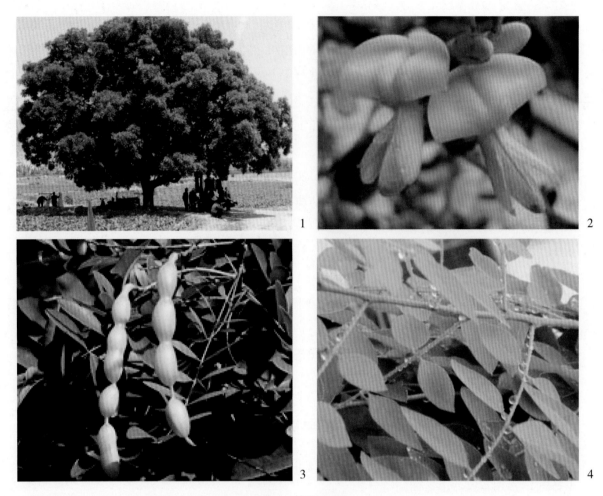

图 1 槐植物图

1.生境；2.花；3.果实；4.槐枝

【化学成分】 黄酮类化合物，其中以芦丁为主[4]。

【性状】 依据收集样品的性状而描述。见图 2。

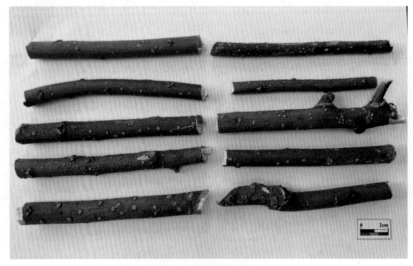

图 2 槐枝药材图

【鉴别】（1）**横切面显微鉴别** 根据实验样品观察拟定横切面显微特征。见图3。

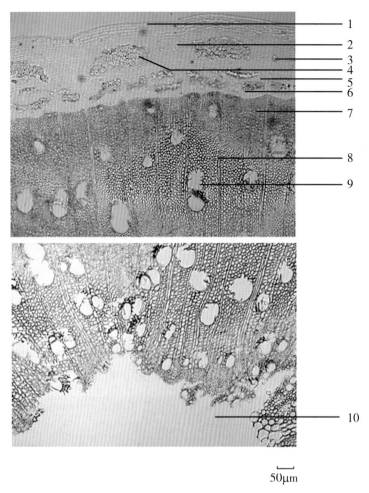

50μm

图3 槐枝横切面详图

1.表皮；2.皮层；3.石细胞；4.中柱鞘纤维；5.韧皮部；6.形成层；7.木质部；8.射线；9.导管；10.髓

粉末显微鉴别 根据实验样品观察拟定粉末显微特征。见图4。

（2）**薄层色谱鉴别** 以芦丁为对照品，制定薄层色谱鉴别方法。考察了不同展开剂类型、比例和不同显色条件，并进行了耐用性试验考察，最终确定展开剂为乙酸乙酯－丁酮－甲酸－水（5：3：1：1），检视方法为喷以三氯化铝试液，热风吹干，置紫外光灯（365nm）下，建立了槐枝的薄层色谱鉴别方法。该色谱条件斑点分离较好，方法可行[5]。结果见图5。

【检查】 水分 按照《中国药典》2020年版四部通则0832第二法烘干法测定，结果在10.3%～11.3%之间，结合《中国药典》2020年版四部通则0212药材和饮片检定通则，拟定限度为不得过13.0%[5]。

【浸出物】 按照《中国药典》2020年版四部通则2201浸出物测定法项下的热浸法，以90%乙醇作为溶剂，测定结果在6.8%～8.6%之间，拟定限度为不得少于6.0%[6]。

【炮制】【性味与归经】【功能与主治】【用法与用量】【贮藏】 均参考《辽宁省中药材标准》（2019年版）第二册[6]拟定。

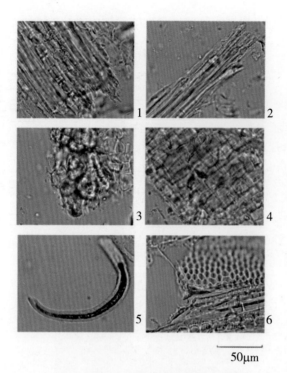

图 4　槐枝粉末显微特征图

1. 晶纤维；2. 纤维束；3. 石细胞；4. 草酸钙方晶；5. 非腺毛；6. 导管

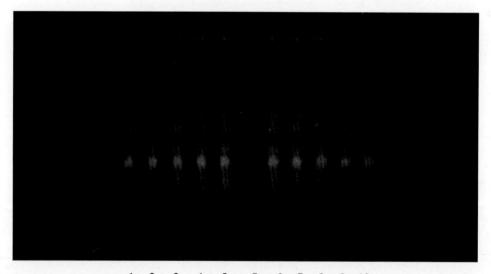

1　2　3　4　5　S　6　7　8　9　10

图 5　槐枝薄层色谱图

1-10. 槐枝样品；S 芦丁对照品

参考文献

［1］南京中医药大学 . 中药大辞典（下册）［M］. 2 版 . 上海：上海科学技术出版社，2006：3439.

［2］国家中医药管理局《中华本草》编委会 . 中华本草（第 4 册）［M］. 上海：上海科学技术出版社，1999：643.

［3］吉林省药品监督管理局 . 吉林省中药材标准（2019 年版）（第二册）［S］. 长春：吉林科学技术出版社，2019：322-329.

［4］熊维政，金燕飞，姜家书，等 . 国槐槐枝及槐叶中芦丁含量比较［J］. 药物研究，2011，20（18）：20-23.

[5]国家药典委员会.中华人民共和国药典（四部）[S].北京：中国医药科技出版社，2020.

[6]辽宁省药品监督管理局.辽宁省中药材标准（2019年版第二册）[S].沈阳：辽宁科学技术出版社，2019.

零余子 Lingyuzi
DIOSCOREAE BULBILLUS

本品为薯蓣科植物薯蓣 *Dioscorea opposita* Thunb. 的珠芽。秋、冬二季采收，切片，晒干。

【**性状**】 本品为圆形或椭圆形的横切片，直径0.5～1.5cm。外表皮棕色至棕褐色，可见明显的不规则网状皱纹。切面黑褐色，略显粉性。质坚硬。气微，味淡，嚼之有黏性。

【**鉴别**】 （1）本品粉末棕褐色。淀粉粒极多，单粒扁卵形、三角状卵形、类圆形或矩圆形，脐点点状、人字状、十字状或断缝状，层纹可见；复粒稀少，由2～3分粒组成。草酸钙针晶束存在于黏液细胞中，长约50μm。网纹导管、螺纹导管及环纹导管可见。

（2）取本品粉末4g，加乙醇30ml，超声提取30分钟，滤过，滤液蒸干，残渣加乙醇1ml使溶解，作为供试品溶液。另取零余子对照药材4g，同法制成对照药材溶液。照薄层色谱法（《中国药典》2020年版四部通则0502）试验，吸取上述两种溶液各5μl，分别点于同一硅胶G薄层板上，以乙酸乙酯－甲醇－浓氨试液（9：1：0.5）为展开剂，展开，取出，晾干，喷以10%硫酸乙醇溶液，在105℃加热至斑点显色清晰，置紫外光灯（365nm）下检视。供试品色谱中，在与对照药材色谱相应的位置上，显相同颜色的荧光斑点。

【**检查**】 **水分** 不得过15.0%（《中国药典》2020年版四部通则0832第二法）。

总灰分 不得过7.0%（《中国药典》2020年版四部通则2302）。

【**浸出物**】 照水溶性浸出物测定法（《中国药典》2020年版四部通则2201）项下的冷浸法测定，不得少于10.0%。

【**炮制**】 除去杂质。

【**性味与归经**】 甘，平。归肾经。

【**功用与主治**】 益肺养阴健脾，滋肾益精，宁嗽定喘。用于泄泻，肥胖，糖尿病，预防心血管疾病。

【**用法与用量**】 15～30g。

【**贮藏**】 置阴凉干燥处。

· 起草说明 ·

【**别名**】 薯预子、薯蓣果。

【**名称**】 沿用我省习用名称。

【**来源**】 本品最早出现在唐代陈藏器的《本草拾遗》[1]中，书中认为零余子补虚损，强腰脚，益肾，食之不饥，且晒干后功效强于薯蓣（山药）。后李时珍在《本草纲目》[2]中将零余子自草部移入菜部柔滑类，认为零余子甘温无毒，煮熟后食用味道鲜美，胜于山药和芋子，研磨成粉，可供食疗。明代著作《普济方》[3]中也说其"补虚强脚益肾，以零余子食之"。清代严洁《得配本草》[4]

菜部中也有关于零余子的记载，认为其性味甘平，入足少阴经，补虚损，强腰脊，益肾水。另外清代《本草分经》《本草从新》也都认为零余子性味甘温[5, 6]，效果强于山药。

【原植物】 薯蓣，缠绕草质藤本。块茎长圆形，垂直生长，长可达 1m，新鲜时断面白色，富黏性，干后白色粉质。茎通常带紫红色，右旋，无毛。单叶，在茎下部的互生，中部以上的对生，很少 3 叶轮生；叶片变异大，卵状三角形至宽卵状戟形，长 3～9cm，宽 2～7cm，先端渐尖，基部深心形、宽心形或戟形至近截形，边缘常 3 浅裂至 3 深裂，中裂片卵状椭圆形至披针形，侧裂片耳状，圆形、近方形至长圆形，两侧裂片与中间裂片可连成不同的弧线，叶形的变异即使在同一植株上也常有出现。幼苗时一般叶片为宽卵形或卵圆形，基部深心形。叶腋内常有珠芽（零余子）。雌雄异株。雄花序为穗状花序，长 2～8cm，近直立；2～8 个着生于叶腋，偶尔呈圆锥状排列；花序轴明显地呈"之"字形曲折；苞片和花被片有紫褐色斑点；雄花的外轮花瓣片宽卵形，内轮卵形；雄蕊 6。雌花序为穗状花序，1～3 个着生于叶腋。蒴果不反折，三棱状扁圆形或三棱状圆形，长 1.2～2.0cm，宽 1.5～3.0cm，外面有白粉。种子着生于每室中轴中部，四周有膜质翅。花期 6～9 月，果期 7～11 月。生于山坡、山谷林下、溪边、路旁的灌丛或杂草中；或为栽培[8]。见图 1。

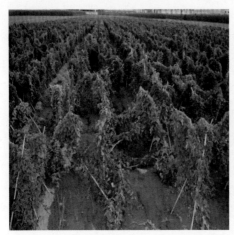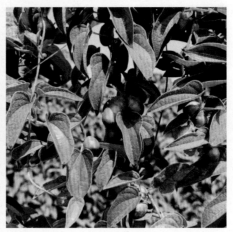

图 1 薯蓣植物图

【产地】 河南省温县、武陟、沁阳、修武等地；山西、河北、山东等地亦产。

【采收加工】 秋、冬二季采收，切片，晒干。现代研究表明，零余子 10 月下旬收获，产量较高[9]。

【化学成分】 零余子中的主要化学成分有多酚类物质、多糖、淀粉、尿囊素、薯蓣皂苷元、总黄酮、多种蛋白质以及游离氨基酸等[7, 10-14]。

【性状】 依据收集样品的性状而描述。见图 2。

【鉴别】 （1）显微鉴别 根据实验样品观察拟定粉末显微特征。见图 3。

（2）薄层色谱鉴别 以零余子为对照药材，参考《中国药典》2020 年版一部山药薄层鉴别色谱条件并进行优化，展开剂为乙酸乙酯 - 甲醇 - 浓氨试液（9 : 1 : 0.5），置紫外光灯（365nm）下检视，建立了零余子的薄层色谱鉴别方法。该色谱条件斑点分离较好，方法可行。结果见图 4。

【检查】 水分 按照《中国药典》2020 年版四部通则 0832 第二法烘干法测定，结果在

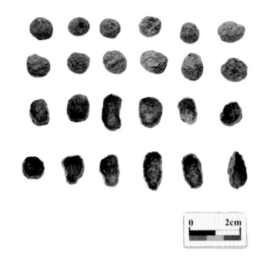

图 2　零余子药材图

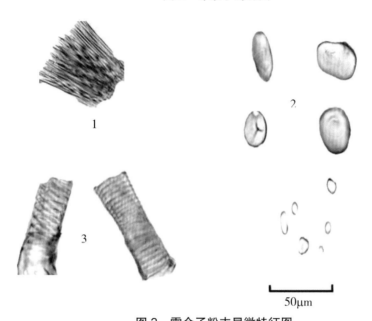

图 3　零余子粉末显微特征图

1. 草酸钙针晶束；2. 淀粉粒；3. 导管

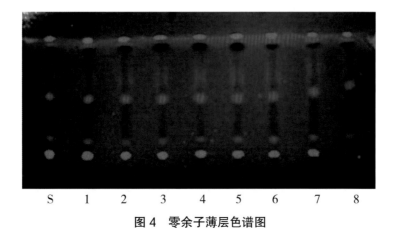

图 4　零余子薄层色谱图

S. 零余子对照药材；1-8. 零余子样品

11.8%～12.2% 之间，拟定限度为不得过 15.0%。

总灰分 按照《中国药典》2020 年版四部通则 2302 总灰分测定法测定，结果在 4.7%～4.9% 之间，拟定限度为不得过 7.0%。

【浸出物】 按照《中国药典》2020 版四部通则 2201 水溶性浸出物测定法项下的冷浸法测定 9 批样品，结果在 11.0%～19.2% 之间，拟定限度为不得少于 10.0%。

【炮制】【性味与归经】【功能与主治】【用法与用量】【贮藏】 均参考《河南省中药饮片炮制规范》（2022 年版）拟定。

参考文献

[1] 陈藏器 . 本草拾遗 [M]. 尚志钧，辑校 . 芜湖：皖南医学院科研科，1983：518.

[2] 李时珍 . 本草纲目 [M]. 北京：中国医药科技出版社，2016：1278.

[3] 朱橚 . 普济方 [M]. 北京：人民卫生出版社，1983：3431.

[4] 严洁，施雯，洪炜 . 得配本草 [M]. 北京：中国中医药出版社，1997：154.

[5] 姚澜 . 本草分经 [M]. 上海：上海科学技术出版社，1989：232.

[6] 吴仪洛 . 本草从新 [M]. 梁茂新，范颖，点评 . 北京：中国医药科技出版社，2013：196.

[7] 马蕊，杨珂，杨惠辛，等 .ICP-MS 法测定山药、山药皮和零余子中 19 种无机元素含量 [J]. 食品研究与开发，2017，38（24）：141-146.

[8] 南京中医药大学 . 中药大辞典 [M].2 版 . 上海：上海科学技术出版公司，2006：3465.

[9] 郎德山 . 山药播种零余子当年高产栽培技术 [J]. 中国蔬菜，2017，344（10）：99-100.

[10] 冯昱，白明，苗明三 . 零余子药用探讨 [J]. 中医学报，2019，34（3）：509-512.

[11] 李伟，程超，莫开菊，等 . 零余子多酚类物质的提取工艺及测定方法比较 [J]. 食品科学，2007（8）：152-156.

[12] 贾丽艳，任盛财 . 复合酶法提取零余子多糖工艺的优化 [J]. 山西农业大学学报（自然科学版），2013，33（2）：130-135.

[13] 滕井通，薛涛，薛建平，等 .HPLC 法测定怀山药零余子尿囊素的含量 [J]. 安徽农业学，2013，41（7）：2912+2928.

[14] 吕鹏，贾秀梅，张振凌，等 . 怀山药及非药用部位总黄酮含量测定 [J]. 中国实验方剂学杂志，2012，18（2）：65-68.

路边青 Lubianqing
CLERODENDRI CYRTOPHYLLI HERBA

本品为马鞭草科植物大青 *Clerodendrum cyrtophyllum* Turcz. 的干燥地上部分。夏、秋季采收，洗净，晒干。

【性状】 本品茎圆柱形或方形，常有分枝，直径5～15mm，老茎灰绿色至灰褐色，嫩枝黄绿色，有突起的点状皮孔。茎质硬而脆，断面纤维性，中央为白色的髓。单叶对生，叶片多破碎或皱缩，完整者展平后呈椭圆形或长卵圆形，长6～20cm，宽3～9cm，上表面黄绿色至棕黄色，下表面色稍浅，顶端渐尖或急尖，基部圆形或宽楔形，全缘，下表面有小腺点，叶脉上面平坦，下面明显隆起。有的可见伞房状聚伞花序生于枝顶或叶腋，长10～16cm。花小。萼杯状，顶端 5 裂。花冠管细，长约 1cm，顶端 5 裂，已开放的花可见 4 枚雄蕊和花柱伸出花冠外。果实类球形，由宿萼包被。气微，味微苦。

【鉴别】（1）**叶横切面**　上下表皮垂周壁均深度弯曲，具叶肉组织；栅栏细胞多 1 列，稀 2 列；主脉维管束外韧型，韧皮部草酸钙方晶多见；下表皮多见由 1～3 个细胞组成的非腺毛。

茎横切面　木栓层外具 1～3 个细胞组成的非腺毛。皮层薄壁细胞数列，呈长方形。韧皮部外有纤维排列成环或断续成环，周围薄壁细胞含有草酸钙方晶。木质部导管单个散在或数个相聚，呈放射状排列。髓部宽广。

粉末黄绿色或棕黄色，纤维成束或单个散在，有的周围细胞含草酸钙方晶，形成晶纤维；含晶细胞壁不均匀增厚，木化或微木化。非腺毛 1～6 细胞，平直或先端弯曲；腺鳞头部 8 细胞，柄单细胞。叶表皮细胞垂周壁波状弯曲，气孔多为不定式。石细胞类圆形或不规则形，壁厚，层纹及孔沟明显。导管多为具缘纹孔导管和网纹导管，也可见螺纹导管。木栓细胞表面观类长方形，壁微波状弯曲。

（2）取本品粉末 3g，加水 80ml，振摇 2 分钟，静置 30 分钟，加热回流 60 分钟，滤过，滤液用三氯甲烷振摇提取 2 次，每次 15ml，弃去三氯甲烷层，水溶液用乙酸乙酯振摇提取 2 次，每次 20ml，合并乙酸乙酯液，蒸干，残渣加甲醇 1ml 使溶解，作为供试品溶液。另取路边青对照药材 3g，同法制成对照药材溶液。照薄层色谱法（《中国药典》2020 年版四部通则 0502）试验，吸取上述两种溶液各 5μl，分别点于同一硅胶 G 薄层板上，以三氯甲烷 - 甲醇 - 乙酸乙酯 - 甲酸（8∶1∶1∶0.1）为展开剂，展开，取出，晾干，置紫外光灯（365nm）下检视。供试品色谱中，在与对照药材色谱相应的位置上，显相同颜色的荧光斑点。

【检查】**水分**　不得过 11.0%（《中国药典》2020 年版四部通则 0832 第二法）。

总灰分　不得过 5.0%（《中国药典》2020 年版四部通则 2302）。

酸不溶性灰分　不得过 3.0%（《中国药典》2020 年版四部通则 2302）。

【浸出物】　照醇溶性浸出物测定法（《中国药典》2020 年版四部通则 2201）项下的热浸法测定，用稀乙醇作溶剂，不得少于 8.0%。

【炮制】　除去杂质，洗净，茎切片或切段，枝、叶切段，干燥。

【性味与归经】　苦，寒。归心、胃经。

【功能与主治】　清热解毒，凉血止血，用于外感热盛烦渴，咽喉肿痛，口疮，黄疸，热毒痢，急性肠炎，痈疽肿毒，衄血，血淋，外伤出血。

【用法与用量】　15～30g，鲜品加倍。外用：捣敷或煎水洗。

【注意】　脾胃虚寒者忌服。

【贮藏】　置干燥处。

· 起草说明 ·

【别名】　大青、土地骨皮、鸭公青、青心草、淡婆婆、猪屎青、鸡屎青、山靛青、牛耳青等。

【名称】　本标准采用路边青为正名。

【来源】 路边青出自《福建民间草药》[1]，全株均作药用。路边青一名始见于《名医别录》[2]，味苦，大寒，无毒。主治时气头痛，大热口疮。关于路边青的药用部位，最初《名医别录》[4]中只载："三四月采茎，阴干。"可见当时只以茎入药。用叶入药见《新修本草》[3]："大青用叶兼茎，不独用茎也。"其后沿用茎和叶至今。苏颂曰："春生青紫茎，似石竹苗叶，花红紫色，似马蓼，亦似茺花，根黄。"[4]李时珍曰："高二三尺，茎圆，叶长三四寸，面青背淡，对节而生，八月开小花，红色成簇，结青实大如椒颗，九月色赤。"[5]《本草述钩元》[6]中的描述与之相似。《植物名实图考》[7]载："叶长四五寸，开五瓣圆紫花，结实生青熟黑，唯实成时，花瓣尚在，宛似托盘。"并附有较清晰的植物图。本草记载与现今所用路边青基本一致。

【原植物】 灌木或小乔木；幼枝被短柔毛，枝黄褐色，髓坚实；冬芽圆锥状，芽鳞褐色，被毛。单叶对生，叶片近纸质，多破碎或皱缩，完整者展平后呈椭圆形或长卵圆形，长 6～20cm，宽 3～9cm，顶端渐尖或急尖，基部圆形或宽楔形，通常全缘，两面无毛或沿脉疏生短柔毛，背面常有腺点，侧脉 6～10 对；叶柄长 1～8cm。伞房状聚伞花序，生于枝顶或叶腋，长 10～16cm，宽 20～25cm；苞片线形，长 3～7mm；花小，有橘香味；萼杯状，外面被黄褐色短绒毛和不明显的腺点，长 3～4mm，顶端 5 裂，裂片三角状卵形，长约 1mm；花冠白色，外面疏生细毛和腺点，花冠管细，长约 1cm，顶端 5 裂，裂片卵形，长约 5mm；雄蕊 4，花丝长约 1.6cm，与花柱同伸出花冠外；子房 4 室，每室 1 胚珠，常不完全发育；柱头 2 浅裂。果实类球形或倒卵形，直径 5～10mm，绿色，成熟时蓝紫色，为红色的宿萼所托。花果期 6 月至次年 2 月[8]。见图 1。

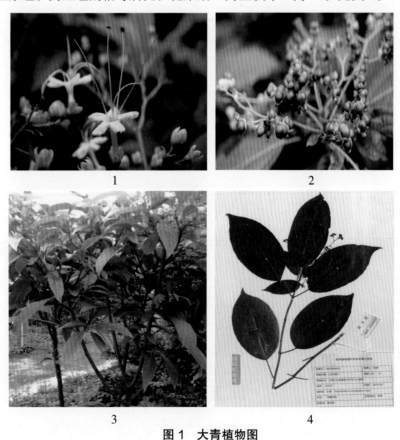

图 1　大青植物图

1. 花；2. 果实；3. 原植物；4. 腊叶标本

【产地】 主产于湖南、湖北、江西等地。此外，广西、福建、安徽、江苏、浙江、台湾、广东、贵州、云南等地亦产。

【采收加工】 夏、秋季采收，洗净，晒干。

【化学成分】 叶含大青苷、蜂花醇、正二十五烷、γ-谷甾醇、异戊二烯聚合体、半乳糖醇、豆甾醇、鞣质及黄酮。茎含大青酮A、B，石蚕文森酮F，柳杉酚，无羁萜，赪桐二醇烯酮，赪酮甾醇，5，22，25-豆甾三烯-3β-醇，靛玉红[9-11]。

【性状】 根据薛漓等[12]对路边青的鉴别研究及采集到的样本描述。见图2。

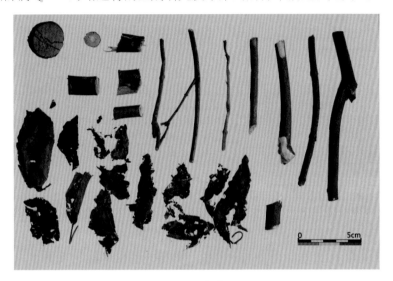

图2 路边青药材图

【鉴别】 （1）显微鉴别

叶横切面显微鉴别 根据实验样品观察拟定叶横切面显微特征。见图3。

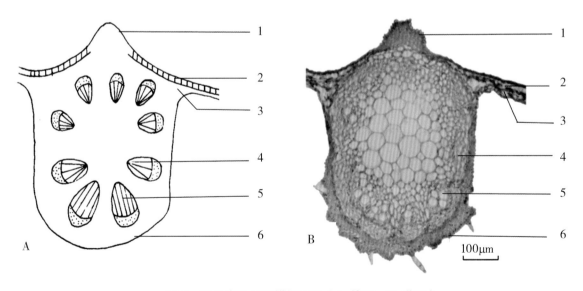

图3 路边青叶显微横切面图（A.简图；B.详图）

1.上表皮；2.栅栏组织；3.叶肉组织；4.韧皮部；5.木质部；6.下表皮

茎横切面 根据实验样品观察拟定茎横切面显微特征。见图4。

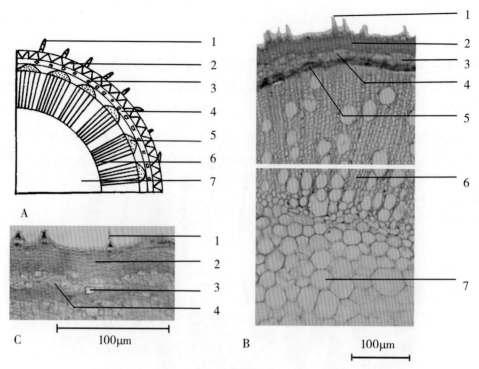

图4　路边青茎显微横切面图（A.简图；B、C.详图）

1.非腺毛；2.木栓层；3.草酸钙方晶；4.皮层；5.韧皮部；6.木质部；7.髓

粉末显微特征鉴别 根据实验样品观察拟定粉末显微特征。见图5。

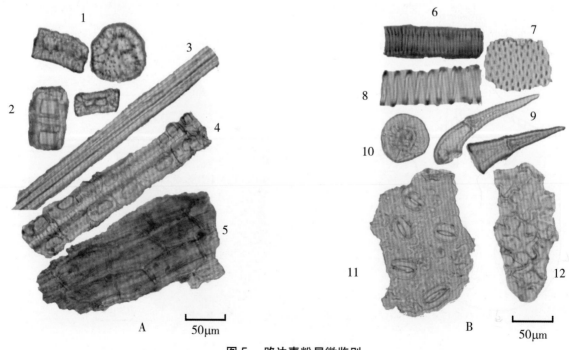

图5　路边青粉显微鉴别

1.石细胞；2.含晶细胞；3.纤维；4.晶纤维；5.木栓细胞；6.网纹导管；7.具缘纹孔导管；8.螺纹导管；
9.非腺毛；10.腺鳞；11.叶下表皮及气孔；12.叶上表皮细胞

（2）**薄层色谱鉴别** 以路边青对照药材为对照，拟定路边青薄层色谱鉴别方法。实验中采用不同的展开剂，结果以三氯甲烷－甲醇－乙酸乙酯－甲酸（8∶1∶1∶0.1）展开，显色清晰、色谱效果良好。显色条件为置紫外光灯（365nm）下检视。见图6。

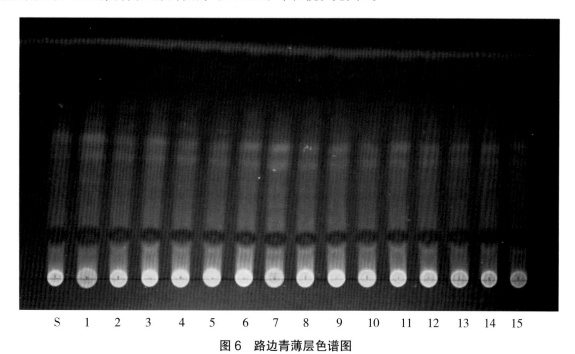

图6 路边青薄层色谱图

S. 路边青对照药材；1–15. 路边青样品

【检查】 **水分** 按照《中国药典》2020年版四部通则0832第二法烘干法测定15批样品，结果见表1。15批样品的水分含量在5.9%～9.6%之间，平均值为7.4%。根据测定结果，规定本品水分不得过11.0%。

表1 路边青样品水分含量测定结果

编号	水分（%）	编号	水分（%）
01	9.6	09	6.4
02	9.1	10	6.0
03	8.1	11	6.6
04	8.0	12	6.9
05	8.0	13	8.9
06	8.0	14	7.2
07	5.9	15	6.2
08	6.2		

总灰分 按照《中国药典》2020年版四部通则2302总灰分测定法测定15批样品，结果样品的灰分在3.0%～4.6%之间，拟定本品灰分不得过5.0%。

酸不溶性灰分 按照《中国药典》2020年版四部通则2302酸不溶性灰分测定法，15批样品的酸不溶性灰分在1.9%～2.5%之间，拟定本品酸不溶性灰分不得过3.0%。

【浸出物】 按照《中国药典》2020年版四部通则2201浸出物测定法项下的热浸法，以稀乙醇作溶剂，15批样品的浸出物含量在8.7%～15.0%之间，平均值为11.6%，拟定浸出物不得少于8.0%。

【炮制】【性味与归经】【功能与主治】【用法与用量】【注意】【贮藏】 均参考《河南省中药饮片炮制规范》（2022年版）拟定。

参考文献

[1] 李艳.大青根化学成分的研究[D].沈阳：沈阳药科大学，2008.

[2] 陶弘景.名医别录[M].尚志钧，辑校.北京：人民卫生出版社，1986：123.

[3] 苏敬.新修本草[M].辑复本.尚志钧辑校.合肥：安徽科学技术出版社，1981：185.

[4] 赵晓娟，李琳，刘雄，等.大青叶的本草学研究、化学成分及药理作用研究概况[J].甘肃中医学院学报，2011，28（05）：61-64.

[5] 李时珍.本草纲目[M].北京：人民卫生出版社，1982：1086.

[6] 杨时泰.本草述钩元[M].太原：山西科学技术出版社，2009：350.

[7] 吴其濬.植物名实图考[M].北京：商务印书馆，1957：259.

[8] 中国科学院中国植物志编辑委员会.中国植物志[M].北京：科学出版社，2014.

[9] 吴寿金.马鞭草科大青叶化学成分的探讨[J]中草药，1980，11（3）：99-101

[10] Chen Chao-Tung, Shih Yun-Er. Studies in natural Products（10）.A study on the eonstituents of ClerodendroncyrtophyllumTurcz[J].Bulletin of the Institute of Chemistry, A eademiaSinIca, 1976, 23：20-24.

[11] Xiao D, Tian Z D, Min N, et al.Abietane Diterpenes from Clerodendroncyrtophyllum[J].Chemical and Pharmaceutical Bulletin, 1993, 41（8）：1415-1417.

[12] 薛漓，饶伟文.路边青的鉴别研究[J].中草药，2004（4）：99-101.

蜀羊泉 Shuyangquan
SOLANI HERBA

本品为茄科植物青杞 *Solanum septemlobum* Bunge. 的干燥地上部分。夏末采割，除去杂质，晒干。

【性状】 本品长30～60cm，全体绿褐色或黄绿色。茎呈圆柱形，中空，有棱，直径0.1～1.2cm，被白色弯曲的短柔毛至近无毛，质硬而脆，易折断，断面不整齐。叶互生，多皱缩或破碎，完整者展开呈卵形，顶端尖或钝，基部楔形；5～7羽裂，裂片多披针形，两面均被疏短柔毛；叶柄长1～2cm，有短柔毛。二歧聚伞花序，顶生或腋外生；浆果近球形，直径约8mm，熟时红色，种子扁圆形。气微，味苦。

【鉴别】 本品粉末灰黄色。叶表皮细胞多角形，垂周壁平直，气孔不定式，副卫细胞3～5个，大小不一。种皮表皮石细胞表面观不规则长多角形，垂周壁深波状或微波状弯曲，厚 13～30μm。非腺毛较长，先端渐尖，基部稍宽，有明显缢缩现象。导管多为梯纹导管、螺纹导管和环纹导管，也有网纹导管和具缘纹孔导管，直径 4～95μm。韧皮纤维长梭形，壁厚 2～15μm。草酸钙砂晶众多，多存在于薄壁细胞中，有的成群充满整个细胞，形成砂晶囊。偶见草酸钙簇晶散在或藏于薄壁细胞中，直径 10～70μm。花粉粒近球形或橄榄形，具 1 个萌发孔，有的外壁具齿状突起。

【检查】 **杂质** 不得过 5%（《中国药典》2020 年版四部通则 2301）。

水分 不得过 12.0%（《中国药典》2020 年版四部通则 0832 第二法）。

总灰分 不得过 11.0%（《中国药典》2020 年版四部通则 2302）。

酸不溶性灰分 不得过 2.0%（《中国药典》2020 年版四部通则 2302）。

【浸出物】 照醇溶性浸出物测定法（《中国药典》2020 年版四部通则 2201）项下的热浸法测定，用稀乙醇作溶剂，不得少于 16.0%。

【炮制】 除去杂质，洗净，切段，干燥。

【性味与归经】 苦，寒。归肝、胃经。

【功能与主治】 清热解毒。用于热毒疮肿，咽喉肿痛，皮肤痒疹。

【用法与用量】 9～15g，鲜品 15～30g。外用鲜品适量，捣烂敷患处。

【贮藏】 置通风干燥处。

· 起草说明 ·

【别名】 羊泉、青杞、漆姑草、红葵、野枸杞、野茄等。

【名称】 沿用《河南省中药材标准》1991 年版"蜀羊泉"名称。

【来源】 蜀羊泉始录于《神农本草经》[1]。《名医别录》载："一名羊泉，一名羊饴，生蜀郡川谷。"[2]《新修本草》云："此草……叶似菊，花紫色，子类枸杞子，根如远志，无心有糠。"[3]《救荒本草》青杞条说："青杞，《本草》名蜀羊泉。"[4]描述形态多同《新修本草》，并补记："苗高二尺余，叶似菊叶稍长，子生青熟红。"与本种形态基本相符。《植物名实图考》中蜀羊泉图与本种也相似。根据以上资料归纳，并结合本省用药习惯，将茄科植物青杞 *Solanum septemlobum* Bunge. 收入本标准。

【原植物】 直立草木或半灌木。茎有棱，多分枝，高 30～65cm，绿黑色，被白色弯曲的短柔毛至仅无毛。叶互生，卵形，长 2～8cm，宽 2～5cm，顶端尖或钝，基部楔形，5～7 羽裂，裂片多被针形，叶柄长 1～2cm，二歧聚伞花序顶生或侧生，总花梗长 1～2.5cm，小花梗纤细，长 5～8mm，花萼小，5 裂，花冠 5 裂，蓝紫色，直径约 1cm，裂片矩圆形，雄蕊 5，子房卵形。浆果卵形或近球形，直径 0.8～1.0cm，成熟时鲜红色。种子扁圆形。花期 4～6 月，果期 8～9 月[5]。见图 1。

【产地】 河南省各地均有分布。

【采收加工】 夏末茎叶茂盛时采割地上部分，除去杂质，晒干。

【化学成分】 主要含有萜类、生物碱类、甾体类和苯丙素类等化学成分[6-9]。

【性状】 依据收集样品的性状而描述。见图 2。

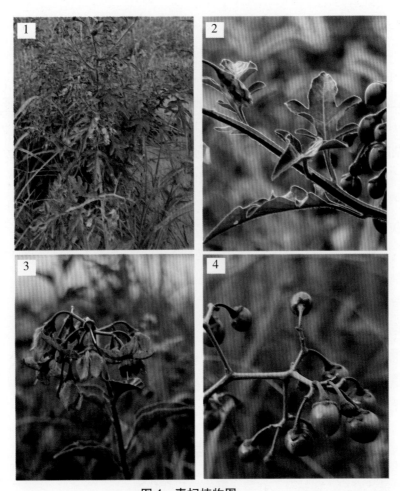

图1 青杞植物图

1.生境；2.植株；3.花序；4.果实

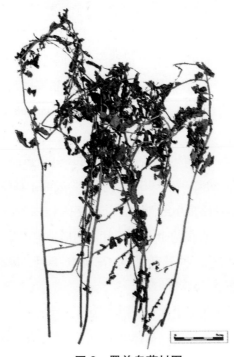

图2 蜀羊泉药材图

【鉴别】 **显微鉴别** 根据实验样品观察拟定粉末显微特征。见图3。

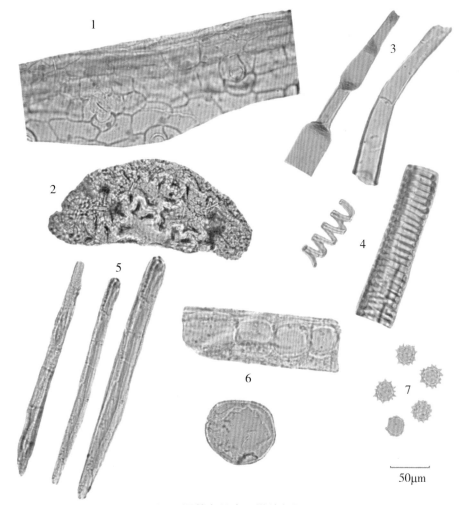

图3 蜀羊泉粉末显微特征图

1.叶表皮细胞（气孔）；2.种皮石细胞；3.非腺毛；4.导管；5.韧皮纤维；6.砂晶；7.花粉粒

【检查】 **杂质** 按照《中国药典》2020年版四部通则2301杂质检查法测定，结果在3.0%～4.1%之间。结合《中国药典》2020年版四部通则0212药材和饮片检定通则，拟定限度为不得过5%。

　　水分 按照《中国药典》2020年版四部通则0832第二法烘干法测定，结果在9.5%～11.1%之间，拟定限度为不得过12.0%。

　　总灰分 按照《中国药典》2020年版四部通则2302测定，结果在9.1%～10.5%之间，拟定限度为不得过11.0%。

　　酸不溶性灰分 按照《中国药典》2020年版四部通则2302测定，结果在1.3%～1.6%之间，拟定限度定为不得过2.0%。

【浸出物】 按照《中国药典》2020年版四部通则2201浸出物测定法项下的热浸法，以稀乙醇为溶剂，测定结果在17.0%～19.8%之间，拟定限度不得少于16.0%。

【炮制】【性味与归经】【功能与主治】【用法与用量】【贮藏】 均参考《河南省中药饮片炮制规范》（2022 年版）拟定。

参考文献

［1］佚名. 神农本草经［M］. 顾观光，辑. 杨鹏举，校注. 北京：学苑出版社，2007：77.

［2］陶弘景. 名医别录［M］. 尚志钧，辑校. 北京：人民卫生出版社，1986：153..

［3］苏敬. 新修本草［M］. 合肥：安徽科学技术出版社，1981：235.

［4］国家中医药管理局《中华本草》编委会. 中华本草（第4册）［M］. 上海：上海科学技术出版社，1999：315.

［5］黄胜白，陈重明. 蜀羊泉的本草考证［J］. 中药材，1990（10）：38-40.

［6］崔燕，李萌，王戎博，等. 新疆青杞的化学成分分离鉴定［J］. 中国实验方剂学杂志，2018，24（11）：49-53.

［7］聂秀萍，张雷，姚芳，等. 青杞中的倍半萜类化合物［J］. 中国中药杂志，2015，40（8）：1514-1517.

［8］谢纲，段文达，陶保全，等. 青杞的化学成分研究［J］. 天然产物研究与开发，2008（4）：627-629，643.

［9］郭瑞，郭少波，王海凤，等. 青杞果实化学成分研究［J］. 中医药信息，2019，36（5）：1-4.

鼠妇虫 Shufuchong
ARMADILLIDIUM

本品为平甲虫科动物平甲虫 *Armadillidium vulgare*（Latreille）的干燥全体。夏、秋季捕捉，置沸水中烫死，干燥。

【性状】 本品全体椭圆形而稍扁，多卷曲呈球形或半球形，长 0.7～1.2cm，宽 0.4～0.6cm。背隆起，平滑，腹向内陷，有灰白色与灰黑色相间的斑纹。头部小，前缘有眼及触角各1对，触角多脱落。胸节7，宽广，每节有同形足一对，腹节5，较窄，均呈覆瓦状排列。尾肢扁平，外肢与第五腹节嵌合齐平。质脆易碎。气腥臭，味微咸。

【鉴别】（1）本品粉末淡黄棕色。刚毛淡棕色或黄棕色，常碎断，完整者一端平截，另一端略尖，稍弯曲。横纹肌纤维近无色或淡黄色，有细密横纹，呈波状排列。体壁碎片浅黄色或近无色，表面具不规则纹理，有的表面具毛窝。

（2）取本品粉末1g，加80%甲醇10ml，超声处理30分钟，放冷，滤过，取滤液作为供试品溶液。另取缬氨酸、亮氨酸对照品，加80%甲醇制成每1ml各含1mg的溶液，作为对照品溶液。照薄层色谱法（《中国药典》2020年版四部通则0502）试验，吸取供试品溶液2μl、对照品溶液1μl，分别点于同一硅胶G薄层板上，以正丁醇－冰醋酸－水（4：1：2）为展开剂，展开，取出，晾干，喷以茚三酮试液，105℃加热至斑点显色清晰。供试品色谱中，在与对照品色谱相应的位置上，显相同颜色的斑点。

【检查】 杂质 不得过3%（《中国药典》2020年版四部通则2301）。

水分 不得过10.0%（《中国药典》2020年版四部通则0832第二法）。

【浸出物】 照醇溶性浸出物测定法（《中国药典》2020年版四部通则2201）项下的热浸法测定，用稀乙醇作溶剂，不得少于12.0%。

【炮制】 除去杂质及灰屑，洗净，干燥。

【性味与归经】 酸、咸，凉。归肝、肾经。

【功能与主治】 破血，利水，解毒，止痛。用于久疟，经闭，小便不通，惊风撮口，口齿疼痛，鹅口诸疮。

【用法与用量】 3~6g。外用适量，研末调敷。

【注意】 孕妇忌用。

【贮藏】 置干燥处，防蛀。

· 起草说明 ·

【别名】 鼠妇、潮湿虫、西瓜虫、蒲鞋虫。

【名称】 本品在《河南省中药饮片炮制规范》（2022年版）有收载，本标准沿用此名称。

【来源】 鼠妇始载于《神农本草经》，列入下品[1]。《名医别录》述："鼠妇生魏郡及人家地上。五月五日取。"[2]《本草图经》曰："今处处有之，多在下湿处瓮器底及土坎中。"[3]《本草纲目》记载："鼠负，因湿化生，故俗名湿生虫。形似衣鱼稍大，灰色。"[4]由上述可见，鼠妇虫在我国历代均有应用，按其生境形态，古代鼠妇与现今所用鼠妇为同类动物。鼠妇类动物隶属于甲壳纲等足目潮虫亚目，潮虫亚目是等足目动物中最主要的陆生类型，故陆生等足类动物通常也被统称为"潮虫"。由于受早期分类方法的影响，其基原种的科属归类一直以来较为混乱，常有卷甲虫科、平甲虫科、鼠妇科、潮虫科等不同归类表述[5]。本标准规定鼠妇虫来源为平甲虫科动物平甲虫 *Armadillidium vulgare*（Latreille）的干燥全体。

【原动物】 体长10mm左右，长为宽的2倍。体呈长椭圆形，背呈弓形。头前缘中央及左右角没有显著的突起。胸节7，第1、第2胸节的后侧板较第3、第7节的尖锐。腹节5，第1、第2节窄、第3~5节的侧缘与尾节后缘联成半圆形。体节上有多少不等的弯曲条纹。第2触角短。胸肢7对，腹肢5对。尾肢扁平，外肢与尾节嵌合齐平，内肢细小，被尾节掩盖。雄性第1腹肢的外肢如鳃盖状，内肢较细长，末端弯曲呈微钩状。体色有时灰色或暗褐色，有时局部带黄色，并具有光亮的斑点[6]。见图1。

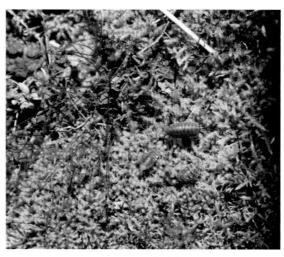

图1 平甲虫动物图

【**产地**】 主要分布于华北、华东、华中、华南等地区，江苏、浙江、山东、河北等省为主产区[5]。

【**采收加工**】 夏、秋季捕捉，置沸水中烫死，晒干或焙干。

【**化学成分**】 肝胰腺含黏多糖：硫酸软骨素A或硫酸软骨素C，透明质酸；酶有透明质酸酶、神经胺酶；还含硫、磷、钠、钙、铁、镁等。全体含糖原、糖、血淋巴蛋白、后内脏表皮腺三磷酸酶、胆甾醇[7]。

【**性状**】 依据收集样品的性状而描述。见图2。

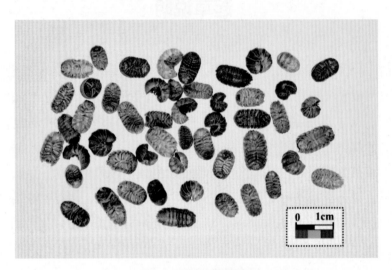

图2 鼠妇虫药材图

【**鉴别**】 （1）**显微鉴别** 根据实验样品观察拟定粉末显微特征。见图3。

（2）**薄层色谱鉴别** 以缬氨酸、亮氨酸为对照品，制定薄层色谱鉴别方法。考察了不同展开剂类型、比例和不同显色条件，并进行了耐用性试验考察，最终确定展开剂为正丁醇－冰醋酸－水（4：1：2），检视方法为喷以茚三酮试液，105℃加热至斑点显色清晰。该色谱条件斑点分离良好，方法可行。结果见图4。

【**检查**】 **杂质** 按照《中国药典》2020年版四部通则2301杂质检查法测定，结果在0.6%～1.9%之间。结合《中国药典》2020年版四部通则0212药材和饮片检定通则，拟定限度为不得过3%。

水分 按照《中国药典》2020年版四部通则0832第二法烘干法测定，结果在6.7%～9.5%之间，拟定限度为不得过10.0%。

【**浸出物**】 按照《中国药典》2020年版四部通则2201浸出物测定法项下的热浸法，以稀乙醇作为溶剂，测定结果在14.9%～23.7%之间，拟定限度为不得少于12.0%。

【**炮制**】【**性味与归经**】【**功能与主治**】【**用法与用量**】【**注意**】【**贮藏**】 均参考《河南省中药饮片炮制规范》（2022年版）拟定。

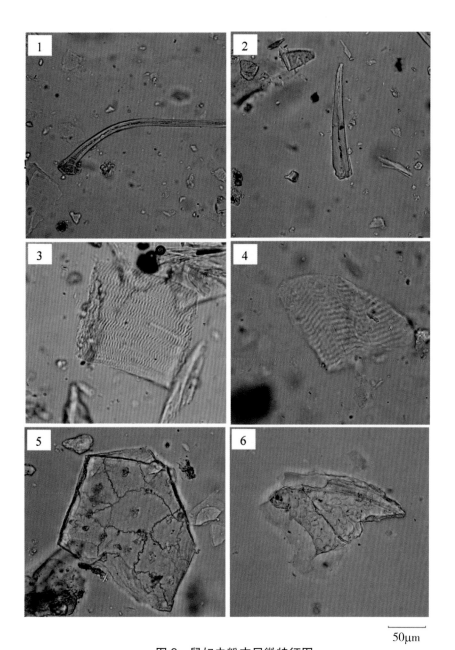

50μm

图 3　鼠妇虫粉末显微特征图

1、2.刚毛；3、4.肌纤维；5、6.体壁碎片

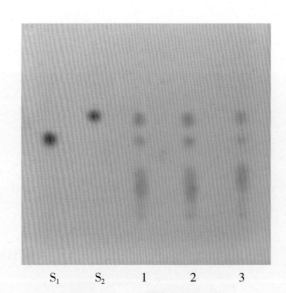

图 4　鼠妇虫薄层色谱图

S₁.缬氨酸；S₂.亮氨酸；1-3.鼠妇虫样品

参考文献

［1］佚名.神农本草经［M］.顾观光，辑.杨鹏举，校注.北京：学苑出版社，2007：299-300.

［2］陶弘景.名医别录［M］.尚志钧，辑校.北京：人民卫生出版社，1986：290.

［3］苏颂.本草图经［M］.尚志钧，辑校.合肥：安徽科学技术出版社，1994：514.

［4］李时珍.本草纲目（校点本）［M］.2 版.北京：人民卫生出版社，1982：2321-2323.

［5］康四和，谭静玲，江珍玉，等.中药鼠妇虫种类鉴定及质量研究［J］.中成药，2020，42（5）：1384-1388.

［6］南京中医药大学.中药大辞典（下册）［M］.2 版.上海：上海科学技术出版社，2006：3509.

［7］国家中医药管理局《中华本草》编委会.中华本草（第 9 册）［M］.上海：上海科学技术出版社，1999：111-112.

翠云草

Cuiyuncao
SELAGINELLAE UNCINATAE HERBA

本品为卷柏科植物翠云草 *Selaginella uncinata*（Desv.）Spring 的干燥全草。全年可采收，除去泥沙和杂质，晒干。

【性状】 本品长 20～100cm。主茎纤细，直径 0.5～1mm，有纵棱，淡黄色或淡黄绿色，主茎下部或顶上分枝处常具细长的不定根，小枝互生，长 2～12cm，其上再作羽状或叉状分枝。叶浅绿色或黄绿色，主茎上的叶较大，疏生，卵状椭圆形或卵形，略不对称，全缘；分枝上的叶密生，二型，侧叶（背叶）和中叶（腹叶）各 2 列。侧叶呈羽状排列，矩圆形、长圆形或卵状椭圆形，略不对称，具小尖头；中叶呈长卵形，不对称。孢子叶穗有时可见，呈四棱柱形，长 4～10mm，生于枝端。质较柔软。略具草腥气，味微甜、微苦涩。

【鉴别】 本品茎横切面：多呈不规则多角形或梯形，有 2～4 个嵴状突起。表皮细胞 1 列。皮层宽，外侧为 3～5 列厚壁细胞，内侧为较大的薄壁细胞；内皮层明显。气室类圆形、卵圆形或略呈多角形，直径 300～1200μm，其内可见连接中柱的横桥及其残段。中柱多呈类三角形。中柱鞘细胞 1～5 列。维管束周韧型。木质部大多分隔为并列的两束，一束较小，多呈类三角形、类圆形或不规则四边形；一束较大，呈条形、长三角状纺锤形或类纺锤形。

【炮制】 除去杂质，切段。

【性味与归经】 微苦、淡，微寒。归肝、脾、肺经。

【功能与主治】 清热利湿，解毒，凉血止血。用于湿热黄疸，痢疾，泄泻，水肿，淋证，筋骨痹痛，吐血，咯血，便血，痔漏，创伤出血，疮痈肿毒，缠腰火丹，水火烫伤，蛇虫咬伤。

【用法与用量】 10～30g，鲜品可用至 60g。外用适量，研末调敷。

【贮藏】 置干燥处。

· 起草说明 ·

【别名】 剑柏、地柏叶、蓝地柏[1]。

【名称】 本品名称见于明代《二如亭群芳谱》[2]。因其色青绿苍翠，重重碎靥，常匍匐成片，或倒悬山石，俨若翠钿云翘，故此得名。

【来源】 为卷柏科植物翠云草 *Selaginella uncinata*（Desv.）Spring 的干燥全草。本品入药始载于《百草镜》（原书早佚，引文出自《本草纲目拾遗》[3]）。《二如亭群芳谱》[2]云："性好阴，色苍翠可爱，细叶柔茎，重重碎蔑，俨若翠钿。其根遇土便生，见日则消，栽于虎刺、芭蕉、秋海棠下极佳。"《本草纲目拾遗》[3]谓："其草独茎成瓣，细叶攒簇，叶上有翠斑。"综上所述，并据《中国植物志》[4]、《湖北中药材质量标准》[5]2018年版及《广东省中药材标准》[6]（第二册）所载诸特征，可认定此品种为卷柏科植物翠云草。翠云草无国家标准，为我省药品"复方氨酚穿心莲片"的原料药材。

【原植物】 多年生常绿草本，高25~60cm。茎横走，纤细，圆柱状，有浅直槽，灰黄色，节上生不定根；枝向上伸展，小枝互生，背腹压扁，羽状，二叉状分枝。叶二型，四行互生排列，草质，表面光滑，具虹彩，边缘全缘，明显具白边。侧叶较大，近平展，指向两边，基部近圆形，顶端急尖或具短尖头，长2.2~3.2mm，宽1.0~1.6mm；中叶较小，贴生于茎枝上，指向枝顶，卵状椭圆形，长2~3mm，宽1~2mm，顶端短尖或渐尖，基部圆形或近心形。孢子叶穗有4棱，长5~25mm，宽3~4mm，能育叶密生向上，卵状披针形，长约2.5mm，有中肋，孢子囊二型，单个腋生；大孢子灰白色或暗褐色；小孢子淡黄色。分布于我国华东、西南及中南等地。生于海拔50~1200m阴湿的山谷林下、山坡路边或溪边杂草中或石缝中[3,4]。见图1。

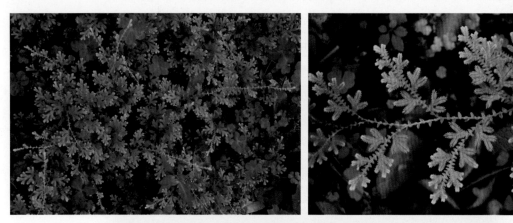

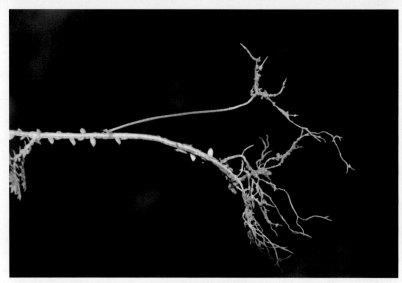

图1 翠云草植物图

【产地】 产地主要集中在我国西南、华南、华中和华东地区，安徽、福建、广东、广西、贵州、重庆、四川、湖南、湖北、浙江以及陕西部分地区。为我国特有品种，其他国家有栽培[4,5]。

【采收加工】 全年可采收，洗净，晒干。

【化学成分】 本品含黄酮类成分，如穗花杉双黄酮、罗波斯塔型双黄酮等。另含酚类、甾体皂苷类、酸脂类化合物及挥发油等化学成分[7,8]。

【性状】 根据收集样品，并参考植物标本进行描述。见图2。

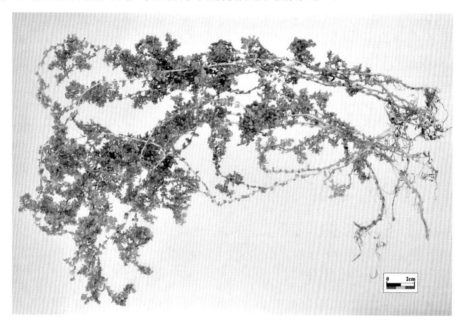

图 2　翠云草药材图

【鉴别】 **显微鉴别** 根据实验样品观察拟定茎横切面特征。见图3。

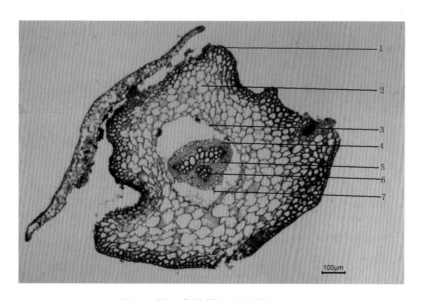

图 3　翠云草茎横切面显微特征图

1.表皮细胞；2.皮层；3.内皮层；4.中柱鞘；5.韧皮部；6.木质部；7.横桥残段

【炮制】 参考《湖北省中药材标准》[5]拟定。

【炮制】【性味与归经】【功能与主治】【用法与用量】【贮藏】 均参考《中华本草（第 4 册）》[1]《湖北省中药材质量标准》[5]《全国中草药汇编》[9]拟定。

参考文献

[1]国家中医药管理局《中华本草》编委会. 中华本草（第 4 册）[M]. 上海：上海科学技术出版社，1999：55-56.

[2]王象晋. 二如亭群芳谱（贞部卷二·卉谱）[M].明天启元年刊本，1621：11.

[3]赵学敏. 本草纲目拾遗 [M]. 影印本. 北京：人民卫生出版社，1983：103-104.

[4]中国科学院中国植物志编辑委员会. 中国植物志（第六卷）[M]. 北京：科学出版社，2004：145-147.

[5]湖北省药品监督管理局. 湖北省中药材质量标准 [S]. 北京：中国医药科技出版社，2018：259-261.

[6]广东省食品药品监督管理局. 广东省中药材标准（第二册）[S]. 广州：广东科技出版社，2011：363-365.

[7]邱宏聪，刘布鸣，陈小刚.翠云草的研究进展 [J]. 中医药导报，2015，21（21）：89-91.

[8]肖凌，陈莹，张飞，等.翠云草双黄酮类化学成分研究 [J]. 药物分析杂志，2018，38（12）：2093-2094.

[9]《全国中草药汇编》编写组.全国中草药汇编（上册）[M]. 北京：人民卫生出版社，1996：930.

十五画

墨 Mo

本品为松烟、胶汁、香料等加工制成的墨。入药以陈久者为佳。

【**性状**】 本品为不规则的圆柱形、扁平形及多样形，完整或碎断。内外色黑。气微香，味微辛。

【**炮制**】 必要时捣碎配方。

【**性味与归经**】 辛，平。归心、肝经。

【**功能与主治**】 清肺生津，止血消肿。用于肺热咳嗽，吐血、衄血，崩中漏下，血痢，痈肿发背。

【**用法与用量**】 3～9g，或入丸、散。外用磨汁涂。

【**贮藏**】 密闭，置干燥处。

· 起草说明 ·

【**别名**】 乌金、陈玄、玄香、乌玉块。

【**名称**】 墨在《河南省中药饮片炮制规范》（2022年版）有收载，本标准沿用此名称。

【**来源**】 墨入药始载于《本草拾遗》。《本草衍义》云："墨，松之烟也。世有以粟草灰伪为者，不可用，须松烟墨方可入药，然惟远烟为佳。"[1]《本草纲目》曰："上墨，以松烟用梣皮汁解胶和造或加香药等物。今人多以窑突中墨烟，再三以麻油入内，用火烧过造墨，谓之墨烟，墨光虽黑而非松烟矣，用者祥之。"[2]从以上记载可见与现今墨的药用情况基本相符。本标准规定墨来源为松烟、胶汁、香料等加工制成的墨。入药以陈久者为佳[3]。

【**产地**】 全国各地均产。

【**化学成分**】 主含炭黑。

【**性状**】 依据收集样品的性状而描述。见图1。

【**炮制**】【**性味与归经**】【**功能与主治**】【**用法与用量**】【**贮藏**】 均参考《河南省中药饮片炮制规范》（2022年版）拟定。

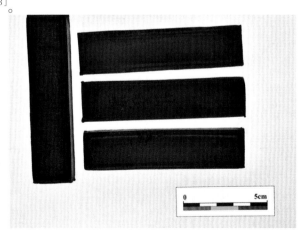

图1 墨药材图

参考文献

［1］寇宗奭.本草衍义［M］.北京：人民卫生出版社，1990：92.

［2］李时珍.本草纲目（校点本）［M］.2版.北京：人民卫生出版社，1982：446.

［3］国家中医药管理局《中华本草》编委会.中华本草（第8册）［M］.上海：上海科学技术出版社，1999：767.

豫香橼 Yuxiangyuan
CITRI TRIFOLIATAE FRUCTUS

本品为芸香科植物枸橘 *Citrus trifoliata* L.的干燥未成熟果实。夏、秋二季果实未成熟时采收，自中部横切为两半，或切厚片，晒干或低温烘干。

【性状】 本品呈半圆球形，直径2～4cm；切片者为类圆形厚片。切面外果皮黄绿色至棕褐色，密布凹陷的小油点及微细的网状皱纹，被稀疏的短柔毛，有的可见花柱基痕或果柄痕；中果皮黄白色，近外缘环状散有黄色的油室；内有残留的果瓤，6～8瓣瓣；种子大，黄白色，多数，几占满瓢室。质坚硬。香气特异，味酸、苦。

【鉴别】 （1）本品粉末淡棕黄色。中果皮细胞类圆形或不规则多角形，壁大多呈不均匀增厚。果皮表皮细胞表面观呈多角形或类方形，气孔环式，副卫细胞4～9个；侧面观外被角质层。草酸钙方晶存在于果皮和汁囊细胞中，斜方形、类方形或多双锥形。非腺毛单细胞，胞腔内具横隔，长约200μm，壁略厚，具细密疣状突起。油室多为碎片，可见油滴。导管多为螺纹导管和网纹导管。

（2）取本品粉末0.2g，加甲醇10ml，超声处理30分钟，滤过，滤液蒸干，残渣加甲醇5ml使溶解，作为供试品溶液。另取柚皮苷对照品适量，加甲醇制成每1ml含0.5mg的溶液，作为对照品溶液。照薄层色谱法（《中国药典》2020年版四部通则0502）试验，吸取上述两种溶液各10μl，分别点于同一硅胶G薄层板上，以三氯甲烷－甲醇－水（13：6：2）的下层溶液为展开剂，展开，取出，晾干，喷以3%三氯化铝乙醇溶液，在105℃加热约5分钟，置紫外光灯（365nm）下检视。供试品色谱中，在与对照品色谱相应的位置上，显相同颜色的荧光斑点。

【检查】 **水分** 不得过13.0%（《中国药典》2020年版四部通则0832第二法）。

总灰分 不得过5.0%（《中国药典》2020年版四部通则2302）。

【浸出物】 照醇溶性浸出物测定法（《中国药典》2020年版四部通则2201）项下的热浸法测定，用70%乙醇作溶剂，不得少于13.0%。

【含量测定】 照高效液相色谱法（《中国药典》2020年版四部通则0512）测定。

色谱条件与系统适用性试验 以十八烷基硅烷键合硅胶为填充剂；以乙腈为流动相A，以水为流动相B，按下表中的规定进行梯度洗脱；检测波长为283nm。理论板数按柚皮苷峰计算应不低于3000。

时间（分钟）	A（%）	B（%）
0～10	15→20	85→80
10～30	20→40	80→60

对照品溶液的制备 取柚皮苷对照品适量，精密称定，加甲醇制成每 1ml 含 90μg 的溶液，即得。

供试品溶液的制备 取本品粉末（过二号筛）约 1g，精密称定，置 50ml 具塞锥形瓶中，精密加入甲醇 50ml，称定重量，超声处理（功率 500W，频率 40kHz）60 分钟，放冷，再称定重量，用甲醇补足减失的重量，摇匀，滤过，取续滤液，即得。

测定法 分别精密吸取对照品溶液与供试品溶液各 10μl，注入液相色谱仪，测定，即得。

本品按干燥品计算，含柚皮苷（$C_{27}H_{32}O_{14}$）不得少于 0.40%。

【炮制】 除去杂质。

【性味与归经】 苦、辛，温。归肝、胃经。

【功能与主治】 疏肝和胃，理气止痛，消积化滞。用于胸腹胀满，胃痛，疝气，睾丸肿胀，乳房结块，子宫脱垂，跌打损伤，解酒毒。

【用法与用量】 3～9g。

【贮藏】 置阴凉干燥处，防潮，防蛀。

· 起草说明 ·

【别名】 铁篱寨、香橼、臭橘、枸橘。

【名称】 本品在我省作为香橼使用较久，在《河南省中药材标准》（1991 年版）收载有本品，名称为"香橼（铁篱寨）"，由于《中国药典》收载了与此同名不同基原的香橼，故本标准修订名称为"豫香橼"。

【来源】 枸橘在《中国植物志》[1]中的中文名为枳，原为 *Poncirus trifoliata*（L.）Raf.，因属名变更，现修订为 *Citrus trifoliata* L.。枸橘始载于《神农本草经》[2]，以枳为名，列为中品，"生河内川泽"；《名医别录》[3]曰枳"生河内（今河南武陟）"；唐《新修本草》[4]曰枳实"生河内川泽……今处处有"；《本草拾遗》[5]载《书》曰：江南为橘、江北为枳"。由于缺乏植物学特征的描述，枳的具体物种难以明确，而根据枳的地理分布范围较广的特点，唐代及之前枳的主要来源即为枸橘（*Citrus trifoliata* L.）。宋代以后，枸橘和酸橙（*Citrus aurantium* L.）才开始逐渐分开，但前期还在混用。《本草图经》[6]曰："枳实，生河内川泽。枳壳，生商州川谷，今京西、江湖州郡皆有之。如橘而小，高亦五、七尺，叶如枨，多刺，春生白花，至秋成实。今医家皆以皮浓而小者为枳实；完大者为壳，皆以翻肚如盆口唇状、须陈久者为胜。近道所出者，俗呼臭橘，不堪用"。由于主产地仍包括河南一带，附图上汝州枳壳明显和枸橘一致，表明枳的来源虽有品种的分化，但枸橘仍作为枳实的来源。南宋《橘录》[7]曰："枸橘色青气烈。小者似枳实。大者似枳壳。近时难得枳实。人多植枸橘于篱落间。收其实。剖干之。以之和药。味与商州之枳几逼真矣。"枸橘和酸橙已经区分，但是仍作药用。明代《本草纲目》[8]曰："枸橘，处处有之，树叶并与橘同，但干多刺，二月开白花，青蕊不香，结实大如弹丸，形如枳实，而壳薄不香。"把枸橘和枳实分开作为单独条目列出。清代《本经逢原》[9]曰："枸橘与枳同类，其干多刺，故破气散热之力过之。"《本草从新》[10]曰："名臭橘，树叶并与橘同，但干多刺，三月开白花，青蕊不香，结实大如弹丸，形如枳实而壳薄，人家多收种为藩篱，或收小实，伪充枳实及青橘皮售之，不可不辨。"《本草纲目拾遗》[11]曰："今之臭橘，山野甚多，实小壳薄，枝多刺而实臭，人多弃之。"其绘图和枸橘的特征一致。《植物名实图考》[12]曰："园圃种以为樊，刺硬茎坚，愈于杞柳。其橘气臭，亦呼臭橘。"清代之后，枸橘被认为是枳实的伪品，用量较少。近代《中华本草》[13]中收录枸橘即为现在的药用植物枳。

枸橘在我国华中、华南广泛分布。河南南部山区以及伏牛山南坡有野生资源分布；在河南平原地区多栽培，作为篱笆使用。本品饮片在《河南省中药饮片炮制规范》（2022 年版）有收载，为了更好地控制豫香橼的质量，故收入本标准。

【原植物】 落叶灌木或小乔木，全株无毛；分枝多，小枝扁平状，有纵棱。具粗壮棘刺，长1～3cm，基部扁平。叶互生，三出复叶，小叶椭圆形或倒卵形，长 1.5～5cm，宽 1～3cm，先端圆而微凹，基部楔形，叶缘有细钝裂齿或全缘，有透明腺点及香气，近无毛；叶柄长 1～3cm，有翅。花单朵或成对腋生二年生枝条上，白色，有香气；萼片 5，长 5～6mm，花瓣 5，长 1.8～3mm。雄蕊通常 8～20 枚或更多，花丝不等长。雌蕊 1，子房近球形，6～8 室。柑果球形，直径 2～5cm，橙黄色，密被短柔毛，果皮平滑，具油腺，芳香，瓢囊 6～8 瓣，果肉富含黏液。种子多数，乳白或乳黄色。花期 5～6 月，果期 9～11 月[1]。见图 1。

【产地】 主产于河南、安徽、江苏、福建、江西、山东等地。

【采收加工】 夏、秋二季果实未成熟时采收，自中部横切为两半，或切厚片，晒干或低温烘干。

【化学成分】 枸橘中主要含有黄酮类、挥发油类、香豆素类、生物碱等成分[13]。黄酮类成分主要有含有枳属苷、橙皮苷、野漆树苷、柚皮苷、新橙皮苷、枸橼素、川陈皮素、枸橼酸、辛弗林等；

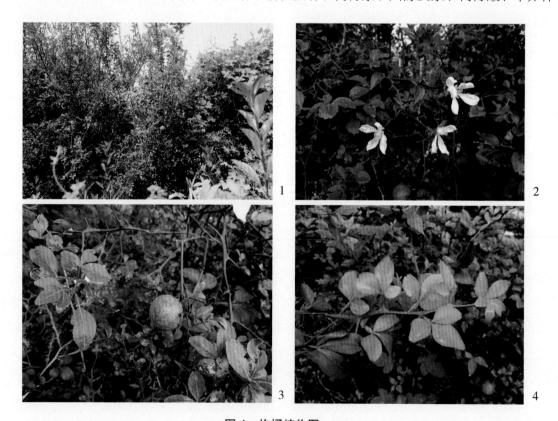

图 1 枸橘植物图

1.生境；2.花；3.果实；4.棘刺

挥发油成分主要有 α-蒎烯、β-蒎烯、月桂烯、柠檬烯、坎烯、γ-松油烯、对聚伞花素、丁香烯和茵芋碱等；种子中主要为香豆素类和脂肪酸，有欧芹属素乙、香柑内酯、橙皮油内酯、独活内酯、6-甲氧基皮油内酯、棕榈酸、硬脂酸、亚油酸、油酸、亚麻酸、柠檬烯和 β-谷甾醇等。

【性状】 依据收集样品的性状而描述。见图2。

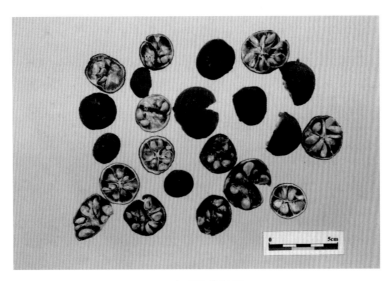

图2 豫香橼药材图

【鉴别】（1）**显微鉴别** 枸橼粉末显微特征，见图3。

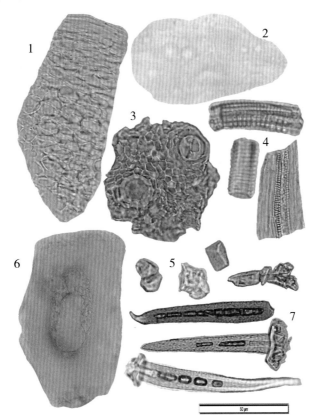

图3 豫香橼粉末显微特征图

1.中果皮细胞；2.油滴；3.果皮表皮细胞；4.导管；5.草酸钙结晶；6.油室；7.非腺毛

（2）**薄层色谱鉴别** 以柚皮苷对照品作为对照，制定薄层色谱鉴别方法。考察了不同展开剂类型、比例和不同显色条件，并进行了耐用性试验考察，最终确定展开剂为薄层色谱条件三氯甲烷－甲醇－水（13∶6∶2），检视方法为喷以3%三氯化铝乙醇溶液，在105℃加热约5分钟，置紫外光灯（365nm）下，建立了枸橼的薄层色谱鉴别方法。该色谱条件斑点分离较好，方法可行。结果见图4。

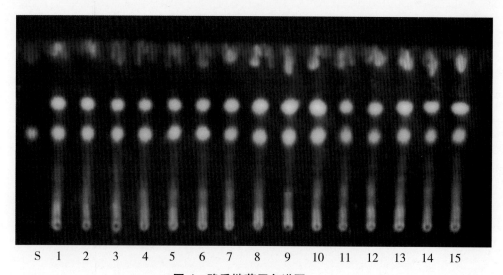

图4 豫香橼薄层色谱图

S. 柚皮苷；1−15. 豫香橼样品

【**检查**】 **水分** 按照《中国药典》2020年版四部通则0832第二法烘干法测定，结果在9.0%～12.8%之间，拟定限度为不得过13.0%。

总灰分 按照《中国药典》2020年版四部通则2302总灰分测定法测定，结果在3.4%～4.5%之间，拟定限度为不得过5%。

【**浸出物**】 按照《中国药典》2020年版四部通则2201浸出物测定法项下的热浸法，以70%乙醇作为溶剂，测定结果在14.0%～19.1%，拟定限度为不得少于13.0%。

表1 豫香橼样品水分、灰分和浸出物测定结果

样品编号	水分（%）	总灰分（%）	浸出物（%）
1	9.5	4.1	15.5
2	9.4	3.9	15.5
3	9.5	4.0	16.6
4	9.0	3.8	15.4
5	9.3	3.9	18.8
6	10.3	3.4	14.0
7	11.8	3.6	19.1
8	10.5	3.4	18.8
9	12.6	3.8	18.9
10	12.1	3.4	18.7

续表

样品编号	水分（％）	总灰分（％）	浸出物（％）
11	10.6	4.5	14.5
12	10.0	4.0	14.7
13	9.8	3.6	15.0
14	9.5	3.7	15.6
15	12.8	3.6	15.5

【含量测定】 豫香橼中主要含有黄酮类、挥发油等成分，其中黄酮类以柚皮苷为主，也是主要的活性成分，故建立测定柚皮苷含量的方法。

经方法学验证，柚皮苷进样量分别在 0.093～2.79μg 范围内，与峰面积线性关系良好（$r=0.9999$）；精密度 RSD（$n=6$）为 2.8%；稳定性 RSD 为 2.7%。重复性 RSD 为 1.7%（$n=6$）；平均加样回收率为 100.6%（RSD 为 2.1%，$n=6$）。经考察，供试品溶液在 24 小时内稳定性良好。

依法测定，结果样品中柚皮苷（$C_{27}H_{32}O_{14}$）含量在 0.41%～1.16% 之间，根据测定结果，规定本品按干燥品计算，含柚皮苷不得少于 0.40%。见图 5、图 6。

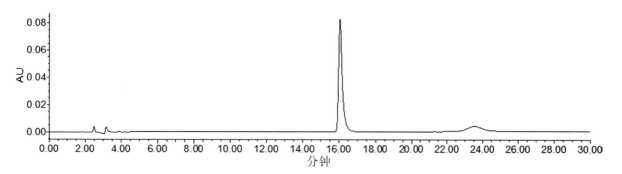

图 5 柚皮苷对照品液相色谱图

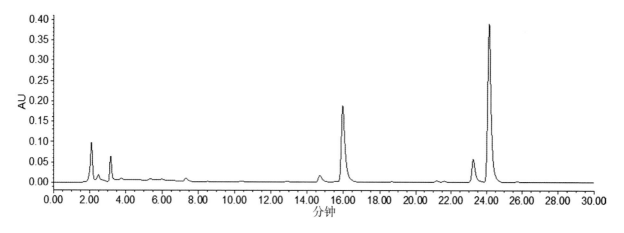

图 6 豫香橼样品液相色谱图

　　【炮制】【性味与归经】【功能与主治】【用法与用量】【贮藏】 均参考《河南省中药饮片炮制规范》（2022年版）拟定。

参考文献

[1]中国科学院中国植物志编辑委员会.中国植物志（第四十三卷）[M].北京：科学出版社，1997：165.

[2]佚名.神农本草经校注[M].尚志钧，校注.北京：学苑出版社，1986：125.

[3]陶弘景.名医别录[M].尚志钧，辑校.北京：人民卫生出版社，1986：130.

[4]苏敬.新修本草[M].尚志钧，辑校.合肥：安徽科学技术出版社，1981：326.

[5]尚志钧.《本草拾遗》辑释[M].合肥：安徽科学技术出版社，2002：130.

[6]苏颂.本草图经[M].尚志钧，辑校.合肥：安徽科学技术出版社，1994：365-366.

[7]彭世奖.橘录校注[M].北京：中国农业出版社，2010：26.

[8]李时珍.本草纲目（校点本）[M].北京：人民卫生出版社，1978：2084.

[9]张璐.本经逢原[M].顾漫，杨亦周，校注.北京：中国医药科技出版社，2011：187.

[10]吴仪洛.本草从新[M].窦钦鸿，曲京峰，点校.北京：人民卫生出版社，1990：145.

[11]赵学敏.本草纲目拾遗[M].闫志安，肖培新，校注.北京：中国中医药出版社，2007：200.

[12]吴其濬.植物名实图考[M].北京：中华书局，1963：827.

[13]国家中医药管理局《中华本草》编委会.中华本草（第4册）[M].上海：上海科学技术出版社，1999：957-959.

十六画

燕窝
Yanwo
COLLOCALIAE NIDUS

本品为雨燕科动物金丝燕 *Collocalia esculenta* L. 及多种同属燕类的唾液与羽绒等混合粘结所筑成的巢窝。2、4、8 月间采集，采得后加工整理干燥。

【性状】 本品呈半月形或船形，长 5～10cm，宽 3～5cm。类白色或黄白色，内侧凹陷成窝，粗糙，底部及两侧丝瓜络样。外面隆起，略显横向条纹，有的中部有裂隙，有时可见羽毛状物，质硬而脆。散燕窝呈碎渣样或散颗粒状，类白色或黄白色。质松脆，断面显角质样光泽。气微，味微咸。

【鉴别】 本品粉末类白色。不规则碎块灰白色或近无色，半透明，大小不一。表面具较清晰的、纤细的线条纹理，大多作平行排列，也有呈弧状或相互交错状，具与纹理同方向长短不一的细缝状、棱状的裂隙，或具大的圆形空洞；碎块边缘多平直或呈刀削状、锯齿状；断面多显层状纹理，少数碎块夹杂棕红色绒羽屑。

【检查】 **水分** 不得过 18.0%（《中国药典》2020 年版四部通则 0832 第二法）。

总灰分 不得过 5.0%（《中国药典》2020 年版四部通则 2302）。

【炮制】 除去杂质。

【性味与归经】 甘，平。归肺、胃、肾经。

【功能与主治】 滋阴润肺，益气补中。用于虚损，痨瘵，咳嗽痰喘，咯血，吐血，久痢，久疟，噎膈反胃。

【用法与用量】 3～9g。

【贮藏】 密闭，置干燥处，防蛀。

· 起草说明 ·

【别名】 燕蔬菜、燕窝菜、燕菜、燕根。

【名称】 沿用我省习用名称。

【来源】 本品入药始载于《本经逢原》。《岭南杂记》云："燕窝有数种，白者名官燕，斯（撕）之丝缕如细银鱼，洁白可爱，黄色者次之，中有红者名血燕。缀于海山石壁之上，土人攀援取之，春取者白，夏取者黄，秋冬不可取，取之则燕无所栖，冻死，次年无窝矣。"按其所记，与现今所用燕窝相符[1]。本标准规定燕窝来源为雨燕科动物金丝燕 *Collocalia esculenta* L. 及多种同属燕类的唾液与羽绒等混合粘结所筑成的巢窝。

【原动物】 金丝燕，小型鸟类。体长约 9cm。头部和背部暗褐色，腰部较浅；翅长而尖，合翅时翼端超过尾端；飞羽和尾羽纯黑色，有绿色光泽。腹面全为褐色。尾短，尾羽略呈方形。嘴短宽阔，略弯曲；脚褐色，被羽，细弱；爪黑色[2]。

【产地】 主产于东南亚，云南建水有少量产出。

【采收加工】 2、4、8 月间采收。金丝燕在每年 4 月间产卵，产卵前必营筑新巢，此时其喉部黏液腺非常发达，所筑之巢纯为黏液凝固而成，色白洁净，称为"白燕"；这时如被采去，金丝燕立即第二次筑巢，往往带一些绒羽，颜色较暗，称为"毛燕"；有时亦可见有血迹，称为"血燕"[3]。

【化学成分】 天然燕窝含水分 10.4%、含氮物质 57.40%、脂肪微量、无氮提出物 22.00%、纤维 1.4%、灰分 8.7%；去净毛的燕窝其灰分为 2.52%，可完全溶解于盐酸，内含磷 0.035%、硫 1.1%。燕窝水解得还原糖至少 17.36%（以葡萄糖计）。含蛋白质数种，其氮的分布为：酰胺氮 10.08%，腐黑物氮 6.68%，精氨酸氮 19.35%，胱氨酸氮 3.39%，组氨酸氮 6.22%，赖氨酸氮 2.46%，单氨氮 50.19%，非氨氮 7.22%。又含氨基三糖及类似黏蛋白的物质，灰分中以钙、磷、钾、硫为多[4]。

【性状】 依据收集样品的性状而描述。见图 1。

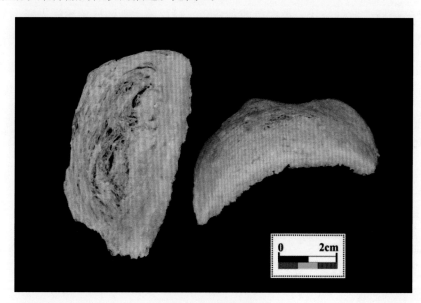

图 1 燕窝药材图

【鉴别】 **显微鉴别** 根据实验样品观察拟定粉末显微特征。见图 2。

【检查】 **水分** 按照《中国药典》2020 年版四部通则 0832 第二法烘干法测定，结果在 12.6%～14.3% 之间，拟定限度为不得过 18.0%。

总灰分 按照《中国药典》2020 年版四部通则 2302 总灰分测定法测定，结果在 2.6%～3.7% 之间，拟定限度为不得过 5.0%。

【炮制】【性味与归经】【功能与主治】【用法与用量】【贮藏】 均参考《河南省中药饮片炮制规范》（2022 年版）拟定。

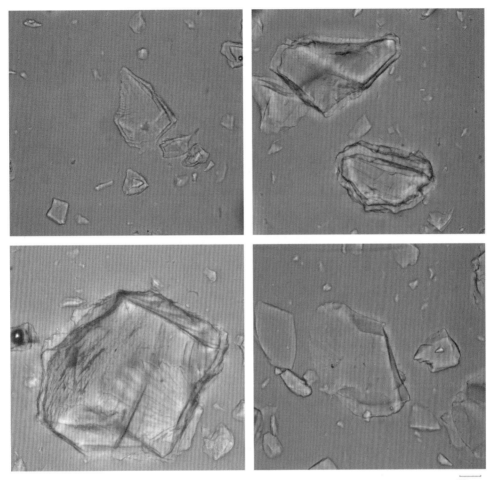

50μm

图 2　燕窝粉末显微特征图

参考文献

［1］国家中医药管理局《中华本草》编委会 . 中华本草（第 9 册）[M].上海：上海科学技术出版社，1999：500-502.

［2］南京中医药大学 . 中药大辞典（下册）[M].2 版 . 上海：上海科学技术出版社，2006：3717.

［3］高士贤 . 中国动物药志 [M]. 长春：吉林科学技术出版社，1996：747-749.

［4］张贵君 . 现代中药材商品通鉴 [M].北京：中国中医药出版社，2001：2784-2787.

橘叶 Juye
CITRI RETICULATAE FOLIUM

本品为芸香科植物橘 *Citrus reticulata* Blanco 及其栽培变种的干燥叶。全年可采。以 12 月至翌年 2 月间采者为佳，采后低温干燥。

【性状】　本品多呈破碎或卷曲的片段状，革质。完整者平展后呈菱状长椭圆形或椭圆形，先端渐尖或尖长，基部楔形，全缘或微波状。表面黄绿色或灰绿色，光滑，下表面主脉突起。对光透视，可见半透明腺点。质脆，易碎。气香，味苦。

【鉴别】（1）本品粉末黄绿色或灰绿色。纤维成束，周围薄壁细胞常含草酸钙方晶，形成晶纤维。草酸钙方晶多见，存在于薄壁细胞中或散在。叶肉组织中可见大型油室，多破碎，完整者直径可达200μm。导管多为网纹导管和梯纹导管，螺纹导管偶见。气孔不定式，副卫细胞4～6个。

（2）取本品粉末2g，加甲醇20ml，超声处理30分钟，滤过，滤液浓缩至约2ml，作为供试品溶液。另取橘叶对照药材2g，加甲醇20ml，同法制成对照药材溶液。再取橙皮苷对照品，加甲醇制成饱和溶液，作为对照品溶液。照薄层色谱法（《中国药典》2020年版四部通则0502）试验，分别吸取上述三种溶液各2μl，分别点于同一硅胶G薄层板上，以三氯甲烷-甲醇-水（3：1：0.1）为展开剂，展开，取出，晾干，喷以1%三氯化铝乙醇溶液，置紫外光灯（365nm）下检视。供试品色谱中，在与对照药材色谱和对照品色谱相应的位置上，显相同颜色的荧光斑点。

【检查】水分　不得过13.0%（《中国药典》2020年版四部通则0832第二法）。

总灰分　不得过14.0%（《中国药典》2020年版四部通则2302）。

【浸出物】照醇溶性浸出物测定法（《中国药典》2020年版四部通则2201）项下的热浸法测定，用稀乙醇作溶剂，不得少于21.0%。

【含量测定】照高效液相色谱法（《中国药典》2020年版四部通则0512）测定。

色谱条件与系统适用性试验　以十八烷基硅烷键合硅胶为填充剂；以乙腈-0.2%磷酸溶液（20：80）为流动相；检测波长为283nm。理论板数按橙皮苷峰计算应不低于3000。

对照品溶液的制备　取橙皮苷对照品适量，精密称定，加甲醇制成每1ml含0.10mg的溶液，即得。

供试品溶液的制备　取本品粉末0.25g（过二号筛），精密称定，置具塞锥形瓶中，精密加入甲醇25ml，称定重量，加热回流60分钟，放冷，再称定重量，用甲醇补足减失的重量，摇匀，滤过，取续滤液，即得。

测定法　分别精密吸取对照品溶液与供试品溶液各10μl，注入液相色谱仪，测定，即得。

本品按干燥品计算，含橙皮苷（$C_{28}H_{34}O_{15}$）不得少于1.5%。

【炮制】除去杂质，洗净，稍晾，切丝，干燥。

【性味与归经】苦、辛，平。归肝经。

【功能与主治】疏肝，行气，散结消肿。用于胁痛，乳痈，肺痈，咳嗽，胸膈痞满，疝气。

【用法与用量】内服：煎汤，6～9g，鲜品可用60～120g；或捣汁服。外用：捣烂外敷。

【贮藏】置通风干燥处，防霉。

· 起草说明 ·

【别名】橘子叶、桔叶。

【名称】沿用我省习用名称。

【来源】橘始载于《神农本草经》，列为上品[1]。橘叶始载于《本草纲目》，列于橘项下，曰："按《事类合璧》云：橘树高丈许，枝多生刺。其叶两头尖，绿色光面，大寸余，长二寸许。四月着小白花，甚香。结实至冬黄熟，大者如杯，包中有瓣，瓣中有核也。"[2]与现今橘属植物和药用情况基本相符。本标准规定橘叶来源为芸香科植物橘 *Citrus reticulata* Blanco 及其栽培变种的干燥叶。本品在《河南省中药饮片炮制规范》（2022 年版）有收载，为了更好地控制橘叶的质量，故收入本标准。

【原植物】 常绿小乔木或灌木，高 3～4m 。枝细，多有刺。叶互生；叶柄长 0.5～1.5cm，有窄翼，顶端有关节；叶片披针形或椭圆形，长 4～11cm，宽 1.5～4cm，先端渐尖微凹，基部楔形，全缘或为波状，具不明显的钝锯齿，有半透明油点。花单生或数朵丛生于枝端或叶腋；花萼杯状，5 裂，花瓣 5，白色或带淡红色；开时向上反卷；雄蕊 15～30，长短不一，花丝常 3～5 个连合成组；雌蕊 1，子房圆形，柱头头状。柑果近圆形或扁圆形，横径 4～7 cm，果皮薄而宽，容易剥离，囊瓣 7～12，汁胞柔软多汁。种子卵圆形，白色，一端尖，数粒至数十粒或无。花期 3～4 月，果期 10～12 月[3]。见图 1。

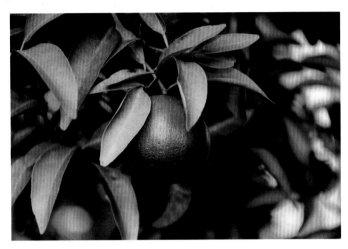

图 1　橘植物图

【产地】 产于福建、浙江、四川、广东、江西等地。

【采收加工】 全年可采。以 12 月至翌年 2 月间采者为佳，采后低温干燥。

【化学成分】 本品含维生素 C。另含多种糖类，如葡萄糖、果糖、蔗糖、淀粉和纤维素等。各种橘叶均含挥发油[4]。

【性状】 依据收集样品的性状而描述。见图 2。

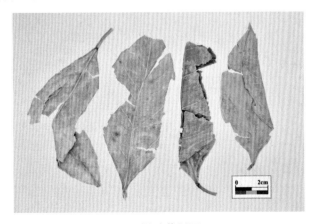

图 2　橘叶药材图

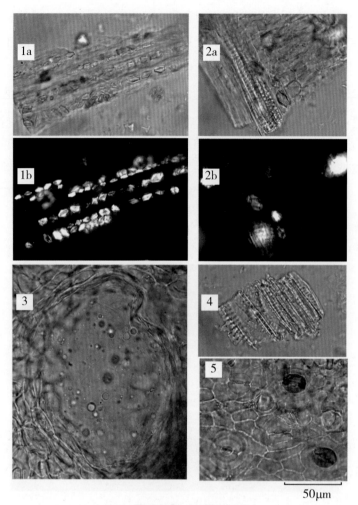

图 3　橘叶粉末显微特征图

1a. 晶纤维；1b. 晶纤维（偏光）；2a. 草酸钙方晶；2b. 草酸钙方晶（偏光）；3. 大型油室；4. 导管；5. 气孔

【鉴别】（1）**显微鉴别**　根据实验样品观察拟定粉末显微特征。见图 3。

（2）**薄层色谱鉴别**　以橘叶为对照药材、橙皮苷为对照品，制定薄层色谱鉴别方法。考察了不同展开剂类型、比例和不同显色条件，并进行了耐用性试验考察，最终确定展开剂为三氯甲烷 – 甲醇 – 水（3∶1∶0.1），检视方法为喷以 1% 三氯化铝乙醇溶液，置紫外光灯（365nm）下，建立了橘叶的薄层色谱鉴别方法。该色谱条件斑点分离较好，方法可行。结果见图 4。

【检查】　**水分**　按照《中国药典》2020 年版四部通则 0832 第二法烘干法测定，结果在 7.4%～11.6% 之间，结合《中国药典》2020 年版四部通则 0212 药材和饮片检定通则，拟定限度为不得过 13.0%。

总灰分　按照《中国药典》2020 年版四部通则 2302 总灰分测定法测定，结果在 10.5%～11.5% 之间，拟定限度为不得过 14.0%。

【浸出物】　按照《中国药典》2020 年版四部通则 2201 浸出物测定法项下的热浸法，以稀乙醇作为溶剂，测定结果在 26.5%～35.2% 之间，拟定限度为不得少于 21.0%。

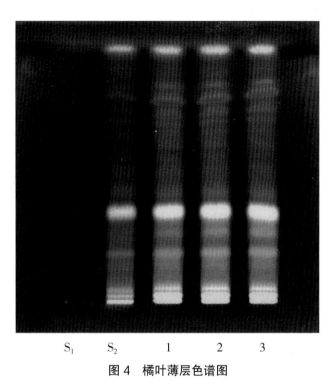

图 4　橘叶薄层色谱图

S_1. 橙皮苷；S_2. 橘叶对照药材；1–3. 橘叶样品

【含量测定】 橘叶中主要含有黄酮类、挥发油等成分，其中黄酮类以橙皮苷为主，也是主要活性成分，故建立测定橙皮苷含量的方法。

经方法学验证，橙皮苷进样量在 0.216～5.400μg 范围内，与峰面积呈良好的线性关系（r=0.9999）；精密度 RSD 为 0.31%（n=6）；重复性 RSD 为 0.97%（n=6）；平均加样回收率为 102.46%（RSD 为 1.56%；n–6）。经考察，供试品溶液在 24 小时内稳定性良好。

依法测定，结果样品中橙皮苷含量在 1.1%～2.8% 之间，根据测定结果，规定本品按干燥品计算，含橙皮苷（$C_{28}H_{34}O_{15}$）不得少于 1.0%。见图 5、图 6。

【炮制】【性味与归经】【功能与主治】【用法与用量】【贮藏】 均参考《河南省中药饮片炮制规范》（2022 年版）拟定。

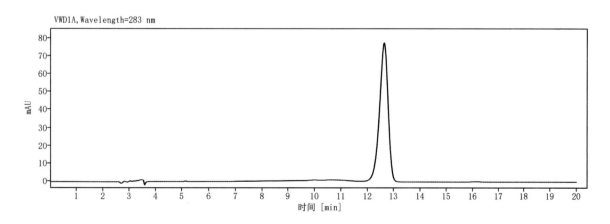

图 5　橙皮苷对照品液相色谱图

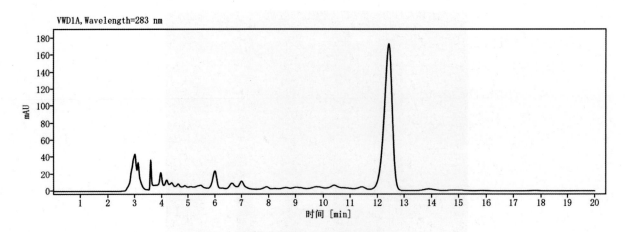

图 6　橘叶样品液相色谱图

参考文献

［1］佚名．神农本草经［M］.顾观光，辑．杨鹏举，校注．北京：学苑出版社，2007：96-97.

［2］李时珍. 本草纲目（校点本）［M］. 2 版.北京：人民卫生出版社，1982：1785-1786.

［3］国家中医药管理局《中华本草》编委会．中华本草（第 4 册）［M］.上海：上海科学技术出版社，1999：885.

［4］南京中医药大学．中药大辞典（下册）［M］.2 版.上海：上海科学技术出版社，2006：3742.

壁虎 Bihu
GEKKO SWINHOANIS

本品为壁虎科动物无蹼壁虎 *Gekko swinhoana* Gunther、多疣壁虎 *Gekko japonicus*（Dumeril et Bibron）及其他数种壁虎的干燥全体。夏、秋两季捕捉，捕后处死，晒干或低温烘干。

【性状】 **无蹼壁虎** 呈扁平条状，全体长 10～12cm。头椭圆形而扁，有眼 1 对，头、背面黑褐色，被以细鳞。胸、腹面黄白色，被以较大的鳞片。尾部细长，几与体等长。指、趾间无蹼迹。气微，味腥。

多疣壁虎 背部褐灰色而有黑斑或 5 条隐晦的条纹。下唇鳞和腹面白色，散有小形黑点。尾上有黑色横纹 9 条。头和背上具颗粒状细鳞，指、趾间有微蹼。

【鉴别】（1）本品粉末棕黄色或棕褐色。横纹肌纤维近无色或淡黄色。鳞片近无色或淡灰绿色，呈多角形、类三角形或类六角形，布有细小的粒状物，有的可见空洞。皮肤碎片淡黄色，布有棕色或棕黑色色素。骨碎片呈不规则碎片状，表面有细小的裂缝状或针状孔隙。粗刚毛的毛干呈棕黄褐色，平直粗壮，先端锐尖。细刚毛呈无色透明或淡黄色，常排列成束状或丛状。

（2）取本品粉末 0.4g，加 70% 乙醇 5ml，超声处理 30 分钟，滤过，滤液作为供试品溶液。另取壁虎对照药材 0.4g，同法制成对照药材溶液。照薄层色谱法（《中国药典》2020 年版四部通则 0502）试验，吸取上述两种溶液各 5μl，分别点于同一硅胶 G 薄层板上，以正丁醇－冰醋酸－水（3：1：1）为展开剂，展开，取出，晾干，喷以茚三酮试液，在 105℃加热至斑点显色清晰。供试品色谱中，在与对照药材色谱相应的位置上，显相同颜色的斑点。

【检查】 **水分** 不得过 11.0%(《中国药典》2020 年版四部通则 0832 第二法)。

总灰分 不得过 22.0%(《中国药典》2020 年版四部通则 2302)。

酸不溶性灰分 不得过 2.0%(《中国药典》2020 年版四部通则 2302)。

【浸出物】 照醇溶性浸出物测定法(《中国药典》2020 年版四部通则 2201)项下的热浸法测定,用稀乙醇作溶剂,不得少于 14.0%。

【炮制】 **壁虎** 除去杂质。

焙壁虎 取净壁虎,置瓦上焙至焦黄,产生焦香味。

【性味与归经】 咸,寒;有小毒。归心、肝经。

【功能与主治】 祛风定惊,散结解毒。用于中风瘫痪,风痰惊痫,瘰疬恶疮。

【用法与用量】 3~6g,多入丸、散。外用研末调敷。焙壁虎研末冲服。有的鲜用,捣碎取汁或泡酒服用。

【注意】 体虚者忌用。

【贮藏】 密闭,置干燥处,防蛀。

· 起草说明 ·

【别名】 守宫、蝎虎、壁宫、辟宫子、爬壁虎。

【名称】 在明代以前,壁虎被称为"守宫",《本草纲目》记载名称为守宫,释名壁虎。现今已多称壁虎,故仍用壁虎之名收入标准。

【来源】 壁虎始载于《本草纲目》[1],释名壁虎。李时珍谓:"守宫善捕蝎蝇,故得虎名……处处人家墙壁有之,状如蛇医,而灰黑色,扁首长颈,细鳞四足,长者六七寸,亦不闻噬人。"[2]其描述与现今使用的壁虎相符合,据有关资料记述,我国壁虎类有 20 余种[3,4]。以往有关中药方面的书籍收载的壁虎品种为壁虎 *Gekko chinensis* Gray.,此种分布于广东、广西等地。另铅山壁虎 *Gekko hokouensis* 分布于江苏,浙江,无疣壁虎 *Gekko subpalmatus* Gunther.、原尾蜥虎 *Hernidactylus bowringii*(Gray)分布于福建、广东、广西,棘尾蜥虎 *Hernidactylus frenatus* Schlegl 则分布于云南、海南、广东等,都供药用,且功效相近。而我省所分布的多为无蹼壁虎、多疣壁虎,故收入本标准。

【原动物】 **无蹼壁虎** 全长约 12cm,体与尾几等长,头扁宽;吻斜扁,比眼径长;鼻孔近吻端;耳孔小,卵圆形。头、体的背面覆以细鳞。指、趾间无蹼迹;指、趾膨大,底部具有单行褶襞皮瓣;除第一指、趾外,末端均有小爪。尾基部较宽厚。体被灰棕色;躯干背面常用 5~6 条深宽纹;四肢及尾部有深色横纹。尾易断,能再生[3]。见图 1。

多疣壁虎 形体与无蹼壁虎相似。体疣多而明显,指、趾间有蹼。

【产地】 我省各地均有分布。华北各省亦有分布。

【采收加工】 夏秋两季捕捉,捕后将完整壁虎去除内脏,擦净,用竹片撑开,使其全体扁平顺直,晒干或烘干[5]。

【化学成分】 壁虎含脂肪油、氨基酸(甘氨酸、谷氨酸、脯氨酸、丙氨酸、天冬氨酸、精氨酸、丝氨酸、苯丙氨酸等),无机元素以钠为主,其次是钾、磷、钙、镁、铁、硅、铝、钛、铬、锰、

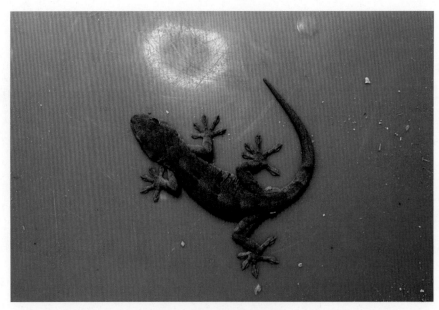

图1 无蹼壁虎动物图

铅、钡、铜、锆、银、锶、锡等元素[5]。

【性状】 依据收集样品的性状而描述。见图2。

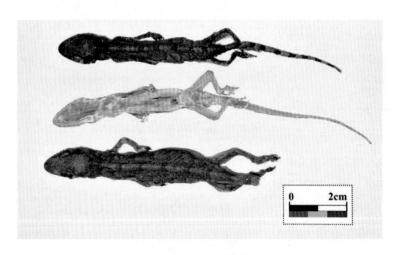

图2 壁虎药材图

【鉴别】（1）显微鉴别 根据实验样品观察拟定粉末显微特征。见图3。

（2）薄层色谱鉴别 以壁虎为对照药材，制定薄层色谱鉴别方法。考察了不同展开剂及点样量，并进行了耐用性试验考察，最终以正丁醇－冰醋酸－水（3：1：1）为展开剂，点样量为5μl，建立了壁虎的薄层色谱鉴别方法。结果见图4。

【检查】 水分 按照《中国药典》2020年版四部通则0832第二法烘干法测定，结果在7.4%～7.9%之间，拟定限度为不得过11.0%。

总灰分 按照《中国药典》2020年版四部通则2302总灰分测定法测定，结果在16.5%～18.5%之间，拟定限度为不得过22.0%。

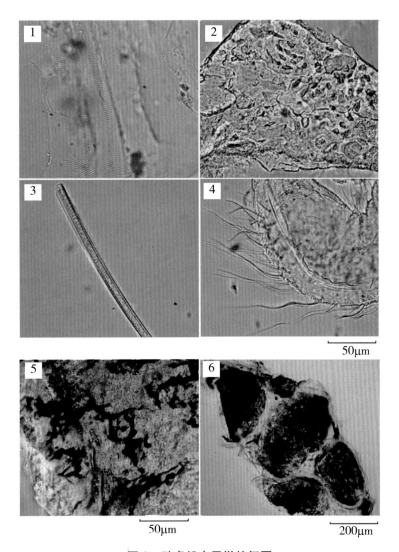

图3 壁虎粉末显微特征图

1.横纹肌；2.骨碎片；3.粗刚毛；4.细刚毛；5.皮肤碎片；6.鳞片

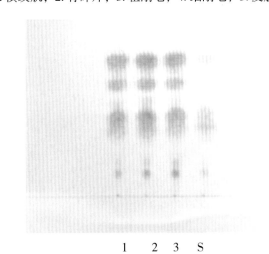

1　2　3　S

图4 壁虎薄层色谱图

S.壁虎对照药材；1-3.壁虎样品

酸不溶性灰分 按照《中国药典》2020 年版四部通则 2302 酸不溶性灰分测定法测定，结果在 0.6%～1.5% 之间，拟定限度为不得过 2.0%。

【浸出物】 按照《中国药典》2020 年版四部通则 2201 浸出物测定法项下的热浸法，以稀乙醇作为溶剂，测定结果在 15.2%～15.6% 之间，拟定限度为不得少于 14.0%。

【炮制】【性味归经】【功能与主治】【用法与用量】【注意】【贮藏】 均参考《河南省中饮片炮制规范》2022 年版拟定。

参考文献

[1] 包华音，刘杨 . 壁虎的本草考证 [J]. 山东中医药大学学报，2015，39（4）：348-350.

[2] 李时珍 . 本草纲目（校点本）[M]. 2 版 . 北京：北京人民卫生出版社，1982：2389.

[3] 高士贤 . 中国药用动物志 [M]. 长春：吉林科学技术出版社，1993：606.

[4] 江苏省卫生厅 . 江苏省中药材标准 [M]. 南京：江苏科学技术出版社，1989：270.

[5] 国家中医药管理局《中华本草》编委会 . 中华本草（第 9 册）[M]. 上海：上海科学技术出版社，1999：400.

十七画

蟋蟀 Xishuai
GRYLLULUS

本品为蟋蟀科昆虫蟋蟀 *Scapipedus aspersus* Walker 的干燥体。捕捉后，置沸水中烫死，干燥。

【性状】 本品呈长圆形，长 1.5～2.2cm，宽约 5mm。表面黑褐色至黄褐色，有光泽，头短而圆，有复眼 1 对，呈椭圆形，触角 1 对，多脱落；头后有数条黄色纵纹。前胸背板呈长方形，中后胸被翅覆盖，翅膀为 2 对，淡棕色。腹部末端有尾毛 1 对，长 1～3mm。雌虫在尾毛中间有一产卵管。胸足 3 对，后足发达，多数脱落。气腥臭。

【鉴别】（1）本品粉末棕黄色。体壁破片淡黄色，表面观呈多角形网状纹理，其上有的可见细小颗粒及刚毛脱落后的圆形毛窝。横纹肌纤维较多，近无色，有致密的明暗相间的横条纹理。刚毛黄棕色，多破碎，先端锐尖。

（2）取本品粉末 1g，加石油醚（60～90℃）20ml，浸泡 30 分钟，滤过，滤液置水浴上浓缩至约 1ml，作为供试品溶液。另取亮氨酸对照品、缬氨酸对照品及丙氨酸对照品，加稀乙醇制成每 1ml 含亮氨酸、缬氨酸、丙氨酸各 1mg 的混合溶液，作为对照品溶液。吸取上述两种溶液各 5μl，分别点于同一硅胶 G 薄层板上，以水饱和正丁醇为展开剂，预饱和 30 分钟，展开，取出，晾干，喷以 0.2% 茚三酮丙酮溶液，在 105℃加热至斑点显色清晰。供试品色谱中，在与对照品色谱相应的位置上，显相同颜色的斑点。

【检查】 **水分** 不得过 15.0%（《中国药典》2020 年版四部通则 0832 第二法）。

总灰分 不得过 9.0%（《中国药典》2020 年版四部通则 2302）。

【浸出物】 照醇溶性浸出物测定法（《中国药典》2020 年版四部通则 2201）项下的热浸法测定，用乙醇作溶剂，不得少于 12.0%。

【炮制】 除去杂质，筛去灰屑。

【性味与归经】 辛、咸，温；有小毒。归肾、膀胱经。

【功能与主治】 利尿通淋，下水消肿。用于尿少，尿闭，水鼓腹胀，痛淋，白浊，水肿。

【用法与用量】 0.3～0.5g。或焙研末服，或入丸剂。

【注意】 孕妇及体虚者忌服。

【贮藏】 置干燥密闭处，防蛀。

· 起草说明 ·

【**别名**】 促织、蛐蛐、夜鸣虫、斗鸡。

【**名称**】 沿用我省习用名称。

【**来源**】 本品始载于《本草纲目》"灶马"项下，曰："陆玑诗义疏云：似蝗而小，正黑有光泽如漆，有翅及角，善跳好斗，立秋后则夜鸣……诗经云：七月在野，八月在宇，九月在户，十月蟋蟀入我床下，是矣。"[1] 参照《中药大辞典》《中华本草》，规定其来源为蟋蟀科昆虫蟋蟀 *Scapipedus aspersus* Walker 的干燥体。

【**原动物**】 全体黑色，有光泽。头棕褐色，头顶短圆，头后有 6 条短而不规则的纵沟。复眼大，半球形，黑褐色。单眼 3 个，位于头顶两端的较小，位于头顶中间的 1 个较大。触角细长，淡褐色。前翅棕褐色，后翅灰黄色。足 3 对，淡黄色，并有黑褐斑及弯曲的斜线，后足发达，背面有单行排列的棘，腿节膨大。腹部近似圆筒形，背面黑褐色，腹面灰黄色[2]。

【**产地**】 全国各地均产。

【**采收加工**】 夏、秋季，于田间杂草堆下捕捉，捕后用沸水烫死，晒干或烘干[2, 3]。

【**化学成分**】 含脂肪酸（包括棕榈酸、硬脂酸、油酸、亚油酸、亚麻酸）[2]，多种氨基酸（牛磺酸、天冬氨酸、苏氨酸、丝氨酸、谷氨酸、脯氨酸、甘氨酸、丙氨酸、胱氨酸、缬氨酸、蛋氨酸、异亮氨酸等）[4]。

【**性状**】 依据收集样品的性状而描述。见图 1。

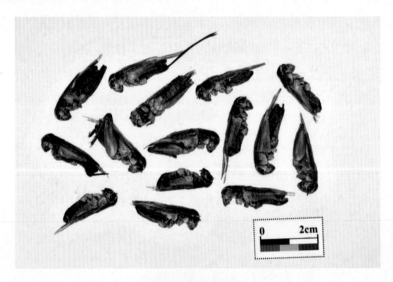

图 1 蟋蟀药材图

【**鉴别**】 （1）**显微鉴别** 根据实验样品观察拟定粉末显微特征，见图 2。

（2）**薄层色谱鉴别** 本品含多种氨基酸类成分，实验以亮氨酸、缬氨酸、丙氨酸为对照品，制定薄层色谱鉴别方法。考察了不同展开剂类型、比例和不同显色条件，并进行了耐用性试验考察，最终确定展开剂为水饱和正丁醇，预饱和 30 分钟，显色方法为喷以 0.2% 茚三酮丙酮溶液，在 105℃加热至斑点显色清晰，建立了蟋蟀的薄层色谱鉴别方法。该色谱条件斑点分离较好，方法可行。结果见图 3。

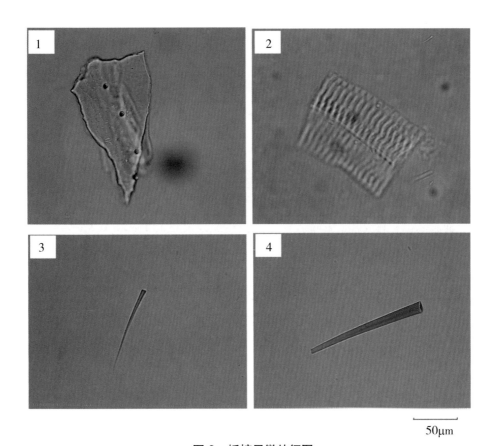

图 2 蟋蟀显微特征图

1.体壁破片；2.横纹肌纤维；3.刚毛（先端）；4.刚毛（破碎）

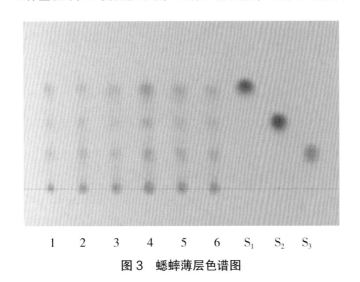

图 3 蟋蟀薄层色谱图

S₁.亮氨酸对照品；S₂.缬氨酸对照品；S₃.丙氨酸对照品；1-6.蟋蟀样品

【检查】 **水分** 按照《中国药典》2020 年版四部通则 0832 第二法烘干法测定，结果在 9.7%～11.1%之间，拟定限度为不得过 15.0%。

总灰分 按照《中国药典》2020 年版四部通则 2302 总灰分测定法测定，结果在 4.5%～6.3% 之间，拟定限度为不得过 9.0%。

【浸出物】 按照《中国药典》2020 年版四部通则 2201 浸出物测定法项下的热浸法，以乙醇作为溶剂，测定结果在 18.8%～29.4% 之间，拟定限度为不得少于 12.0%。

【炮制】【性味与归经】【功能与主治】【用法与用量】【注意】【贮藏】 均参考《河南省中药饮片炮制规范》（2022 年版）拟定。

参考文献

[1]李时珍.本草纲目（校点本）[M].2 版.北京：人民卫生出版社，1982：2327.

[2]南京中医药大学.中药大辞典[M].2 版.上海：上海科学技术出版社，2006：3783-3784.

[3]《全国中草药汇编》编写组.全国中草药汇编[M].2 版.北京：人民卫生出版社，1996：690.

[4]林育真，阎冬青，战新梅，等.济南蟋蟀类昆虫资源的营养评价及开发利用[J].资源开发与市场，2000，16（4）：218-219.

藜芦 Lilu
VERATRI NIGRI RADIX ET RHIZOMA

本品为百合科植物藜芦 *Veratrum nigrum* L. 的干燥根及根茎。5～6月未抽花茎时采挖，除去地上部分的茎叶，洗净，晒干。

【性状】 本品根茎粗短。顶端残留有叶基和棕毛状纤维，四周簇生多数须根，长5～20cm，粗约3mm，表面棕褐色、棕黄色或土黄色。有细密的横皱纹，下端纵皱纹明显。质脆，易折断，断面白色或黄白色，粉性，中柱淡黄色，较小，易与皮部分离。气微，味苦、辛；粉末有催嚏性和刺喉感。

【鉴别】 （1）根横切面 表皮细胞略径向延长，外壁稍厚。皮层宽广，外侧有切向裂隙，薄壁细胞含针晶束及淀粉粒。内皮层明显，内壁及侧壁增厚。中柱初生木质部13～14原型；韧皮部位于木质部弧角间。中央髓部小。

根茎横切面 后生皮层3～4列细胞；皮层约占1/3，有叶迹维管束散在；内皮层细胞内壁及侧壁增厚。中柱有多数维管束散在，近皮层处密，多为外韧型，内部者多为周木型，尚可见自中柱鞘发生的根迹组织。

粉末灰黄色。淀粉粒较多，单粒球形、多角形或不规则形，脐点呈裂缝状、星状、点状或叉状；复粒由2～5分粒组成。草酸钙针晶束存在于薄壁细胞中，或散在。网纹导管、梯纹导管多见。纤维单个或成束，长梭形。

（2）取本品粉末2g，加甲醇20ml，超声处理20分钟，滤过，滤液蒸干，残渣加甲醇2ml使溶解，作为供试品溶液。另取藜芦胺对照品，加乙醇制成每1ml含0.5mg的溶液，作为对照品溶液。照薄层色谱法（《中国药典》2020版四部通则0502项）试验，吸取供试品5μl、对照品10μl，分别点于同一硅胶G薄层板上，以乙酸乙酯－甲醇－浓氨水－水（18：0.3：0.2：0.03）为展开剂，展开，取出，晾干，喷以10%硫酸乙醇溶液，在105℃加热至斑点显绿色。供试品色谱中，在与对照品色谱相应的位置上，显相同颜色的斑点。

【检查】 水分 不得过12.0%（《中国药典》2020版四部通则0832第二法）。

总灰分 不得过15.0%（《中国药典》2020版四部通则2302）。

酸不溶性灰分 不得过7.0%（《中国药典》2020版四部通则2302）。

【浸出物】 照醇溶性浸出物测定法（《中国药典》2020版四部通则2201）项下的热浸法测定，用稀乙醇作溶剂，不得少于12.0%。

【炮制】 除去杂质，喷洒清水，稍润，切段，干燥。

【性味与归经】 辛、苦，寒；有毒。归肺、胃、肝经。

【功能与主治】 催吐，祛痰，杀虫毒。用于中风痰壅，喉痹，癫痫，疟疾；外用治疥癣，恶疮。

【用法与用量】 0.3～0.6g。外用适量。

【注意】 不宜与诸参、细辛、芍药等同用。孕妇及体虚气弱者禁用。内服宜慎，不宜久服、多服。

【贮藏】 置通风干燥处，防霉。

· 起草说明 ·

【别名】 梨芦、葱苒、葱葵、山葱、人头发、毒药草、披麻草。

【名称】 藜芦在《河南省中药饮片炮制规范》（2022 年版）中有收载，故本标准沿用此名称。

【来源】 本品为百合科植物藜芦 *Veratrum nigrum* L. 的干燥根及根茎。始载于《神农本草经》，列为下品，曰："藜芦，味辛，寒。主蛊毒，咳逆，泄痢肠。头疡，疥瘙，恶疮，杀诸虫毒，去死肌。一名葱苒。生山谷。"[1]《本草纲目》收入草部毒草类。《名医别录》曰："味苦，微寒，有毒。主治呕逆，喉痹不通，鼻中息肉，马刀烂疮。不入汤。一名葱一名山葱。"《本草图经》曰："藜芦三月生苗，叶青似初出棕心，又似车前，茎似葱白，青紫色，高五、六寸，上有黑皮裹茎，似棕皮，其花肉红色，根似马肠根，长四、五寸许，黄白色。"[1]以上说明古代使用的藜芦为百合科藜芦属植物。近代文献中，湖南、山东、江西、贵州、吉林、新疆、四川等地的药材标准也收载了本品[2]。

【原植物】 藜芦生于海拔 1200～3300m 的山坡林下或草丛中[2, 3]。多年生草本，高60～100cm。植株通常粗壮，基部的鞘枯死后残留为有网眼的黑色纤维网。叶椭圆形、宽卵状椭圆形或卵状披针形，大小常有较大变化，通常长 22～25cm，宽约 10cm，薄草质，先端锐尖或渐尖，基部无柄或生于茎上部的具短柄，两面无毛。圆锥花序密生黑紫色花；侧生总状花序近直立伸展，长 4～14cm，通常具雄花；顶生总状花序常较侧生花序长 2 倍以上，几乎全部着生两性花；总轴和枝轴密生白色绵状毛；小苞片披针形，边缘和背面有毛；生于侧生花序上的花梗长约 5mm，约等长于小苞片，密生绵状毛；花被片开展或在两性花中略反折，矩圆形，长 5～8mm，宽约 3mm，先端钝或浑圆，基部略收狭，全缘；雄蕊长为花被片的一半；子房无毛。蒴果长 1.5～2cm，宽1～1.3cm。花果期 7～9 月[4]。见图 1。

【产地】 分布于东北、云南、四川、河北、山西、内蒙古、河南、山东、江西、陕西、甘肃、新疆等地。

【采收加工】 5～6 月未抽花茎时采挖，除去地上部分的茎叶，洗净，晒干。

【化学成分】 本品含藜芦胺、原藜芦碱 B、15- 异戊酰基 -3- 藜芦酰基原藜芦碱、3- 藜芦酰基原藜芦碱、15- 异戊酰基 -3- 藜芦酰基计明碱、7- 乙酰 -15- 异戊酰基 -3- 藜芦酰基计明碱、计莫林碱、3- 藜芦酰基棋盘花胺、7- 乙酰基 -3, 15- 二当归酰藜芦酰基计明碱、脱乙酰基原藜芦碱B、新计莫亭碱、计明碱、3- 当归酰基计明碱、3- 藜芦酰基计明碱、3- 双羟基异戊酰基 -15- 异戊

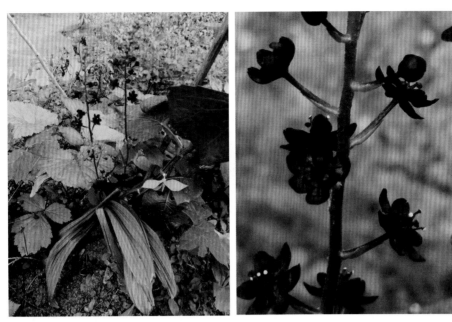

图 1　藜芦植物图

酰基计明碱、白藜芦醇、2′-羟基白藜芦醇、白藜芦醇苷、2′-羟基白藜芦醇-3-O-葡萄糖苷、3，3′，4，5′-四羟基二苯乙烯、2′-羟基白藜芦醇-4′-O-葡萄糖苷、(E)-白藜芦醇-3-O-葡萄糖苷[5-8]。

【性状】　根据采集到的样本描述。见图2。

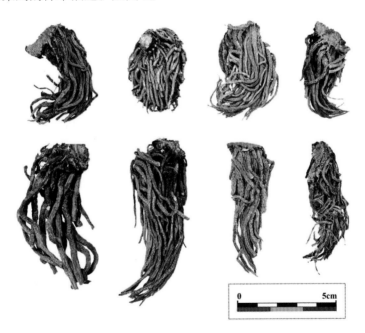

图 2　藜芦药材图

【鉴别】（1）显微鉴别

根横切面显微鉴别　根据实验样品观察拟定根横切面显微特征。见图3。

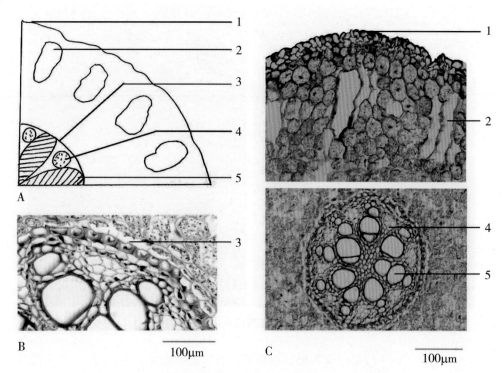

图3　藜芦根显微横切面图（A. 简图；B、C. 详图）

1. 表皮；2. 裂隙；3. 内皮层；4. 韧皮部；5. 木质部

根茎横切面　根据实验样品观察拟定根茎横切面显微特征。见图4。

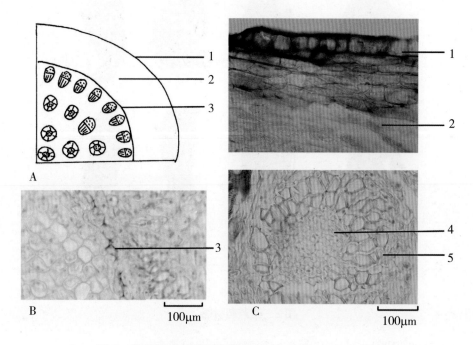

图4　藜芦根茎显微横切面详图（A. 简图；B、C. 详图）

1. 后生皮层；2. 皮层；3. 内皮层；4. 韧皮部；5. 木质部

粉末显微特征鉴别 根据实验样品观察拟定粉末显微特征。见图5。

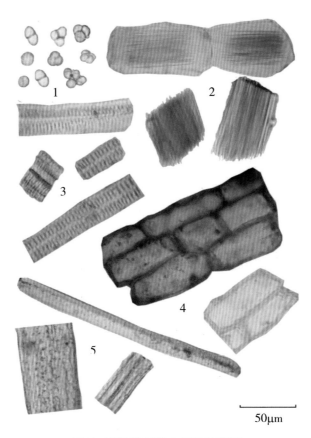

50μm

图5 藜芦药材粉末显微特征图

1.淀粉粒；2.草酸钙针晶束；3.导管；4.木化薄壁细胞；5.纤维

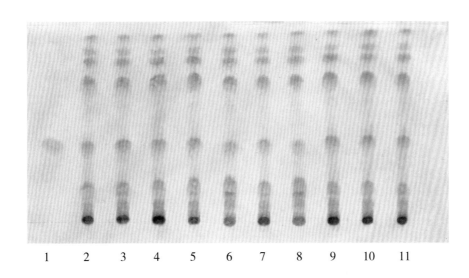

图6 藜芦薄层色谱图

1.藜芦胺对照品；2-11.藜芦样品

（2）**薄层色谱鉴别**　以藜芦胺为对照品，拟定藜芦薄层色谱鉴别方法。实验中采用不同的展开剂，结果以乙酸乙酯－甲醇－浓氨水－水（18：0.3：0.2：0.03）展开，显色清晰，色谱效果良好。显色条件为喷以10%硫酸乙醇溶液，105℃加热至斑点显色清晰。结果见图6。

【检查】　**水分**　按照《中国药典》2020年版四部通则0832第二法烘干法进行测定，结果在7.9%～9.8%之间，拟定限度为不得过12.0%。

总灰分　按照《中国药典》2020年版四部通则2302总灰分测定法，结果在5.8%～14.6%之间，拟定限度为不得过15.0%。

酸不溶性灰分　按照《中国药典》2020年版四部通则2302酸不溶性灰分测定法，结果在1.3%～6.6%之间，拟定限度为不得过7.0%。

【浸出物】　按照《中国药典》2020年版四部通则2201浸出物测定法项下的热浸法，以稀乙醇作溶剂，测定结果在13.2%～24.4%之间，拟定限度为不得少于12.0%。

【炮制】【性味与归经】【功能与主治】【用法与用量】【注意】【贮藏】　均参考《河南省中药饮片炮制规范》（2022年版）拟定。

参考文献

[1] 谢志民.藜芦涌吐作用的本草考证[J].陕西中医，1991，12（4）：180-181.

[2] 杜晓鸥，马岚，王敏，等.中蒙药材藜芦质量标准研究[J].世界科学技术－中医药现代化，2018，20（9）：1679-1683.

[3] 尹子丽，杨仙雨，张洁.民族民间药狭叶藜芦生药学研究[J].云南中医中药杂志，2015，36（3）：57-59.

[4] 中国科学院中国植物志编辑委员会.中国植物志[M].北京：科学出版社，1980：21.

[5] 丛悦.藜芦生物活性成分和炮制机理研究及益母草化学成分研究[D].沈阳：沈阳药科大学，2007.

[6] 王金辉，丛悦，曹颖林.藜芦（Veratrum nigrum L.）生品与炮制品中藜芦新碱（veratrosine）含量和毒性差异研究[J].河南大学学报（医学版），2007，94（4）：1-5.

[7] 丛悦，王金辉，王艳.HPLC法测定藜芦生品和醋制品中藜芦胺碱（veratramine）的含量[J].河南大学学报（医学版），2008，27（4）：14-16.

[8] 丛悦，康燕丽，曾毅梅，等.两种藜芦生品与醋制品中虎杖苷和白藜芦醇含量变化研究[J].河南大学学报（自然科学版），2009，39（3）：294-299.

十九画

蟾皮
Chanpi
BUFONIS CORIUM

本品为蟾蜍科动物中华大蟾蜍 *Bufo bufo gargarizans* Cantor 或黑眶蟾蜍 *Bufo melanostictus* Schneider 的干燥皮。夏季捕捉后杀死，剥取外皮，贴于板上或撑开，晒干。

【性状】 **中华大蟾蜍** 呈扁平薄片状，厚约 0.5mm。头部略呈钝三角形，四肢屈曲向外伸出。外表面粗糙，中部呈灰绿褐色，布有大小不等的疣状突起。色泽较深，腹部呈灰黄白色，疣点细小。头部较平滑，耳后腺明显，呈长卵圆形八字状排列。内侧面灰白色，与疣点相对应处有同样大小黑色凹点。前肢趾间无蹼；后肢较长而粗壮，趾间有蹼。质韧，不易折断。气微腥，味微麻。

黑眶蟾蜍 头部宽短，沿吻棱、眼眶上缘、鼓膜前缘和上下颌缘有十分明显的黑色线。

【鉴别】 （1）本品粉末灰棕色或灰白色。外表皮表面淡黄色、无色或棕色，具多角形网格样纹理，表面有灰棕色细小颗粒状分泌物堆集。横纹肌纤维无色，多破碎，有细密横纹，平直或呈微波状。

（2）取本品粉末 0.5g，加乙醇 10ml，加热回流 30 分钟，放冷，滤过，滤液蒸干，残渣加乙醇 1ml 使溶解，作为供试品溶液。另取干蟾皮对照药材 0.5g，同法制成对照药材溶液。再取华蟾酥毒基对照品和脂蟾毒配基对照品，加甲醇制成每 1ml 各含 1mg 的溶液，作为对照品溶液。照薄层色谱法（《中国药典》2020 年版四部通则 0502）试验，吸取供试品溶液 5～10μl、对照药材溶液 5μl、对照品溶液 1μl，分别点于同一硅胶 G 薄层板上，以环己烷－三氯甲烷－丙酮（4：3：3）为展开剂，展开，取出，晾干，喷以 10% 硫酸乙醇溶液，105℃加热至斑点显色清晰，置紫外光灯（365nm）下检视。供试品色谱中，在与对照药材和对照品色谱相应的位置上，显相同颜色的荧光斑点。

【检查】 **水分** 不得过 13.0%（《中国药典》2020 年版四部通则 0832 第二法）。

总灰分 不得过 12.0%（《中国药典》2020 年版四部通则 2302）。

酸不溶性灰分 不得过 2.0%（《中国药典》2020 年版四部通则 2302）。

【浸出物】 照醇溶性浸出物测定法（《中国药典》2020 年版四部通则 2201）项下的热浸法测定，用乙醇作溶剂，不得少于 4.0%。

【炮制】 除去灰屑，去掉头爪，切成方块。取洁净河沙置炒制容器内，用武火炒热后，加入净蟾皮块，拌炒至微焦发泡时，取出，筛去河沙，放凉。

【性味与归经】 辛，凉；有毒。归肾经。

【功能与主治】 清热解毒，利水消胀。用于小儿疳积，咽喉肿痛，肿瘤。外用治疗痈肿疔疮。

【用法与用量】 1.5～3g，研末服 0.5～1.5g。

【注意】 孕妇禁用；本品有刺激性和毒性，炮制时注意防护，以免中毒。

【贮藏】 密闭，置干燥处，防蛀。

· 起草说明 ·

【别名】 蛤蟆皮、癞蟆皮、干蟾皮、蛤吧皮[1]、蟾蜍皮、能喷酬（壮语）[2]。

【名称】 沿用我省习用名称。

【来源】 蟾蜍药用首载于《神农本草经》，名为虾蟆[3]。《名医别录》[4]《嘉祐本草》《大观本草》《神农本草经辑注》皆云："蝦蟇一名蟾蜍，一名去甫，一名苦蠪。"蟾蜍皮即蟾蜍去除内脏的干燥皮，最早记载在《本经逢原》[5]。《本草纲目拾遗》云："此乃癞蛤蟆皮也，能拔大毒外出，又能回毒"[6]。2020 年版《中国药典》一部收载有"蟾酥"药材，药用取中华大蟾蜍（*Bufo bufo gargarizans* Cantor）或黑眶蟾蜍（*Bufo melanostictus* Schneider）耳后腺及皮肤腺的干燥分泌物[7]，但以皮入药用收载于地方标准。《河南省中药材标准》（1993 年版）、《陕西省药材标准》（2015 年版）、《辽宁省中药材标准》（2019 年版）等都收载了本品。我省除有民间使用蟾皮的习惯外，尚有入中成药生产之用，故收入本标准。

【原动物】 **中华大蟾蜍** 体形如蛙而较大，体长一般在 10cm 以上，体粗壮，头宽大于头长，吻圆而高，吻棱显著；鼻孔近吻端；眼间距大于鼻间；鼓膜明显，无齿。前肢长而粗壮，指稍扁而略具缘膜，指长顺序（由内向外）3、1、4、2，指关节下瘤多成对，常突 2，外侧者大。后肢粗壮而短，胫跗关节前达肩部，左右跟部不相遇，趾侧有缘膜，蹼常发达，内跖变形长而大，外跖突小而圆。皮肤极粗糙，头顶部较平滑，两侧有长条形隆起的耳后腺 1 对，其余部分满布大小不等的瘰粒，胫部大瘰粒显著，体侧的瘰粒较小，腹面有细小瘰粒。肤色随季节和性别的不同而有差异，在生殖季节，雄性背面呈黑绿色，有时体侧有浅色斑纹；雌性背面色浅，瘰粒呈乳黄色，体侧有黑色与浅色相间的花斑，自眼后沿耳后腺至胯部有时具黑色斜纹，腹面乳黄色与棕色或黑色形成花纹斑，股基部有椭圆形斑。雄性个体较小，内侧三指有黑色婚垫，无声囊。

黑眶蟾蜍 体长 7～10cm。头宽短，头部沿吻棱、眼眶上缘、鼓膜前缘和上下颌缘有十分明显的黑色线，头顶部明显下凹，皮肤与头骨紧密相连，上下颌有黑色线，皮肤极粗糙，除头顶部无疣粒外，全身布满大小不等瘰疣。背部有黄棕色或红棕色的斑纹，腹面色浅，在胸腹部有不规则而较显著的灰色斑纹[1]。

中华大蟾蜍生活在泥土中或栖居在石下或草间，黑眶蟾蜍栖息在潮湿草丛，夜间或雨后常见。捕食蜗牛、蛞蝓、蚂蚁、甲虫与蛾类等。见图 1。

【产地】 江苏、安徽、河南、山东、河北以及东北、西北各省区。

【采收加工】 本品多在夏季早、晚或雨后出来活动。捕捉后剥下外皮，将皮钉在木板上或用竹篾撑开，晒干或烘干[2]。

【化学成分】 主要有脂蟾毒配基、华蟾酥毒基、蟾毒它灵、嚏根草苷元、日蟾毒它灵、南美蟾毒精、蟾毒灵、7α-羟基胆甾醇、麦角甾醇、菜油甾醇、蟾蜍季胺、蟾蜍色胺、蟾蜍噻咛、去氧蟾

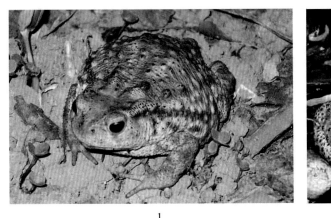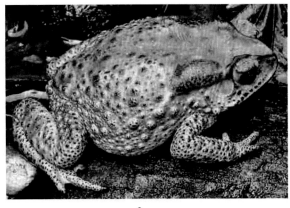

图1　蟾皮原动物图

1.中华大蟾蜍；2.黑眶蟾蜍

蝾色胺、4-氨基-3-羟甲基-环辛酰胺骈四氢-α-呋喃酮、蟾蜍环酰胺C、蟾蜍噻咛、辛二酸、丁二酸、胆甾醇、β-谷甾醇、光色素、蟾毒它灵-3-丁二酰精氨酸酯、蟾毒灵-3-丁二酰精氨酸酯、脂蟾毒配基-3-丁二酰精氨酸酯、远华蟾毒精、N-苯基-2-苯胺、棕榈酸胆甾烯酯、脂肪烃和脂肪酸等，另含钙、镁、钠和锰等元素[3]。

【**性状**】　依据收集样品的性状而描述。见图2。

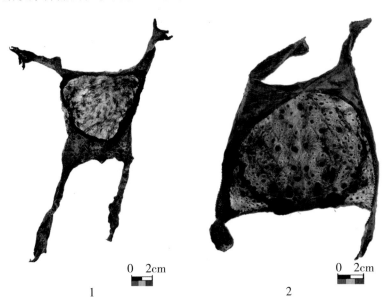

图2　蟾皮药材图

1.中华大蟾蜍；2.黑眶蟾蜍

【**鉴别**】（1）**显微鉴别**　根据实验样品观察拟定粉末显微特征。见图3。

（2）**薄层色谱鉴别**　以干蟾皮对照药材、华蟾酥毒基和脂蟾毒配基作对照品，制定薄层色谱鉴别方法。考察了不同展开剂类型、比例和不同显色条件，并进行了耐用性试验考察，最终确定展开剂为环己烷-三氯甲烷-丙酮（4：3：3），检视方法为喷以10%硫酸乙醇溶液，置紫外光灯

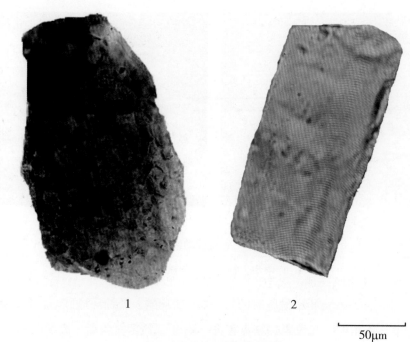

50μm

图 3　蟾皮粉末显微特征图

1. 外表皮；2. 横纹肌纤维

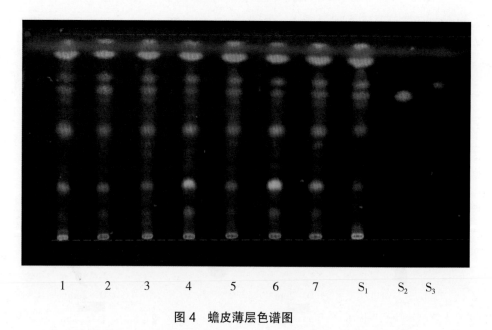

1　2　3　4　5　6　7　S₁　S₂　S₃

图 4　蟾皮薄层色谱图

1-7 蟾皮样品；S₁. 干蟾皮对照药材；S₂. 华蟾酥毒基；S₃. 脂蟾毒配基

（365nm）下，建立了蟾皮的薄层色谱鉴别方法。该色谱条件斑点分离较好，方法可行。结果见图4。

【检查】水分　按照《中国药典》2020 年版四部通则 0832 第二法烘干法进行测定，7 批不同产地的蟾皮水分测定值在 10.2%～12.5% 之间，测定平均值为 11.4%，根据测定结果，拟定本品水分限度为不得过 13.0%。见表1。

表1　7批蟾皮水分测定数据（%）

样品	1	2	3	4	5	6	7
水分	12.1	12.5	11.1	12.1	10.4	11.5	10.2

总灰分　按照《中国药典》2020年版四部通则2302总灰分测定法进行测定，7批不同产地的蟾皮总灰分测定值在2.8%～9.3%之间，根据测定结果，拟定本品总灰分限度为不得过12.0%。见表2。

表2　7批蟾皮总灰分测定数据（%）

样品	1	2	3	4	5	6	7
总灰分	8.0	2.8	4.8	6.3	4.7	6.2	9.3

酸不溶灰分　按照《中国药典》2020年版四部通则2302酸不溶性灰分测定法进行检查，7批不同产地的蟾皮酸不溶性灰分测定值在0.08%～1.7%之间，根据测定结果，拟定本品酸不溶性灰分限度为不得过2.0%。见表3。

表3　7批蟾皮酸不溶灰分测定数据（%）

样品	1	2	3	4	5	6	7
酸不溶性灰分	1.7	0.08	0.5	0.4	0.6	0.1	0.3

【浸出物】　蟾皮中主要成分为华蟾酥毒基和脂蟾毒配基均为脂溶性，参照醇溶性浸出物测定法测定。综合考虑药材主要成分的溶解性及浸出效果，采用《中国药典》2020年版四部通则2201项下醇溶性浸出物测定法下的热浸法测定，用乙醇作溶剂，7批不同产地的蟾皮浸出物测定值在4.7%～8.3%之间，测定平均值为6.0%，根据测定结果，拟定本品醇溶性浸出物限度为不得少于4.0%。见表4。

表4　7批蟾皮浸出物测定结果（%）

样品	1	2	3	4	5	6	7
浸出物	6.0	4.7	6.2	8.3	4.8	6.0	5.8

【炮制】【性味与归经】【功能与主治】【用法与用量】【注意】【贮藏】　均参考《河南省中药饮片炮制规范》（2022年版）拟定。

参考文献

［1］程超寰. 本草释名考订［M］. 北京：中国中医药出版社，2013：504.

［2］黄瑞松，刘婧，苏青，等壮药蟾蜍皮质量控制方法的研究［J］. 中国实验方剂学杂志，2013，19（5）：132-135.

［3］佚名. 神农本草经［M］. 北京：北京新世界出版社，2009：164.

［4］陶弘景. 名医别录［M］. 尚志钧，辑校. 北京：人民卫生出版社，1986：286-287.

［5］张璐. 本经逢原［M］. 赵小青，校注. 北京：中国中医药出版社，1996：227-228.

［6］赵学敏.本草纲目拾遗（下）［M］.北京：商务印书馆，1955：501.

［7］国家药典委员会. 中华人民共和国药典（一部）［S］.北京：中国医药科技出版社，2010：360.

［8］江西省卫生厅.江西省中药材标准（1996年版）［S］.南昌：江西科学技术出版社，1997.

［9］河南省卫生厅.河南省中药材标准（1993年版）（二）［S］.郑州：中原农民出版社，1994：116.

［10］江苏省食品药品监督管理局.江苏省中药材标准（2016年版）［S］.南京：江苏凤凰科学技术出版社，2016.

附录　起草单位与人员

序号	药材名称 （按首字笔画排序）	起草单位	人员
1	一口钟	河南省药品医疗器械检验院	李桂本、李海燕、李向阳、王晓伟、张文静等
2	三叶青	河南羚锐制药股份有限公司	张莹莹、王忠跃、李志红、罗玉凤、朱玉婉等
3	土大黄	郑州大学	符玲、王红娟、赵宜红、王惠
4	小麦	河南大学	程铁峰、田淑芳、王安、谭奥飞
5	山合欢皮	济源市食品药品检验检测中心	范全民、李凯、孙冬云、张玉玺、李清春
6	山羊血	上海凯宝新谊（新乡）药业有限公司 河南省药品医疗器械检验院	董宁、张倩、张红伟、李海燕、王晓伟等
7	山银柴胡	河南中医药大学	陈随清、薛淑娟、田志浩、徐璐、宋晓宇
8	山楂核	河南省药品医疗器械检验院	张文静、王海波、李海燕、耿怡玮、杨元等
9	山櫨	河南中医药大学	孙孝亚、陈随清、付宇航、韩月、段懿哲等
10	马蔺子	安阳市食品药品检验检测中心	曹恒涛、王小艳、宋楠、赵江红、陈超杰等
11	天竺子	河南省药品医疗器械检验院	耿怡玮、李海燕、王晓伟、张文静、杨元等
12	木蓝豆根	郑州市食品药品检验所	杨飞、曹莹、董玉珍、刘迎辉、张丹等
13	水防风	河南省奥林特药业有限公司	段然、秦兴国、屈淑灵、吴乔茜、贾申钰等
14	贝母	河南省药品医疗器械检验院	张红伟、王晓燕、黄霞、李珊、赵一擎等
15	牛蒡根	河南中医药大学	纪宝玉、裴莉昕、李汉伟、杨林林、王炫璎等
16	毛柱铁线莲	河南羚锐制药股份有限公司	张莹莹、王忠跃、李志红、罗玉凤、朱玉婉等
17	丹参茎叶	河南中医药大学	苗明三、田硕、王志潇、郭琳、罗茂丽等
18	乌金石	江苏平光信谊（焦作）中药有限公司	肖兵、张军霞、张金金、李秀丽、吕明明等
19	乌骨鸡	河南省药品医疗器械检验院	李桂本、张红伟、李海燕、李向阳、王晓伟等
20	凤仙花	周口市公共检验检测中心	袁梦哲、庄瑞、张计伟、马慧敏等

序号	药材名称（按首字笔画排序）	起草单位	人员
21	凤眼草	河南省药品医疗器械检验院	李海燕、王晓伟、耿怡玮、张文静、殷昆昆等
22	文冠果仁	河南中医药大学	张振凌、黄志华、院军、张会兴、张帅等
23	石刁柏	河南中医药大学	娄玉霞、纪宝玉、舒胜男、裴莉昕、王错乐等
24	石上柏	河南中医药大学	裴莉昕、纪宝玉、舒胜男、轩良爽、王炫璎等
25	石楠藤	许昌市食品药品检验检测中心	周红超、潘彦荣、魏晓锐、刘艳霞、王爽等
26	石碱	郑州密丽药业有限公司 河南省药品审评查验中心 河南省药品医疗器械检验院	苏跃峰、乔晓芳、张倩、许圭、苏广伟等
27	北合欢	濮阳市食品药品检验检测中心	李凤琴、王世清、郭姣艳、李明辉、郭社民
28	叶下珠	河南省药品医疗器械检验院	张红伟、耿怡玮、李海燕、张文静、杨元等
29	生附子	新乡市食品药品检验所	赵佳丽、吕利伟、刘建青、赵莉、于慧娜等
30	仙人掌	河南省药品医疗器械检验院	耿怡玮、李海燕、张文静、杨元、王晓伟等
31	白石英	河南省药品医疗器械检验院	杨元、李海燕、耿怡玮、张文静、李向阳等
32	白石脂	河南中医药大学	王利丽、崔永霞、李梦圆、马美杰、付钰
33	白花蛇舌草	郑州大学	贾贝西、韩柯、陈浩洋、郭雪扬
34	皮子药	河南羚锐制药股份有限公司	韩涛、王忠跃、张春霞、李宗瑞、张素宜等
35	地丁	洛阳市食品药品检验所	任小凡、王慧、李元伟、辛爱玲、冯璐杰等
36	地黄叶	河南中医药大学 河南省药品医疗器械检验院	苗明三、田硕、武晏屹、许伟、刘田园等
37	芍药花	河南中医药大学	苗明三、田硕、赵明明、葛君玺、张媛鑫等
38	百合花	河南中医药大学	苗明三、田硕、宋亚刚、秦世磊、葛君玺等
39	光皮木瓜	平顶山市食品药品检验所	李梅荣、李华丽、叶晓娅、冯鹏飞
40	竹叶柴胡	三门峡市食品药品检验检测中心	蔡旭升、荆辉、李秀梅、赵晓波、张佩等
41	竹花	河南省药品医疗器械检验院	李桂本、李海燕、杨元、王晓伟、张文静等
42	红曲	洛阳沃康药业有限公司	马松波、任玉波、靳玉红、黄晓菲、魏东霞等
43	红花子	河南省药品医疗器械检验院	李海燕、王晓伟、张文静、耿怡玮、殷昆昆等
44	红豆杉	河南中医药大学	王一硕、王胜超、李雅静、李东阳、张振凌等
45	红旱莲	洛阳市食品药品检验所	王慧、辛爱玲、冯璐杰、任小凡、李元伟等

序号	药材名称 （按首字笔画排序）	起草单位	人员
46	红娘子	河南省药品医疗器械检验院	张红伟、李海燕、王晓伟、张文静、耿怡玮等
47	玛瑙	河南省药品医疗器械检验院	张红伟、李海燕、张文静、耿怡玮、王晓伟等
48	苍耳草	河南中医药大学	娄玉霞、纪宝玉、彭栋梁、裴莉昕、舒胜男等
49	杜仲籽	河南大学	丁艳霞、李钦、丛悦、潘梦华、张云等
50	杨梅根	鹤壁市食品药品检验检测中心	耿冶飞、陈秀杰、郑风敏、王永杰、段秀君等
51	连翘叶	河南中医药大学 河南省药品医疗器械检验院	苗明三、田硕、武晏屹、许伟、刘田园等
52	牡丹叶	河南中医药大学	苗明三、田硕、李彦冉、王志潇、张瑾瑞等
53	牡丹花	河南中医药大学	苗明三、代丽萍、田硕、雷会霞、王萍等
54	皂角子	开封市食品药品检验所	谢晓燕、李清芳、刘威峰、段敏敏、韩吴琦等
55	没食子	河南省药品医疗器械检验院	李海燕、李桂本、李向阳、张文静、杨霞等
56	鸡眼草	郑州大学	潘成学、曾华金、杨瑞阁、郭勇
57	鸡蛋壳	河南羚锐制药股份有限公司 河南省药品医疗器械检验院	李磊、李逢春、王忠跃、李志红、张莹莹等
58	驴皮	河南省药品医疗器械检验院	张文静、李海燕、王晓伟、耿怡玮、杨元等
59	青西瓜霜	开封市食品药品检验所 河南省药品医疗器械检验院	李清芳、王健、谢晓燕、段敏敏、刘威峰等
60	苦瓜	河南中医药大学	纪宝玉、裴莉昕、吴廷娟、王锴乐、王炫璎等
61	构树叶	河南中医药大学	陈随清、孙孝亚、王海春、郭凯华、张旭
62	刺梨	河南中医药大学	纪宝玉、裴莉昕、舒胜男、轩良爽、王炫璎等
63	枣槟榔	河南省药品医疗器械检验院	张红伟、李海燕、李向阳、王晓伟、杨元等
64	虎掌南星	郑州市食品药品检验所	张丹、孙晓朋、刘迎辉、曹莹、董玉珍等
65	金盏银盘	漯河市药品检测检验中心	关蕾、王静、潘国良、张鸽、张春光等
66	金银花叶	河南中医药大学	苗明三、田硕、代丽萍、王赛、雷会霞等
67	金蝉花	河南中医药大学	纪宝玉、裴莉昕、舒胜男、王锴乐、孙友田等
68	金箔	河南省药品医疗器械检验院	杨元、张红伟、李海燕、张文静、王晓伟等
69	狗脊贯众	河南省药品医疗器械检验院	王晓伟、王海波、李海燕、李桂本、李向阳等
70	夜明砂	河南省药品医疗器械检验院	李桂本、李海燕、李向阳、王晓伟、张文静等

序号	药材名称（按首字笔画排序）	起草单位	人员
71	泡桐花	河南中医药大学	苗明三、代丽萍、田硕、任珍、王赛等
72	泽漆	郑州大学	潘成学、阿有梅、张超锋、马晓吉
73	珍珠透骨草	南阳市食品药品检验所	鲁晓光、张东方、郑阿旭、王垣苹、闫兴民等
74	荞麦叶大百合	洛阳顺势药业有限公司	何广政、程爱国、史亚芳、何晓栋、何连锋
75	茯神	郑州大学	符玲、阿有梅、刘利娥、时肖静
76	荠菜	河南省药品医疗器械检验院	耿怡玮、李海燕、张文静、杨元、王晓伟等
77	胡枝子	三门峡市食品药品检验检测中心	朱琳歌、郭倩倩、刘恺、龚琳琳、于璐璐等
78	南瓜子	河南省药品医疗器械检验院	张文静、李海燕、耿怡玮、王晓伟、杨元等
79	南瓜蒂	河南中医药大学	苗明三、田硕、刘珈亦、王琨、张媛鑫等
80	柘木	平顶山市食品药品检验所	赵红旗、王小龙、郭洪亮、李华丽
81	栀子根	河南中医药大学	苗明三、田硕、李娜、孔小莉、李晨辉等
82	柿叶	河南中医药大学	苗明三、田硕、代丽萍、王赛、宋亚刚等
83	柿饼	仲景宛西制药股份有限公司	郭水柱、孙振阳、杨朝帆、陈玉海、杨帆等
84	柿霜	焦作市食品药品检验所	高海燕、姜锋卫、陈玉璞、尹红华、陈言等
85	蚂蚁	河南省药品医疗器械检验院	张红伟、王海波、李海燕、张文静、王晓伟等
86	咽喉草	洛阳市食品药品检验所	辛爱玲、冯璐杰、任小凡、李元伟、王慧等
87	信石	河南省药品医疗器械检验院	张红伟、李海燕、耿怡玮、王晓伟、李向阳等
88	姜皮	河南省药品医疗器械检验院	李海燕、王晓伟、张文静、耿怡玮、殷昆昆等
89	莱菔叶	河南中医药大学 河南省药品医疗器械检验院	苗明三、田硕、武晏屹、李晨辉、郜宇等
90	莱菔根（地骷髅）	河南省药品医疗器械检验院	张红伟、李海燕、王晓伟、李桂本、张文静等
91	桃花	河南中医药大学	苗明三、田硕、王萍、任珍、王赛等
92	钻地风	安阳市食品药品检验检测中心	曹恒涛、王小艳、陈超杰、宋楠、赵江红等
93	铁丝威灵仙	开封市食品药品检验所	韩吴琦、李习莹、刘威峰、牛英颖、李清芳等
94	倒提壶	河南中医药大学	裴莉昕、纪宝玉、舒胜男、王锴乐、王炫璎等
95	射干叶	河南中医药大学	苗明三、田硕、葛君玺、王嘉、杜方绵等
96	徐长卿草	驻马店市食品药品检验所	吴军红、李启彬、崔连印、夏明奎、赵晓丽等

序号	药材名称 （按首字笔画排序）	起草单位	人员
97	凉粉草	河南省奥林特药业有限公司 河南省食品药品审评查验中心	段友朋、赵剑芳、赵天临、王迎举、李琼
98	黄丹	河南省药品医疗器械检验院	李海燕、王晓伟、李桂本、耿怡玮、张文静等
99	黄荆子	南阳市食品药品检验所	冯向东、鲁晓光、王戈、张东方、郑阿旭等
100	菊花叶	河南中医药大学	苗明三、田硕、邱广楠、宋金平、屈秉聪等
101	蛇莓	河南大学	张维瑞、李钦、薛愧玲、马园园、刘鹏
102	银耳	濮阳市食品药品检验检测中心	王丽霞、逯小萌、范洋、王世清、李明辉等
103	甜叶菊叶	河南中医药大学	苗明三、田硕、周欣欣、杜方绵、孔小莉等
104	甜杏仁	河南大学	王书云、李钦、丛悦、王玉星、刘鹏等
105	猪胆汁	河南羚锐制药股份有限公司 河南省食品药品审评查验中心 郑州瑞龙制药股份有限公司	张莹莹、李志红、李海剑、闫保勋、张安仓等
106	望月砂	河南省药品医疗器械检验院	耿怡玮、李海燕、张文静、杨元、王晓伟等
107	望江南	信阳市食品药品检验所	程伟、尚庆霞、赵群涛、李道明、杜瑞等
108	绿豆衣	周口市公共检验检测中心	袁梦哲、庄瑞、袁文静、曹丽锋、马玉珠等
109	绿茶	河南大学	程仲彬、韩首叶、刘婉、张佳
110	喜树果	河南省药品医疗器械检验院	李桂本、李海燕、李向阳、张文静、王晓伟等
111	葎草	郑州大学	潘成学、付智殷、李爱荣、柳继锋
112	落花生枝叶	郑州大学	符玲、李海霞、邵彦江、赵全宏
113	椒目	商丘市食品药品检验检测中心	王伟丽、孟建升、邓松岳、蒋俊春、王飞等
114	酢浆草	河南中医药大学	田硕、苗明三、蒋鑫、孔小莉、周欣欣等
115	硝石	河南省奥林特药业有限公司	秦兴国、屈淑灵、吴乔茜、贾申钰、马威震等
116	雄蚕蛾	河南省药品医疗器械检验院	李海燕、王海波、李桂本、李向阳、殷昆昆等
117	紫地榆	焦作市食品药品检验所	陈言、秦松、姜锋卫、陈玉璞、尹红华等
118	紫荆皮	河南省药品医疗器械检验院	王晓伟、王海波、李海燕、李桂本、李向阳等
119	紫硇砂	济源市食品药品检验检测中心 河南省食品药品审评查验中心	范全民、王雯丽、李凯、李清春、李静
120	蛴螬	河南省药品医疗器械检验院	张文静、李海燕、耿怡玮、杨元、王晓伟等

序号	药材名称 （按首字笔画排序）	起草单位	人员
121	黑豆衣	信阳市食品药品检验所	赵群涛、方永凯、杜瑞、李道明、程伟等
122	鹅管石	河南省药品医疗器械检验院	杨霞、李向阳、李海燕、李桂本、杨元等
123	墓头回	漯河市药品检测检验中心	关蕾、潘国良、田红旭、宋君军、马俊奇等
124	蒺藜草	河南中医药大学 河南省药品医疗器械检验院	苗明三、张倩、田硕、岳琳杰、刘思哲等
125	槐枝	河南羚锐制药股份有限公司 河南省药品医疗器械检验院	韩涛、李逢春、张春霞、李宗瑞、张素宜等
126	零余子	河南中医药大学 河南省药品医疗器械检验院	苗明三、田硕、武晏屹、许伟、刘田园等
127	路边青	河南大学	张峰、袁王俊、韩晶晶
128	蜀羊泉	郑州大学	贾贝西、卫子皎、韩柯、郭雪扬
129	鼠妇虫	河南省药品医疗器械检验院	张红伟、杨元、张文静、李向阳、耿怡玮等
130	翠云草	新乡市食品药品检验所	赵佳丽、赵莉、宋珍鹏、吕利伟、于慧娜等
131	墨	河南省药品医疗器械检验院	李桂本、李海燕、张文静、王晓伟、李向阳等
132	豫香橼	河南中医药大学	兰金旭、练从龙、裴莉昕、陈随清、张飞等
133	燕窝	河南省药品医疗器械检验院	张红伟、李海燕、王晓伟、张文静、耿怡玮等
134	橘叶	河南省药品医疗器械检验院	王晓伟、张红伟、王海波、李海燕、张文静等
135	壁虎	河南省药品医疗器械检验院	张文静、耿怡玮、李海燕、王晓伟、李桂本等
136	蟋蟀	河南省药品医疗器械检验院	张文静、李海燕、王晓伟、李桂本、耿怡玮等
137	藜芦	河南大学	丛悦、王书云、吕昕
138	蟾皮	南阳市食品药品检验所	鲁晓光、张东方、郑阿旭、王垣苹、闫兴民等

索 引

汉语拼音索引

拉丁学名索引

F

G

H

I

K

L

M

N

O

P